AF231740

MANUEL

DE

PHYSIQUE MÉDICALE

ET PHARMACEUTIQUE

PAR

G. PATEIN

PHARMACIEN EN CHEF DE L'HOPITAL LARIBOISIÈRE

Avec 334 figures dans le texte.

PARIS

OCTAVE DOIN, ÉDITEUR

8 PLACE DE L'ODÉON, 8

—

1888

MANUEL

DE

PHYSIQUE MÉDICALE

ET PHARMACEUTIQUE

MANUEL

DE

PHYSIQUE MÉDICALE

ET PHARMACEUTIQUE

PAR

G. PATEIN

PHARMACIEN EN CHEF DE L'HOPITAL LARIBOISIÈRE

Avec 334 figures dans le texte.

PARIS

OCTAVE DOIN, ÉDITEUR

8, PLACE DE L'ODÉON, 8

—

1888

Tous droits réservés.

PRÉFACE

En publiant ce manuel nous avons pensé venir en aide aux étudiants désireux de préparer rapidement leurs examens de physique. Les programmes contenant un certain nombre de questions spéciales qu'on ne trouve parfois que dans des traités également spéciaux, excellents il est vrai, mais forcément un peu longs, nous avons cherché à résumer ceux-ci et à en condenser le plus possible les parties principales, c'est-à-dire les parties relatives aux connaissances exigées à la Faculté de médecine de Paris et à l'Ecole supérieure de pharmacie.

Pour l'exposition, nous avons suivi le programme de l'Ecole de pharmacie, changeant quelquefois l'ordre des questions, à la suite d'appréciations personnelles, et ajoutant quand il y avait lieu les applications aux sciences médicales. Pour commencer, les PRÉLIMINAIRES, les DENSITÉS, l'HYDROSTATIQUE et la PNEUMATIQUE; en second lieu la CHALEUR. Tout en montrant les rapports de la CHALEUR RAYONNANTE avec la LUMIÈRE, nous n'avons pas cru devoir dans un ouvrage élémentaire la séparer du reste de la CHALEUR ; ensuite l'ACOUSTIQUE précédée de la théorie des ondes qui permettra dans la partie suivante, l'OPTIQUE, de comprendre les idées de Descartes, adoptées aujourd'hui ; enfin l'ÉLECTRICITÉ faisant suite au MAGNÉTISME, et nous exposons à ce sujet l'hypothèse des deux fluides et celle d'un seul fluide, base actuelle de l'enseignement à la Faculté de médecine.

Nous avons fait un certain nombre de figures nouvelles en leur donnant le plus possible des formes schématiques ; les autres nous ont été fournies par notre éditeur avec l'obligeance qui le caractérise et à laquelle nous nous empressons de rendre le plus sincère hommage ; ces figures étaient tirées d'ouvrages de différents auteurs : MM. Gariel, Duter, Landolt, Portes, etc. ; que ces auteurs, auxquels nous avons fait en outre de fréquents emprunts, nous permettent de leur adresser ici tous nos remerciements.

Dans le but de faciliter aux candidats les épreuves orales et de leur permettre des réponses précises, nous avons, pour attirer leur attention, imprimé les énoncés des définitions et des lois en caractères italiques se détachant ainsi du reste du texte. En un mot, nous avons fait tout notre possible pour éviter les recherches aux candidats pressés, et leur indiquer les questions sur lesquelles ils doivent surtout s'appe-

samtir; avons-nous réussi dans cette tâche difficile?
L'accueil fait à ce livre nous l'apprendra; et nous
saurons nous considérer comme amplement dédom-
magé de nos peines si nous avons pu être utile à
quelques-uns de nos futurs confrères, médecins et
pharmaciens.

G. PATEIN.

MANUEL

DE

PHYSIQUE MÉDICALE

ET PHARMACEUTIQUE

CHAPITRE PREMIER

PROPRIÉTÉS GÉNÉRALES DE LA MATIÈRE

Définition et but de la physique. — Propriétés générales de
la matière. — Étendue. — Impénétrabilité. — Divisibilité.
— Inertie. — Mobilité.

Définition et but de la physique. — On a donné le
nom de *matière* à tout ce qui tombe sous nos sens et
peut être perçu par eux. Cette matière possède des qualités diverses, appelées *propriétés* et dont notre esprit peut
juger en faisant des *abstractions*. Considérons, en effet, un
bâton de craie, plusieurs choses nous frapperont d'abord :
la forme, la couleur, la légèreté, etc.; nous pourrons ensuite nous demander quelle est la composition de cette
matière et la comparer à celle d'autres matières ; eh bien !
ces différentes abstractions que nous venons de faire appartiennent au domaine de diverses sciences ; la forme sera
étudiée par les géomètres, la composition par les chi-
mistes, mais les différentes propriétés que nous pouvons
faire varier à notre volonté, sans toutefois modifier la composition, sont du domaine de la physique. Nous pourrons

de plus comparer entre elles les propriétés étudiées dans des circonstances analogues, et, en formulant un ensemble de propriétés communes à un certain nombre de phénomènes, nous établirons ce qu'on nomme des *lois physiques*. On peut donc définir la physique : *Etude des propriétés générales des corps, indépendamment de leur forme et de leur composition, et des lois qui régissent ces propriétés.*

Propriétés générales de la matière. — La matière, avons-nous dit, est ce qui tombe sous nos sens ; elle est aussi caractérisée par ce fait qu'elle occupe toujours un certain volume, volume variable évidemment avec le nombre de molécules qui composent le corps et lui donnent sa *forme* ; cette propriété d'occuper un volume dans l'espace constitue l'*étendue*. Mais cette forme pourra sous des causes diverses se modifier, sous l'influence, par exemple, de la pression par un autre corps ; il pourra arriver que les deux corps *pénètrent* l'un dans l'autre, mais cette expression de *pénétrer* est impropre, car les molécules de chacun des corps conservent toujours leur forme et leur étendue primitive, et c'est à cette propriété inhérente à tous les corps qu'on a donné le nom d'*impénétrabilité*.

Les corps sont une réunion de molécules, et on a donné le nom de *cohésion* à la force qui maintient ces molécules réunies. Mais ce que fait une force, une force plus grande peut le défaire, et l'on conçoit que l'on puisse séparer ces molécules, et réduire un corps en un certain nombre de corps plus petits ; c'est ce qu'on nomme généralement le *diviser*, et cette propriété générale s'appelle la *divisibilité*. Une question importante au point de vue spéculatif, et qui a donné naissance à une théorie chimique est de savoir jusqu'où l'on peut pousser cette division ; en un mot la divisibilité est-elle infinie ?

Les physiciens, d'accord en cela avec ce que nous

indique la pratique, admettent une divisibilité infinie, dépendante seulement de la perfection des instruments employés à la produire, c'est-à-dire que d'après eux, avec des instruments parfaits, la division de la matière n'aurait plus de limites ; mais la chimie nous enseigne qu'à un certain moment les corps atteignent un certain volume qu'on appelle *volume atomique*, et ces corps constituent les atomes, c'est-à-dire corps qu'on ne peut plus couper. C'est là une hypothèse sur laquelle nous aurons occasion de revenir plus tard. Enfin la matière possède encore deux propriétés générales : la *mobilité* et l'*inertie*. La mobilité est cette propriété que possèdent les corps de *pouvoir être déplacés et mis en mouvement par des causes appelées forces;* il ne faut pas confondre, en effet, cette mobilité avec la *faculté* de se déplacer soi-même, ni avec ce mouvement insensible reconnu par Brown dans la matière et appelé *mouvement brownien*. Quant à l'*inertie*, c'est la propriété que possèdent les corps *de ne pouvoir se mettre en mouvement que sous l'influence de forces, et, une fois en mouvement, de ne pouvoir s'arrêter que sous l'influence de forces contraires.*

C'est-à-dire que si l'on ne fait agir une force sur un mobile, il restera éternellement en repos ; mais si on lui imprime un mouvement, il devra le conserver indéfiniment et ne jamais s'arrêter. Ceci semble paradoxal *a priori*, et l'on voit toujours le corps s'arrêter plus ou moins vite ; mais il faut dans ce cas *considérer* les forces qui entrent en jeu et surtout la *pesanteur* et le *frottement*. Ne voit-on pas, en effet, une bille s'arrêter d'autant plus vite qu'elle est sur une surface moins unie et moins résistante, et rouler plus longtemps sur la glace, par exemple, que sur le sable ? Il est nécessaire dans la définition du principe de l'inertie d'énoncer les deux propriétés des corps qui ont besoin de l'action d'une force pour se mettre en mouvement et d'une force opposée pour arrêter le mouvement qui peut les animer. Képler, l'auteur du principe de l'inertie, n'avait énoncé que la moitié de cette proposition ; c'est Galilée qui a énoncé le principe complet. Enfin, pour compléter l'énoncé de ces quelques propriétés générales, nous dirons que, sous l'influence de certaines forces appelées *pressions*, le volume des corps diminue d'une façon plus ou moins considérable. Cette propriété qui constitue la *compressibilité* n'est pas due à la diminution de volume des molécules qui constituent les corps, *mais à la diminution des intervalles qui séparent les molécules les unes des autres*, intervalles qu'on appelle communément *pores atomiques*.

CHAPITRE II

APPAREILS DIVERS DE MESURE

Vernier. — Vis micrométrique. — Sphéromètre. — Machine
à diviser. — Cathétomètre.

Vernier. — Nous avons vu qu'une des propriétés générales de la matière était l'étendue. Cette étendue constitue
un volume dont on peut avoir besoin de déterminer les
dimensions; on est alors obligé d'avoir recours à des
mesures et on se sert d'instruments capables de donner
des longueurs linéaires.

L'unité de mesure est en général le *mètre*. Le mètre est
une longueur égale à la dix-millionième partie du quart
du méridien terrestre; le type est une règle en platine
conservée à l'Observatoire. Pour déterminer la longueur
d'une droite, on n'aura qu'à faire coïncider une des
extrémités du mètre avec une des extrémités de la droite
et voir le nombre de fois et fractions de fois que le mètre
sera contenu dans la droite en question. Mais la division
du mètre ne dépasse jamais le millimètre et on a souvent besoin d'une approximation plus grande. On a alors
recours à un appareil appelé *vernier*. Proposons-nous, par
exemple, d'obtenir le dixième de millimètre. Pour cela,
prenons une règle de $0^m,009$ de longueur et divisons-la
en dix parties égales; chacune de ces parties sera égale à
$0^m,009/10$ ou $9/10$ de millimètre. C'est-à-dire que si nous

superposons deux règles, l'une divisée en millimètres et
l'autre divisée comme le vernier, de façon que les deux
zéros des instruments coïncident (fig. 1), les dix divisions

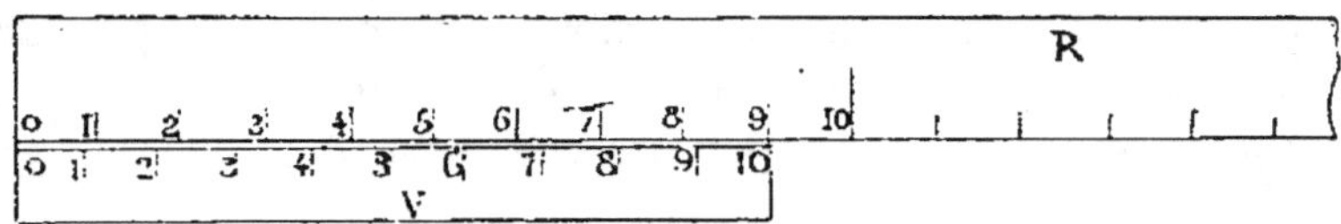

FIG. 1. — Vernier.

de notre vernier occuperont la même longueur que 9 divisions de la règle ; la différence entre 1_r et 1_r sera égale à
0,001/10; entre 2_v et 2_r elle sera égale à 0,002/10 et en général les avances des divisions du vernier sur celles de
la règle seront égales aux numéros correspondants du
vernier depuis la coïncidence. Si donc on veut avoir à
1/10 de millimètre près la longueur d'une règle A B, on
déterminera d'abord la valeur en mètres, centimètres et
millimètres au moyen d'un mètre M divisé en millimètres,
qui donne la longueur exacte I C, puis on appliquera un
vernier au bout de la règle à mesurer et on cherchera

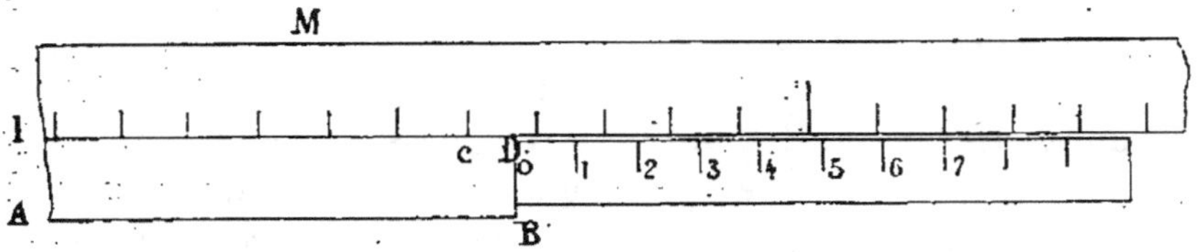

FIG. 2. — Vernier.

quelle est la division du vernier qui est exactement au-
dessous d'une division du mètre. Si c'est la division 7, par
exemple, c'est que la fraction de millimètre C D est égale
à 7/10 de millimètre (fig. 2).

Les cercles gradués sont divisés en degrés et demi-degrés, quelquefois même en minutes, et le vernier a pour but de donner la minute ou la seconde. Supposons que dans un appareil divisé en degrés et demi-degrés comme le saccharimètre Laurent on veuille déterminer la minute, pour graduer le vernier on n'aura qu'à prendre un arc de cercle de 29 minutes et le diviser en 30 parties égales. On sera alors ramené au cas précédent.

Vis micrométrique. — Sphéromètre. — La vis micrométrique, ainsi que son nom l'indique, sert à mesurer les petites épaisseurs. Elle se compose d'un trépied dont les pointes sont en acier bien trempé et, se trouvant dans un même plan, y forment les sommets d'un triangle équilatéral (fig. 3). Au milieu se trouve une vis dont le pas a été parfaitement réglé, et ce pas de vis est en général de 1/2 millimètre. La tête de cette vis est formée par un cercle divisé en 500 parties égales. Il est évident que, lorsque la tête de

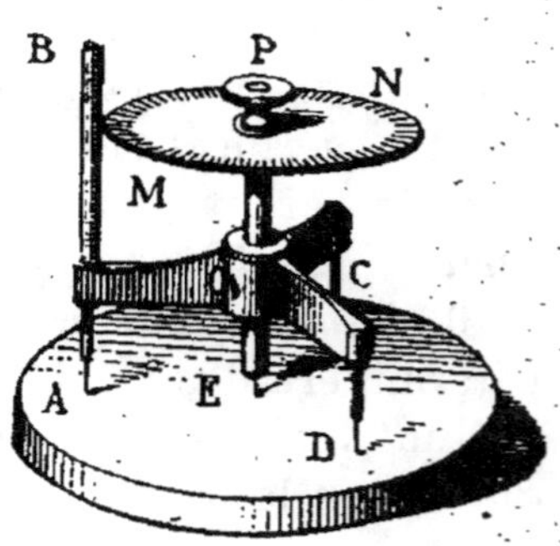

FIG. 3.
Vis micrométrique.

cette vis aura fait un tour complet, la vis elle-même aura avancé de 1/2 millimètre; mais, si nous n'avons fait tourner le cercle que d'une fraction de tour, la vis n'aura aussi avancé que d'une fraction de son pas de vis, par conséquent nous pourrons, en ne faisant tourner le cercle que d'une division, apprécier une épaisseur de 1/1000 de millimètre. L'appareil repose sur un plan de verre. Pour s'en servir, on commence par faire descendre le cercle horizontal jusqu'au moment où il coïncidera avec le zéro d'une règle verticale A B divisée en demi-millimètres, et exprimant par conséquent les tours entiers de ce cercle. Les trois pieds de l'appareil et l'extrémité de la vis seront à ce moment dans un même plan, et si l'appareil est sur son pied de verre, il y sera parfaitement calé. Mais interposons entre ce verre et le pied de la vis une lame mince dont nous voulons mesurer l'épaisseur. Il y aura alors un pied qui ne touchera plus le plan de verre, et l'appareil, n'étant plus calé, fera entendre un petit bruit lorsqu'on l'agitera, et ce bruit deviendra d'autant plus faible que les trois pieds et celui de la vis porteront parfaitement. Il faudra donc faire tourner l'appareil jusqu'à ce qu'on n'entende plus le bruit produit par le choc d'un des pieds sur la base de verre. L'opération sera alors terminée et il ne restera plus qu'à effectuer la lecture. D'après ce que nous avons dit, le nombre de divisions de la règle verticale représentera le nombre de tours de cercle, c'est-à-dire le nombre de demi-millimètres ; quant à la fraction de millimètre, elle est donnée par la division du cercle qui se trouve devant l'arête de la tige verticale. Chaque division du cercle correspond, comme on l'a vu, à $1/1000$ de millimètre ; si donc c'est la division 236, par exemple, qui se trouve devant cette arête, c'est que la fraction de millimètre est égale à $236/1000$; si, de plus, on constate sur la tige verticale que la vis a tourné de trois fois son pas, c'est-à-dire de un millimètre et demi, on en conclut que l'épaisseur de la lame était de $0^m 0015 + 236/1000$ de millimètre, c'est-à-dire de $1^{mm} 736$.

Cet appareil n'a aucunement besoin d'être modifié pour être transformé en *sphéromètre*. Le sphéromètre est un instrument qui permet de déterminer le rayon d'une sphère ou plutôt de le calculer, connaissant la hauteur d'une calotte sphérique appartenant à cette sphère. Voici comment on se servira de la vis micrométrique pour en tirer cette indication. Soit, par exemple, à déterminer le rayon de courbure d'une lentille : on placera l'appareil sur la lentille jusqu'à ce que les quatre pieds portent bien exactement sur la surface de la lentille et on lira le nombre de divisions donné par la vis micrométrique. Soit a la valeur de cette quantité, elle représente la hauteur d'une calotte sphérique ayant pour base un cercle passant par les trois pieds A D C de l'appareil. Or, si nous désignons par b chacun des côtés du triangle équilatéral formé par ces trois pieds, nous aurons pour valeur du rayon de la circonférence passant par les trois pieds $R = \dfrac{b}{\sqrt{3}}$. Or, on voit facilement en faisant une section dans la sphère suivant le pas de vis que le rayon R représenté

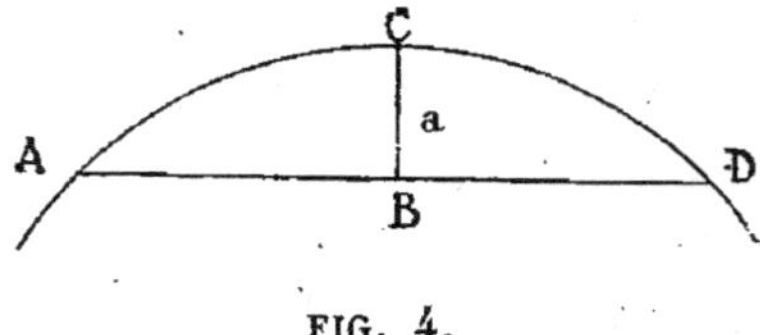

FIG. 4.

par A B (fig. 4) est lié au diamètre X de la sphère par la relation $R^2 = a\,(x - a)$, d'où l'on peut tirer $\dfrac{R^2 + a^2}{a} = x$.

Nous avons supposé dans l'emploi de l'appareil que le zéro du cercle divisé se trouvait exactement devant la tranche de la règle verticale lorsque les quatre pieds se trouvent en contact avec la glace qui sert de base. Si cette coïncidence n'avait pas lieu, il serait facile de tenir compte de la différence.

Cathétomètre. — On appelle cathétomètre l'instrument qui sert à mesurer la distance comprise entre deux plans horizontaux, ou entre deux points situés à des hauteurs verticales inégales. C'est à Dulong et Petit qu'on le doit. Il se compose d'une tige divisée et verticale. Cette

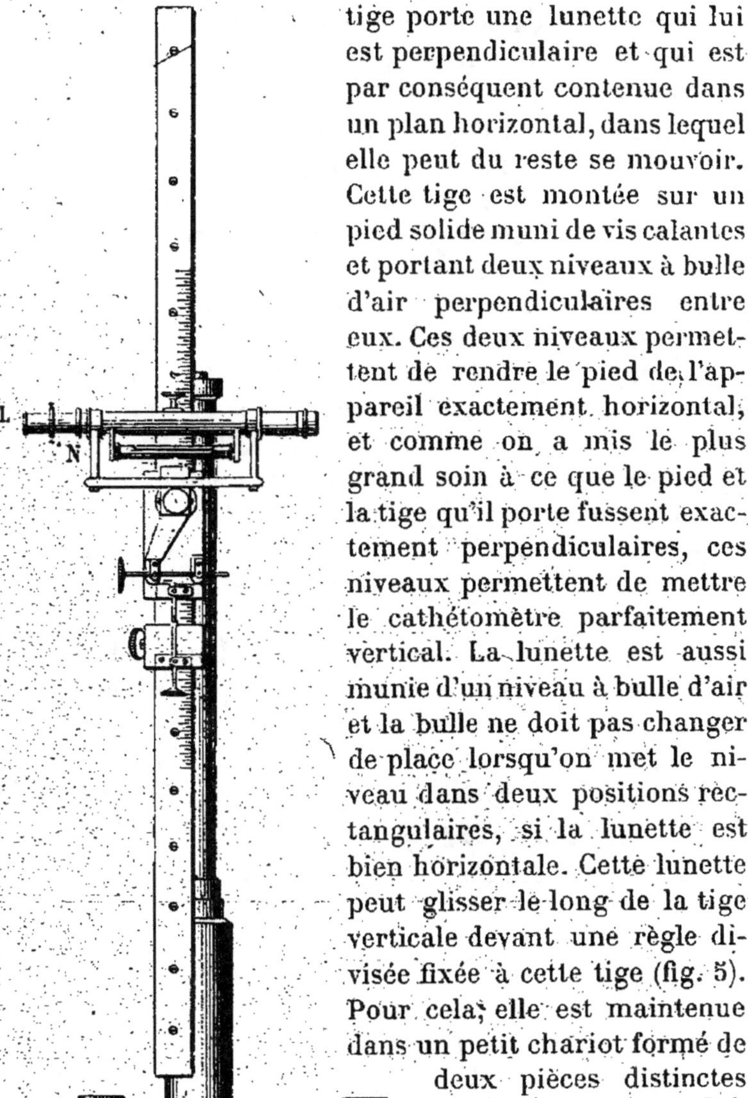

FIG. 5. — Cathétomètre.

tige porte une lunette qui lui est perpendiculaire et qui est par conséquent contenue dans un plan horizontal, dans lequel elle peut du reste se mouvoir. Cette tige est montée sur un pied solide muni de vis calantes et portant deux niveaux à bulle d'air perpendiculaires entre eux. Ces deux niveaux permettent de rendre le pied de l'appareil exactement horizontal, et comme on a mis le plus grand soin à ce que le pied et la tige qu'il porte fussent exactement perpendiculaires, ces niveaux permettent de mettre le cathétomètre parfaitement vertical. La lunette est aussi munie d'un niveau à bulle d'air et la bulle ne doit pas changer de place lorsqu'on met le niveau dans deux positions rectangulaires, si la lunette est bien horizontale. Cette lunette peut glisser le long de la tige verticale devant une règle divisée fixée à cette tige (fig. 5). Pour cela, elle est maintenue dans un petit chariot formé de deux pièces distinctes réunies par une vis micrométrique V permettant d'achever la visée, c'est-à-dire d'amener l'axe de la lunette sur le point que l'on vise. Pour y arriver, on a muni la lunette de deux fils croisés qu'on appelle *réticules*, et c'est toujours la coïncidence du point de croisement avec le point à viser qu'on cherche à obtenir. Ce chariot porte, de plus, une graduation faisant vernier avec celle de la règle divisée. Pour mesurer la distance de deux plans horizontaux ou la distance verticale de deux points donnés, on visera alternativement chacun des points, ou on amènera successivement la lunette dans chacun des deux plans horizontaux correspondants. Le déplacement vertical indiquera évidemment la distance cherchée.

Machine à diviser. — C'est un appareil qui sert à diviser les longueurs en parties égales. La partie la plus importante est une vis micrométrique dont le pas de vis a une valeur en général déterminée, $0^m,001$. Cette vis a généralement une longueur de 0,60 à 0,80. Le cylindre où elle est taillée est maintenu entre deux colliers A et B (fig. 6) dans lesquels il peut tourner à frottement doux,

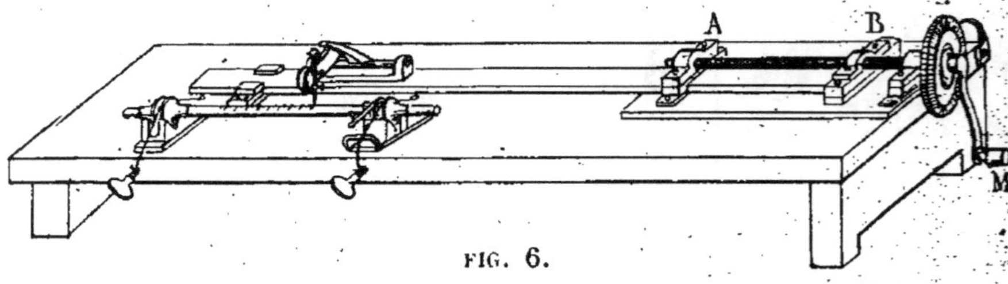

FIG. 6.

mais il tourne sur place. Ce mouvement lui est imprimé par la manivelle M et fait mouvoir l'écrou E qui embrasse la vis, mais sans pouvoir l'accompagner dans sa rotation. Cet écrou est fixé à une règle R et à un burin T qui partagent tous ses mouvements. Toutes les fois qu'on tourne

la manivelle d'un tour ou d'une fraction de tour, la vis
micrométrique fait mouvoir de la valeur du pas de vis ou
d'une fraction le système de l'écrou, du burin et de la règle.
Toutefois, dans les machines actuelles, le burin est fixe
et l'objet à diviser, fixé sur la règle et mu par la vis, vient
s'offrir à son action. Cette règle glisse sur des rails sous
l'action de la vis micrométrique et de l'écrou. On n'a qu'à

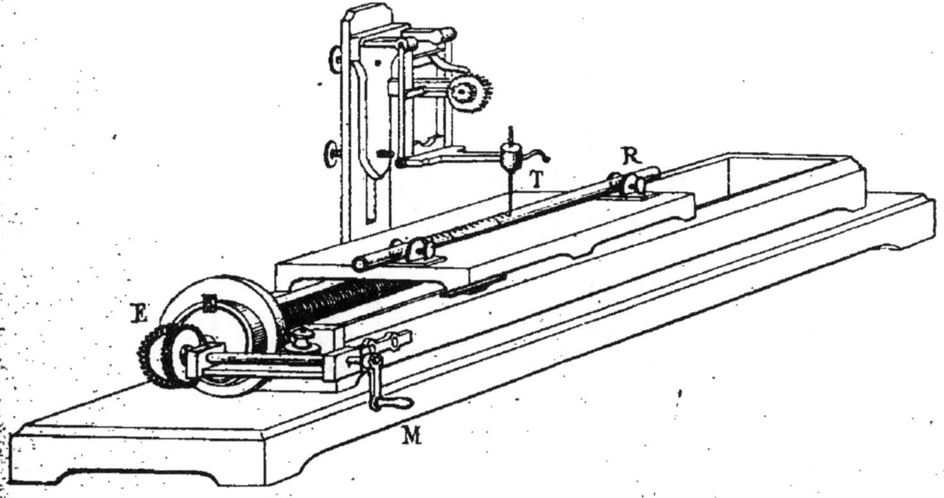

FIG. 7. — Machine à diviser.

tirer par son crochet le burin toutes les fois que la rotation
de la manivelle a mis l'objet à la place voulue, et on trace
ainsi les traits qu'on a besoin d'y imprimer (fig. 7). Mais il
arrive souvent, pour les thermomètres par exemple, que
les traits ne doivent pas être de la même longueur. Voici
alors les parties dont la machine est munie à cet effet :
en examinant la figure 7, on voit que la longueur du trait
est égale au trajet du burin ; c'est donc la longueur de ce
trajet qu'il faut déterminer périodiquement d'une manière
convenable. Pour cela (fig. 8), on a muni le burin de butoirs

d'une façon aussi simple qu'ingénieuse. Le premier de ces
butoirs est D, il est fixe. Quant au second, supposons que les
traits à tracer soient de trois longueurs différentes. Le burin
est alors muni d'un crochet F qui vient terminer sa course
tantôt dans une échancrure x de la roue K, tantôt dans
une échancrure y de la même roue, tantôt sur l'espace

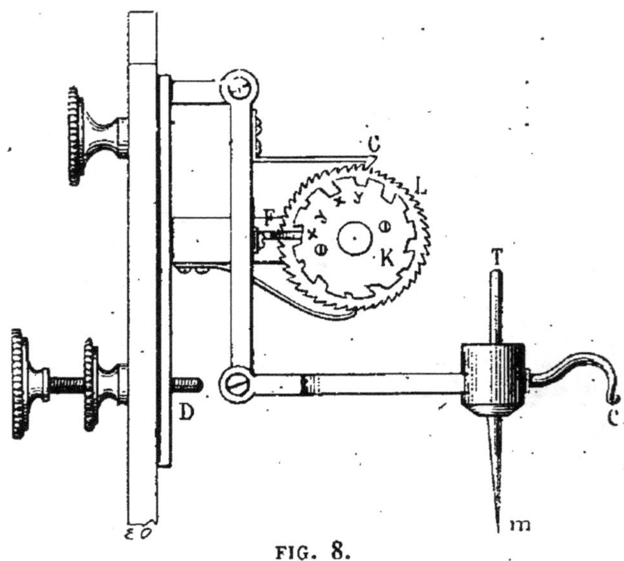

FIG. 8.

$x\,y$ compris entre les deux échancrures. On voit que dans
ces trois cas la longueur du trajet du levier qui fait mouvoir le burin n'est pas la même. Or, cette roue K est fixée
à une autre roue L portant des dents, de façon qu'un certain nombre de ces dents correspondent aux espaces
pleins, quatre par exemple par espaces pleins, s'il s'agit
de graduer un thermomètre, et qu'une dent corresponde
à chaque échancrure. Ce système des deux roues K et L
peut tourner autour d'un axe fixe et il est mis en mouvement par le burin lui-même au moyen du crochet G qui
amène ainsi en temps opportun les échancrures de la roue

K devant le crochet F. Quand, tenant le burin par le crochet C, on le pousse en appuyant le tracelet M, il s'arrête
au butoir D, après avoir fait un trait d'une certaine longueur. En même temps le crochet G engrené dans la
roue L, fait tourner celle-ci ainsi que K, en sorte que, si
l'on tire à présent le burin, le butoir viendra non plus
dans l'échancrure x, mais sur l'espace plein $x\,y$; la course

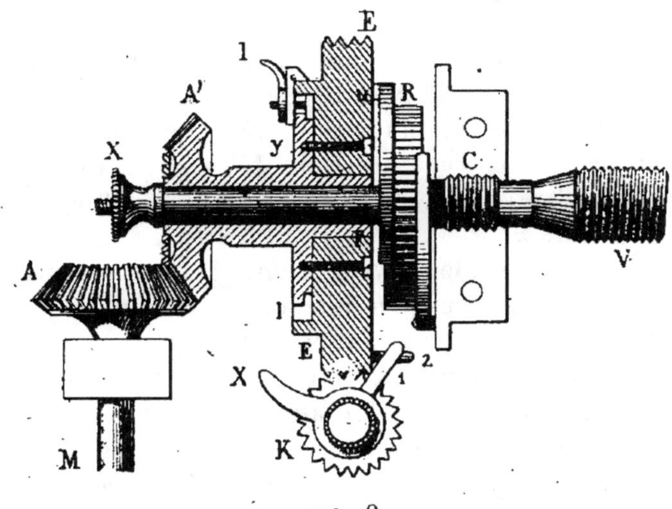

FIG. 9.

sera donc moins longue et le trait plus court; il y aura
donc aux moments voulus les trois longueurs différentes :
les plus petites correspondant aux espaces pleins $x\,y$; les
moyennes aux échancrures y et les plus grandes aux
échancrures x plus profondes. Enfin un dernier perfectionnement a été donné à cette machine, pour permettre
à la manivelle de s'arrêter d'elle-même lorsqu'elle a parcouru les tours et les fractions de tour correspondant à la
longueur qu'on veut donner à l'intervalle qui sépare deux
traits consécutifs (fig. 9). Pour cela, sur le collet C s'appuie

la vis micrométrique V qui tourne sans déplacement et se termine par l'axe rodé $x\,y$; elle est munie d'une roue à rochet R. Autour de l'axe $x\,y$ peut tourner un manchon HEE. La vis et le manchon peuvent être rendus à volonté solidaires ou indépendants, au moyen d'un ressort uF fixé d'un côté sur le disque E et appuyant de l'autre sur la roue à rochet. Si le mouvement a lieu de F vers u, le ressort glisse sur la roue; mais, s'il a lieu de u vers F, il la pousse devant lui en pénétrant entre ses dents. *Or, c'est le manchon et non la vis* qui reçoit le mouvement de la manivelle M, par l'intermédiaire des roues d'angle A et A'; par conséquent, cette vis tournera dans certaines conditions et restera immobile dans d'autres, c'est-à-dire suivant que le mouvement aura lieu de u vers F ou de F vers u. D'autre part, le cercle E dont la surface extérieure a été filetée vient engrener avec un pignon K et le fait tourner, jusqu'à la rencontre du butoir que porte le cercle, avec l'arrêt z que porte le pignon; il y a là un point de départ fixe, qu'on peut faire coïncider avec le tracé d'une division; on fait alors mouvoir E de u vers F, de manière qu'il entraîne la vis, et le pignon tourne aussi de x vers z jusqu'au moment de la rencontre de cet arrêt x avec un second butoir dont le cercle est muni. On trace alors un deuxième trait et on tourne la manivelle en sens contraire, ce qui produit la rotation du cercle E seulement, la vis V restant immobile, jusqu'à ce que les parties x et z se retrouvent en contact, comme elles étaient à l'origine, et l'on continue de la même façon que précédemment. Ces divisions sont situées à la distance voulue, si on a convenablement placé les butoirs; l'un de ceux-ci y est fixé ainsi que l'arrêt z, mais les autres sont mobiles et on n'a qu'à régler leur position. Ce qui se fait par un calcul très simple, une fois la longueur à diviser exactement mesurée:

CHAPITRE III

Indépendance des forces. — Composition des forces. —
Leviers. — Mouvements uniforme et uniformément varié.
— Applications des leviers à la physiologie.

Indépendance des forces. — La notion de *force* est
un fait d'expérience. On entend par ce mot *l'effort exercé
sur un corps pour le déformer ou le déplacer.* Il est évident
que cet effort peut être plus ou moins grand, dirigé dans
un sens ou dans un autre, enfin qu'il peut porter sur
tel ou tel point du corps. Aussi, pour définir une force,
faut-il indiquer trois choses : le *point d'application*, la
direction et l'*intensité.* Cette intensité se mesure par le
poids auquel elle fait équilibre et l'unité de poids est le
kilogramme.

Il peut se faire qu'une seule force agisse sur un corps,
mais il peut aussi arriver que plusieurs forces soient mises
en jeu. *Dans ce cas, chacune des forces se comporte comme
si elle était seule, c'est ce qui constitue le principe de
l'indépendance des forces.*

Composition des forces. — Toutefois, l'effet final est
dépendant du nombre, du point d'application, de la
direction et de l'intensité de ces forces. Dans tous les cas,

l existe toujours, soit dans le corps, soit dans l'espace qu'il limite un point appelé *centre de gravité* jouissant de cette propriété, que l'on peut y appliquer une force égale, mais contraire en direction à toutes les autres et détruisant complètement leur effet.

Mais on peut aussi sur le même point appliquer une force produisant le même effet que toutes les autres, et c'est à cette force unique qu'on donne le nom de *résultante*. Quant à la détermination du point d'application, de la direction et de la valeur de cette résultante, c'est ce qui constitue la composition des forces pour laquelle plusieurs cas peuvent se présenter.

PREMIER CAS. — *Les forces sont sur le prolongement l'une de l'autre, ou les unes des autres si elles sont en nombre indéfini.* — Dans ce cas, la résultante sera évidemment dirigée dans le sens de la direction de cette droite. Quant à sa valeur, elle sera égale à la somme algébrique de toutes ces forces, c'est-à-dire égale à la somme de toutes les forces dirigées dans un sens, diminuée de la somme de toutes les forces dirigées dans le sens opposé. Le point d'application dans ce cas est indifférent, car on sait *qu'on peut appliquer une force en un point quelconque de sa direction, pourvu que les deux points soient reliés entre eux par une droite rigide et inextensible.*

DEUXIÈME CAS. — *Les forces agissent sur un même point, mais elles font un angle entre elles.* Pour avoir dans ce cas la valeur de la force en grandeur et en direction, il suffit d'achever le parallélogramme dont les forces forment deux côtés et de mener la diagonale correspondante. Si le nombre des forces à composer devenait plus grand que deux, on établirait d'abord la résultante de deux de ces forces, puis on composerait cette résultante avec une troisième force, et ainsi de suite.

Troisième cas. — *Les forces n'agissent pas sur un même point.* Elles peuvent être alors *concourantes,* c'est-à-dire se rencontrer en un point donné, ou *parallèles,* c'est-à-dire qu'elles ne se rencontrent pas. (Nous supposerons toujours, bien entendu, les forces dans un même plan.) Quand les forces sont parallèles, elles peuvent être de même sens ou de sens contraire. Si elles sont de même sens, la résultante est égale à *leur somme* ; si elles sont de sens contraire, la résultante est égale à *leur différence. La direction de cette résultante est toujours parallèle à celle des forces et le point d'application est tel que ses distances aux points d'application des composantes sont en raison inverse des valeurs de ces composantes.*

Lorsque les forces parallèles sont égales et contraires, on appelle ce système *un couple. Il n'y a pas alors de résultante* et le système tend à tourner jusqu'à ce que les deux forces soient sur le prolongement l'une de l'autre. C'est ce que nous verrons pour l'aiguille aimantée.

Leviers. — On donne le nom de leviers à des instruments solides tournant autour d'un point fixe et présentant deux extrémités, l'une à laquelle on fait agir une certaine force, l'autre en contact avec le corps sur lequel on veut produire un effet. On voit, d'après cette définition, qu'il y a dans un levier trois points à considérer : le premier de ces points est le point fixe, on l'appelle le *point d'appui ;* le deuxième est l'extrémité ou le point qui est en contact avec l'obstacle, c'est-à-dire où est appliquée la *résistance ;* enfin le troisième point est celui où l'on fera agir la force qui doit vaincre la résistance ; c'est ce qu'on nomme la *puissance.* Pour que le levier puisse recevoir son application, il faut que les forces contraires, puissance et résistance, soient dans des conditions relatives leur permettant de se faire équilibre, c'est-à-dire qu'il faut qu'elles puissent donner une résultante passant par le point d'appui et s'y annulant. La mécanique nous enseigne que pour que cela ait lieu il faut :

1° *Que les forces agissantes, puissance et résistance, ainsi que le point d'appui, soient dans un même plan ;*

2° *Que leurs moments par rapport au point d'appui soient égaux, mais de sens contraire.*

On appelle *moment d'une force* par rapport à un point le produit de la force par la perpendiculaire abaissée du point donné sur cette force. Si donc nous avons un levier rectiligne et rigide pour que l'équilibre ait lieu, il faut que les moments de la *puissance* et de la résistance par rapport au *point d'appui* soient égaux ; on en déduit facilement que les forces agissant sur les bras du levier sont en raison inverse de ces bras de levier. (On appelle bras de levier la distance du point d'appui à la force.)

Les trois points dont nous avons parlé peuvent être placés différemment par rapport les uns aux autres et les leviers ainsi obtenus ne jouissent pas des mêmes propriétés. Il y a trois genres de leviers :

Levier du premier genre. — Les leviers du premier genre sont ceux dans lesquels le point d'appui se trouve compris entre la puissance et la résistance. Un exemple de ce genre de levier est la balance. L'un des plateaux représente la puissance, c'est celui où l'on met des poids ; l'autre la résistance, c'est celui où l'on a mis le corps à peser. Le point d'appui est au milieu, c'est l'arête où repose le couteau.

Levier du second genre. — Les leviers du second genre sont ceux dans lesquels on trouve d'abord le point d'appui, puis la résistance, enfin la puissance. Un exemple de ce levier est la brouette : l'axe de la roue représente le point d'appui, la résistance sera le fardeau qu'on met dans la brouette, et la puissance sera située aux extrémités des brancards qu'on soulève pour les mettre en mouvement.

Levier du troisième genre. — Les leviers du troisième genre sont ceux où l'on trouve d'abord le point d'appui, puis la puissance et enfin la résistance. C'est ce que l'on voit dans la roue des repasseurs. La pédale est fixée à une de ses extrémités, c'est le point d'appui ; on fait agir sur elle la puissance et elle transmet cette force à une roue qui constitue la résistance. Il est à remarquer, en outre, qu'ici le bras de levier de la puissance est plus court que celui de la résistance ; aussi perd-on de la force, mais on gagne proportionnellement en vitesse.

Applications des leviers à la physiologie. — Le corps et les membres sont mis en mouvement à l'aide de leviers constitués par des os sur lesquels viennent s'insérer des muscles. Nous trouvons là des exemples des trois genres de leviers. Le levier du première genre, qu'on pourrait appeler *levier de la station*, se présente dans différents cas. Considérons la tête lorsqu'elle est en équilibre sur la colonne vertébrale.

Sa *résistance* est représentée par son poids et cette force est appliquée au centre de gravité de la tête.

La *puissance* est représentée par les muscles de la nuque ; quant au *point d'appui*, il se trouve sur la colonne vertébrale. Nous trouverons dans la marche un exemple de levier du deuxième genre. Lorsqu'on se soulève sur la pointe du pied, le *point d'appui* se trouve évidemment à cette extrémité à la jonction des têtes métatarsiennes avec les phalanges. Les muscles du tendon d'Achille représentent la *puissance* appliquée à la partie postérieure du calcanéum, tandis que la *résistance*, c'est-à-dire le poids du corps transmis par le tibia, s'applique à la face supé-

rieure du calcanéum ; on voit donc ici une grande inégalité entre les bras de levier ; aussi perd-on en vitesse ce
que l'on gagne en force.

Le levier du troisième genre présente le phénomène
inverse. On y perd en force ce que l'on gagne en vitesse.
C'est ce que l'on trouve en général dans les membres,

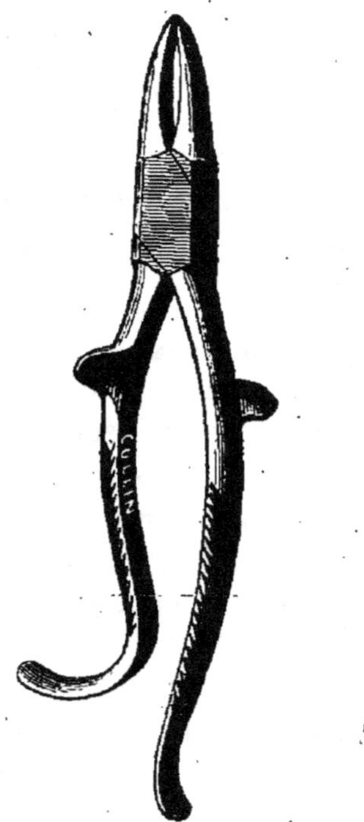

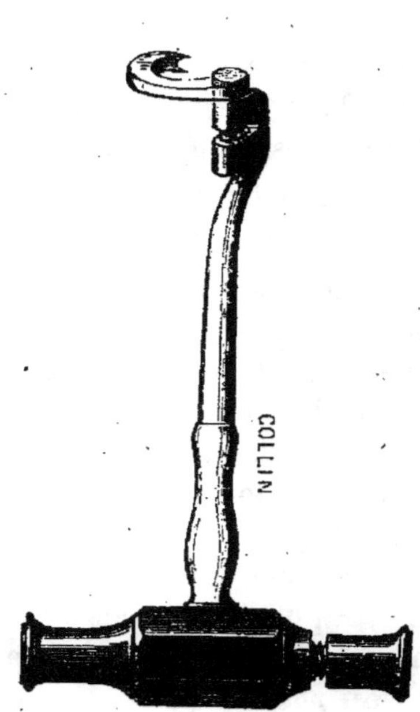

FIG. 10. — Davier.   FIG. 11. — Clef de Garangeot.

dans le bras par exemple et la main pour les mouvements de préhension. — On conçoit aisément que la
vitesse des mouvements soit proportionnelle aux bras de
levier ; aussi voit-on des membres très longs chez les animaux dont les mouvements doivent être très rapides.

Dans le *saut*, les membres doivent former un ressort de

longueur considérable qui, se détendant après une forte flexion, communique au corps la force suffisante pour le maintenir un instant dans l'espace. Ce sont généralement les pattes de derrière qui sont chargées de cette fonction.

Un certain nombre d'instruments de chirurgie dont l'emploi est journalier reposent sur la théorie du levier.

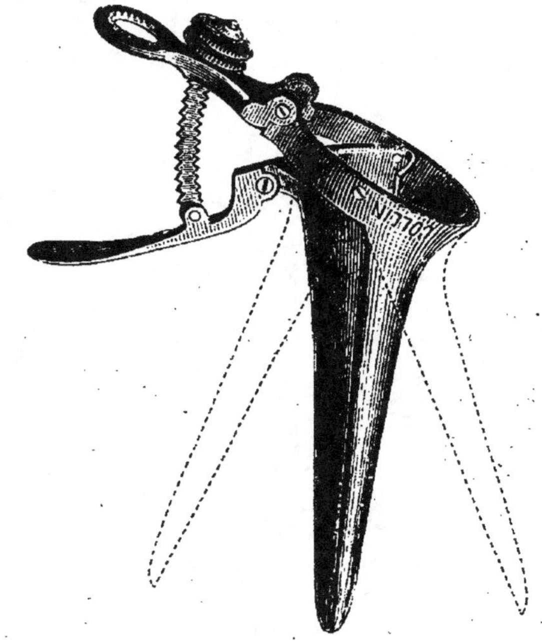

FIG. 12. — Spéculum.

Tel est le levier des accoucheurs, les daviers de différentes formes (fig. 10), la clef de Garangeot ayant pour but de produire sur la dent un grand effet avec un effort relativement faible (fig. 11), les pinces à dissection, etc.

Considérons quelques-uns de ces instruments ; le forceps, les cisailles, les daviers, les spéculums à valves ; on voit facilement qu'ils rentrent dans la série des leviers du premier genre. Leurs branches peuvent être d'une inégalité plus ou moins considérable. Quand on veut obtenir un fort effet avec un effort relativement faible, les branches de l'instrument qu'on tient à la main, c'est-à-dire où l'on applique la puissance, sont plus longues que celles où est appliquée la résistance. Cette inégalité de longueur n'a aucune raison d'être dans le spéculum à valves qui n'est destiné qu'à produire un écartement; aussi, dans ce cas, les longueurs des bras de levier diffèrent-elles peu (fig. 12).

Dynamomètre. — Les forces se mesurent à l'aide d'instruments appelés *dynamomètres*. On a quelquefois besoin

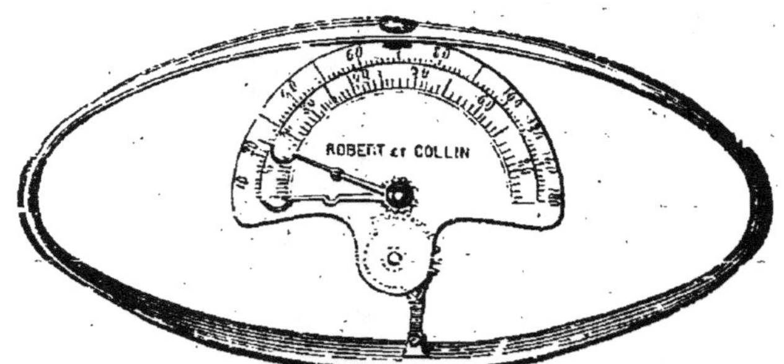

FIG. 13. — Dynamomètre.

de déterminer la force musculaire; on se sert alors du dynomamètre de Colin; la figure est suffisamment claire pour dispenser d'explication; on voit que l'aiguille qui se meut devant le cadran indique en kilogrammes la force déployée soit pour écarter les branches, soit pour les rapprocher (fig. 13).

CHAPITRE IV

NOTIONS DE MÉCANIQUE PHYSIQUE (*suite*)

Mouvements uniforme et uniformément varié. — Composition des vitesses. — Quantité de mouvement. — Force vive. — Travail d'une force. — Force centripète et force centrifuge.

Mouvements uniforme et uniformément varié. — Si l'on considère les positions relatives d'un point matériel et de points situés dans son voisinage, on constatera dans certains cas que les distances entre ces divers points varient, dans d'autres qu'elles ne varient pas. Si les distances varient, on en conclura que l'un des points est *en mouvement* vis-à-vis des autres. Toutefois, il faut de prime abord admettre deux modes de mouvements. Si un corps ne conserve pas ses distances à des points déterminés, il est en mouvement par rapport à eux, et ce mouvement s'appelle *mouvement relatif*; mais il peut se faire que les divers points considérés sans paraître changer de distance les uns par rapport aux autres soient entraînés ensemble dans un même mouvement : ce mouvement est le *mouvement absolu*. C'est celui dont sont animés tous les objets situés à la surface du globe, car, immobiles en apparence, ils sont effectivement entraînés dans la translation et la rotation de la terre. On voit donc par là que *le repos absolu n'existe pas*.

Mobile. — *On donne le nom de mobile à tout point matériel qui se déplace dans l'espace.*

Trajectoire. — *C'est la série des points de l'espace qu'occupe un mobile.* Si ces points constituent une ligne droite, la *trajectoire est rectiligne.* Si ces points ne sont pas en ligne droite, la *trajectoire est courbe* ou *curviligne.*

Il est évident que tout mouvement, d'après le principe de l'inertie, suppose une cause. Cette cause est une force spéciale qui a agi sur le point considéré. Aussi y a-t-il une relation constante entre le mouvement et la force : c'est une relation de cause à effet.

Mouvement uniforme. — *Un mouvement est dit uniforme lorsque le mobile parcourt des espaces égaux en des temps égaux.*

Mouvement varié. — Si les espaces parcourus en des temps égaux sont différents, on dit que le mouvement *est varié.* Si les espaces parcourus par le mobile croissent sans cesse, le mouvement est dit *accéléré;* si, au contraire, ces espaces diminuent, le mouvement est dit *retardé.*

Vitesse. — Nous définirons simplement la vitesse : le *quotient de l'espace divisé par le temps,* mais c'est en général *la dérivée de l'espace par rapport au temps,* car la définition précédente ne s'applique qu'au mouvement uniforme. *Accélération.* On donne le nom d'accélération à la quantité dont la vitesse s'accroît pendant l'unité de temps.

On sait que le corps, avant de subir l'action de la force qui lui communique sa vitesse, pouvait être en repos ou être déjà en mouvement. S'il était en mouvement, on dit qu'il possédait une *vitesse initiale.* Désignons par g l'accélération d'un mobile, par v_o sa vitesse initiale, par t le temps pendant lequel agit la force, on aura pour expression de la vitesse au temps t

$$v_t = v_0 + gt$$

et si la vitesse initiale était nulle

$$v_t = gt$$

On emploie le signe $+$ si le mouvement est accéléré, le signe $-$ s'il est retardé.

Mais ces formules ne s'appliquent qu'aux *mouvements uniformément variés*.

Mouvement uniformément varié. — On appelle mouvement uniformément varié celui d'un mobile qui varie d'espaces égaux en des temps égaux. Si la vitesse augmente, on dit que le mouvement est *accéléré* ; on dit qu'il est *retardé*, si la vitesse diminue.

Quand une force agit sur un corps, que celui-ci d'ailleurs ait ou non une vitesse initiale, elle lui imprime un certain mouvement. Si ce mouvement est *uniformément accéléré ou retardé*, on dit que *la force est constante.*

Quand une force cesse d'agir sur le corps, celui-ci continue de se mouvoir en vertu de la *vitesse qu'il a acquise et son mouvement devient alors uniforme.* Nous verrons dans la pesanteur les applications de ces principes.

Composition des vitesses. — On compose les vitesses comme on a composé les forces. Nous ne dirons qu'un mot des vitesses ; si l'on considère deux mouvements rectilignes et uniformes, on obtient en grandeur et en direction la vitesse résultant de la composition de ces deux mouvements en formant le *parallélogramme des vitesses.*

Quantité de mouvement. — On appelle quantité de mouvement d'un corps le *produit de sa masse par la vitesse dont il est animé.*

Force vive. — La force vive d'un point *est le produit de sa masse par le carré de la vitesse dont il est animé.*

$$v = mv^2$$

La moitié de cette valeur $\frac{1}{2} mv^2$ s'appelle la *puissance vive.*

Travail d'une force. — On appelle travail d'une force, agissant *sur un mobile pour le déplacer dans sa direction, le produit de l'intensité de cette force par le déplacement de son point d'application.* Si le déplacement a lieu dans le sens de la force, celle-ci est dite *motrice* et le travail est dit *moteur.* Dans le cas contraire, la force est dite *résistante* et le travail appelé *travail résistant.*

On démontre en mécanique que dans toutes les machines se mouvant d'un mouvement uniforme, *le travail moteur est égal au travail résistant, c'est-à-dire qu'on perd en force ce qu'on gagne en chemin parcouru.*

Le travail résistant se compose en général de deux parties : l'une est la résistance *utile* que l'on veut vaincre en réalité, c'est le *travail utile ;* l'autre est due aux résistances dites *passives* : frottement des pièces de la machine, résistance de l'air, etc., etc., c'est le *travail passif.*

Quand la machine se meut d'un mouvement uniforme, on a toujours :

$$T_r = T_u + T_p$$

en désignant par T_r T_u T_p les travaux *résistant utile* et *passif.*

Le *rendement* d'une machine est *le rapport qui existe entre le travail utile et le travail moteur.*

$$R = \frac{T_u}{T_m} = \frac{T_r - T_p}{T_m} = 1 - \frac{T_p}{T_m}$$

c'est-à-dire que le rendement est toujours plus petit que

l'unité dont il se rapproche avec la perfection de la machine.

Kilogrammètre. — C'est l'unité qu'on a choisie pour ce travail : *c'est le travail nécessaire pour élever un kilogramme à un mètre de hauteur*.

Cheval-vapeur. — *C'est une force capable d'effectuer en une seconde un travail de 75 kilogrammètres*.

Travail des muscles. — Le travail d'un muscle soulevant un poids est égal à celui-ci multiplié par le chemin parcouru. L'effet musculaire n'entre pas toujours en jeu ; ainsi, par exemple, lorsque le bras est allongé et soutient un fardeau. D'autre part, il peut y avoir travail des muscles sans déplacement du poids, c'est ce qu'on observe en maintenant le fardeau à une certaine hauteur, une partie du bras étant fléchie ou celui-ci étant horizontal ; le travail dépensé alors se manifeste sous forme de chaleur. Considérons un muscle de longueur L détaché à l'une de ses insertions et supportant un poids P ; celui-ci va sans utilité lui faire prendre une longueur plus grande L' ; mais si nous produisons la contraction du muscle, il prendra une longueur l plus petite que L et le *travail réel* sera

$$(L' - l) \times P$$

mais en réalité *l'effet utile* de la concentration sera

$$(L - l) \times P.$$

Force centrifuge, force centripète. — Quand un mobile se déplace sur une circonférence sous l'influence d'une certaine force, celle-ci peut se décomposer en deux autres rectangulaires : une *force tangentielle* tendant à l'entraîner dans la direction de la *tangente* BA, une autre F appelée *force centripète* qui est constante et tend à l'attirer vers le centre. On appelle *force centrifuge* une force égale et de sens contraire à la précédente. On peut facilement se rendre compte de son existence en faisant tourner rapidement un corps attaché au bout d'une corde. On peut facilement calculer la valeur de chacune de ces forces et l'on arrive, pour la force centrifuge, à la valeur

$$F = \frac{M\,4\,\pi^2}{t^2}\,R$$

dans laquelle M est la masse du mobile, R le rayon de la circonférence décrite, t le temps employé à cet effet. On en conclut que, *toutes choses égales d'ailleurs, la force centrifuge est proportionnelle au rayon de la circonférence décrite.*

Des exemples de l'application de la force centrifuge sont l'aplatissement de la terre au pôle et son renflement à l'équateur, la possibilité de faire tourner un seau plein de liquide sans en répandre une goutte, si la rotation est assez rapide.

2.

CHAPITRE V

PESANTEUR

Lois de la pesanteur. — Machine d'Atwood. — Plan incliné. — Machine de Bourbouze.

Lois de la pesanteur. — Machine d'Atwood. — Plan incliné. — Machine de M. Bourbouze. — Si l'on abandonne un corps à lui-même, à une certaine distance du sol, on verra immédiatement le corps se précipiter sur la terre comme s'il y était attiré par une force. On remarque de plus que la direction de la chute du corps est constante pour un même lieu. On a donné le nom de *pesanteur à cette force qui attire vers le centre de la terre tous les corps situés à sa surface*; et la direction constante que suivent les corps en tombant est la *verticale. C'est la ligne qui joint le lieu considéré au centre de la terre.* Cette direction est donnée par un appareil très simple, le *fil à plomb.*

En un même lieu deux fils à plomb sont parallèles; toutefois, ce parallélisme n'est pas rigoureusement absolu, puisque les deux fils prolongés se rencontreraient au centre de la terre; mais on peut considérer cette distance comme infinie.

La pesanteur étant une force, nous pourrons l'étudier par les effets qu'elle produit. L'un de ces effets est la chute des corps; l'étude de cette chute nous montrera que les corps, en tombant, ont un mouvement uniformément accéléré ; nous pouvons donc établir dès à présent que la pesanteur est une force constante. Ce n'est qu'un cas particulier du principe de l'*attraction universelle* donné par Newton ; on voit, en effet, le fil à plomb dévié dans le voisinage des montagnes et Cavendish a démontré que les objets s'attiraient en raison de leur masse.

Lois de la chute des corps. — PREMIÈRE LOI. — *Les corps tombent avec une égale vitesse dans le vide.* Newton, qui a donné cette loi, l'a démontrée de la manière suivante : Il prend un tube d'environ deux mètres de long et de 0,05 à 0,06 de diamètre et il y introduit différents objets de nature bien différente, tels que plomb, papier, barbes de plumes, etc., le tube est fermé à ses deux extrémites. Mais l'une de celles-ci est munie d'un robinet qu'on peut mettre en communication avec une machine pneumatique. Après avoir ainsi fait le vide, on retourne le tube brusquement et l'on voit tous les objets arriver en même temps à l'autre extrémité. Si l'on recommence l'expérience en laissant rentrer l'air peu à peu, on voit les objets tomber avec des vitesses d'autant plus différentes que l'air est rentré davantage. C'est donc à la résistance de l'air qu'il faut attribuer les différences de vitesse qu'on remarque dans la chute des objets à la surface de la terre. Si l'on superpose, en effet, exactement une rondelle de papier à une pièce de monnaie et qu'on abandonne le tout, on verra le papier arriver à terre en même temps que la pièce de monnaie.

DEUXIÈME LOI. — *Loi des espaces.* — *Les espaces parcourus par un corps tombant en chute libre sont proportionnels aux carrés des temps employés à les parcourir.*

Pour démontrer cette loi, il n'y aurait théoriquement

qu'à laisser tomber devant une longue règle verticale un corps pendant une seconde et à mesurer l'espace parcouru, puis on mesurerait l'espace parcouru par le même corps pendant deux, trois, etc., secondes et on comparerait entre eux les nombres obtenus. Mais les espaces sont tellement grands et croissent si rapidement qu'on ne saurait songer à employer ce procédé. On a donc recours à des appareils susceptibles de ralentir la vitesse, et cela dans des rapports connus.

Plan incliné. — Galilée employait le plan incliné. Si,

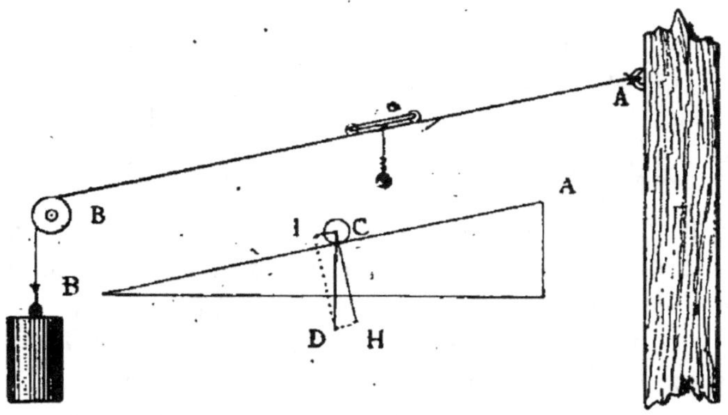

FIG. 14. — Plan incliné.

en effet, un corps glisse le long d'un plan incliné, il est évident que sa vitesse sera moindre que s'il tombait verticalement. Soit, en effet, le corps C situé sur le plan incliné AB. Il sera soumis à l'action $F = CD$ de la pesanteur qui peut se décomposer en composantes rectangulaires CI et CH; CI est parallèle au plan AB et CH lui est perpendiculaire, c'est-à-dire ne tend qu'à appuyer le corps sur le plan. La force CI seule fait mouvoir le corps et la valeur de cette force est CD sin. $\overline{CDI} = F$ sin. $\overline{B}$. C'est-à-dire que la vitesse de chute sera d'autant moindre que l'angle

B sera plus petit. Les mesures pourront donc être rendues aussi faciles qu'on le voudra.

Machine d'Atwood. — Atwood arrive au même ralentissement par une autre méthode. Voici quel est son principe : Si sur une poulie nous passons un fil aux deux extrémités duquel sont deux poids égaux et d'une valeur $= P$, il est évident que ces poids seront en équilibre dans n'importe quelle position. Mais plaçons sur l'un de ces poids une masse additionnelle $= p$. Cette masse entraînera tout le système. Mais la vitesse de chute de p sera ici beaucoup plus faible que s'il tombait librement, car le système total dont le poids est $2P + p$ est entraîné par la force de la pesanteur qui n'agit que sur p; par conséquent si la pesanteur, au lieu d'agir sur p, agit sur $2P + p$, l'effet qu'elle produira sera réduit dans le rapport $\dfrac{p}{2P+p}$. Nous pourrons donc ici réduire encore les vitesses dans un rapport connu et autant que nous le voudrons en choisissant convenablement les poids et la masse additionnelle.

Voici comment est disposée la machine d'Atwood :

Elle se compose d'une forte colonne en bois verticale, à côté de laquelle se trouve une règle également verticale et divisée en centimètres. Elle a environ trois mètres de hauteur et porte une plate-forme à sa partie supérieure. C'est là que se trouve la poulie dont nous avons parlé plus haut, mais celle-ci, au lieu d'avoir les deux extrémités de son axe reposant sur des coussinets fixes, les a sur l'intersection de deux roulettes très légères; on obtient ainsi une mobilité aussi parfaite que possible. Le fil qui porte les poids passe sur la poulie et l'un de ceux-ci P' monte et descend à côté de la colonne, tandis que l'autre P le fait devant la règle divisée. Sur cette règle se meuvent en outre un curseur plein et un curseur évidé.

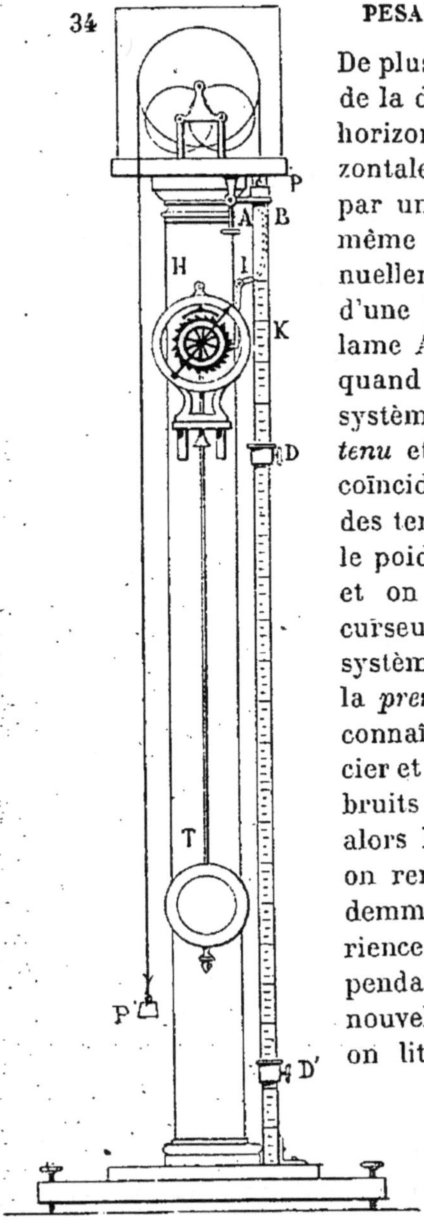

FIG. 15. — Machine d'Atwood.

PESANTEUR

De plus au haut de la règle, au niveau de la division zéro, se trouve un axe horizontal muni de deux lames, horizontales tant qu'elles sont soutenues par un levier K I B en rapport lui-même avec une tige T mise continuellement en mouvement au moyen d'une horloge H. L'une d'elles, la lame A B, soutient le poids; mais quand le balancier passe au zéro, le système des lames cesse d'être *soutenu* et le poids tombant, la chute coïncide exactement avec l'origine des temps. Pour opérer, on met sur le poids P la masse additionnelle *p* et on place par tâtonnements le curseur plein D, de façon que le système $P + p$ y arrive à la fin de la *première seconde*, ce que l'on reconnaît facilement lorsque le balancier et le poids en tombant font deux bruits qui se confondent. On lit alors l'espace parcouru, soit $0^m,20$; on remet l'appareil comme précédemment et l'on recommence l'expérience, en laissant les poids tomber pendant *deux secondes*, soit D' la nouvelle position du curseur D, et on lit l'espace parcouru. On voit qu'il est cette fois de $0^m,80$, c'est-à-dire *quadruple* du précédent. Si on opérait pour *trois secondes*, on trouverait un espace *neuf fois* plus long;

on voit donc que les espaces parcourus sont proportionnels aux carrés des temps.

TROISIÈME LOI. — *Loi des vitesses. Les vitesses acquises par un corps tombant en chute libre sont proportionnelles aux temps pendant lesquels la force a agi sur lui.* — Pour vérifier cette loi, prenons encore la machine d'Atwood, mais ajoutons-y un curseur annulaire A' (fig. 16) qui aura pour but d'enlever la masse additionnelle lorsque celle-ci aura rempli son office. c'est-à-dire aura communiqué au système une certaine vitesse. Voici comment se fait l'expérience : On laisse tomber, comme dans le cas précédent, le système $P + p$ pendant *deux secondes*, mais en ayant eu soin de placer le curseur évidé de façon qu'il enlève la masse additionnelle au bout de la première seconde ; de cette manière, le poids P tombe pendant la deuxième seconde seul et avec la vitesse que lui a imprimée la masse additionnelle qui a agi pendant *une seconde*; soit 0,10 l'espace que P parcourt ainsi seul pendant cette deuxième seconde. Recommençons ensuite l'expérience, mais laissons le système tomber pendant *trois*

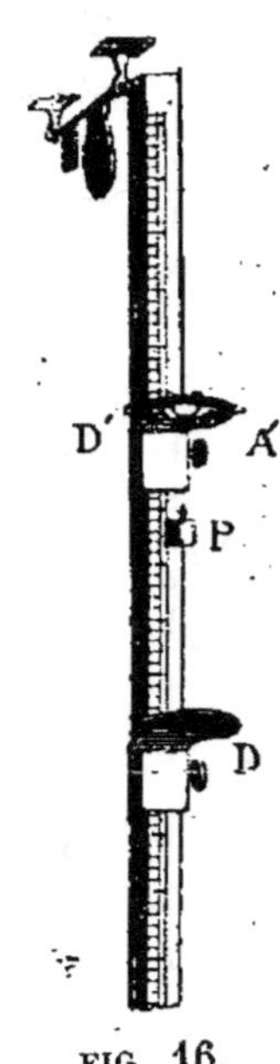

FIG. 16.

secondes en enlevant la masse additionnelle au bout de la *deuxième seconde*, c'est-à-dire après qu'elle aura agi un temps *double* que dans le cas précédent ; nous trouverons alors pour l'espace parcouru par P seul pendant la troisième seconde une valeur double de celle obtenue dans la première expérience. On voit donc que la vitesse dans ce cas est double puisque l'espace parcouru pendant le même temps est double. En répétant l'expérience et faisant

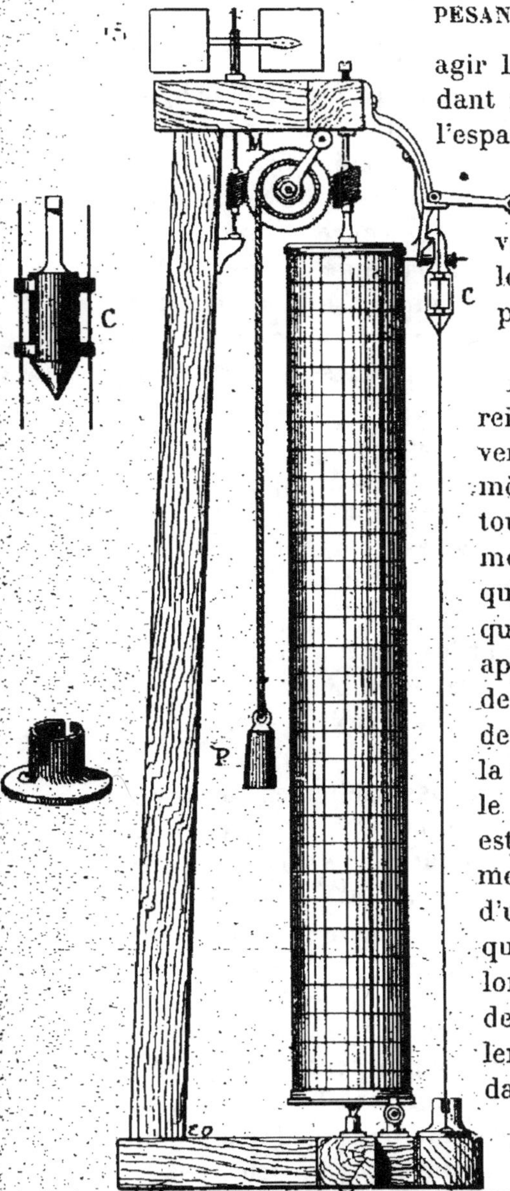

FIG. 17. — Appareil Morin.

agir la masse additionnelle pendant n secondes, puis mesurant l'espace parcouru pendant la seconde suivante par le corps P seul, on le trouverait n fois plus grand que lorsque cette masse n'agit que pendant une seconde.

Appareil Morin. — Cet appareil se compose d'un cylindre vertical d'une hauteur de 2 mètres environ, susceptible de tourner autour de son axe. Ce mouvement lui est communiqué par la chute d'un poids P qu'on abandonne à lui-même après l'avoir remonté au moyen de la manivelle M. Le treuil de cette manivelle, entraîné par la chute des poids, fait tourner le cylindre et cette rotation est rendue constante à un moment donné par la résistance d'un petit moulin à ailettes qui surmonte l'appareil. Le long de ce cylindre se trouvent deux fils de fer tendus verticalement et destinés à guider dans sa chute le corps C. Ce corps a une forme cylindro-conique; il est en fer et muni d'un crayon qui trace sa trajectoire.

Si le corps tombait seul, le cylindre restant fixe, la ligne tracée serait une verticale ; si au contraire le corps restait fixe et que le cylindre seul tournât, la ligne tracée serait une circonférence horizontale. Mais si les deux mouvements sont combinés on obtient une courbe dont l'étude nous permet de vérifier les lois de la chute des corps.

Supposons, en effet, que sur le cylindre soit enroulée une feuille de papier portant des lignes verticales situées à égale distance les unes des autres ; la vitesse de rotation étant uniforme, les intervalles compris entre ces lignes sont proportionnels aux temps. De plus, les portions interceptées sur les verticales par la courbe représentent évidemment les espaces parcourus par le corps ; par conséquent en déroulant la feuille de papier, et mesurant les abscisses représentant les temps, et les ordonnées représentant les espaces, il est facile de voir que celles-ci sont proportionnelles aux carrés de premières.

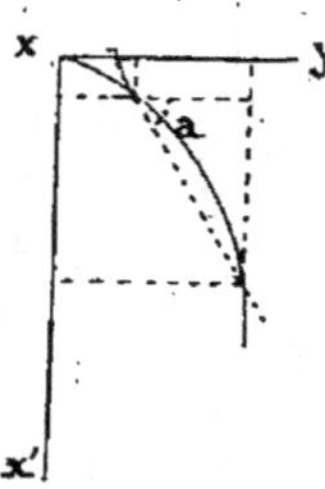

FIG. 18.

La loi des vitesses se vérifiera aussi facilement avec cet appareil. On sait, en effet, que la vitesse est, pour un temps infiniment petit, égale au quotient de l'espace par le temps. On aura donc ici la valeur de la vitesse à un moment donné en déterminant la valeur de la tangente trigonométrique de l'angle a (fig. 18).

Appareil Bourbouze. — Cette machine se compose d'un cylindre horizontal A fixé à une roue à gorge ; ce système peut se mouvoir autour d'un axe horizontal qui le traverse et ce mouvement peut lui être communiqué par la chute d'un système de poids. Ces poids sont constitués par deux masses de fer doux M et M' rigoureusement égales fixées chacune à l'extrémité du fil, ainsi que dans la machine d'Atwood et pouvant aussi se faire équilibre dans n'importe quelle position ; mais cet équilibre peut être rompu en plaçant sur la masse M' une masse additionnelle P, et cette masse tombera alors avec M' si elle n'est plus maintenue par la partie de l'appareil que nous allons maintenant décrire. Cette partie se compose d'une pile B dont le circuit extérieur contient deux électro-aimants. On appelle ainsi deux morceaux de fer doux enroulés d'un fil, où passe un courant ; tant que le courant passe ce fer doux est aimanté, dès qu'il cesse l'aimantation du fer doux *cesse aussi instantanément*. Un de ces électro-aimants E maintient la masse M et par suite le système des poids quand la pile fonctionne.

L'autre électro-aimant E' maintient écartée de sa position d'équilibre une lame

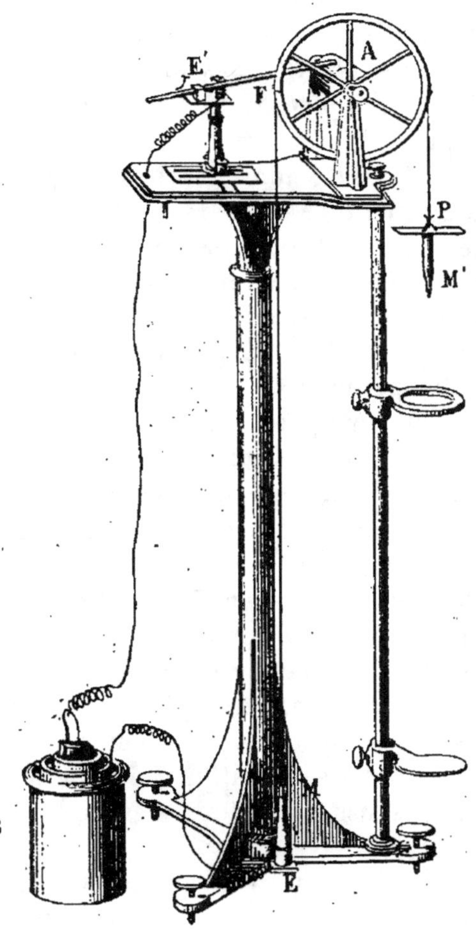

FIG. 19. — Machine Bourbouze.

élastique de fer doux F susceptible de vibrer parallèlement à l'axe du cylindre A et portant à son extrémité un style

qui appuie sur ce cylindre et peut y laisser sa trace. Le
même courant passant à travers ces deux électro-aimants,
ils seront *simultanément* désaimantés dès qu'on le fera
cesser et dès que le poids M sera mis en liberté la lame F
tendra à retourner à sa position d'équilibre et avant de
l'atteindre décrira une série d'*oscillations isochrones* qui
seront enregistrées par le cylindre A, si on a eu soin
d'envelopper celui-ci d'une feuille de papier noirci à
l'aide de noir de fumée. Mais en tombant la masse M'
entraîne dans son mouvement le cylindre A et celui-ci
acquiert ainsi une vitesse de rotation proportionnelle à
la vitesse de chute de la masse. L'examen de la trace
imprimée sur ce cylindre pourra donc permettre d'étudier
les lois de la chute des poids P et M' entraînés par la
masse additionnelle P elle-même.

Ceci posé voici comment on opère : on enroule sur le
cylindre un papier noirci au noir de fumée; on fait passer
un courant à travers les électro-aimants qui maintiennent
alors les poids et la lame vibrante écartés de leur position d'équilibre, puis on interrompt le courant.

Les poids tombent alors, en produisant la rotation du
cylindre; la lame entre en vibration et décrit un tracé
sur le papier. On enlève alors ce papier et on le trempe
dans l'éther pour fixer la trace et empêcher le noir
de se répandre sur les traits produits; on peut ainsi
étudier la courbe où le nombre de vibrations indique les
temps et où l'amplitude des ces vibrations mesure l'espace.

En prenant comme unité de temps la durée de six
vibrations l'espace correspondant sera représenté par
un petit carré du papier quadrillé; pour un temps
double, c'est-à-dire pour douze vibrations, nous aurons
le même carré, plus les trois suivants, ce qui représente
un espace quadruple. On voit donc bien encore à l'aide

de cette machine que les espaces sont proportionnels aux carrés des temps. On pourrait aussi, en opérant comme on le fait avec la machine d'Atwood, vérifier la loi des vitesses.

CHAPITRE VI

Intensité de la pesanteur. — Pendule; pendule simple. — Pendule composé. — Lois du pendule. — Variations de la pesanteur avec la latitude, avec l'altitude. — Emploi du pendule à la mesure du temps. — Attraction universelle. Résultante des actions de la pesanteur : poids; poids absolu; poids relatif. — Définitions de la masse, de la densité, du poids spécifique. — Centre de gravité. — Stabilité de l'équilibre.

Intensité de la pesanteur. — L'intensité de la pesanteur se mesure *par la vitesse qu'elle peut imprimer aux corps pendant une seconde*. On pourrait déterminer cette valeur avec les différents appareils qui nous ont servi à vérifier la loi de la chute des corps. Mais ces appareils n'étant pas assez parfaits ne donneraient qu'un nombre approché. On a alors recours à un nouvel instrument appelé *pendule*.

Pendule : pendule simple, pendule composé. — Si l'on suspend un poids à l'aide d'un fil et qu'on écarte celui-ci de la position verticale, on le verra osciller dans l'espace pendant un temps plus ou moins long et avec une vitesse variable. Ce mouvement oscillatoire est dû à l'attraction de la terre, et l'on conçoit que l'étude de ce mouvement puisse nous conduire à la connaissance de la valeur de l'intensité de la pesanteur. On donne le nom de *pendule à tout corps pesant mobile autour d'un axe horizontal au moyen d'un fil inextensible.* On donne le nom de *pendule simple* à celui dont le fil est sans poids et dont le corps oscillant est réduit à un point matériel. Mais dans la pratique on ne peut avoir que des *pendules composés.* On donne le nom *d'amplitude* à l'arc de cercle décrit par le point qui oscille. Il faut remarquer que le point oscillant ne parcourt pas cet arc de cercle avec une vitesse constante. Soit, en effet, M et M' les extrémités de l'arc décrit par le corps, O le point de suspension, quand le point oscillant se trouve en D sur la verticale, l'action de la pesanteur est détruite. Mais en tout autre endroit, en M' par exemple, il n'en sera plus de même. Soit alors P l'action de la pesanteur, on pourra

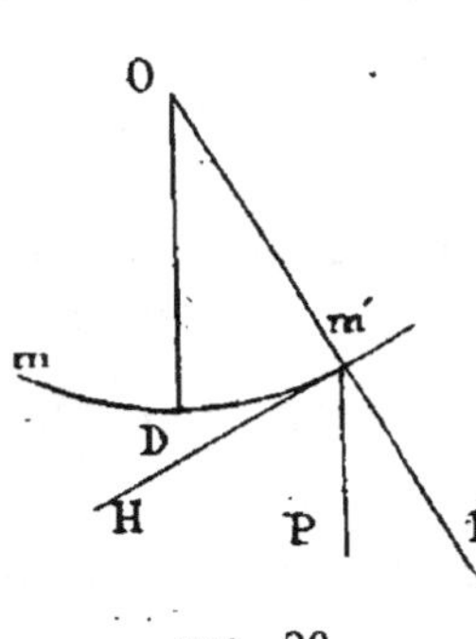

FIG. 20.

le décomposer en deux autres forces rectangulaires l'une dirigée suivant M' I et qui n'aura pas d'action puisqu'elle passerait par le point fixe O, et l'autre M' H dont la valeur sera P cos. $\overline{\mathrm{P\,M'\,H}}$ ou P sin. $\overline{\mathrm{M'\,O\,D}}$. On voit donc qu'à chaque instant, la force agissante dépend de la valeur de l'angle $\overline{\mathrm{M'\,O\,D}}$ et augmentera ou diminuera avec lui (fig. 20). Les accélérations varient donc à chaque instant pour le point M' qui, arrivé en D, décrira en vertu de sa vitesse acquise l'arc M D symétrique de M' D.

Lois du pendule. — Première loi. *Les petites oscillations d'un pendule sont isochrones.* — Ce qui veut dire que la durée de l'oscillation sera constante malgré les variations de l'amplitude.

C'est Galilée qui découvrit cette loi en observant les mouvements d'une lampe suspendue dans une église. Pour la vérifier voici comment il convient d'opérer : on se sert d'un compteur marquant le quart de seconde et portant un bouton qui met l'aiguille en mouvement ou en repos suivant qu'on le pousse dans un sens ou dans l'autre. On écarte le pendule de sa position d'équilibre et on met le chronomètre en marche. Soit A l'amplitude initiale des premières oscillations. On compte un certain nombre de ces oscillations, 100 par exemple et on voit au chronomètre le temps de leur durée. Mais l'amplitude à ce moment n'est plus A c'est un angle plus faible B par exemple. On peut donc considérer que le temps T observé correspond à 100 oscillations d'une valeur moyenne $\dfrac{A + B}{2}$. On continue l'expérience et on compte 100 nouvelles oscillations; soit T' le temps observé et E la nouvelle amplitude, T' correspondra à 100 oscillations d'une amplitude moyenne $\dfrac{B + E}{2}$. On continue de nouveau l'expérience et l'on s'aperçoit que lorsque l'amplitude ne dépasse plus 2° ou 3° le nombre T' exprimant la durée de 100 oscillations reste constant c'est-à-dire qu'à partir de ce moment les oscillations sont isochrones.

DEUXIÈME LOI. — La *durée d'une oscillation du pendule est indépendante de la nature de la matière dont est formé le pendule.* Cette loi peut se prévoir quand on sait que tous les corps tombent également vite dans le vide. Elle est due aussi à Galilée. Pour la démontrer on fait plusieurs pendules suspendus à un même support et de longueur rigoureusement égale ; le point oscillant est constitué dans tous ces pendules par des sphères égales, mais de nature bien différente ; l'une par exemple en cuivre, une autre en fer, un troisième en verre remplie d'eau, etc., etc., on met simultanément en mouvement tous ces pendules et on voit que leurs oscillations sont et restent concordantes.

TROISIÈME LOI. — *La durée d'une oscillation est proportionnelle à la racine carrée de la longueur du pendule.* On appelle longueur du pendule la distance comprise entre le point de suspension et le *centre d'oscillation.* Si c'est une sphère qui oscille ce point coïncidera avec son centre.

En général le centre d'oscillation coïncide avec le centre de gravité de la masse oscillante. Ceci posé voici comment on vérifie cette troisième loi : On fait osciller deux pendules, l'un d'une longueur de 0,15 par exemple, l'autre d'une longueur *neuf fois plus grande*, et l'on voit que la durée de l'oscillation de ce dernier est *trois fois* plus grande que celle du premier. Si le rapport des longueurs était 4 celui des temps serait 2.

QUATRIÈME LOI. — *Pour des pendules de même longueur, la durée d'une oscillation est en raison inverse de la racine carrée de l'intensité de la pesanteur aux lieux où oscillent les pendules.* Cette loi, qu'on pourrait facilement vérifier par l'expérience, se déduit de la formule du pendule :

$$t = \pi \sqrt{\frac{l}{g}}$$

dans laquelle t est le temps d'une oscillation, π le nombre 3,1415, l la longueur du pendule et g l'accélération de la pesanteur à l'endroit considéré. Cette formule pourra de plus nous permettre de déterminer g à l'aide d'un pendule de longueur connue, en observant la durée T d'un certain nombre d'oscillations.

Telles sont les lois du pendule. Pour les vérifier, nous

nous sommes évidemment servis de *pendules composés*, le pendule simple étant tout à fait théorique, mais cela nous est tout à fait permis, la mécanique donnant une formule qui établit la relation qui lie la longueur d'un pendule composé au pendule simple qui lui est synchrone. Pour déterminer le constante g, toutes les précautions étaient prises pour s'approcher le plus possible des conditions du pendule simple, toutes les corrections nécessaires étaient faites ; enfin on employait, pour déterminer le temps t, la *méthode dite des coïncidences*. Le nombre ainsi obtenu pour la valeur de l'accélération à Paris, réduite au vide et au niveau de la mer, a été de 9^m,8096. On déduit de plus de la formule $t = \pi \sqrt{\dfrac{l}{g}}$ qu'à Paris la longueur du pendule battant la seconde doit être de 0^m,9938.

Variation de G avec la latitude et avec l'altitude. — Si nous considérons que la force attractive de la terre est d'autant plus énergique que les objets sont plus rapprochés de son centre ; que ces objets sont plus éloignés du centre de la terre à l'équateur qu'aux pôles, à cause de la forme aplatie de celle-ci ; qu'enfin la force centrifuge qui se retranche de la pesanteur est plus forte à l'équateur qu'aux pôles, on comprendra facilement que l'intensité de la pesanteur va en diminuant de l'équateur au pôle, et qu'elle diminue de même à mesure qu'on s'élève au-dessus du niveau de la mer, qu'elle est plus faible par exemple au sommet qu'à la base d'une montagne. La relation qui lie g à la latitude λ est

$g = a + b \sin. \lambda$, dans laquelle a et b sont deux constantes.

Pour l'altitude les intensités considérées par exemple g au bord de la mer et g' à une altitude h sont dans le rapport :

3.

$$\frac{g}{g'} = \frac{(R + h)^2}{R^2}$$ dans laquelle R est la valeur du rayon ter-restre.

Emploi du pendule à la mesure du temps. — Huyghens, le premier, en 1658, eut l'idée d'appliquer le pendule à la mesure du temps. Voici le principe général des appareils construits à cet effet. Une corde portant un poids P est enroulée sur un treuil qu'elle tend ainsi à faire tourner. Ce treuil est muni d'une roue dentée qui tourne avec lui quand une ancre qu'on voit en A s'échappe de ses dents. Ce mouvement est communiqué à cette ancre par le *balancier B* ou pendule qui est relié avec elle par une tige flexible et qui en oscillant fait lever la pointe *p*. La roue s'échappe alors, mais au même moment l'autre extrémité de l'ancre *p'* descend et, s'engageant dans les dents, arrête le mouvement et ainsi de suite. On voit que ce mouvement de la roue est rendu régulier par les oscillations du balancier; de plus, les oscillations de celui-ci sont entretenues par l'impulsion qu'il reçoit de la roue dentée toutes les fois qu'il quitte une dent. On peut donc alors régler les dimensions des parties constituantes de telle façon qu'il y ait échappement toutes les secondes et munir la roue d'une aiguille qui indiquera sur un cadran le temps écoulé depuis sa mise en marche (fig. 21).

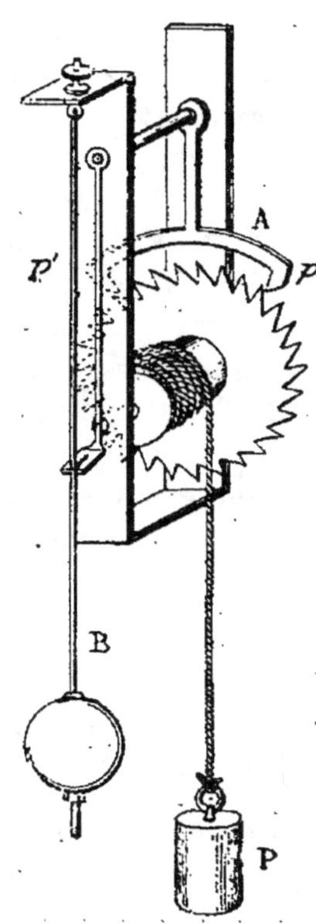

FIG. 21.

Attraction universelle. — L'étude de la pesanteur nous a donné les lois de la chute des corps. Nous avons vu que les corps tombaient en vertu d'une force qui les attirait vers le centre de la terre, et c'est à cette force que nous avons donné le nom de pesanteur. Nous avons vu de plus que cette force se mesurait par l'effet qu'elle produisait, c'est-à-dire par l'accélération qu'elle communiquait aux corps tombants, que les vitesses acquises étaient proportionnelles aux temps et nous en avons conclu que la pesanteur était une *force constante*. Nous avons enfin déterminé avec la plus grande rigueur la valeur de cette accélération, c'est-à-dire l'intensité de la pesanteur, au moyen du pendule et nous avons vu que cette intensité variait avec la distance des objets au point vers lequel cette force les attire. En comparant ce qui se passe à la surface de la terre à ce qui se passe dans l'immensité de l'espace on est frappé de l'analogie et l'on voit que la pesanteur n'est qu'un cas particulier d'un phénomène général découvert par Newton, qui le premier donna et démontra rigoureusement le principe général de *l'attraction universelle*. En vertu de ce principe, tous les corps s'attirent les uns les autres d'après les deux lois suivantes :

Première loi. — *Les attractions de deux corps entre eux sont proportionnelles aux produits de leurs masses.*

Deuxième loi. — *Les attractions de deux corps entre eux sont en raison inverse des carrés des distances de leurs centres.*

Ces deux lois se résument dans la formule suivante, en désignant par M et M' les deux masses *supposées concentrées en leurs centres* et R la distance de leurs centres :

$$F = \frac{MM'}{R^2}$$

C'est en suivant ces lois que tous les corps célestes sont entrainés dans un même mouvement appelé *gravitation universelle* qui semble les porter les uns sur les autres. A la surface de la terre, le même phénomène se passe d'une façon moins saisissante, il est vrai, mais on le peut cependant observer; auprès d'une montagne le fil à plomb est dévié de la position verticale et ce phénomène a même permis de déterminer la densité moyenne de la terre. De son côté, Cavendish par une expérience célèbre est parvenu à mesurer la force avec laquelle une grosse masse de plomb attirait une masse métallique d'un diamètre beaucoup plus faible. Récemment des expériences analogues ont été entreprises par MM. Cornu et Baille, qui ont trouvé pour valeur de la densité moyenne de la terre 5,56.

Résultante des actions de la pesanteur : Poids — poids absolu, poids relatif. — La pesanteur est une force constante, sa direction coïncide avec la verticale : si nous considérons un corps et que par la pensée nous le décomposions en parties extrêmement petites, chacune de ces parties sera soumise à l'action de la pesanteur et tombera vers le sol si nous ne la soutenons; toutes ces forces sont parallèles et admettent une résultante de direction parallèle aussi et égale à leur somme : la valeur de cette résultante est le *poids du corps*. C'est la force qu'il faudra que la main, par exemple, exerce en sens inverse pour maintenir le corps et l'empêcher de tomber. Cette force ou ce poids pourra s'évaluer de bien des façons différentes, et sa valeur constituera ce qu'on appelle son *poids absolu*. Mais, en général, on exprime la valeur d'une force ou d'un poids en le comparant à une *unité* prise arbitrairement, au poids par exemple d'un centimètre cube d'eau distillée et c'est à cette valeur ainsi exprimée *en grammes* qu'on donne le nom de *poids relatif*.

Dire, en effet, qu'un morceau de plomb pèse 100 grammes revient à dire que l'action de la pesanteur sur ce morceau de plomb est égale à celle de cette même pesanteur sur un volume d'eau de 100 centimètres cubes.

Définitions de la masse, de la densité, du poids spécifique. — En étudiant les forces, nous avons vu qu'une force était appréciable par les effets qu'elle produisait ; si cette force agit sur un mobile, elle lui communique une certaine vitesse et l'étude de cette vitesse conduit à la connaissance de la force. Si le mouvement du mobile est *uniformément varié*, on en déduit que la *force est constante*. Si, au lieu d'une force f imprimant à un mobile une vitesse v nous faisons agir n forces égales sur le même mobile, nous produirons un effet n fois plus fort ; *mais le rapport* entre *la cause et l'effet* est toujours le même, et nous aurons en désignant la force par F, par A, l'accélération qu'elle communique au mobile :

$$\frac{F}{A} = \text{constante} = M$$

C'est à la valeur de cette constante M qu'on a donné en mécanique le nom de *Masse*. Si nous appliquons ces données à l'étude de la pesanteur, nous verrons que la formule $\frac{F}{A}$ devient $\frac{P}{g}$; si nous désignons par P le poids d'un corps et par g le nombre 9,8096 représentant l'intensité de la pesanteur à l'endroit considéré. On peut donc définir la masse d'un corps : *le rapport constant qui existe en un lieu donné entre le poids de ce corps et l'accélération de la pesanteur en ce lieu*. Quant à l'*unité de masse*, c'est celle d'un corps qui recevrait de l'unité de force une accélération égale à l'unité.

Poids spécifique, densité. — On appelle poids spécifique d'un corps *le quotient du poids de ce corps par son volume.*

$$p = \frac{P}{V}$$

c'est-à-dire, en d'autres termes, que le poids spécifique est le *poids de l'unité de volume.*

La densité est *la masse de l'unité de volume.* Mais pour exprimer la valeur de cette masse, il faut la comparer à l'unité de masse, à celle du gramme par exemple ou à son équivalent la masse d'un centimètre cube d'eau distillée : or, désignons par $\frac{m}{g}$ cette dernière, par $\frac{M}{g}$ la masse de l'unité de volume du corps considéré, la *densité* d sera égale au quotient de $\frac{M}{g}$ par $\frac{m}{g}$, c'est-à-dire qu'on aura $d = \frac{M}{m}$. On peut donc encore définir la densité d'un corps, *le rapport qui existe entre le poids d'un certain volume de ce corps et le poids d'un même volume d'eau.* Mais, comme la valeur de la densité et du poids spécifique sont identiques, on ne fait dans la pratique aucune distinction entre ces deux expressions.

Centre de gravité, stabilité de l'équilibre. — Connaissant à présent l'intensité de la force de la pesanteur sur les corps, la direction de cette force, il ne reste plus pour en compléter l'étude qu'à déterminer son *point d'application* : c'est à ce point qu'on a donné le nom de *centre de gravité.* Le centre de gravité d'un corps est donc *le point d'application de la résultante des actions de la pesanteur sur ce corps,* et l'on dit que le corps est *en équilibre lorsque cette résultante s'annule.*

Le centre de gravité peut se déterminer soit directement, soit expérimentalement. Lorsque le corps a une forme géométrique simple, il se trouve aisément; ce sera le centre pour le cercle, le point de rencontre des médianes pour un triangle etc., etc. En général, pour un corps homogène ou symétrique par rapport à un plan ou à un axe, il se trouvera toujours en un point de ce plan ou de cet axe. Pour le déterminer expérimentalement, on suspendra l'objet horizontalement et on cherchera le point où doit avoir lieu cette suspension pour que le corps conserve cette position horizontale : ce point sera le centre de gravité. On pourrait aussi coucher l'objet sur une planche et chercher l'équilibre de ce système appuyé sur l'arête d'un axe triangulaire. En opérant de cette façon, pour l'homme on voit que le centre de gravité de celui-ci se trouve sur le plan médian du corps à peu près au niveau de la dernière vertèbre lombaire.

Quand un corps est en équilibre, cet équilibre peut se présenter sous trois états : il peut être *stable, instable* ou *indifférent*. On dit qu'un corps est en *équilibre stable toutes les fois qu'après avoir été écarté de sa position d'équilibre il tend à la reprendre*. Si le corps est suspendu par un axe, il y aura équilibre quand cet axe et le centre du corps seront dans un même plan vertical et cet équilibre sera stable si le centre de gravité est au-dessous de l'axe de suspension : soit, par exemple, une lampe maintenue par une suspension ; si le corps repose sur une surface horizontale, l'équilibre aura lieu toutes les fois que la verticale, passant par le centre de gravité, tombera *dans la base de sustentation*, c'est-à-dire dans l'espace circonscrit entre les différents points par lesquels le corps repose sur le sol, et l'équilibre sera stable quand le centre de gravité sera situé le plus bas possible. On appelle *équilibre instable* l'état d'un corps qui, une fois écarté de sa position d'équilibre ne peut y revenir de lui-même. C'est ce qui a lieu quand le centre de gravité est situé *au-dessus de l'axe de suspension* pour un corps suspendu ; celui-ci tendra alors à basculer et à prendre la position de l'équilibre stable. La même chose a lieu pour un corps placé de telle façon que si on l'écarte de sa position d'équilibre son centre de gravité s'abaisse, comme cela arriverait pour un cône reposant sur sa pointe. *Enfin l'équilibre sera indifférent* toutes les fois que le corps se trouvera en équilibre dans quelque position qu'on le mette. Ainsi une sphère, car le centre de gravité coïncide alors avec le centre de figure ; et, de plus, l'équilibre est indifférent toutes les fois que le centre de gravité du corps ne saurait ni s'élever ni s'abaisser.

Nous pouvons appliquer ces règles de l'équilibre à l'étude de la station chez l'homme et les animaux. L'homme se trouve en équilibre lorsque la verticale passant par son centre de gravité tombe dans la surface limitée par ses pieds. S'il se tient sur une jambe, le centre de gravité sera déplacé latéralement et l'équilibre beaucoup moins solide que dans le cas précédent puisque la base de sustentation sera beaucoup plus faible. Pour les quadrupèdes, la solidité de l'équilibre est beaucoup plus forte, comme l'indique l'étendue de leur base de sustentation, mais on voit très facilement que l'équilibre sur deux pieds leur est impossible.

CHAPITRE VII

Balance. — Conditions de bon fonctionnement, de justesse,
de sensibilité. — Méthode de la double pesée. — Diverses
formes de balances. — Balance pour analyses. — Romaine. — Poulie. — Balance de Roberval. — Bascule de
Quintenz.

**Balance. — Conditions de bon fonctionnement, de
justesse.** — La balance est un instrument qui sert à déterminer le poids des corps. C'est un *levier du premier
genre* se composant d'une tige rigide appelée *fléau* portant
à ses extrémités deux plateaux : l'un de ces plateaux sert
à mettre le corps à peser, c'est la *résistance*, l'autre à
mettre les poids qui doivent lui faire équilibre c'est la
puissance. Quant au point d'appui, il se trouve au milieu
du fléau : c'est le point où celui-ci est traversé par l'axe
horizontal autour duquel il peut tourner. Lorsque la
balance ne fonctionne pas, et lorsque ses plateaux contiennent des poids égaux, son fléau doit être horizontal,
c'est-à-dire d'après ce que nous ont montré les lois de
l'équilibre, il faut *que le point de suspension du fléau et le
centre de gravité des parties mobiles se trouvent sur une
même verticale.* Si nous considérons maintenant que l'équilibre doit encore avoir lieu quand on met des poids
égaux dans les plateaux, les lois des leviers nous conduisent à cette seconde condition, qu'il *faut que les deux
bras du fléau soient rigoureusement égaux.*

Ces deux conditions sont nécessaires et suffisantes pour que la balance puisse fonctionner ; cependant le bon fonctionnement dépend encore d'une chose essentielle *la position des centres de gravité par rapport au point de suspension*. Les positions relatives de ces deux points sont au nombre de trois, répondant aux trois sortes d'équilibres :

1° *Le centre de gravité est au-dessus du point de suspension*, nous nous trouvons alors dans les conditions de l'équilibre instable, c'est-à-dire que si les deux poids placés dans les plateaux ne sont pas rigoureusement égaux la balance basculera. C'est ce qu'on exprime en disant que la *balance est folle*.

2° *Le centre de gravité et le point de suspension coïncident*. Ici l'inconvénient est double ; en effet, la balance est encore folle, comme dans le cas précédent ; de plus si les poids mis dans les plateaux sont égaux l'équilibre existera, mais il existera quelle que soit la position du fléau qui n'aura plus besoin alors d'être horizontal ; l'équilibre en effet sera indifférent.

3° *Le centre de gravité est au-dessous du point de suspension*. Nous sommes alors dans les véritables conditions de l'équilibre stable et si les poids sont égaux, le fléau reste horizontal. Mais si la différence de ces poids sans être considérable a cependant une valeur appréciable, on voit le fléau s'incliner d'un certain angle. Si, pour une valeur très petite, cet angle est manifeste, on dit que la balance est *sensible ;* si, pour une différence de poids relativement forte, l'inclinaison du fléau est nulle, on dit qu'elle est *paresseuse*. Il est bien évident que la meilleure balance sera celle qui, sans être folle, est le plus sensible possible, aussi est-il nécessaire de déterminer quelles sont les conditions de sensibilité d'une balance.

Conditions de sensibilité d'une balance. — Soit un

fléau de balance AB et supposons qu'aux points A et B soient appliqués les poids égaux P, ajoutons à l'un d'eux un poids très petit p; sous cette différence p le fléau va s'infléchir d'un angle. La sensibilité sera d'autant plus grande que cet angle aura une plus grande valeur pour une même différence p. Soit G, la place du centre de gravité quand le fléau est horizontal, pour l'angle le centre de gravité se déplace et vient en G'. Désignons par π le poids du fléau, qui alors fait équilibre au poids p, puisque les poids P sont égaux, et nous aurons, d'après le théorème des moments :

$$p \times OC = \pi \times OD$$

posons
$$OA = OB = l$$
$$OG = OG' = h$$

on a :
$$OC = l \cos\varphi \quad op = h \sin\varphi$$

donc
$$pl \cos\varphi = \pi\, h \sin\varphi$$

d'où
$$\mathrm{tg}\,\varphi = \frac{pl}{\pi h}$$

Il faudra donc pour que la sensibilité soit maxima que la *longueur du fléau soit la plus grande possible tout en conservant un poids le plus faible possible.* C'est pourquoi on se sert de fléaux évidés. *Il faudra de plus que le centre de gravité se rapproche le plus possible du point de suspension sans toutefois coïncider avec lui* (fig. 22).

Voici comment dans la pratique on réalise ces conditions : les bras de levier ne sauraient jamais être rigoureusement égaux mais on peut corriger cette erreur. Pour avoir un fléau léger en même temps que long et solide on lui donne la forme d'un losange évidé ; cette solidité est nécessaire, car le fléau doit rester rigide et ne pas fléchir d'une quantité appréciable sous l'action des poids qu'on lui fait supporter. La suspension du fléau se fait aussi d'une manière spéciale ; il porte en son milieu un prisme triangulaire à arêtes horizontales qu'on appelle le *couteau* et qui repose par le tranchant inférieur sur une surface en agate qui surmonte une colonne verticale. De plus pour éviter que les arêtes des couteaux ne s'émoussent on munit la balance d'une espèce de fourchette qui maintient levés le fléau et les plateaux tant que la balance ne

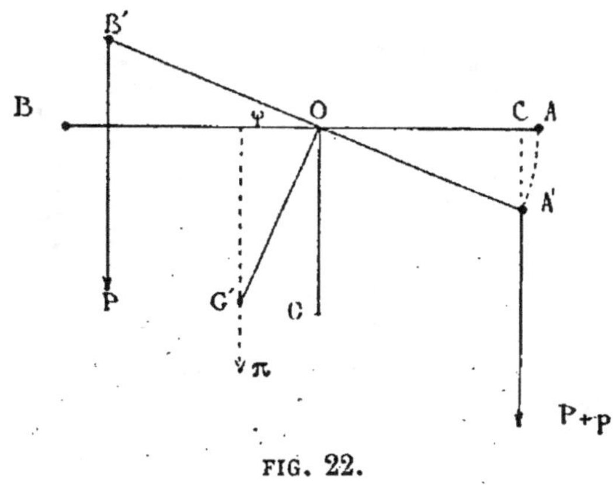

FIG. 22.

fonctionne pas. De cette façon le couteau ne porte pas pendant ce temps ; si l'on veut faire une pesée on baisse cette fourchette au moyen d'un mécanisme spécial et le fléau se retrouve prêt à fonctionner. Le fléau porte à ses extrémités des couteaux d'acier ayant leur tranchant dirigé en haut, et sur lequel on fait reposer le petit étrier dont sont munies les tiges qui supportent les plateaux. Enfin la balance est munie d'un niveau à bulle d'air qui permet de placer sa base bien horizontalement et d'une aiguille qui se mouvant devant une graduation tracée sur la colonne verticale indique le moment de l'équilibre. Pour faire une pesée on n'arrive jamais du premier coup au poids exact ; il faut commencer par employer un poids plus fort, et le remplacer ensuite par des poids de plus.

en plus faibles, en *ayant bien soin d'arrêter le mouvement du fléau* pendant chaque addition de poids. On remarque de plus au-dessus du fléau une petite tige verticale portant un pas de vis sur lequel se meut un petit écrou ; cet écrou a pour but de permettre de déplacer le centre de gravité du fléau jusqu'à ce que la sensibilité soit devenue telle qu'on la désire. Telles sont les principales pièces qui

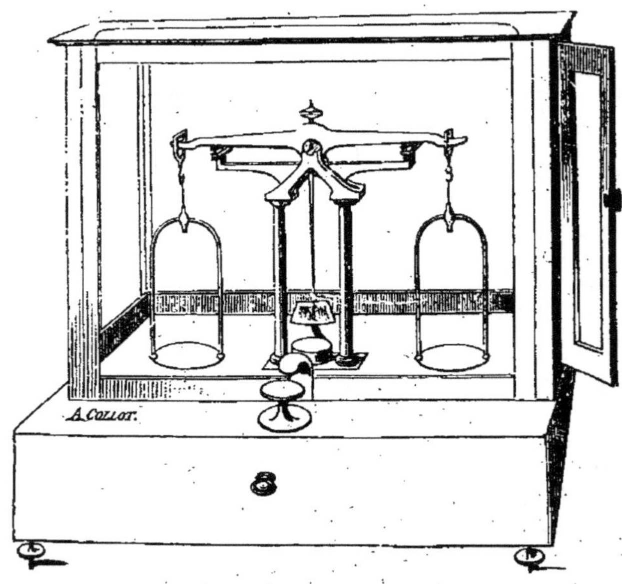

FIG. 23. — Balance d'analyses.

composent une balance de précision ; on les enferme dans une cage de verre contenant un flacon plein d'acide sulfurique ou de chlorure de calcium de façon à maintenir toujours exempte d'humidité l'atmosphère de la cage (fig. 23).

Méthode de la double pesée. — Malgré toutes les précautions, les pesées ne sont pas rigoureusement exactes parce que les bras du fléau ne sauraient jamais être absolument égaux. Mais on obtient la vraie valeur par une méthode dite *méthode de la double pesée.* Voici en quoi elle consiste. Le corps à peser est mis dans un des plateaux de la balance et on lui fait équilibre en mettant de la grenaille de plomb dans l'autre plateau. Ceci fait on retire le corps et on le remplace par des poids marqués qui représentent évidemment le poids réel du corps puis-

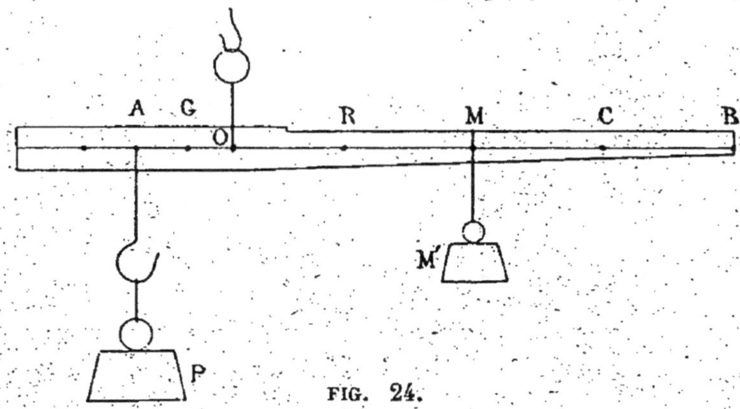

FIG. 24.

-qu'ils produisent dans la balance un effet identique. Cette méthode est due à Borda.

On opère quelquefois d'une manière un peu différente : on pèse le corps dans l'un des plateaux, soit P le poids obtenu ; on le change alors de plateau et on le pèse de nouveau, soit P' le second poids obtenu ; la valeur réelle $\times$ du poids du corps sera alors donnée par l'équation

$$\times = \sqrt{PP'}$$

Romaine (fig. 24). — La balance telle que nous l'avons décrite nécessite toute une série de poids à cause de la constance de la longueur des bras du fléau. La romaine permet d'effectuer des pesées bien différentes avec un seul poids grâce à la faculté qu'on a de faire varier le bras de levier de la puissance. A l'extrémité du bras le plus court se trouve un crochet supportant parfois une plate-forme où l'on met le corps. Sur le bras le plus long se meut un poids constant M qu'on déplace jusqu'à ce que ce fléau soit horizontal. La division où s'arrête ce poids indique en kilogrammes le poids du corps. Voyons maintenant comment on a établi les divisions.

Soit G le centre de gravité du levier, Q son poids, P le poids du corps et M la division où s'arrête le poids constant, on aura comme équation de l'équilibre :

$$P \times OA + Q \times OG = M' \times OM$$

D'autre part soit R le point où il faudrait placer le poids M' pour que l'équilibre eût lieu quand le corps n'est pas dans le plateau, on aurait :

$$Q \times OG = M' \times OR$$

d'où en retranchant :

$$P \times OA = M' (OM - OR) = M' \times RM$$

C'est-à-dire que le poids P est proportionnel à la distance RM. On suspendra donc au crochet un poids connu, 100 kilogrammes par exemple, et on cherchera le point C où il faut mettre le poids constant M' pour avoir l'équilibre ; on divisera ensuite RC en 100 parties égales et on continuera la graduation sur le prolongement.

Bascule de Quintenz. — Cet appareil, qui permet de peser des corps très lourds avec des poids beaucoup plus faibles, est formé par la réunion de trois leviers, dont deux du deuxième genre et un du premier genre. Le corps à peser est placé sur le *tablier* et *peu importe à quelle* *place;* dans le plateau on met les poids, après s'être bien assuré que quand il n'y a ni corps ni poids la tige qui supporte le plateau est bien horizontale. Comme on sait d'avance le rapport qui existe entre les poids qui se font équilibre dans le plateau et sur le tablier on n'a qu'à multiplier par la valeur de ce rapport constant les poids mis dans le plateau. Ainsi, si la bascule est au $\frac{1}{10}$ 1 kilogramme

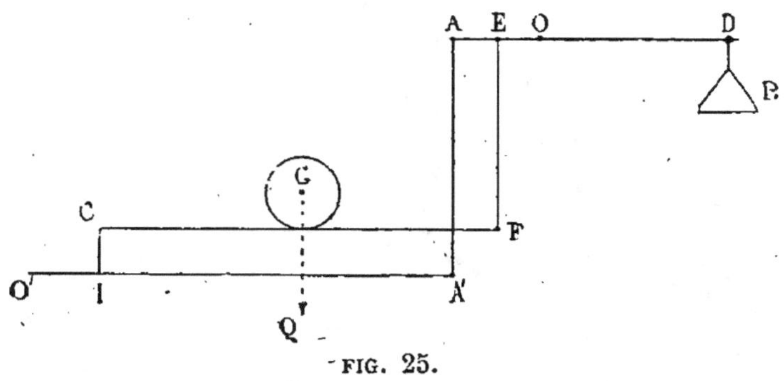

FIG. 25.

mis sur le plateau indiquera que le corps placé sur le tablier pèse 10 kilogrammes (fig. 25).

Poulie. — On appelle ainsi une roue circulaire pouvant tourner autour d'un axe perpendiculaire à son plan, axe qui peut être fixe ou mobile. Cette roue est munie d'une rainure appelée *gorge*, où s'enroule la corde qui doit agir. Si la poulie *est fixe* elle est maintenue par une *chape* formée de deux montants suspendus par un crochet ; si la poulie est *mobile*, c'est au crochet suspendu aux montants qui alors occupent une position inverse qu'on attache le fardeau. La figure 26 représente un appareil muni de ces deux poulies et permettant à un malade couché dans la gouttière de Bonnet de se soulever lui-même. Quand on veut produire un effet relativement considérable on a recours à la réunion d'un système de poulies appelé *moufle*.

Le mouvement des tendons glissant sur les parties ren-
flées des os, au niveau des articulations, se rapproche de
ce que l'on voit dans la poulie, mais en réalité nous n'avons

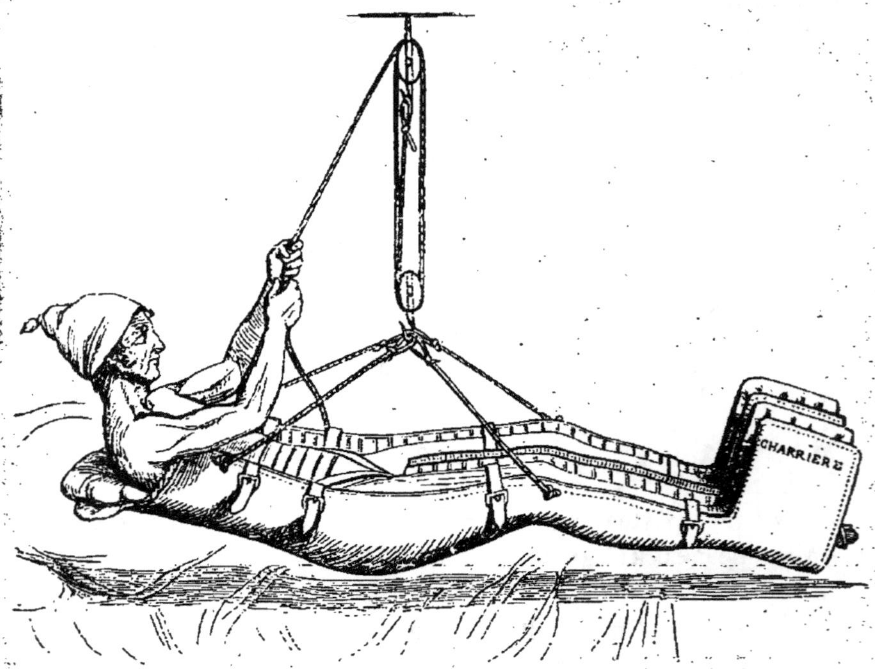

FIG. 26. — Gouttière de Bonnet.

pas là de vraies poulies, car les parties qui devraient jouer
ce rôle restent à peu près fixes.

Balance de Roberval. — Dans cette balance les plateaux sont situés au-dessus du fléau. Pour pouvoir faire
usage de l'instrument il faut que les plateaux restent toujours *horizontaux*, c'est-à-dire les tiges qui les supportent
toujours *verticales*; on y arrive au moyen d'une disposition
spéciale qui n'est qu'un *parallélogramme articulé* devenant

rectangle au moment de l'équilibre. Les tiges *ab* et *cd* qui supportent les plateaux sont suspendues aux (fig. 27) extrémités du fléau *ac* et réunies aux extrémités du levier *bd* mobile autour de l'axe O Q placé en son milieu. Les réunions *a*, *b*, *c*, *d*, *sont articulées*. On voit qu'ainsi les bassins resteront toujours horizontaux, car les tiges *ab* et *cd*

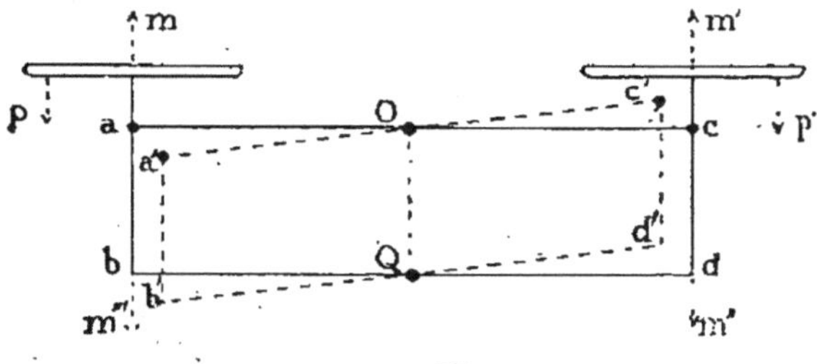

FIG. 27.

en venant en *a'b'* et *c'd'* par exemple sont toujours verticales. Il faut de plus démontrer que la place du corps dans les plateaux n'a aucune influence. Considérons en

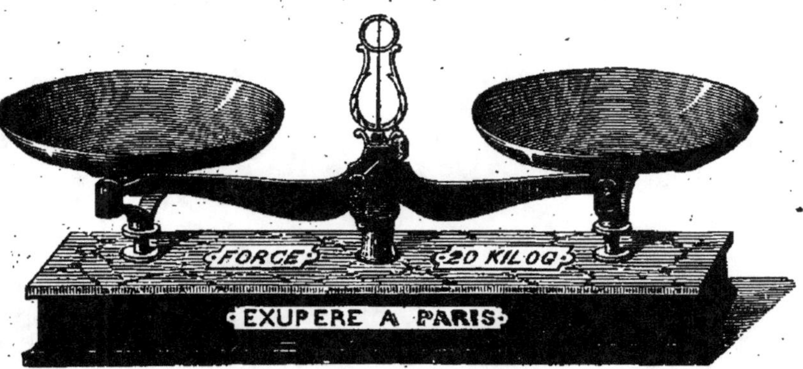

FIG. 28. — Balance de Roberval.

effet deux poids *p* et *p'* placés *d'une façon quelconque ;* appliquons en *a* deux forces verticales égales à *p* et opposées l'une à l'autre, soit m et m'', et faisons de même en c; nous n'aurons ainsi rien changé à l'équilibre, tout en remplaçant les forces p et p' parles couples p m et p' m' et les forces m, et m'. Mais les couples sont détruits puisqu'ils se trouvent dans le plan des points fixes et il ne reste plus que les forces m, et m', qui agissant sur des bras de levier égaux oa et oc se feront équilibre si elles sont égales.

CHAPITRE VIII

Différents états des corps : état solide, pâteux, liquide, gazeux. — Propriétés des corps solides : ténacité, ductilité,
malléabilité, élasticité. Ether. État radiant.

**Différents états des corps : état solide, pâteux,
liquide, gazeux. Ether. État radiant.** — Les corps se
présentent à nous sous plusieurs états différents qu'on peut
grouper en trois types : l'état solide, l'état liquide et l'état
gazeux. Les *corps solides* sont caractérisés par ce fait
qu'ils possèdent une forme et un volume déterminés
qu'ils conservent quand on les abandonne à eux-mêmes
et qu'ils perdent plus ou moins difficilement sous l'influence de diverses causes, mécaniques ou physiques. Les
corps liquides n'ont pas de forme déterminée, ils prennent
toujours celle des vases qui les renferment ; ils se rapprochent des solides en ce que, comme ces derniers, ils
offrent une très grande résistance à la compression. Les
corps gazeux ont encore moins de forme propre ; ils
occupent toujours l'espace qu'on met à leur disposition ;
si cet espace est très grand les molécules qui les constituent s'écartent : il y a *dilatation* ou *expansion* ; si cet
espace devient plus petit les molécules se rapprochent et
le gaz se *comprime* ; l'expansibilité et la compressibilité
sont donc les propriétés caractéristiques des gaz.

Il ne faudrait pas croire cependant que les états sont
toujours aussi parfaitement déterminés et qu'on passe

brusquement de l'état solide à l'état liquide, par exemple, ou de l'état solide à l'état gazeux. La chaleur nous fournit un moyen de réduire un même corps solide en liquide, puis en gaz ou en vapeur ; mais quelquefois le passage de l'état solide à l'état liquide, c'est-à-dire la fusion, s'opère d'une façon un peu différente, car le corps au lieu de devenir liquide reste un certain temps dans un état de mollesse particulier qu'on peut observer facilement sur le verre et les résines ; c'est une sorte d'état intermédiaire qu'on appelle *état pateux*. De même entre les liquides et les gaz ou vapeurs on observe parfois un état intermédiaire et qui constitue le *point critique*. En comprimant les gaz on voit en effet leur volume diminuer considérablement jusqu'au moment où ils se liquéfient et cette contraction est un phénomène qui accompagne toujours le changement d'état. Mais dans certains cas on ne saurait observer cette contraction, et le corps qui a perdu ses propriétés gazeuses n'a pas encore pris les propriétés des liquides. Nous reviendrons sur ce phénomène dans l'étude de la chaleur. Nous verrons aussi alors s'il y a lieu de distinguer les *gaz* et les *vapeurs*.

On peut joindre à ces différents états une quatrième manière d'être de la matière, à cause des propriétés remarquables qu'elle possède ainsi que nous le verrons dans l'étude des phénomènes électriques : c'est l'*état radiant* ou l'état d'un gaz amené à un degré extrême de raréfaction grâce auquel ses molécules peuvent se mouvoir en toute liberté.

Dans les différents états la matière ne saurait perdre la propriété qui lui est inhérente d'être *pondérable*. On a admis pour établir la théorie des phénomènes lumineux l'existence d'un fluide *impondérable* dont les atomes sont intimement unis aux atomes des matières *pondérables* et qui sous certaines influences, telles que phénomènes

4.

lumineux et calorifiques, sont susceptibles d'entrer en vibration ; ce mouvement vibratoire se transmet de proche en proche avec une vitesse plus ou moins considérable, et partout où il parvient, on peut constater les effets de la cause qui lui a donné naissance. On a donné à ce fluide le nom d'*éther* et c'est sur l'hypothèse de son existence que Descartes a basé la théorie des ondulations. Il faut remarquer cependant que toutes les fois qu'on n'a pu expliquer certains phénomènes on a invoqué l'existence de fluides particuliers, tels sont les fluides électriques, les fluides magnétiques, le fluide calorifique. L'étude des solénoïdes a permis de supposer qu'il y avait identité entre les fluides magnétiques et les fluides électriques, et l'on a tenté d'établir la non existence de la matière impondérable. (Monoyer, *Comptes rendus de l'Académie des sciences*, 1881.) « Ce savant attribue toutes les « forces cosmiques aux diverses formes de mouvement des « atomes pondérables : vibrations transversales pour la « chaleur et la lumière, vibrations longitudinales pour le « son et probablement aussi pour l'électricité. » (*Physique médicale de Wundt*, traduction de M. le docteur Monoyer.)

En résumé les différents états de la matière peuvent être attribués à la différence qui survient dans la distance des molécules qui la constituent. Quand cette distance augmente dans un solide sous une influence quelconque, l'attraction grâce à laquelle le corps est doué d'agrégation diminue rapidement et le corps peut devenir liquide. Si les molécules continuent à s'écarter les unes des autres, les forces attractives sont non seulement détruites, mais on voit prédominer la force répulsive des molécules éthérées dont l'ensemble forme autant d'atmosphères autour des molécules pondérables ; de là l'expansibilité qui est la propriété caractéristique des gaz sur la théorie desquels nous aurons du reste à revenir plus tard.

Propriété des corps solides : dureté. — La dureté est cette propriété qu'ont les corps d'*opposer une plus ou moins grande résistance lorsqu'on veut les rayer*. Cette propriété est évidemment due à la cohésion et lorsque deux corps sont frottés l'un contre l'autre, c'est celui qui offre le plus de cohésion qui parvient à rayer l'autre en pénétrant à travers ses molécules; Mohs a divisé les corps suivant leur dureté et a donné l'échelle suivante comme terme de comparaison :

1. Tale. . . .	rayés par l'ongle.
2. Gypse. . .	
3. Calcaire..	
4. Fluorine.	rayés par une pointe d'acier.
5. Apatite. .	
6. Orthose .	
7. Quartz. .	
8. Topaze. .	rayant le verre.
9. Corindon	
10. Diamant.	

Ductilité. — Une propriété des solides dépendant aussi de leur état moléculaire est la *ductilité* ou propriété de certains corps *de se laisser étirer à la filière* et d'être ainsi réduits en fils de diamètre plus ou moins faible. Certains métaux possèdent la ductilité à un très haut point. Voici un tableau, dû à Wertheim qui les donne dans un ordre de ductilité décroissante :

1. Or.	6. Cuivre.
2. Argent.	7. Zinc.
3. Platine.	8. Etain.
4. Aluminium.	9. Plomb.
5. Fer.	

Malléabilité. — C'est la propriété que possèdent les corps *de se laisser passer au laminoir*. On donne quelquefois à ce mot un sens plus étendu et on attribue cette propriété malléable aux corps plus ou moins mous qui peuvent recevoir et conserver les formes diverses qu'on veut leur donner : on dit par exemple que la cire est malléable. Ici comme dans le cas précédent la cohésion et l'état moléculaire jouent le rôle le plus important, aussi l'échelle de malléabilité est-elle analogue à l'échelle de ductilité.

1. Or.	6. Platine.
2. Argent.	7. Plomb.
3. Aluminium.	8. Zinc.
4. Cuivre.	9. Fer.
5. Etain.	10. Nickel.

Cependant ces tableaux sont sujets à des modifications dues à l'*écrouissage*, c'est-à-dire à un changement moléculaire qui survient dans les corps métalliques quand on les soumet à des actions mécaniques. Les métaux écrouis deviennent cassants et pour leur restituer leurs propriétés primitives il faut les faire *recuire;* leur structure devient alors homogène.

Ténacité. — C'est la *résistance qu'offrent les corps à la rupture.* Celle-ci peut-être provoquée de façons diverses, soit par le choc d'un marteau, soit par la traction sur des fils. On mesure en général la ténacité en lui donnant comme valeur la charge nécessaire pour rompre un fil du métal ayant *un mètre de longueur et un millimètre carré de section.* Ce que nous verrons bientôt pour les corps élastiques nous indique que la rupture survient lorsque l'on a dépassé la limite de l'élasticité. Voici quelques-uns des chiffres donnés par Wertheim réprésentant le poids nécessaire pour amener la rupture de 1^{mm} de section :

Plomb. { étiré.	2^{kg},07	
{ recuit.	1, 80	
Or.. { étiré.	27, 20	
{ recuit.	10, 08	
Acier { étiré.	83, 80	
fondu. { recuit.	65, 70	
Os..	8, 00	
Tendons.	6, 250	
Nerfs.	1, 351	
Veines..	0, 185	
Artères..	0, 137	
Muscles..	0, 045	

On voit, d'après ce tableau, que les métaux recuits atteignent plus vite la limite de l'élasticité ; quant aux tissus les valeurs mentionnées se rapportent à l'état frais, et augmentent avec la dessiccation. L'âge des tissus a aussi une grande influence sur leur ténacité. Outre la résistance à la rupture par traction, la ténacité peut se manifester de façons différentes, par exemple par une plus ou moins grande résistance à la rupture par flexion : c'est cette propriété qui est surtout utilisée dans la conformation du squelette qui sera d'autant plus parfait dans sa solidité que celle-ci sera plus grande pour un poids d'os moins considérable. Or la mécanique nous démontre qu'à quantité de matière égale une colonne creuse offre plus de résistance qu'une colonne pleine de même métal : c'est ce qui explique pourquoi les os longs sont creux ; ils présentent ainsi le double avantage d'être plus légers et d'offrir une résistance plus grande.

Elasticité. — Avant d'étudier cette propriété dans les tissus et ses différentes manières d'être nous la considérerons dans le sens le plus général et nous la définirons : *la propriété que possèdent les corps dits élastiques de reprendre leur forme primitive lorsque cesse l'action qui la leur a fait perdre.* Dans l'élasticité de traction on considère l'allongement que peut prendre une barre sous l'influence d'une certaine charge ; cet allongement est le même que la diminution de longueur qui surviendrait si le même poids au lieu d'exercer une traction exerçait une compression. C'est-à-dire qu'il y a une relation invariable entre le *coefficient de compressibilité linéaire* α et son inverse $\frac{1}{\alpha}$ le coefficient d'élasticité. La première de ces quantités α est une longueur : c'est le *raccourcissement d'une barre d'un mètre de long et d'un millimètre carré de section sous l'influence d'une pression d'un kilogramme.* La seconde quantité $\frac{1}{\alpha}$ est un poids ; c'est *le poids Q nécessaire pour produire sur une barre de un millimètre carré de section et d'un mètre de longueur un allongement d'un mètre.* Les lois de l'élasticité ou de la compressibilité de traction sont les suivantes :

1° L'allongement d'une règle est proportionnel à sa longueur ;

2° Il est proportionnel à la valeur du poids tenseur ;

3° Il est en raison inverse de la section de la règle ;

4° Il est proportionnel à un certain coefficient qui caractérise la substance.

Voici le tableau qui résume les recherches de Wertheim et que nous empruntons à l'ouvrage de M. Jamin :

Coefficient d'élasticité des métaux recuits à diverses températures.

	15 à 20°	100°	300°
Plomb......	1,727	1,630	»
Or.	5,584	5,468	5,482
Argent......	7,140	7,274	6,374
Cuivre......	10,159	9,827	7,862
Platine.....	15,518	14,178	12,964
Fer........	20,794	21,877	17,700
Acier fondu. .	19,561	19,014	17,926
Acier anglais..	17,278	21,292	19,278

Lorsque la traction s'opère sur une barre elle a pour résultat d'écarter les molécules et par conséquent d'augmenter le volume primitif de la substance. On a cherché à déterminer le rapport qui existe entre l'accroissement de longueur et l'accroissement de volume et l'on a eu recours pour cela à l'expérience et au calcul, mais la valeur obtenue n'a pas été la même : pour Poisson et Cagnard-Latour la valeur de ce rapport est $\frac{1}{4}$ tandis que pour Wertheim elle est $\frac{1}{3}$.

Il est bien évident que l'augmentation de volume de la substance étirée amène une diminution de dureté. De plus ce travail moléculaire absorbe une certaine quantité de chaleur qui abaisse la température de la substance étirée qui s'échauffera ensuite en reprenant sa longueur primitive. Il est très remarquable que le caoutchouc fait exception à cette règle et que sa température qui s'élève quand on l'étire, s'abaisse quand il revient sur lui-même.

Outre l'élasticité de traction il est d'autres manifestations de ce phénomène que nous aurons l'occasion de rencontrer : *l'élasticité de flexion, l'élasticité de torsion* dans l'étude des phénomènes électriques ; le rôle des artères dans la circulation du sang, etc., etc.

L'élasticité produite dans différentes circonstances peut jouir de propriétés diverses; on convient d'appeler l'élasticité *parfaite* quand le corps revient exactement à son état initial ; *imparfaite* dans le cas contraire ; *forte* quand la résistance est grande et le retour très prompt, *faible* si l'écartement est faible et le retour lent. Les muscles dont la puissance est due à l'élasticité sont à l'état de repos *faiblement et parfaitement élastiques*. De plus par effet reflexe leur longueur est toujours plus grande qu'elle ne devrait l'être au repos complet à cause de la distance de leurs points d'insertion ; on a donné à cet état du muscle vivant le nom de *tonicité;* il disparait dès qu'on fait la section des nerfs sensitifs correspondants.

CHAPITRE IX

Propriétés des liquides. — Mesure de léur compressibilité. —
Equilibre des liquides : Notions d'hydrostatique. — Principe de Pascal. — Presse hydraulique. — Principe d'Archimède. — Conditions d'équilibre des corps flottants. —
Pression sur le fond des vases. — Pression sur les parois
latérales. — Liquides superposés. — Vases communicants.
— Applications. — Niveau d'eau. — Niveau à bulle d'air.

Propriétés des liquides. — Nous avons vu que les liquides diffèrent des solides par la propriété qu'ils ont de
prendre exactement la forme des vases qui les contiennent;
ils s'en rapprochent par la résistance qu'ils offrent quand
on veut les comprimer. La mobilité est due à la facilité
avec laquelle les molécules glissent les unes sur les autres:
aussi lorsque la pesanteur agit sur eux, toutes les molécules tendent à tomber par séries verticales, chute qu'empêche le fond du vase, mais cette force verticale de la
pesanteur sur les molécules, de la surface par exemple,
peut toujours se décomposer en deux autres perpendiculaires entre elles dont l'une agit pour rendre la surface
horizontale, c'est pourquoi la surface d'un liquide est toujours horizontale et revient toujours à cet état aussitôt
qu'on l'en a écartée.

Mesure de la compressibilité des liquides. — La
compressibilité des liquides quoique plus forte que celle
des solides a cependant une valeur très faible, et sa dé-

termination est très délicate. Œrsted construisit pour la mesurer un instrument appelé *piézomètre*, qui se compose d'un réservoir cylindrique R surmonté d'un tube capillaire (fig. 29) *t*; l'appareil a été jaugé avec soin et le tube porte des divisions rigoureusement équidistantes ; on l'emplit alors du liquide sur lequel on veut expérimenter et qu'on surmonte d'une goutte de mercure qui sert à la fois d'index et de bouchon. Le système est placé avec un thermomètre et un manomètre dans un cylindre de verre V très épais contenant de l'eau et terminé à sa partie supérieure par une douille D, munie d'un piston et percée d'un trou.

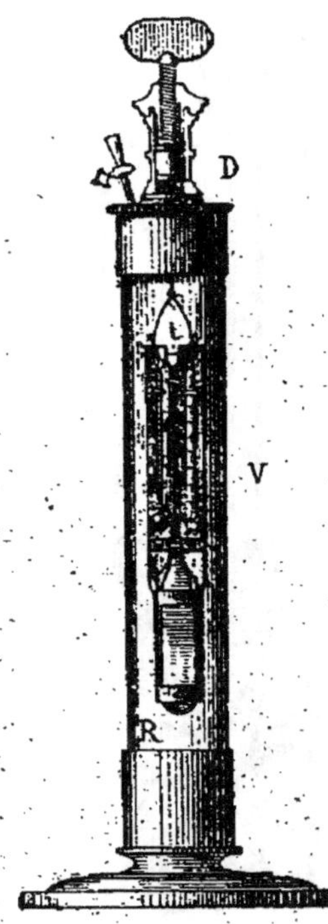
FIG. 29. — Piézomètre d'Œrsted.

En s'enfonçant, le piston chasse d'abord l'air que pouvait contenir l'appareil, puis bouche le trou et comprime l'eau du vase d'autant plus qu'on l'enfonce davantage : on voit alors l'index de mercure baisser dans le piézomètre et on note le nombre de divisions qu'il parcourt. La disposition de cet appareil montre que la pression s'exerce à la fois sur le liquide du piézomètre et sur l'eau du cylindre de verre. Elle a pour but d'empêcher le changement de capacité du piézomètre, en lui faisant subir intérieurement et extérieurement des pressions égales, sans quoi on obtiendrait la *compressibilité apparente* du liquide, c'est-à-dire sa compressibilité vraie augmentée de la dilatation de l'enveloppe : en réalité, la compensation n'est pas rigoureusement exacte et il fallut avoir recours à d'autres procédés. Voici comment opérait Regnault.

Le piézomètre était sphérique, terminé par une tige thermométrique bien calibrée et enfermé dans une enveloppe de cuivre ; l'intervalle compris entre le piézomètre et son enveloppe était rempli d'eau. Cette eau pouvait être soumise à une haute pression au moyen du tuyau A B, muni d'un robinet qui communique avec un vase rempli d'air comprimé, ou bien à la simple pression atmosphérique par le tube C, également muni d'un robinet. Quant au tube thermométrique qui surmonte le piézomètre ; un dispositif analogue permet de le soumettre au même traitement, grâce aux robinets D et E ; de cette façon, en combinant les deux systèmes de robinets, il est permis de soumettre le piézomètre soit à une pression extérieure, soit à une pression extérieure et intérieure, soit à une pression intérieure seulement (fig. 30).

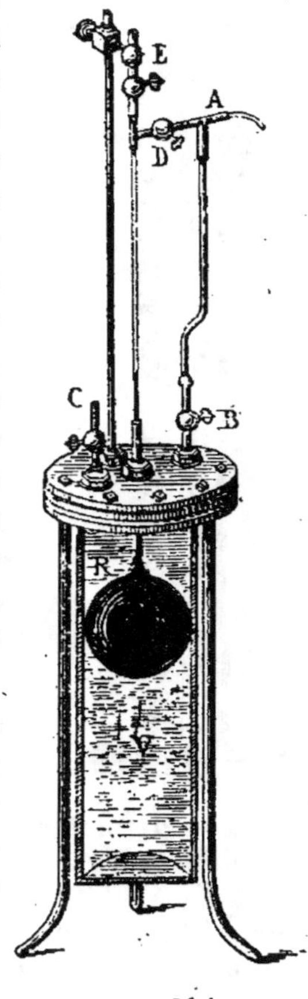

FIG. 30.

Dans le premier cas, le volume du piézomètre diminuant, le liquide s'élève dans le tube gradué d'un nombre de divisions n, dépendant de la nature de ce piézomètre et qu'on peut calculer aussi par les données de l'élasticité. Dans le deuxième cas, on observe un second nombre de divisions n' qui correspond à la *compressibilité apparente*, les deux nombres permettent de déterminer la compressibilité absolue du liquide. MM. Jamin,

Amaury et Descamps opèrent d'une façon plus simple encore : le piézomètre communique avec un réservoir à air comprimé et le liquide y baisse d'une quantité c, mesurant la compressibilité apparente ; d'autre part le piézomètre est contenu dans une enveloppe remplie de liquide et portant aussi un tube gradué, de façon que la dilatation de l'enveloppe produise dans ce tube une ascension c' qui la mesure ; la compressibilité réelle sera donc évidemment $c-c'$. Voici une série de résultats que ces expérimentateurs ont obtenus. (Jamin, *Physique*, Comptes rendus, t. LXVIII.)

Eau distillée.	15°	0,0000457
Alcool.	0	0,0000835
Alcool.	15	0,0000911
Ether	0	0,000109
Ether	14	0,000128
Sulfate de carbone	14	0,0000635
Mercure	15	0,00000187

Après cette étude succincte de la compressibilité des liquides, nous allons aborder celle des phénomènes que ceux-ci présentent dans les diverses conditions où on les place ; sont-ils enfermés dans des vases, ils y restent en équilibre et en repos ; ces vases offrent-ils une issue, le liquide s'échappe par elle et forme un courant. Le premier cas, que nous étudierons d'abord, constitue l'*hydrostatique*, le second, l'*hydrodynamique;* ces deux parties de la physique ont une grande importance par leur application.

Équilibre des liquides. — Notions d'hydrostatique. — Principe de Pascal. — L'hydrostatique est l'étude des liquides en équilibre ou en repos, c'est-à-dire placés dans des conditions telles qu'ils ne peuvent se mouvoir. Renfermés, par exemple, dans des vases, ils y forment une série

de couches horizontales superposées et où les plus basses
sont comprimées par les couches supérieures, et cela d'autant plus que la hauteur de celles-ci est plus grande. Les
molécules tendent alors à se rapprocher les unes des autres,
mais leur force répulsive est augmentée par suite de cette
diminution de distance intermoléculaire, et il se développe
une force égale et de sens contraire à cette action com-
pressive, c'est ce qu'on appelle la *pression*. Nous avons
vu que les liquides ont toujours leur surface horizontale,
et celle-ci est soumise à la pression atmosphérique ainsi
qu'à l'action de la pesanteur. Nous considérerons dans ce
qui va suivre la compressibilité comme nulle.

Le principe de Pascal, qui s'applique aussi bien aux
liquides soumis à l'action de la pesanteur qu'à ceux qui
ne le sont pas, peut s'énoncer ainsi: *Toute pression exercée à la surface d'un liquide se transmet intégralement dans
tous les sens;* c'est-à-dire que, si à la suite d'une pression
exercée sur un élément liquide, les molécules se sont rapprochées les unes des autres, cette diminution de distance
a lieu dans toute la masse et possède une même valeur
pour des éléments égaux. Soit un liquide emplissant l'enveloppe E. Supposons un piston de section *s* placé en A B
et un autre égal placé en C D ; plaçons sur le premier un
poids égal à P ; pour que le second reste en équilibre sans
être soulevé, il faudra lui appliquer un poids égal P. Si
nous plaçons maintenant un autre piston d'égale section
en F, nous serons aussi obligés de lui appliquer le poids
P pour qu'il ne soit pas soulevé. On voit donc par cet
exemple que le poids P, appliqué en A B développe une
pression égale sur tous les éléments de paroi qui ont une
section égale à la sienne ; et comme la même chose aurait
lieu si ces surfaces étaient réunies en une seule, on peut
énoncer ainsi les conséquences du principe de Pascal : *Si
deux corps de pompe d'inégale section sont réunis entre eux*

*et contiennent un liquide, le rapport des poids qu'il faudra
appliquer à la surface du liquide dans les deux corps de*

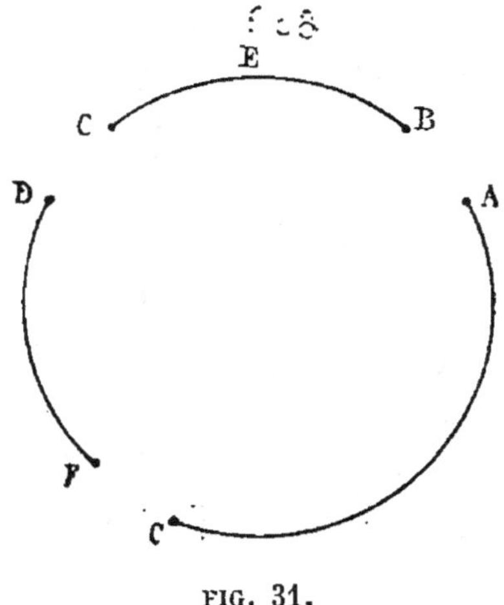

FIG. 31.

*pompe pour maintenir l'équilibre sera le même que celui des
surfaces.* C'est là le principe de la presse hydraulique découverte par Pascal (fig. 31).

Presse hydraulique (fig. 32). — L'appareil a pour but
d'obtenir un grand effet en déployant une force relativement faible. Il se compose de deux corps de pompe C et C',
de diamètre inégal reliés entre eux par un tuyau x, y, z,
muni d'un robinet. Dans le petit corps de pompe, se meut
un piston P, sous l'action d'un levier L, qui permet encore
d'augmenter l'effet de la force déployée. Ce piston permet
l'élévation de l'eau où plonge l'extrémité E du cylindre,
qui a la forme d'une pomme d'arrosoir, et cette eau, par
un système de soupapes pénètre dans le tuyau x, y, z, et
de là dans le grand corps de pompe C' où se meut également un piston P'. La tige de ce piston porte un plateau.

M qui est soulevé en même temps que lui et sur lequel
on place les corps que l'on veut comprimer. Le plateau
se meut entre deux colonnes verticales métalliques, munies d'un autre plateau M' horizontal mais fixe, le fonctionnement est facile à comprendre; lorsque le piston P
est soulevé dans le petit corps de pompe, l'eau du réservoir est aspirée ; quand le piston descend, grâce à la disposition des soupapes, elle pénètre dans le tuyau *x*, *y*, *z*,
et de là dans le grand corps de pompe où elle soulève le

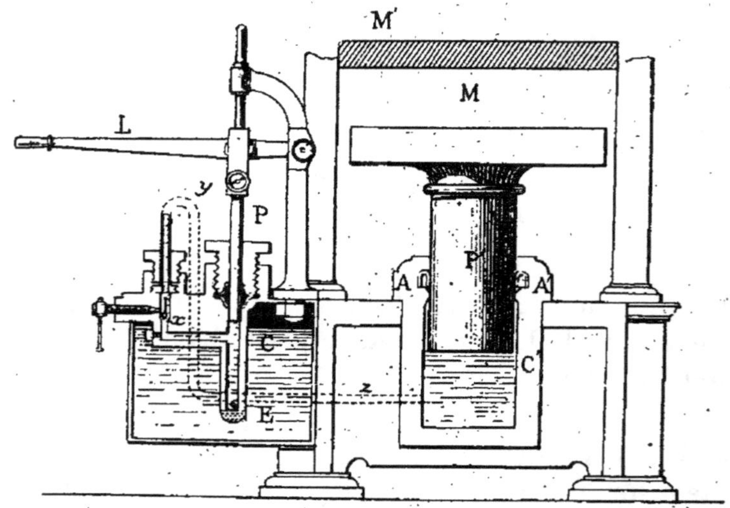

FIG. 32. — Presse hydraulique.

piston P' avec une force d'autant plus grande que la section de celui-ci est plus considérable. Ainsi, supposons
que le rapport des sections soit 10, l'effet sera décuplé;
et si les deux bras du levier sur lequel on agit sont aussi
dans le rapport de 10, toutes les fois qu'on mettra en jeu
une force de 1 kilogramme par exemple, on produira un
effet 100 fois plus fort ou de 100 kilogrammes. Toutefois
il est un inconvénient que présentait la machine ainsi

construite et qui demandait une modification. Sous l'influence de la pression considérable, l'eau dans le grand cylindre passait entre le piston et la paroi du corps de pompe,
ce qui était cause d'une perte de force considérable. Un
ingénieur anglais, Bramah, a alors muni l'appareil d'un
cuir embouti : c'est un morceau de cuir annulaire A A', et
sous forme de gouttière renversée que l'on place dans le
grand cylindre entre le piston et le corps de pompe; de
cette façon, l'eau non seulement ne peut plus passer,
mais encore applique, d'autant mieux que la pression
devient plus forte, le cuir embouti d'une part sur le
piston, et de l'autre sur la paroi du cylindre.

Pression sur le fond des vases. — Lorsqu'un vase
dont le fond est horizontal contient un liquide, la pression

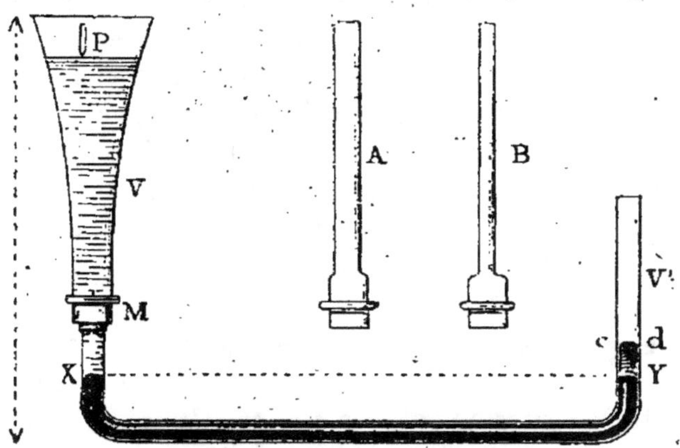

FIG. 33. — Appareil de Haldat.

exercée sur le fond est indépendante de la forme des parois ; *elle est égale au poids d'un cylindre liquide qui aurait
pour base la surface du fond du vase et pour hauteur celle du
liquide dans ce vase.* Pour démontrer cette loi expérimentalement, on peut employer l'appareil de Haldat (fig. 33),

qui se compose de deux tubes verticaux reliés par un tube horizontal. L'un de ces tubes V se termine par une monture métallique M, dans laquelle on peut introduire des vases sans fond A et B, de forme différente qui auront forcément la même surface de base qui est la section de la monture. On a introduit du mercure dans les deux branches V et V', et il s'y trouve à égale hauteur ; mais en versant un liquide dans le vase V, le mercure montera dans le tube V', et y atteindra une certaine hauteur, *c d*, lorsque le liquide du vase viendra effleurer une pointe P maintenue constamment à la même distance de la monture ; en remplaçant le vase V par un autre de forme tout à fait différente mais où la hauteur des liquides sera la même, on verra le niveau du mercure dans la branche V', se maintenir au même point que précédemment. Cette expérience rend compte du *paradoxe hydrostatique* de Pascal ; en surmontant un tonneau d'un tube de faible diamètre encastré dans le fond supérieur, et emplissant le tonneau de liquide puis le tube lui-même, on voit éclater le tonneau lorsque la hauteur du liquide dans le tube devient un peu considérable, quoique son poids soit faible ; c'est qu'en effet la pression est la même que si le tube avait le même diamètre que le tonneau.

Pression sur les parois latérales. — Si nous considérons une paroi plane quelconque d'un vase contenant un liquide la pression exercée *sur un élément de cette paroi est égale au poids d'un cylindre du liquide ayant pour base la surface de cet élément, et pour hauteur la distance de son centre de gravité à la surface du liquide.*

Il est bien entendu dans tout ce qui précède que les pressions *sont seules mises en jeu, et non les poids de liqui-des.* On peut s'assurer en effet par la balance que quelle que soit la pression exercée sur le fond ou les parois, le poids est toujours égal à la *somme* des poids du vase et des liquides qu'il contient.

Liquides superposés. — Vases communiquants. — Si l'on place dans un vase plusieurs liquides non miscibles, de densité différente et chimiquement inactifs les uns sur les autres, on les verra se ranger par ordre de densité croissante à partir de la surface supérieure ; le plus dense sera en bas, le plus léger en haut, et toutes les surfaces seront horizontales.

On appelle vases communiquants, deux vases ou tubes de forme quelconque réunis par un *tube horizontal*. Sup-

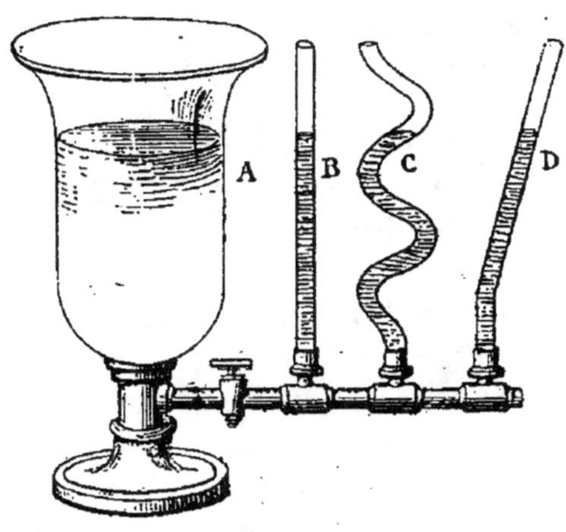

FIG. 34.

posons un système de deux tubes verticaux réunis de cette façon, et versons du liquide dans l'un d'eux ; ce liquide se répandra dans les deux branches, et les deux surfaces terminales seront toujours dans un même plan horizontal. Ce que nous avons dit précédemment de la valeur de la pression sur le fond des vases nous indique, ce que confirme l'expérience, que si le tube B, par exemple prend une forme quelconque, la surface terminale sera toujours à la même hauteur que précédemment. On peut démontrer cette proposition expérimentalement au moyen de l'appareil (fig. 34) qui représente un vase contenant un liquide et dont la partie inférieure est traversée par un tube horizontal, sur lequel s'élèvent trois. tubes de formes et de diamètres différents ; le niveau est dans un plan horizontal en A B C D.

Lorsqu'il y a deux liquides au lieu d'un, les conséquences résultant de l'égalité de pression sont différentes : on suppose toujours, bien entendu les liquides non miscibles et chimiquement inactifs l'un sur l'autre. Soit les tubes verticaux V et V', réunis par le tube horizontal A B; versons y du mercure jusqu'à ce que le niveau de celui-ci qui sera le même dans les deux branches vienne en N N'; puis versons de l'eau dans la branche V ; nous verrons que

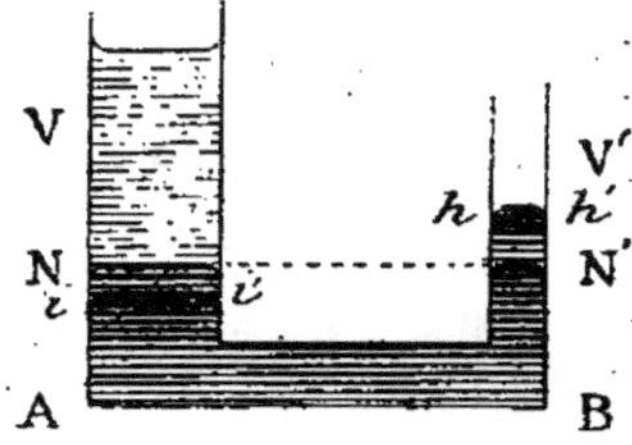

FIG. 35.

dans ce tube, la colonne d'eau qui surmonte le mercure a une certaine hauteur au-dessus du niveau actuel $i\,i'$; d'autre part dans l'autre branche le mercure s'élève au-dessus du niveau $i\,i'$ d'une quantité $ih = h$ on a d'après *le principe des vases communiquants* comme on appelle le résultat de cette expérience:

$$\frac{h}{H} = \frac{d}{D}$$

en désignant par d la densité de l'eau, et D, la densité du mercure, ce qui peut s'énoncer ainsi : *Dans les vases communiquants les hauteurs des liquides sont en raison inverse des densités.*

Applications.—Niveau d'eau. — Niveau à bulle d'air.
Le niveau d'eau sert à déterminer sur le terrain la différence de niveau entre deux points : il se compose d'un
tube d'environ un mètre de long, terminé par deux tubes
en verre plus courts qui lui sont perpendiculaires : le support de cet appareil est formé par un trépied. Il est, de
plus, accompagné d'une règle graduée d'environ deux
mètres sur laquelle peut se mouvoir une plaque peinte

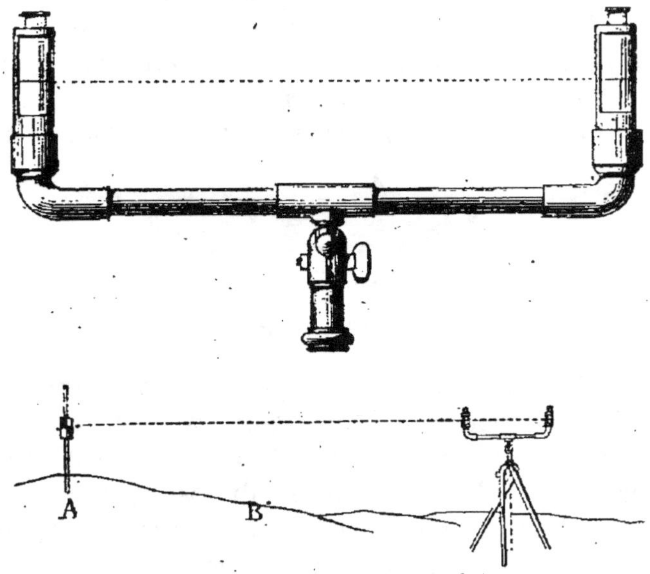

FIG. 36. — Niveau d'eau.

en deux couleurs différentes. Pour déterminer par exemple la différence de niveau qui existe entre A et B, on
place verticalement en A la tige graduée et en un point
quelconque le niveau dont en rend autant que possible
le tube horizontal ; un observateur vise alors la ligne formée par le niveau de l'eau qu'on a versée dans l'appareil
et fait signe à une autre personne qui est en A de faire

mouvoir le voyant jusqu'à ce qu'il soit sur le prolongement du rayon visuel tangent à la surface de l'eau : soit
alors H la hauteur du voyant au-dessus du sol. Transpor-
tons maintenant la règle graduée en B et sans changer le
niveau de place, opérons de la même façon ; il faudra
replacer le voyant dans une nouvelle position correspondant à une hauteur H'. La différence de H et H' représente
la différence de niveau cherchée (fig. 36).

Le niveau à bulle d'air est un instrument beaucoup
plus parfait dont on munit les appareils de physique qui
doivent avoir une horizontalité ou une verticalité parfaites.
Il se compose d'un tube de verre à surface courbe et encastré dans une boîte de cuivre cylindrique. On l'a rempli

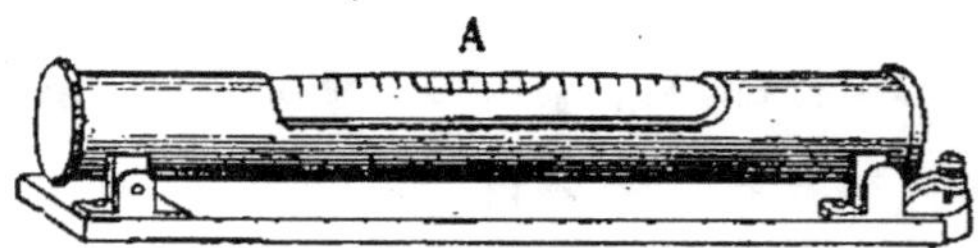

FIG. 37. — Niveau à bulle d'air.

de liquide, de façon à ne laisser qu'une bulbe d'air qui,
une fois l'appareil fermé, viendra toujours se placer en A
quand l'instrument est horizontal ; le point A est celui
par rapport auquel la courbure de tube est symétrique :
des divisions sont placées sur le tube de chaque côté de
ce point et permettent de voir si l'on est plus ou moins
près d'atteindre l'horizontalité.

Toute surface est horizontale lorsque le centre de la
bulle d'air coïncide avec le point A, et cela dans deux
directions rectangulaires.

Principe d'Archimède. — Ce principe, qui porte le
nom de son auteur, est relatif à la différence de poids
qu'on observe en pesant un corps alternativement dans
l'air et dans un liquide. On l'énonce ainsi : *Tout corps*

*plongé dans un liquide éprouve de bas en haut une poussée
égale au poids du liquide déplacé;* le volume de ce liquide
est évidemment celui du corps lui-même. On peut d'abord
démontrer la chose par le raisonnement en isolant par la
pensée un volume quelconque de liquide au milieu de la
masse; il est bien évident, puisque cette partie de liquide
reste à sa place, que la pesanteur n'a pas d'action sur elle,
c'est-à-dire plutôt que cette action est neutralisée par une
autre de sens contraire et qui lui est égale; or l'action de
la pesanteur se manifeste par le poids des corps; ce
liquide isolé par la pensée semble donc avoir perdu son
poids. Mais si toutes choses égales d'ailleurs, et supposant
la surface de ce liquide invariable nous le remplaçons
par un solide, rien ne sera changé dans les actions de la
masse du liquide sur cette surface; la poussée ou action
contraire à la pesanteur sera la même que dans le premier cas et le corps plongé subira une action égale au
poids du volume du liquide qu'il déplace, ce que l'on exprime souvent d'une façon impropre en disant *qu'il subit
une perte de poids.*

Pour démontrer le principe expérimentalement on se
sert de la balance hydrostatique. C'est une balance ordinaire montée sur un pied élevé, de façon à pouvoir
placer sous l'un des plateaux, au moyen d'un petit crochet,
un cylindre de cuivre fermé à un bout et dans lequel entre
à frottement dur un cylindre de cuivre qui l'emplit exactement; le volume de ces deux cylindres est donc le
même; suspendons-les et faisons-leur équilibre en mettant des poids dans l'autre plateau; au lieu de laisser les
cylindres l'un dans l'autre on accroche le cylindre plein
au-dessous de l'autre, ce qui n'a évidemment aucune
influence sur le poids du système. Faisons maintenant
plonger le cylindre plein dans un vase contenant un liquide, il y déplacera un volume de ce liquide égal au sien,

'équilibre sera rompu et pour le rétablir *nous n'aurons
u'à emplir le cylindre creux de liquide*, ce qui prouve bien

FIG. 38. — Balance hydrostatique.

ue la poussée subie par suite de l'immersion du cylindre
st égale au poids du liquide déplacé (fig. 38).
Nous déduirons comme corollaires les conclusions
uivantes :

1° Tous les corps qui sont, comme on le dit vulgaire-
ent, plus lourds que l'eau iront au fond, car la poussée

qu'ils reçoivent ne peut contrebalancer l'action de l
pesanteur ;

2° *Quand un corps flotte, c'est-à-dire se maintient à la
surface d'un liquide, le poids du corps et le poids du liquide qu'il déplace sont égaux ;*

3° Si l'on enfonce dans un liquide un corps dont la
densité soit moindre que celle de ce liquide, il reviendra
à la surface dès qu'on cessera de le maintenir plongé.

Conditions d'équilibre des corps flottants. — Nous
venons de voir qu'un corps ne pouvait flotter qu'autant
que son poids n'est pas supérieur à celui du liquide qu'il
déplace. Une fois cette condition remplie nous avons,
comme nous l'avons vu précédemment, l'équilibre stable,
instable et indifférent, et lorsque l'un quelconque de ces
états est obtenu on a sur une *même ligne verticale le centre
de gravité du corps où est appliquée l'action de la pesanteur,
et le centre de gravité du liquide déplacé où est appliquée
la poussée.*

L'équilibre sera *stable toutes les fois que le centre de
gravité des corps sera situé au-dessous du centre de gravité
du liquide ou centre de poussée.*

L'équilibre *sera instable toutes les fois que le centre de
gravité des corps sera situé au-dessus du centre de poussée.*

L'équilibre *est indifférent lorsque les deux points
coïncident.*

Toutefois l'équilibre peut dans certains cas être stable
quoique le centre de gravité soit situé au-dessus du centre
de poussée. C'est ce qui arrive *quand le centre de poussée
se déplace du côté où s'incline le corps.* Il y a en effet dans
ce cas formation d'un couple tendant à remettre le corps
dans sa position primitive, car le *métacentre* se trouve
au-dessous du centre de gravité. Voici ce qu'on appelle

métacentre. Considérons un corps flottant dont le centre de gravité est en G et supposons le centre de poussée en P ; si le corps s'incline de façon que la ligne P G prenne la

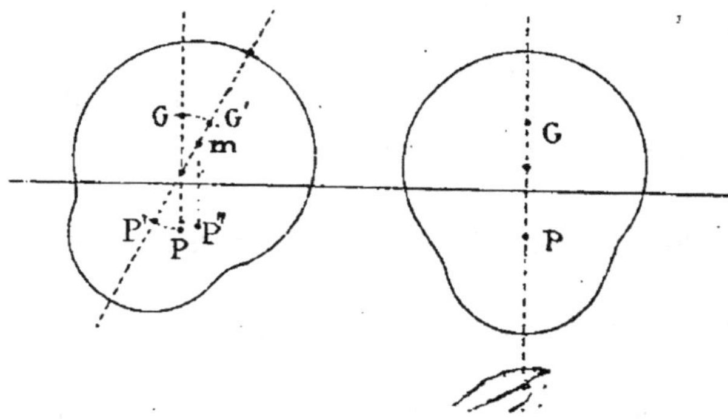

FIG. 39.

direction P'G' le centre de gravité du corps se trouve maintenant en G' et le centre de poussée se trouve changé en P'' par exemple : *la rencontre M de la ligne P'G' avec la verticale passant par P'' est le métacentre,* et l'équilibre sera stable toutes les fois que *le métacentre sera situé au-dessous du centre de gravité* (fig. 39).

CHAPITRE X

HYDRODYNAMIQUE

Chute des liquides : 1° en mince paroi ; — 2° avec les ajutages. — Principe de Toricelli. — Contraction de la veine. — Tuyaux de diamètre variable. — Influence des coudes : tuyaux ramifiés. — Cas des tubes capillaires. — Influence de l'élasticité des parois. — Influence de la tension superficielle du liquide sur la contraction de la veine. — Hémodynamique. — Du pouls. — Sphygmographe. — Cardiographe.

Chute des liquides : 1° en mince paroi ; — 2° avec les ajutages. — Supposons un liquide renfermé dans un vase V dont le fond d'une épaisseur très faible est percé d'une ouverture ab. Entraînée par son propre poids et celui de la colonne $mnpq$, la tranche mn va se mettre en mouvement et *s'écouler comme si elle tombait de la hauteur pm* que nous pouvons représenter par H et à laquelle on donne généralement le nom de *charge*. Au lieu de laisser le liquide s'écouler ainsi en *mince paroi*, nous aurions pu munir le trou ab d'un petit tube cylindrique, $abcd$, qu'on appelle *ajutage* et dont l'importance est très grande ainsi que nous le verrons tout à l'heure (fig. 40).

Principe de Toricelli. — Contraction de la veine. — La quantité de liquide écoulée, en effet, n'est pas la même dans les deux cas. — D'après le principe de Toricelli, *la vitesse d'écoulement du liquide est égale à celle d'un corps tombant librement de la hauteur H du niveau du liquide au-dessus du centre de gravité de l'orifice de sortie.*

$$V = \sqrt{2\,g\,H}$$

C'est-à-dire que la vitesse d'écoulement est proportionnelle à la racine carrée de la charge. Il importe cependant de remarquer un fait dont nous n'avons tenu aucun compte dans l'écoulement en mince paroi : les molécules liquides venant de sens différents se pressent pour sortir par la seule issue qui leur est offerte : les molécules qui ont une direction oblique entravent celles qui tombent verticalement et ralentissent leur vitesse d'écoulement.

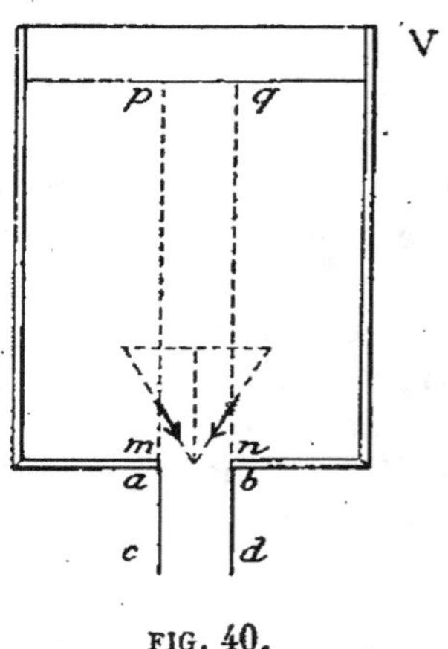

FIG. 40.

Mais la section seule subit une variation, la vitesse d'écoulement restant la même.

Aussi peut-on constater à une petite distance de l'orifice que la veine liquide au lieu d'avoir la forme cylindrique, si nous supposons l'orifice circulaire s'est rétrécie de façon à présenter le phénomène appelé *contraction de la veine;* sa section est alors devenue environ les $\frac{2}{3}$ de ce qu'elle devrait être et représente la section du cylindre que forme maintenant la veine, de sorte qu'en réalité la vitesse du liquide s'écoulant en mince paroi est toujours donnée par la formule

$$V = \sqrt{2\,g\,H}$$

Nous avons supposé l'orifice situé à la paroi inférieure;

la loi resterait la même s'il était situé latéralement ; mais alors, la pesanteur intervenant, le liquide au lieu de s'écouler verticalement comme dans le cas précédent ou horizontalement comme le voudrait la pression hydrostatique, prendra la forme parabolique. L'expérience a prouvé que la forme de l'orifice et son épaisseur n'avaient pas d'influence sur la vitesse d'écoulement ; mais si l'on munit cet orifice d'un ajutage, les conditions deviennent différentes, *car la contraction de la veine n'a plus lieu*, les molécules liquides extérieures étant attirées par la paroi de l'ajutage ; le diamètre de la veine est alors égal à celui de l'orifice.

On appelle *dépense* le volume de liquide qui s'écoule pendant l'unité de temps, c'est-à-dire *le produit de la vitesse par la section :*

$$Q = S\,V$$
$$\text{d'où } Q = S\sqrt{2\,g\,H}$$

Pour un temps t la dépense sera

$$Q = S\,t\sqrt{2\,g\,H}$$

si l'appareil est muni d'un ajutage ; si non

$$Q = S'\,t\sqrt{2\,g\,H} = 0,62\,S\,t\sqrt{2\,g\,H}$$

Tuyaux rectilignes. — Tuyaux de diamètre variable. — Supposons un vase contenant le liquide dont la hauteur est H et muni d'un orifice latéral et prolongé par un tube horizontal de longueur l. Le liquide s'écoulera par le tube et pour cela la charge H agira de deux façons : une partie AB = R sera employée à vaincre la résistance opposée par les parois, résistance qui *diminue proportionnellement à la longueur du tube qui reste à parcourir*, ainsi qu'on peut le démontrer facilement en munissant le tube de tuyaux cylindriques verticaux, 1, 2, 3, 4, où le liquide montera à des hauteurs qui représentent sa pression : tous les niveaux seront sur une même droite qui joint l'extrémité E du tube avec le point B. Quant à la hauteur BC = h, c'est elle qui produit la vitesse d'écoulement. On a donc

$$H = R \times h$$

Nous n'avons pas parlé d'une petite hauteur CD qui mesure la *résistance au passage*, c'est-à-dire la perturbation qu'éprouve le liquide en passant du réservoir dans le tube où nous l'observons (fig. 41).

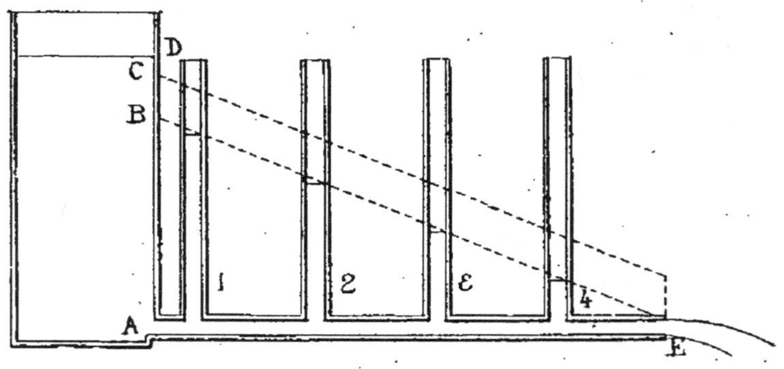

FIG. 41.

Les deux quantités R et h varient, toutes choses égales d'ailleurs avec le diamètre des tuyaux d'écoulement. Si ceux-ci n'ont pas la même section sur tout leur parcours, voici ce qu'on observe ainsi qu'il est facile de le prévoir : *Dans les parties où la section est plus faible, la vitesse est plus grande, et la pression latérale moins forte. Dans les parties où la section est plus considérable, la vitesse est moindre et la pression plus forte.* Cette augmentation de la vitesse est évidente puisque les volumes de liquide qui passent aux différents points en des temps égaux doivent être forcément égaux ; par conséquent, si nous désignons

par S et s les sections, l et L les longueurs parcourues
pendant l'unité de temps aux deux portions du tube on a

$$\frac{S}{s} = \frac{L}{l} = \frac{V}{v}$$

Ce qui prouve que les vitesses V correspondant aux
parties étroites et v correspondant aux parties larges
sont en raison inverse des sections.

On a déterminé expérimentalement la relation qui
existe dans les tuyaux de diamètre uniforme entre la résistance et la dimension du tuyau. On a conclu que :

1° *La résistance R est proportionnelle à la longueur du
tuyau ;*

2° *En raison inverse du diamètre ;*

3° *Elle varie dans le même sens que la vitesse.*

Ce qui peut se résumer par la formule suivante :

$$R = C \frac{l}{d} f(v)$$

où C est une constante l et d les longueur et diamètre
du tuyau et $f(v)$ une certaine fonction de la vitesse.

Influence des coudes.— Tuyaux ramifiés. (Monoyer-
Physique). — Lorsqu'un tuyau cesse d'être rectiligne,
il présente des coudes : *en ces endroits la vitesse est plus
grande et la pression plus faible.* La hauteur de la
résistance depuis l'origine du tuyau jusqu'au niveau
du coude est augmentée, mais en ce point elle prend la
valeur qu'elle aurait eue si le coude n'existait pas ; quant
à la vitesse, elle reprend, après la perturbation que lui a
causée le coude, sa valeur primitive.

Dans les tuyaux ramifiés, à chaque embranchement se
trouve un coude qui tend à y accroître la vitesse. Mais
deux cas peuvent se présenter : ou bien le courant pri-

mitif se bifurque et alors la section devenant plus forte,
la vitesse diminue et le pression latérale augmente en **M**

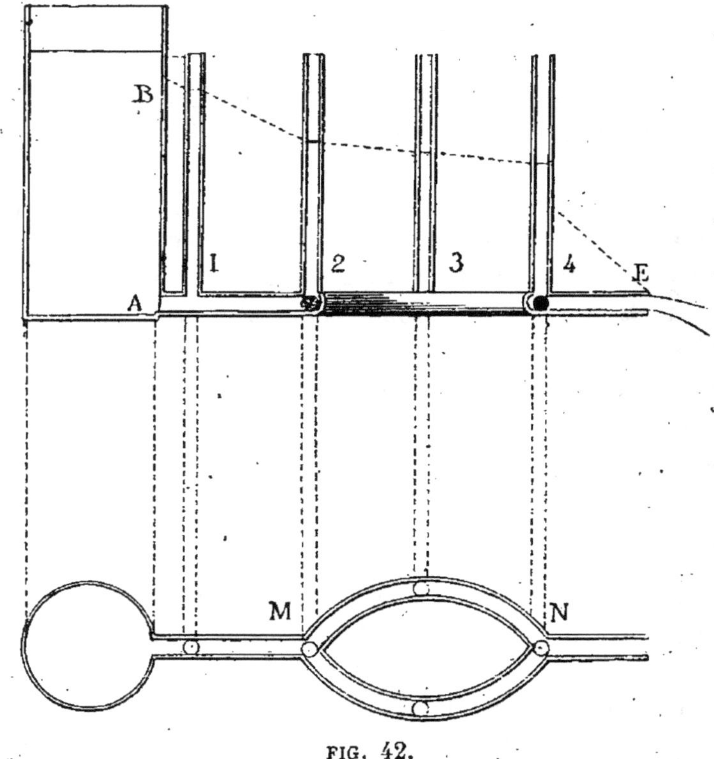

FIG. 42.

par exemple; ou bien deux tuyaux se réunissent en un
seul et alors la section devenant plus faible la vitesse augmente, et la pression latérale diminue, diminution de
pression qui s'ajoute à celle due au coude N. Les artères
et les veines nous offrent un exemple très complexe de
tuyaux ramifiés (fig. 42).

Cas des tubes capillaires. — Tout ce que nous avons
dit jusqu'ici s'applique aux tuyaux dont le diamètre n'est

pas trop petit ; en effet, lorsqu'un liquide coule dans un tube dont il mouille les parois, la couche en contact avec ces parois ne bouge pas et exerce sur les molécules intérieures une attraction d'autant plus sensible que le diamètre est plus faible ; et le liquide pour s'écouler est donc obligé de vaincre une certaine résistance due au frottement de ses molécules les unes sur les autres, frottement qui augmente évidemment avec la vitesse. Poiseuille a étudié expérimentalement l'influence de la capillarité sur la vitesse et la dépense, et il a trouvé que celle-ci était donnée par la formule

$$Q = K \frac{H\,d^4}{l} = K \frac{H\,s^2}{l}$$

C'est-à-dire qu'*elle est proportionnelle à la charge, en raison inverse de la longueur et proportionnelle à la quatrième puissance du diamètre, ou au carré de la section.* Quant à la vitesse dans les tubes capillaires *elle varie proportionnellement à la section, ou au carré du diamètre.*

Influence de l'élasticité des parois. — Ce qui caractérise les artères, c'est leur élasticité et la propriété qu'elles ont de revenir à leur diamètre primitif après avoir été distendues par l'ondée sanguine positive qu'elles ont reçue du cœur au moment de sa systole. Cette élasticité a un double but : elle rend d'abord uniforme le mouvement circulatoire qui sans cela serait saccadé, les ondées ne venant du cœur que par intermittences, très rapprochées il est vrai. D'autre part elle amène une diminution de pression latérale par suite de la disparition du frottement : il en résulte que le cœur aura moins de résistance à vaincre et qu'une plus grande partie de la force de projection qu'il a communiquée au liquide sanguin sera employée à le faire progresser. Il y aura donc augmentation de la dépense, et c'est en effet ce qu'a démontré Marey. De ses expériences *il résulte que l'élasticité n'a aucune influence sur la dépense quand le liquide a un mouvement continu, mais que la dépense est augmentée dans le cas d'écoulement intermittent.*

Constitution de la veine. — Il ne faut pas croire que la veine liquide soit un jet continu ; si, en effet, on se place dans l'obscurité et qu'on l'éclaire par une étincelle électrique, on voit qu'elle est formée de gouttes distinctes, les unes *très petites* qui produisent l'apparence d'un cylindre axial continu, les autres plus grosses, alternant avec les premières, régulièrement espacées et présentant la forme d'ellipsoïdes aplatis ou allongés se succédant dans un ordre parfait. C'est l'enveloppe de toutes ces formes que l'œil perçoit par suite de la persistance des impressions sur la rétine, qui constitue une veine présentant des ventres où se trouvent les aplatissements et des nœuds où sont les allongements. Ceci provient de ce que le liquide est dans un état vibratoire et dès que celui-ci cesse, le phénomène change aussi ainsi que l'a montré Savart, qui, après avoir supprimé les vibrations en appuyant le réservoir sur des coussins, le faisait reparaître en produisant certains sons avec lesquels la veine liquide se mettait à l'unisson.

Influence de la tension superficielle du liquide sur la contraction de la veine. — La contraction de la veine est fortement influencée par l'adhésion du liquide. Si deux liquides ont des constantes capillaires différentes tels que l'eau et l'alcool, celui qui aura la constante la plus faible aura la plus grande richesse d'écoulement en mince paroi ; c'est pourquoi l'alcool s'écoulera plus vite que l'eau et l'influence de l'adhésion sera plus grande pour ce dernier liquide.

Hémodynamique. — C'est l'étude de la circulation du sang et des lois auxquelles elle est soumise : c'est donc l'application pure et simple des lois de l'hydrodynamique que nous venons d'établir. Chez l'homme la circulation est double, c'est-à-dire qu'il y a deux circulations : la grande et la petite. Le moteur est un muscle creux appelé cœur, composé de deux parties : la partie droite et la partie gauche. Chacune de ces parties est formée de deux cavités, une oreillette et un ventricule, communiquant entre eux par la valvule mitrale dans le cœur gauche, la valvule tricuspide dans le cœur droit. C'est du ventricule gauche, sous l'influence de la systole, que le sang artériel passe dans l'aorte et de là dans les différentes parties du corps pour revenir à l'état de sang veineux dans l'oreillette droite, d'où il passe dans le ventricule droit pour aller se revivifier aux poumons et revenir dans l'oreillette gauche. Cette seconde circulation est donc plus faible que la précédente et le sang ayant besoin d'une force de projection moindre pour l'accomplir la masse musculaire du cœur droit est plus faible que celle du cœur gauche. La force déployée par le cœur équivaut à la charge H dont nous avons parlé en hydrodynamique; une partie sert à vaincre la résistance R, c'est la *tension sanguine*, l'autre correspond à K et produit la vitesse. Voici les lois suivant lesquelles varient ces deux quantités :

1º *La tension du sang diminue à mesure qu'il s'éloigne des ventricules : elle est d'environ 0^{m}15 de mercure à l'origine du système artériel, et de 0^{m}02 seulement à la terminaison du système veineux ;*

2º *Par suite de la variation du calibre total du système*

vasculaire qui augmente d'abord et revient ensuite à ses dimensions primitives, la vitesse du sang diminue dans le système artériel proportionnellement à sa distance du cœur, reste à peu près constante dans les capillaires et augmente à mesure qu'elle s'éloigne de ceux-ci dans le système veineux.

La première de ces lois a été établie au moyen d'instruments appelés *hémomanomètres*, dont l'un des plus parfaits est le *manomètre métallique inscripteur de Marcey*. Il se compose d'une capsule de baromètre anéroïde remplie de liquide et contenue dans un vase métallique contenant de l'eau jusqu'à une certaine hauteur et fermé par un bouchon traversé par un gros tube de verre mis en communication avec un cylindre inscripteur. Cette capsule barométrique communique d'une part avec un manomètre à mercure, de l'autre avec l'artère où l'on veut déterminer la tension sanguine : celle-ci se transmet au liquide de la capsule, puis à celui du vase, ce qui fait varier le volume de l'air du tube, variations qui sont inscrites par le levier du cylindre tournant.

Quant à la seconde loi, celle de la vitesse, on la vérifie au moyen de l'hémadromographe de Chauveau dont voici le principe : si on interpose sur le trajet d'une artère un tube ouvert aux deux bouts et dont une partie de la paroi formée par une mince membrane élastique est traversée par une aiguille en aluminium extrêmement légère dont la partie contenue à l'intérieur du tube est aplatie, sous l'influence du courant sanguin, cette aiguille sera déviée, et cela d'autant plus que la vitesse sera plus grande : la valeur de l'angle de déviation permet donc de déterminer la vitesse du sang. Cet appareil peut en outre, et c'est ce qu'a fait Lortet, être transformé en appareil enregistreur.

Du pouls. — Sphygmographe. — Cardiographe. — L'élasticité des artères a pour but de transformer en courant continu, les courants saccadés qui résulteraient du mouvement intermittent du cœur. Mais la progression de l'onde sanguine qui résulte de la systole est facile à observer lorsqu'on met le doigt sur une artère comprimée d'autre part sur un plan résistant : le phénomène du pouls n'est autre chose que l'existence de ce fait pour l'artère radiale. On conçoit donc bien comment les mouvements du pouls correspondent aux battements du cœur et comment la connaissance de ceux-ci résulte

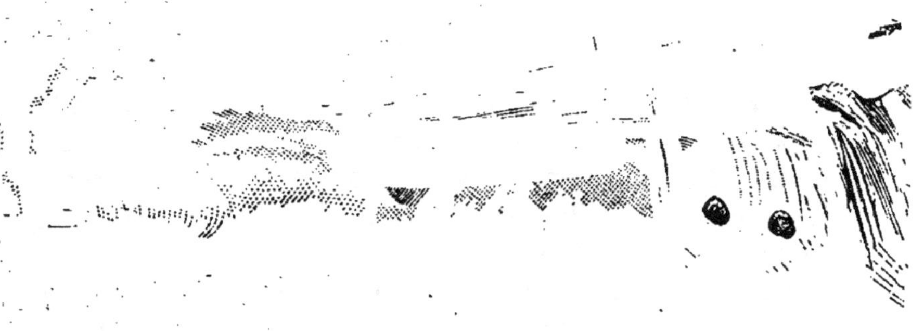

FIG. 43. — Sphygmographe.

de l'état de ceux-là. On dit que le pouls est *plein* quand l'artère contient beaucoup de sang ; *dur* quand elle offre une forte tension ; le pouls est dit *vide* ou *mou* dans les cas contraires ; il est *vite* quand son ascension est rapide ; *lent* dans le cas contraire ; *fréquent* quand ces battements se succèdent à intervalles très rapprochés.

Le *pouls monocrote* est celui qui ne présente qu'une seule ligne de descente et une seule d'ascension ; le *pouls dicrote* ou *rebondissant* est celui dont le tracé présente

un crochet dû à un second battement qui s'est produit
pendant la pulsation; on attribue généralement le dicro-
tisme à une diminution de la force élastique des parois
de l'artère. Les appareils qui servent à obtenir des *tracés du pouls* s'appellent des sphygmographes. C'est

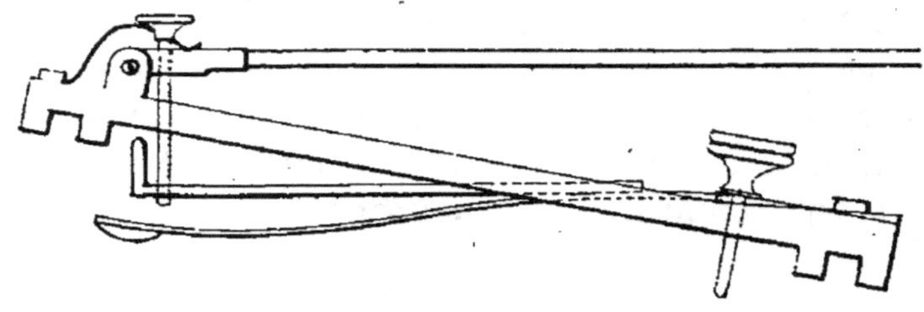

FIG. 44.

M. Vierordt qui construisit le premier de ces appareils
en 1855. Le sphygmographe de Marey se compose d'un
levier très léger terminé par un bec de plume, qui reçoit
les mouvements du pouls imprimés à un ressort élastique appuyé sur l'artère. La longueur des bras de levier
donne à ces mouvements une amplitude considérable et
leur tracé vient se faire sur une feuille de papier dont est
munie une petite plaque rectangulaire mise en marche
uniforme grâce à un mouvement d'horlogerie. L'ensemble
de l'appareil est monté sur une gouttière munie de cour-
roies qui permettent de la fixer à l'avant-bras.

Malgré la légèreté et la commodité de cet appareil, des
modifications lui ont été apportées et des instruments
plus compliqués ont été construits qui peuvent donner
aussi la mesure de la pression exercée par le ressort sur
l'artère. Tel est le sphygmographe de Béhier où une vis
de pression vient appuyer le ressort sur l'artère; un
dispositif permet d'opérer dans des conditions de pression

toujours identiques et par conséquent d'obtenir des tracés parfaitement comparables entre eux.

On donne le nom de cardiographe à un appareil enregistreur qu'on peut appliquer sur la région du cœur. Il se compose d'un transmetteur ou sorte de ventouse en bois qu'on appuie hermétiquement sur la poitrine ; l'air ainsi renfermé entre l'appareil et la peau se trouve alternativement comprimé et dilaté par suite des battements, et les variations arrivent, par l'intermédiaire d'un tube, au recepteur où elles s'inscrivent sur une feuille de papier dont il est muni.

CHAPITRE XI

Densité et poids spécifique. — Mesure du poids spécifique
des solides et des liquides. — Balance hydrostatique. —
Procédé du flacon. — Cas des solides altérables par l'eau,
des sels solubles, des corps poreux.

Densités et poids spécifiques. — Nous avons vu la
différence qui existe en réalité entre la densité et le poids
spécifique ; mais comme ces deux quantités ont la même
valeur, nous supposerons qu'il y a identité entre les deux
mots et nous emploierons généralement l'expression *densité* que nous définirons ainsi : *la densité d'un corps est le
rapport qui existe entre le poids d'un certain volume de ce
corps et le poids d'un égal volume d'eau distillée à 4°.*

**Mesure de la densité des solides ; balance hydros-
tatisque.** — La définition que nous venons de donner permet de prévoir la manière d'opérer pour obtenir la densité d'un corps ; on cherchera son poids P dans l'air, le
poids P' d'un égal volume d'eau distillée et on n'aura qu'à
diviser l'un par l'autre :

$$D = \frac{P}{P'}$$

Nous avons déjà donné la description de la balance
hydrostatique à propos du principe d'Archimède, voici

comment on opère dans le cas actuel : il y a deux phases dans l'opération.

1° *Pesée du corps*. — Pour cela on le suspend à l'un des plateaux et on lui fait équilibre avec de la grenaille de plomb ; on le retire alors et on le remplace par des poids marqués jusqu'à reproduire l'équilibre. Ces poids donnent celui du corps par la méthode de la double pesée ; on les retire alors et on suspend de nouveau le corps au crochet du plateau ;

2° *Recherche du poids d'un égal volume d'eau*. — Elle est fondée sur le principe d'Archimède ou perte apparente de poids du corps plongé, qui est égale au poids d'un égal volume du liquide. On placera donc sous le corps suspendu au crochet de la balance hydrostatique et parfaitement équilibré un vase contenant de l'eau distillée, et l'on verra en abaissant la crémaillère que l'équilibre est rompu ; pour le rétablir *il faut placer dans le plateau auquel le corps est suspendu un certain nombre de poids P' qui représentent le poids du volume d'eau déplacée*, c'est-à-dire d'un volume égal à celui du corps.

Nous n'avons tenu aucun compte de la température de l'eau qui n'est pas de 4°, mais on peut dans ce procédé négliger les corrections nécessaires, celles-ci étant de même ordre que les erreurs dues à l'imperfection des instruments.

Nous avons de plus supposé que le corps pouvait être immergé, c'est-à-dire qu'il était plus lourd que l'eau ; s'il était plus léger il faudrait munir le plateau d'un disque métallique portant un crochet et qu'on ferait plonger dans l'eau, puis on établirait l'équilibre ; on prendrait ensuite le poids du corps dans l'air comme précédemment, et cela fait on le fixerait au crochet ; les poids qu'il faudrait mettre dans la plateau pour rétablir l'équilibre représentent encore le poids d'un volume d'eau égal à celui du corps.

Procédé du flacon. — Ce procédé est celui qui donne les résultats les plus rigoureux. Le flacon dont on se sert se compose de trois parties distinctes s'ajustant hermétiquement entre elles ; la première de ces parties est un ballon B dont la capacité peut varier et dont le col usé à l'émeri est ajusté sur la seconde partie C qui lui sert de bouchon. Celui-ci est formé de deux tubes creux reliés par une partie plus étroite et portant un point de repère R. Enfin le tout est fermé par un bouchon à l'émeri. Le principe sur lequel repose l'emploi de ce procédé est encore le même : chercher le poids du corps et le poids d'un égal volume d'eau (fig. 45).

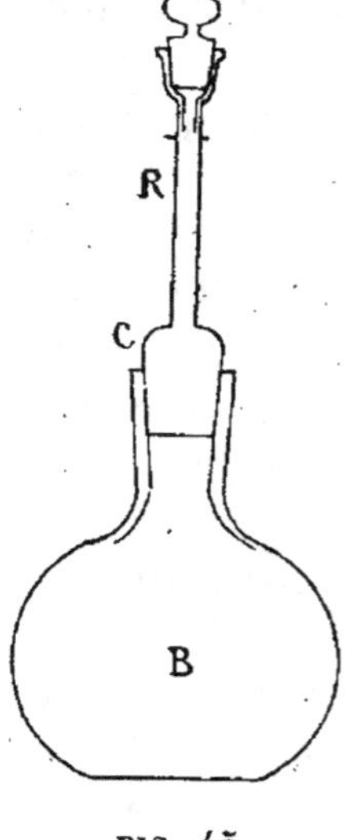

FIG. 45.

Pour y parvenir on commence par remplir d'eau distillée le ballon B, on adapte la partie C et on voit le liquide monter au-dessus du point R. On enlève avec une pipette toute l'eau qui dépasse ce repère ; l'appareil est prêt à fonctionner. On le porte alors dans le plateau d'une balance très sensible, on place à côté le corps à expérimenter réduit en fragments plus petits que le col du ballon et l'on fait équilibre au système par de la grenaille de plomb. On retire alors le corps du plateau et on le remplace par des poids marqués qui donnent son poids P dans l'air. On enlève ces poids, on introduit le corps dans le flacon qu'on rebouche. Un volume du liquide égal à celui du corps va donc dépasser le repère, on l'enlève avec une pipette et on reporte le flacon dans la balance; l'équilibre n'existe évidemment plus et pour le rétablir il faut ajouter des poids P' égaux au poids du volume d'eau disparue qui était égal au volume du corps, et on a comme précédemment

$$D = \frac{P}{P'}$$

Densité des liquides. — Balance hydrostatique. — L'appareil est alors muni d'un plongeur ou cylindre en verre lesté de façon à s'enfoncer dans les liquides même les plus denses, suspendu par un fil de soie. On fait équilibre à ce plongeur avec de la grenaille et on le plonge dans le liquide dont on veut déterminer la densité; l'équilibre est rompu et pour le rétablir il faut placer des poids dans le plateau auquel est suspendu le plongeur; ces poids P sont égaux à celui d'un volume du liquide représenté par le plongeur. On enlève alors le liquide et les poids et après avoir bien essuyé le plongeur on recommence l'expérience avec de l'eau distillée; on obtient une seconde valeur de poids P' représentant un volume d'eau distillée égal au volume précédent. On aura donc la densité cherchée en divisant les deux valeurs l'une par l'autre :

$$D = \frac{P}{P'}$$

Détermination de la densité des liquides par la méthode du flacon. — On se sert du même flacon que précédemment et on en fait exactement la tare; puis on y introduit le liquide jusqu'à ce qu'il affleure au point de repère et on détermine par la balance le poids P du liquide introduit. On vide alors le flacon, on le nettoie parfaitement et après l'avoir séché on recommence l'opération avec l'eau distillée : soit P' le poids de celle-ci. Le volume étant le même dans les deux cas, la densité est donnée par la formule :

$$D = \frac{P}{P'}$$

Cas des solides altérables par l'eau, des sels solubles, des corps poreux. — Ces méthodes doivent être modifiées quand les corps sont altérables par l'eau ou susceptibles de s'y dissoudre. On emploie encore dans ce cas les mêmes appareils, mais il faut avoir recours à un second liquide inactif sur le corps et sur l'eau : l'essence de térébenthine par exemple. Soit à déterminer la densité du sulfate de soude ; employons la méthode du flacon et cherchons la densité de ce sel par rapport à l'essence de térébenthine ; nous aurons :

$$D = \frac{P}{P'}$$

Déterminons maintenant la densité de l'essence de térébenthine par rapport à l'eau et nous aurons :

$$D' = \frac{P'}{P''}$$

Et la densité X que nous cherchons sera donnée par la formule

$$X = D \times D' = \frac{P}{P''}$$

nous n'aurons donc qu'à multiplier l'une par l'autre les deux densités obtenues D et D'.

Dans le cas des corps poreux, on distingue deux densités ; la *densité apparente* qui est celle d'un corps qui aurait même poids et même volume, mais qui ne serait pas poreux, et la *densité absolue* qui est le quotient du poids du corps par son volume réel.

Pour obtenir ces deux valeurs, on cherche, au moyen de la balance hydrostatique le poids P du corps dans l'air, puis on le laisse s'imbiber d'eau par capillarité jusqu'à ce que les pores soient remplis ; cette eau aura exactement le volume des pores et si on pèse de nouveau, on obtient un nouveau poids P' et si on désigne par d la densité de l'eau à cette température son volume sera $\dfrac{P' - P}{d}$ qui représente aussi celui des pores. Faisons maintenant plonger le corps dans l'eau et déterminons son nouveau poids P'' ; P' — P'' représente la perte de poids due à la poussée ; la densité apparente Dap est donnée par la formule

$$D\,ap = \frac{P}{P' - P''}$$

et la densité absolue Dab est donnée par la formule

$$D\,ab = \frac{P}{P - P''}$$

Ces deux formules nous montrent que pour les corps poreux la densité absolue a une valeur plus forte que la densité apparente.

CHAPITRE XII

Aréomètres. — Aréomètres à volume constant ; aréomètre de Fahrenheit. — Aréomètre-balance de Charles et de Nicholson. — Aréomètres à poids constant ; pèse-sels, pèse-sirops, pèse-esprits. — Densimètres. — Lactodensimètre. — Uromètre. — Alcoomètre centésimal. — Construction des échelles proportionnelles.

Aréomètres. — Aréomètres à volume constant ; aréomètre de Fahrenheit. — Les aréomètres sont des instruments qu'on fait flotter dans des liquides dont ils indiquent la densité ou le degré de concentration. On s'en sert encore pour obtenir la densité des solides. Tous ces appareils sont lestés de façon à se maintenir verticaux ; les uns sont munis d'une tige portant un point de repère jusqu'où on les fait affleurer et sont surmontés d'un plateau sur lequel on met des poids, les autres n'ont ni plateau ni point de repère, mais leur tige est graduée et s'enfonce plus ou moins ; dans les premiers le poids peut donc varier quoique le volume qui plonge soit toujours le même, on les appelle *aréomètres à poids variable et à volume constant ;* dans les seconds le poids reste toujours le même et le volume plongé varie ; ce sont les *aréomètres à poids constant et volume variable.*

Comme exemple d'aréomètre à volume constant, nous allons décrire l'appareil de Fahrenheit qui sert à déterminer la densité des liquides en s'appuyant sur le principe d'Archimède. C'est un instrument en verre ou en porcelaine composé d'un renflement cylindrique C terminé par une boulel estée B et surmonté d'une tige grêle portant un plateau P et sur laquelle est tracé un point de repère R ; *on a déterminé une fois pour toutes le poids de l'appareil* soit P. Soit à déterminer par exemple la densité de l'huile, nous y placerons l'aréomètre qui est trop léger pour s'enfoncer jusqu'au point de repère. Mais en plaçant des poids p sur le plateau, nous reproduisons cet affleurement ; or, d'après le principe d'Archimède P $+$ d' représente le poids de l'huile déplacée ; opérons maintenant de même avec l'eau distillée, il nous faudra un poids p' pour produire l'affleurement ; P $+ p'$ représente donc le poids du volume d'eau déplacé et comme le volume est le même dans les deux cas, on a (fig. 46)

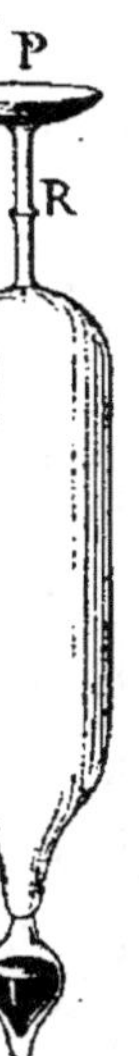

FIG. 46. — Aréomètre de Fahrenheit.

$$D = \frac{P + p}{P + p'}.$$

Aréomètre-balance de Charles et de Nicholson. — Cet instrument, qui sert à déterminer la densité des solides, pourrait aussi servir à les peser, d'où son nom d'aréomètre-balance. Il est formé d'un cylindre creux en laiton C portant à sa partie inférieure une corbeille lestée D, à sa partie supérieure un cône surmonté d'une tige grêle portant un point de repère R et terminée par un plateau P. L'appareil est accompagné d'une large éprouvette E contenant l'eau où on le fera flotter et doit être assez léger pour ne pas s'enfoncer dans cette eau jusqu'au point de repère avant l'addition d'un certain

poids P qu'on a déterminé une fois pour toutes. Soit donc
à déterminer la densité du plomb par
exemple ; on en prend un petit fragment qu'on place sur le plateau et on
ajoute à côté des poids jusqu'à produire l'affleurement ; soit p la valeur de
ces poids ; P — p représente évidemment le poids du corps dans l'air. On
le retire alors du plateau et on le
place dans la corbeille ; l'eau qu'il déplace produit de bas en haut une poussée qui fait remonter l'aréomètre et
pour reproduire l'affleurement il faut
remettre sur le plateau un certain
nombre de poids p' qui représentent
évidemment le poids d'un volume d'eau
égal à celui du corps et l'on peut calculer la densité cherchée par la formule (fig. 47)

$$D = \frac{P - p}{p'}$$

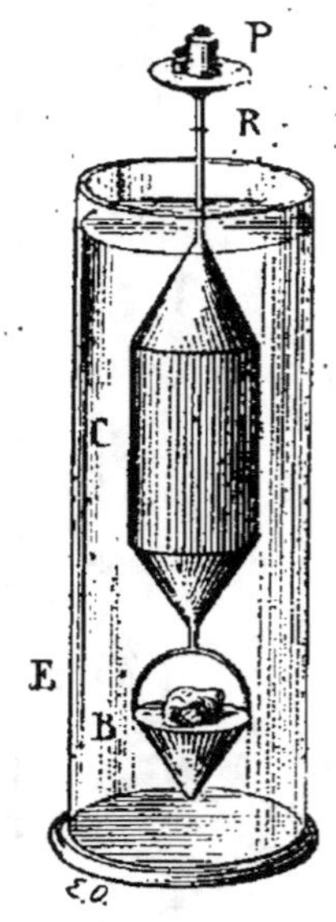

FIG. 47. — Aréo-
mètre de Nichol-
son.

Aréomètres à poids constant et volume variable.
— Les aréomètres à poids constant et volume variable
ne sont point accompagnés de poids ; leur tige porte une
graduation tantôt arbitraire, tantôt établie d'une manière rationnelle ; dans le premier cas, qui est celui des
appareils dus à Baumé, les résultats indiqués ne sauraient être généraux et sont de pure convention ; ces
appareils sont les pèse-sels, pèse-acides, pèse-esprits ;
dans le second, la division indique exactement la densité du liquide dans lequel flotte l'appareil qui prend
alors le nom de *densimètre*.

Pèse-sels, pèse-acides, pèse-esprits. — Les appareils de Baumé sont gradués de deux façons suivant qu'ils doivent être employés pour des liquides plus denses ou moins denses que l'eau ; les pèse-sels, pèse-acides sont dans le premier cas, les pèse-esprits dans le second.

Pour construire un pèse-sel on le leste de manière qu'à 12°,5 *il s'enfonce presque entièrement dans l'eau distillée* et on marque 0° degré au point d'affleurement ; on le retire alors et on le met dans une solution à la même température mais *formée en poids* de 15 parties de sel marin pour 85 d'eau distillée, on obtient un nouveau point d'affleurement situé plus bas que le premier et où l'on marque 15°. L'espace entre 0 et 15 est partagé en 15 parties égales et la graduation est prolongée jusqu'à la partie inférieure de la tige. C'est à cet appareil que l'acide sulfurique concentré marque 66° et les sirops 30° (fig. 48).

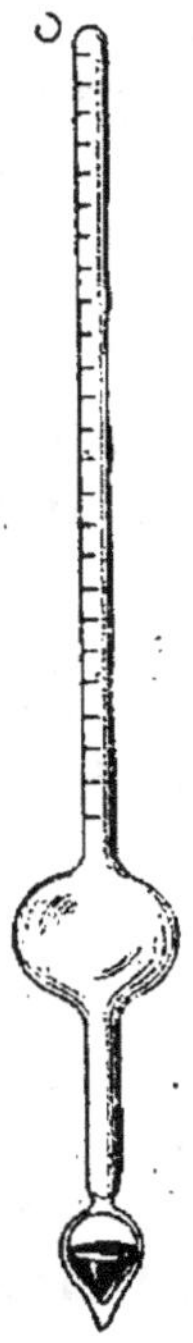

Pour construire un pèse-esprit, c'est-à-dire un appareil destiné à des liquides moins denses que l'eau, *on leste l'appareil de façon que le point d'affleurement à* 12°,5 *dans une solution de sel marin formée en poids de* 10 *parties de sel pour* 90 *d'eau soit à la partie inférieure de la tige et on y marque* 0. On plonge ensuite l'aréomètre dans l'eau distillée, il s'y enfonce davantage que dans le premier cas et on marque 10° au point d'affleurement ; l'espace compris entre 0 et 10 est partagé en 10 divisions équidistantes et la graduation prolongée jusqu'au haut de la tige. C'est à cet aréomètre que l'éther anhydre marque 65°.

Quoique rapide, la description des appareils précé-

Fig. 48. — Aréomètre de Baumé.

dents permet de voir qu'on peut leur faire les reproches suivants :

1° Ils ne sauraient s'appliquer à tous les liquides ; et, dans les cas où on peut les employer ils donnent des résultats de convention n'exprimant que la concentration des solutions sans indiquer leur densité ;

2° Les pèse-sels, pèse-acides n'ont pas le même point de départ pour leur graduation, *les premiers marquant 0° dans l'eau distillée, tandis que les seconds y marquent 10°* ;

3° Les solutions qu'on fait pour graduer ces appareils contiennent 15 parties de sel pour 85 d'eau dans le cas des pèse-acides, 10 seulement pour 90 dans le cas des pèse-esprits.

Densimètre, lactodensimètre. — Tous ces reproches ont conduit à la construction de nouveaux appareils qu'on appelle densimètres et qu'a adoptés le codex de 1884 ; leur indication est rationnelle et scientifique ; la division à laquelle ils affleurent dans un liquide indique la densité de ce liquide à la température de l'expérience. On distingue aussi les densimètres devant servir pour les liquides plus denses que l'eau et ceux qui doivent servir pour les liquides moins denses.

Dans les premiers, le lest est mis de telle façon que le point d'affleurement dans l'eau distillée se trouve à la partie supérieure de la tige. On fait ensuite un mélange de 33 parties d'acide sulfurique concentré avec 67 grammes d'eau distillée ; on laisse refroidir le mélange, on y plonge l'instrument et on marque 1,25 au point d'affleurement ; et comme à ce moment le tube s'enfonce de façon à ne déplacer que les 4/5 ou les 80/100 de liquide qui était primitivement déplacé, on peut marquer 100 au point d'affleurement dans l'eau distillée, 80 vis-à-vis du point où l'on a marqué 1,25 et diviser l'espace compris en

20 parties égales, puis prolonger la graduation jusqu'au bas de la tige.

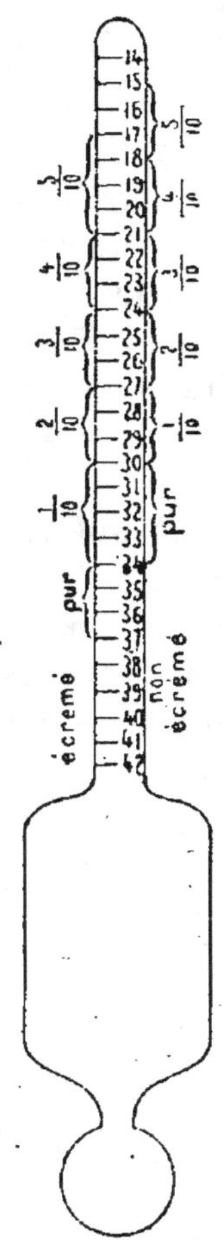

FIG. 40. — Lacto-densimètre de Quévenne.

Dans le cas des appareils devant servir aux liquides moins denses que l'eau, on s'arrange de manière que le point d'affleurement dans l'eau distillée où l'on marque 100 soit au bas de la tige ; on plonge l'instrument dans de l'alcool à 97° dont la densité est 0,80 ; on marque 125 chiffre au point d'affleurement et on divise l'espace compris entre 100 et 125 en 25 *parties* égales, puis on continue la graduation jusqu'en haut de la tige.

Dans les deux cas, si l'appareil ne porte pas une double graduation, les divisions observées indiquent les *degrés volumétriques ;* pour en déduire les *degrés densimétriques* ou la densité, il faut diviser 100 par le nombre inscrit devant la division où affleure l'instrument. Ainsi, dans le premier cas, on a

$$D = \frac{100}{80} = 1,25$$

et dans le deuxième

$$D = \frac{100}{125} = 0,80$$

Le lactodensimètre de Quévenne sert à déterminer la densité du lait. Il se compose d'une partie renflée et lestée surmontée d'une tige qui porte une échelle comprenant les densités de 1,014 à 1,042. On remarque de chaque côté de l'échelle deux séries d'accolades les unes bleues, les autres jaunes ; les premières sont relatives au lait écrémé, les secondes au lait qui n'a pas été écrémé ; dans le lait pur le point d'affleurement se trouve vers 1,032, mais la densité augmente d'autant plus qu'il y a une plus grande addition d'eau. En réalité, sur la tige on ne marque que les deux derniers chiffres, les premiers étant constants, c'est-à-dire que la densité 1,032 par exemple est indiquée par le chiffre 32. On voit de plus en face des divisions la quantité d'eau approximative ajoutée, détermination que Quévenne est parvenu à faire après de nombreux tâtonnements (fig. 49).

Uromètres. — Les uromètres sont des densimètres qu'on emploie pour l'examen des urines. Ils sont construits comme le lactodensimètre, mais on leur donne en général de petites dimensions de manière à pouvoir les employer même dans les cas où la quantité d'urine dont on dispose est assez faible. Le zéro de la graduation est au haut de la tige, il indique une densité égale à 1 et affleure dans l'eau distillée. Dans le reste des divisions on a aussi supprimé les premiers chiffres, ainsi si l'instrument s'enfonce jusqu'à la division 18, cela indique que l'urine a pour densité 1,018. Enfin on conseille de donner à la tige une forme aplatie.

Alcoomètre de Gay-Lussac. — C'est un aréomètre qui sert à indiquer la richesse d'un liquide en alcool. Il se compose d'une tige portant une partie renflée et lestée de façon que, à la température de 15° le point 0° ou d'affleurement dans l'eau distillée soit au bas de la tige, et que le point 100° ou affleurement dans l'alcool absolu soit en haut. Les points fixes ainsi définis et établis il s'agit de diviser l'intervalle en 100 parties indiquant les richesses alcooliques. Pour opérer cette graduation, on prend des éprouvettes de 100 centimètres cubes et on y verse 90, 80, 70, 60, etc., centimètres cubes d'alcool absolu ; on les emplit ensuite avec de l'eau distillée de façon que le mélange d'alcool et d'eau occupe exactement le volume de 100 centimètres cubes quand la température est devenue égale à 15°. On plonge alors l'alcoomètre dans ces différentes éprouvettes et aux points d'affleurement on marque 90, 80, 70, 60, etc., puis on divise chaque intervalle en 10 parties égales. On voit donc, d'après cela, qu'un alcool qui marque 60° par exemple au densimètre est tel que dans 100 centimètres cubes il contienne 60 centimètres cubes d'alcool absolu. L'eau et l'alcool en se mélangeant subissant une contraction variable avec les portions du mélange, on s'explique pourquoi les divisions de l'instrument sont inégales ; elles sont beaucoup plus rapprochées les unes des autres à la partie inférieure de la tige qui indique des liquides pauvres en alcool (fig. 50).

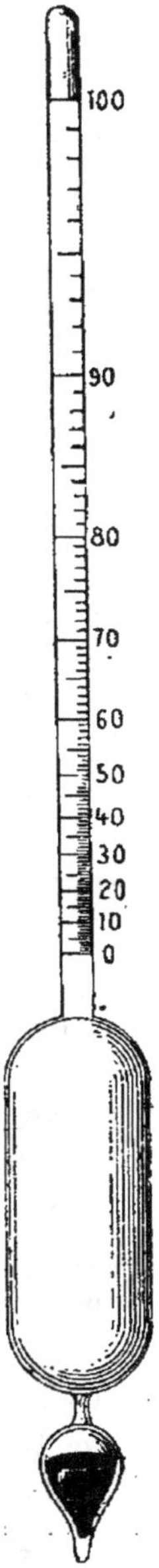

Enfin, il faut toujours opérer à 15° avec les densimètres et l'alcoomètre en particulier, ou bien corriger les indications de la façon suivante : ajouter ou diminuer 1 degré pour chaque différence de 5 degrés au-dessus ou au-dessous de 15° dans la température.

On peut aussi se servir de la formule de Francœur :

$$x = d \pm 0,4\, t$$

FIG. 50. — Alcoomètre de Gay-Lussac.

dans laquelle x est le degré cherché, d le degré observé et t la différence entre la température de l'expérience et 15°, on prendra le signe $+$ si la température est plus basse et le signe $-$ dans le cas contraire. Toutefois, ainsi que l'a montré M. Lejeune, cette formule n'est pas générale, et le coefficient 0,4 doit être remplacé par une série d'autres variant avec la température.

Construction des échelles proportionnelles. — On obtient ainsi un appareil étalon qui pourra servir à en graduer d'autres par comparaison et sans beaucoup de peine. Pour cela, on introduit dans l'instrument qu'on veut graduer une échelle à divisions arbitraires; puis on le plonge en même temps que l'étalon, d'abord dans l'eau distillée à 15°, ensuite dans l'alcool absolu également à la température de 15°. On obtient ainsi les deux points extrêmes si l'alcool est réellement absolu, deux degrés quelconques s'il ne l'est pas. Pour obtenir les divisions, on trace un angle BAC, sur l'un des côtés duquel AB on reproduit toutes les divisions de l'étalon en plaçant le zéro en A ; sur l'autre côté A on prend une longueur AC égale à la distance des deux points d'affleurement de l'alcoomètre à construire; on joint ensuite B à C, si ce dernier

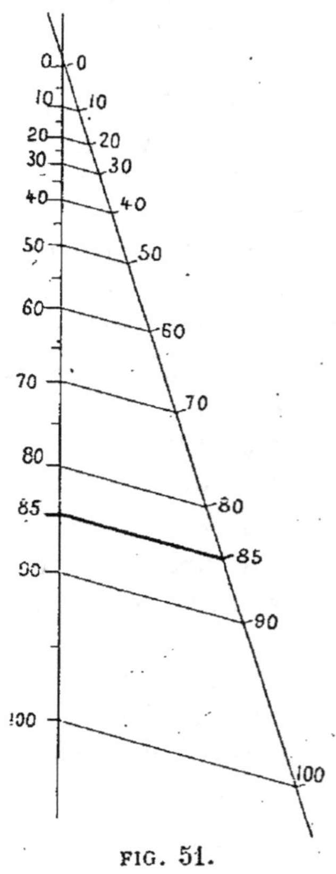

FIG. 51.

correspond à l'alcool absolu et par toutes les divisions de AB on mène des parallèles à BC. On obtient ainsi une échelle exactement proportionnelle à celle de l'étalon; on n'a plus qu'à l'introduire de nouveau dans le tube et la fixer à l'aide d'un peu de cire dans la position qu'elle doit rigoureusement avoir (fig. 51).

CHAPITRE XIII

Pneumatique : pesanteur des gaz; sa preuve expérimentale
et ses conséquences. — De l'atmosphère : mesure de la
pression atmosphérique. — Expérience de Torricelli.

Baromètre : baromètres à mercure de diverses formes.
— Baromètres métalliques ou anéroïdes. — Corrections
barométriques.

Siphon : sa théorie; ses usages; vase de Mariotte; lavage de l'estomac; tube de Faucher.

**Pneumatique : pesanteur des gaz; sa preuve expéri-
mentale et ses conséquences.** — La pneumatique est la
partie de la physique qui s'occupe de l'étude des gaz; ceux-
ci, ainsi que nous l'avons déjà dit, sont caractérisés par la
facilité avec laquelle on peut les comprimer et la propriété
d'occuper entièrement et instantanément l'espace qu'on
met à leur disposition. On a ignoré pendant très longtemps que les gaz étaient, comme toutes les autres formes
de la matière soumis à l'action de la pesanteur; voici
comment Otto de Guéricke démontra que les gaz en général
et l'air en particulier sont pesants. Il suspendit au-dessous
du plateau d'une balance un ballon de dix litres de capacité où il avait fait le vide et qui était muni d'un robinet
métallique; il fit équilibre au ballon en mettant des poids
dans l'autre plateau, puis il ouvrit le robinet; un sifflement léger se fit entendre, c'est l'air qui rentrait dans le
ballon et en même temps l'équilibre fut rompu; pour le
rétablir il faut rajouter des poids dans l'autre plateau,
poids qui expriment évidemment celui de l'air qui emplissait alors le ballon.

Les conséquences de cette expérience sont faciles à tirer ; les gaz ayant, comme les liquides, un poids qui leur est propre, doivent aussi présenter une résistance aux corps qu'ils environnent, c'est-à-dire que le principe d'Archimède doit aussi s'y appliquer ; c'est ce qu'on observe en réalité et l'on peut dire *que tout corps plongé dans un fluide (liquide ou gaz) éprouve de bas en haut une poussée égale au poids du fluide déplacé.* Le fait est facile à observer avec l'instrument appelé baroscope, qui se compose d'un fléau de balance portant de chaque côté une sphère métallique ; on s'arrange de façon que ces deux sphères aient *dans l'air* un poids égal quoique étant de volume différent ; cela étant, si on place le baroscope sous la cloche d'une machine pneumatique et qu'on fasse le vide, on verra l'équilibre rompu ; car les deux sphères quoique se faisant équilibre n'avaient pas le même poids, et l'équilibre résultait de l'action des poussées de l'air, poussées qui étaient inégales comme le volume des boules elles-mêmes ; en réalité la grosse sphère avait un poids absolu plus fort.

De l'atmosphère. — Expérience de Torricelli. — On donne le nom d'atmosphère à la masse d'air qui entoure notre globe, masse d'ailleurs dont on ne connaît ni les limites ni l'épaisseur. Par extension, on appelle encore atmosphère gazeuse toute masse de gaz renfermée dans une enceinte contenant un certain nombre d'objets.

Le rôle de l'atmosphère au point de vue physique fut longtemps ignoré et avant d'en connaître la pesanteur, bien des phénomènes étaient inexpliqués, entre autres l'ascension de l'eau dans les corps de pompe que les académiciens attribuaient à *l'horreur de la nature pour le vide jusqu'à une certaine hauteur,* car l'eau ne peut s'élever que jusqu'à trente-trois pieds. Torricelli, par une

expérience célèbre, donna l'explication simple et rigoureuse de ce phénomène. Il prit un tube de verre d'environ
1 mètre, bouché à un bout, ouvert à l'autre, et l'emplit de
mercure ; puis il le boucha avec son doigt et le renversa
dans une cuve à mercure ; en enlevant le doigt, il vit le
mercure baisser dans le tube, mais s'arrêter toujours au
même niveau de manière à y former toujours une colonne
de hauteur constante et d'environ 760 millimètres. Cette
colonne était évidemment maintenue par le contre-poids
que forme *l'atmosphère agissant sur la surface du mercure
de la cuvette*, et puisque ces deux actions se neutralisent
mutuellement il faut qu'elles soient égales.

Mesure de la pressisn atmosphérique : baromètres.
— L'expérience de Torricelli en prouvant l'existence de la
pression atmosphérique donne en outre le moyen de la
déterminer ; cette pression est, en effet, égale (sur chaque
élément de surface équivalent à la section du tube) à une
colonne de mercure ayant pour base la section et pour
hauteur celle du niveau dans le tube :

$$P = S \times h \times 13,59.$$

Toutefois, comme on rapporte généralement la pression
à l'unité de surface, on se contente de donner pour sa valeur la hauteur h elle-même ; c'est ainsi que l'on dit une
pression de 760 millimètres de mercure, et on donne le
nom de *baromètres* aux instruments qui comme le tube de
Torricelli servent à déterminer cette hauteur.

**Baromètres à mercure de diverses formes : baro-
mètre fixe à cuvette.** — Toute une série de baromètres
sont construits d'après le modèle de Torricelli, c'est-à-dire
munis d'une cuvette et d'un tube barométrique ; de là le
nom qu'on leur a donné de *baromètres à cuvette* pour les

distinguer des *baromètres à siphon ou de Gay-Lussac*. Dans les deux cas du reste on emploie le mercure comme agent indicateur.

Pour le construire, on commence par fixer à une planche épaisse P et scellée dans un mur, une petite auge de fonte A qui servira de cuvette; on prend ensuite un tube de Torricelli T qu'on emplit de mercure et qu'on renverse sur la cuvette, puis on le fixe à son tour après la même planche que la cuvette. La hauteur barométrique s'obtiendra en mesurant au cathétomètre la distance qui existe entre les niveaux x et y du mercure dans la cuvette et dans le tube.

Pour opérer avec plus de précision, on munit l'appareil d'une vis verticale V V' à deux pointes et de longueur connue l; à l'aide d'un bouton, on la fait affleurer la surface du mercure, ce qu'on reconnaît à ce que son extrémité inférieure se confond avec son image réfléchie par la surface mercurielle. On n'a plus alors qu'à viser avec le cathétomètre le niveau du mercure dans le tube, puis l'extrémité de la pointe supérieure V' de la vis; soit L la distance

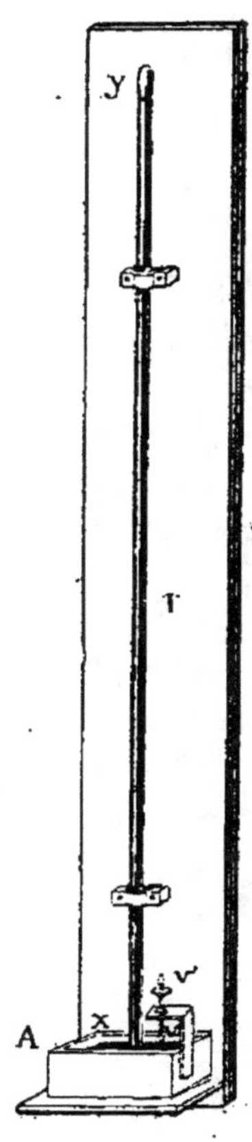

FIG. 52.—Baromètre à cuvette.

ainsi mesurée, la pression cherchée aura pour valeur L $+$ l (fig. 52).

Baromètre mobile de Fortin. — Dans ce baromètre, la cuvette est formée d'un cylindre de verre CC' mastiqué à ses deux extrémités, d'un couvercle de buis D D recou-

vert de cuivre et portant un tube
central T, traversé par le baromètre ; d'un second cylindre
M N O P portant une vis ascendante
V et enfin d'un manchon de buis
formé de deux parties, l'une K I
fixée à l'enveloppe, l'autre mobile
R S et ayant comme fond une
peau de chamois qui renferme le
mercure et appuie sur la vis V,
de sorte qu'en faisant mouvoir
celle-ci on peut soulever ou baisser la peau de chamois et par
conséquent le niveau du mercure
contenu dans cette cuvette, de façon à l'amener à un point invariable, qui est l'extrémité d'une tige
d'ivoire verticale I I' passant par le
couvercle (fig. 53).

La cuvette est surmontée du
tube barométrique B dont l'extrémité inférieure plonge dans le
mercure et qui est entouré d'une
enveloppe cylindrique de cuivre
divisée en millimètres depuis le
niveau du mercure c'est-à-dire
l'extrémité I de la pointe d'ivoire.
Enfin un curseur formant vernier
C C' permet de viser le niveau
supérieur du mercure dans le tube
(fig. 54). Les deux parties du baromètre, tube et cuvette sont réunies entre elles par une peau de
chamois qui, tout en ne laissant

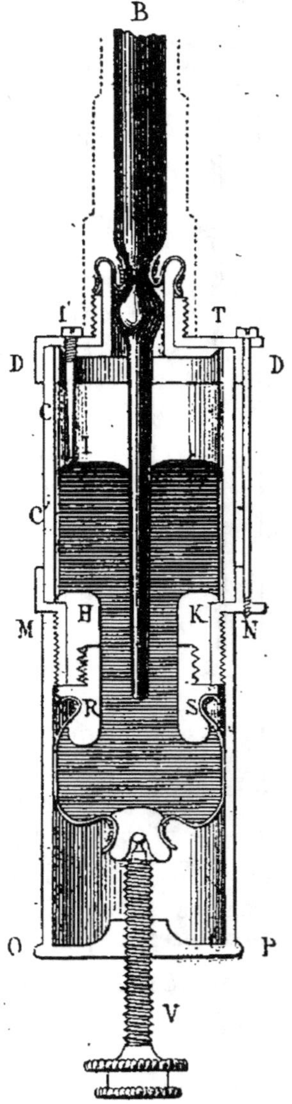

FIG. 53. — Baromètre
de Fortin.

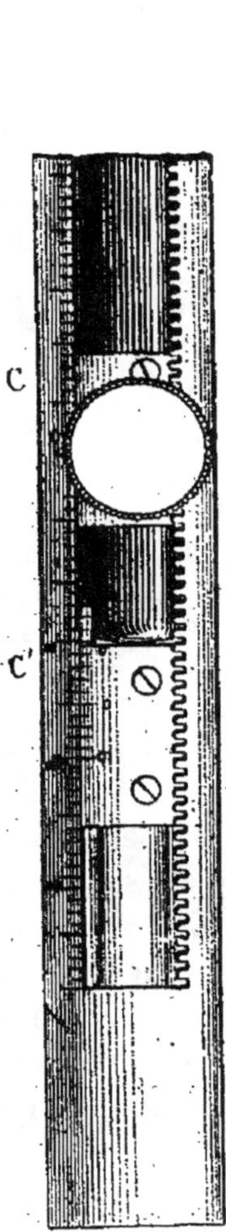

FIG. 54.

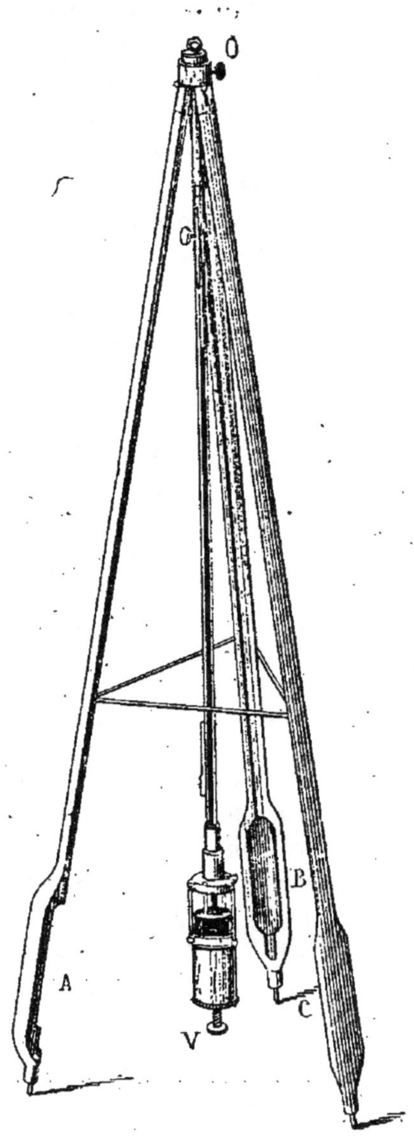

FIG. 55. — Baromètre de Fortin.

pas passer le mercure, permet à la pression atmosphérique
de s'exercer sur le niveau de la cuvette.

Quand on veut transporter cet appareil, on monte la vis
de façon que le mercure emplissant le réservoir, on n'ait
plus à craindre les chocs du liquide et l'introduction
d'air dans la chambre barométrique; puis on l'enferme
dans un cylindre creux formé de trois parties A o, B o, C o

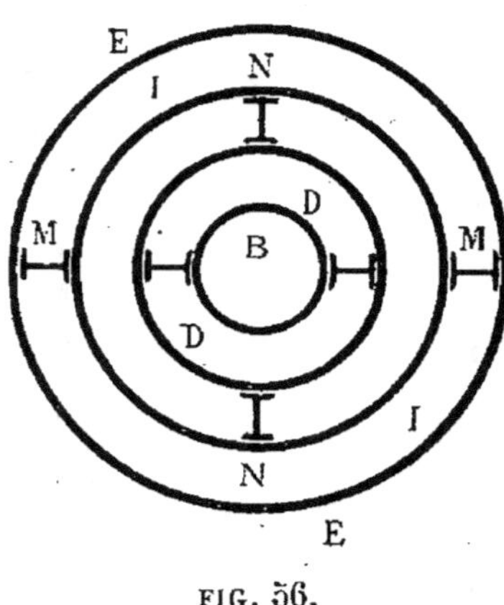

FIG. 56.

(fig. 55) qui peuvent, lorsqu'on veut opérer, servir de trépied au baromètre, et comme celui-ci y est soutenu par
une *suspension à la Cardan*, il sera toujours dans une
position verticale. Ce mode de suspension mérite d'être
décrit. Il se compose d'un anneau extérieur E E auquel
sont articulés les pieds A o, B o, C o qui servent à soutenir
l'appareil; à l'intérieur se trouve un second anneau I, mobile autour d'un axe M M; et ce second anneau porte de
plus un axe N N perpendiculaire à M M et autour duquel
peut se mouvoir le cercle D D auquel le tube barométrique
B est fixé; de cette façon, celui-ci est forcément toujours
vertical (fig. 56).

Baromètre à siphon de Gay-Lussac. — Il se compose d'un tube recourbé à deux branches inégales A B et C D ; la petite, mise par un petit trou en communication avec l'atmosphère, la grande où se trouve la chambre barométrique. Ces deux parties sont réunies par un tube capillaire.

Pour déduire la pression atmosphérique de l'observation de cet appareil, il n'y a qu'à mesurer la différence des hauteurs du mercure dans les deux branches, ou simplement la lire, si l'appareil porte une graduation. Cet instrument qui se recommande par la facilité avec laquelle on peut le transporter, a encore reçu de Bunten un perfectionnement destiné à empêcher en tous cas le passage d'une bulbe d'air dans la chambre barométrique.

Pour cela, on a disposé un espace dilaté M N O P sur le trajet du tube capillaire et c'est là en M et N que viennent se loger les bulbes qui auraient pu pénétrer (fig. 57).

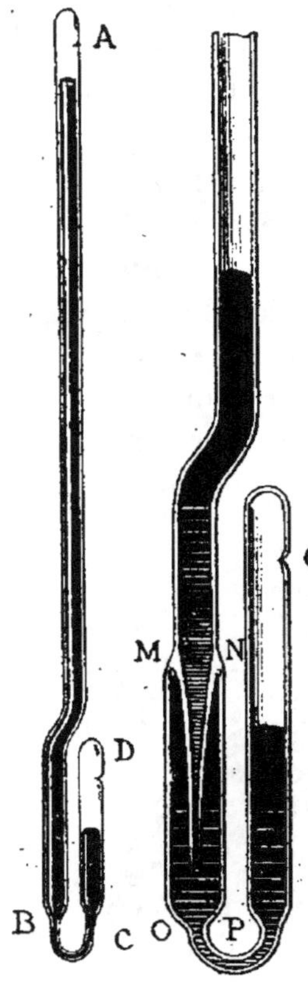

FIG. 57. — Baromètre de Gay-Lussac.

Baromètre à cadran. — Ces baromètres ne sont autre chose que les précédents munis d'un système qui rend plus manifestes les variations de niveau. Ce système est formé d'une poulie P dans la gorge de laquelle passe un fil terminé à une de ses extrémités par un contre-poids A et à l'autre par un flotteur B qui suit tous les mouvements de la surface du mercure dans le baromètre ; la poulie porte

(fig. 58) en outre une aiguille O qui se meut avec elle et dont
l'extrémité passe successivement devant les degrés marqués sur un cadran C. Dans ces conditions si la graduation du cadran est convenable et établie d'après les indi-
tations d'un bon baromètre, il est évident qu'on pourra
du degré observé déduire la hauteur barométrique donnée par le tube. De plus, comme la pression atmosphérique diminue quand l'air est humide, augmente
quand il est sec, on a pu marquer en face les degrés
du cadran les mentions : pluie, variable, beau-temps, etc.,
mais ces indications sont purement approximatives et
il ne faut en considérer que la valeur plus ou moins
approchée qu'elles donnent de la pression atmosphérique.

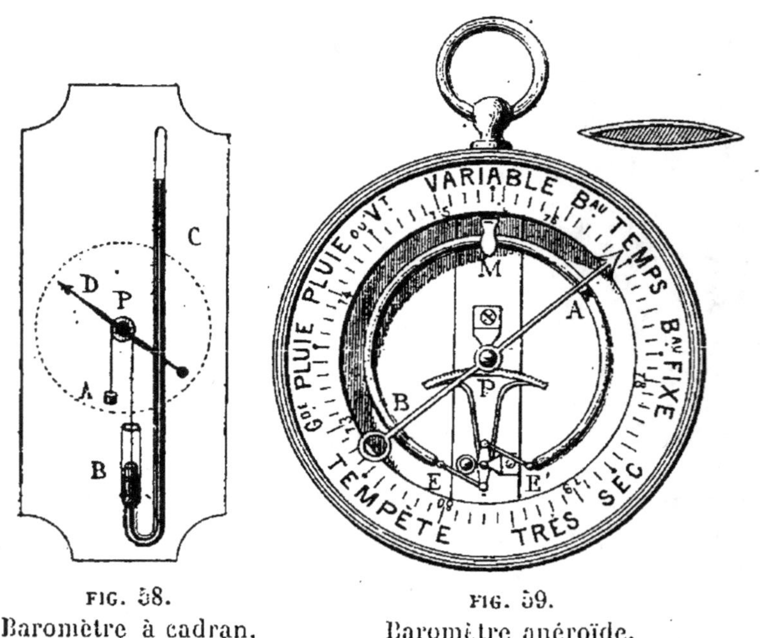

FIG. 58.
Baromètre à cadran.

FIG. 59.
Baromètre anéroïde.

Baromètre métallique ou anéroïde. — Ces baromètres ont été construits par Vidie et Bourdon. Ils sont fondés sur la déformation que subissent les tubes vides d'air sous l'influence de la pression atmosphérique. L'appareil de Bourdon se compose d'un tube en laiton recourbé en cercle dans lequel on a fait le vide ; le milieu est fixé en M et les extrémités libres E et E' viennent agir sur un levier qui transmet leurs déplacements amplifiés à un pignon P portant une aiguille A B qui se meut devant le cadran. Quand la pression augmente les extrémités se rapprochent ; quand elle diminue, les extrémités s'éloignent. On a eu soin au préalable de graduer l'appareil par comparaison et on vérifie de temps en temps la position du point correspondant à 760 millimètres (fig. 59).

Corrections barométriques.— Nous avons dit que dans e baromètre à mercure la pression se déduisait de la lecture du nombre de millimètres indiqué par l'appareil. Or, à la température à laquelle on opère t, ces divisions sont dilatées et ont une valeur un peu plus forte ; si L est la longueur observée, la longueur variée sera

$$L' = L (1 + K t).$$

K étant le coefficient de dilatation de la substance divisée. D'un autre côté le mercure est aussi à t et l'on est convenu de rapporter toujours la valeur à la température de zéro. La valeur vraie de la pression atmosphérique à zéro sera donc

$$H = \frac{L (1 + K t)}{(1 + \Delta t)}$$

en désignant par Δ le coefficient de dilatation absolue du mercure.

Enfin, il faut aussi tenir compte de l'influence de la capillarité qui s'exerce toujours dans les tubes de diamètre inférieur à $0^m,03$ et pour cela il faut à la valeur obtenue ajouter une quantité *c* correspondant à la dépression du mercure, quantité indiquée par des tables spéciales pour les différents diamètres des tubes barométriques.

Applications des effets de la pression atmosphérique. — La pression atmoshérique étant produite par le poids d'une colonne d'air, il est évident qu'elle deviendra de plus en plus faible à mesure que cette colonne deviendra moins haute. C'est ce que l'on constate, en effet; la pression de l'air fut trouvée par Pascal bien inférieure au sommet du Puy-de-Dôme qu'au pied de cette montagne. On a même établi une formule qu'on appelle *formule barométrique* qui permet de déduire l'altitude d'un lieu de la hauteur du mercure dans le baromètre à l'endroit considéré. C'est ainsi que les aéronautes se rendent compte des mouvements d'ascension de leur ballon.

Il est facile de calculer le poids de l'atmosphère par mètre carré; ce poids est de 10,328 kilogrammes; c'est aussi celui qui s'exerce à la surface de notre corps dont la valeur est à peu près 1 mètre carré; et si nous ne sommes pas incommodés par cette énorme pression, c'est qu'elle s'exerce dans tous les sens, à l'intérieur de notre corps aussi bien qu'à l'extérieur. Bien plus quand la pression diminue, dans les temps d'orage par exemple, on éprouve un malaise qu'on exprime en disant que *le temps est lourd*, tandis qu'en réalité c'est le contraire qui a lieu. Enfin c'est la pression atmosphérique qui maintient en contact les surfaces articulaires.

Siphon. — Sa théorie. — Ses usages. — C'est un tube *formé de deux branches inégales* destiné à transvaser les liquides. On fait plonger la petite branche dans le liquide et l'on aspire par l'autre extrémité, on voit alors l'écoulement s'opérer et se continuer jusqu'au moment où le *liquide écoulé atteint le même niveau que celui qui est en-core* dans le vase. La théorie de l'instrument est très simple; si nous considérons pendant que le siphon fonctionne, une tranche *m* de liquide, il s'agit de démontrer qu'elle est soumise à une force qui vient de A et la pousse vers B. En effet, appelons *h* la distance du niveau du liquide *n'* au niveau de la tranche considérée *n* et par H

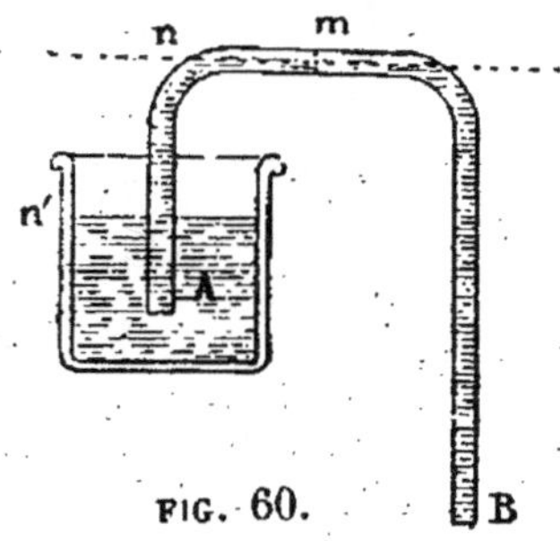

FIG. 60.

la pression atmosphérique; la tranche *m* sera soumise à une pression venant de A et égale à H-*h*. Appelons *h'* la longueur de l'autre branche la tranche, *m* subira de ce côté une pression venant de B, en sens inverse de la première et égale à H-*h'*; pour que la tranche restât en équilibre il faudrait que les deux pressions fussent égales, mais comme *h'* est plus grand que *h*, il s'ensuit que

$$\text{H-}h > \text{H-}h'.$$

et que l'écoulement se produit dans le sens indiqué (fig. 60.).

On donne au siphon différentes formes permettant de l'appliquer à tous les liquides et d'éviter les accidents que causerait l'amorcement dans le cas de substances corrosives (fig. 61.)

On peut aussi l'employer à l'intérieur d'un liquide pour en transvaser un autre, le mercure, par exemple, d'un

vase supérieur dans un autre, au sein de l'eau. Il faudra
alors que la densité du liquide ambiant soit plus faible

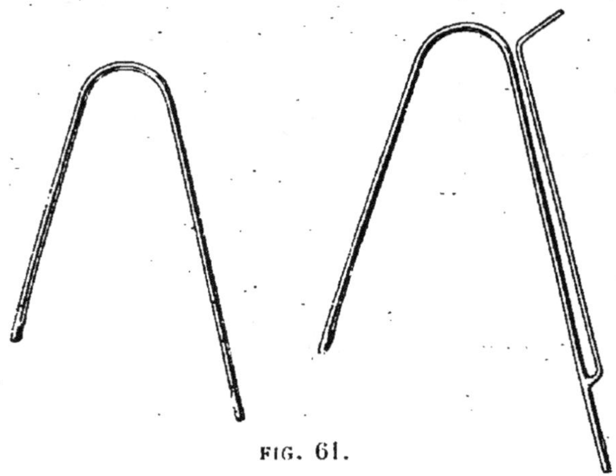

FIG. 61.

que celle du liquide à transvaser; sans quoi, l'écoulement
se ferait en sens inverse.

Vase de Mariotte. — Le siphon tel que nous l'avons
décrit ne saurait fournir un écoulement
constant : le vase de Mariotte, au contraire, rend la chose possible. C'est un flacon contenant de l'eau et dont le bouchon
est traversé par un tube dont l'extrémité I
se trouve au niveau d'un orifice b actuellement bouché, et dont la paroi est munie
de deux orifices également bouchés a et
c. Supposons le vase rempli d'eau et
débouchons b; le liquide s'échappe d'a-
bord pour s'arrêter presque aussitôt lorsque le niveau de l'eau dans le tube y
sera arrivé à la hauteur de b. Bouchons alors b et ou-
vrons a, des bulles d'air pénétreront dans le vase et le ni-

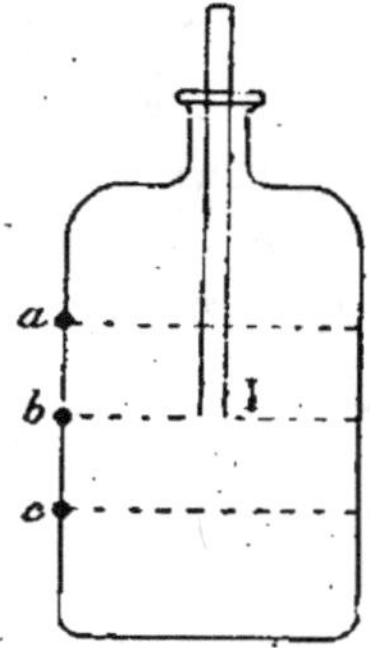

FIG. 62.— Vase
de Mariotte.

veau dans le tube montera jusqu'à la hauteur de a. Mais si l'on ferme a et b puis qu'on ouvre c, l'écoulement se produira, il sera constant et soumis à la pression d'une colonne de liquide égale à la différence de niveau de l'orifice C et de l'extrémité du tube. Il est bien entendu que l'écoulement ne sera plus constant lorsque le niveau du liquide dans le vase atteindra l'orifice C (fig. 62).

Tube Faucher. — Une application heureuse du siphon a été faite par le Dr Faucher

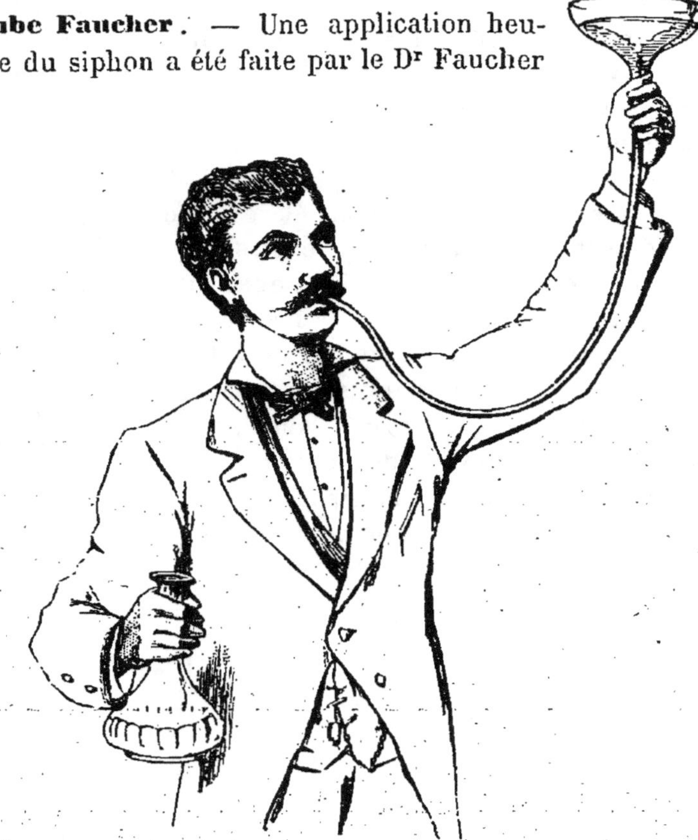

FIG. 63. — Tube Faucher.

au lavage de l'estomac, c'est-à-dire à l'opération qui

consiste à le débarrasser des éléments qu'il peut contenir et le laver ensuite à l'eau pure ou chargée de principes médicamenteux. L'appareil connu sous le nom de tube Faucher se compose effectivement d'un tube de caoutchouc d'environ 1ᵐ50 de longueur et de 0,01 de diamètre intérieur. L'épaisseur des parois de ce tube doit être assez forte pour qu'il ne se laisse pas déprimer, et assez faible pour qu'il puisse prendre facilement les différentes formes exigées par son emploi. Ce tube a une extrémité libre et l'autre munie d'un entonnoir. Pour s'en servir on introduit l'extrémité libre dans la bouche du malade, puis dans l'œsophage, ce qui est facilité par les mouvements de déglutition, et enfin dans l'estomac. On remplit alors l'entonnoir d'eau et on l'élève à une certaine hauteur au-dessus du malade; le niveau de l'eau baisse (fig. 63) rapidement dans l'entonnoir et quand celui-ci est vide, on l'abaisse vivement en le renversant au-dessus d'une cuvette. Il est facile de voir qu'on a là en réalité les deux branches d'un siphon qui se trouve maintenant amorcé et fonctionne régulièrement, ainsi que le prouve l'écoulement dans la cuvette des matières contenues dans l'estomac : en répétant plusieurs fois cette opération, on arrive à laver convenablement celui-ci.

CHAPITRE XIV

Compressibilité des gaz. Loi de Mariotte, ses écarts. — Voluménomètre. — Machines pneumatiques à pistons, à mercure. — Appréciation du degré de vide. — Manomètres. — Machines de compression. — Chalumeau à gaz. — Ventilateur à force centrifuge. — Trompe.

Compressibilité des gaz. — Loi de Mariotte, ses écarts. — Le volume d'une masse gazeuse étant susceptible de prendre les valeurs les plus diverses suivant les pressions qu'on lui fait supporter, il est naturel de chercher la relation qui existe entre ce volume et cette pression ; c'est ce qu'a fait Mariotte qui a ainsi établi la loi qui porte son nom et dont voici l'énoncé : *à une même température, les volumes occupés par une masse gazeuse sont en raison inverse des pressions;* c'est-à-dire que si la pression devient 3, 4, 5 fois plus grande le volume deviendra 3, 4, 5 fois plus faible. Il s'agit de vérifier cette loi par l'expérience et pour toutes les pressions, aussi distingue-t-on trois cas : 1° le cas des pressions inférieures à la pression atmosphérique; 2° le cas des pressions comprises entre 1 et 6 ou 7 atmosphères ; 3° le cas des hautes pressions.

Premier cas. — On prend un tube en cristal T fermé à un bout, ouvert à l'autre et divisé en millimètres qu'on a jaugé avec soin. On le remplit de mercure et on le renverse sur une cuvette profonde, puis on y introduit avec une pipette courbe le gaz sur lequel on veut opérer et qui doit être parfaitement sec. On fait alors mouvoir le tube

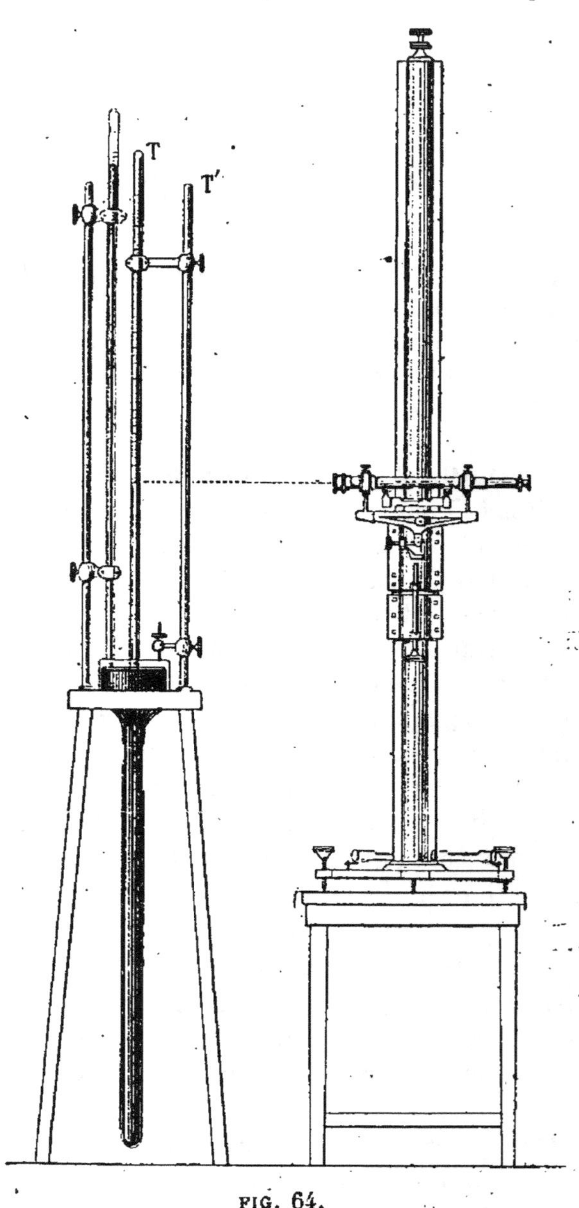

FIG. 64.

jusqu'à ce que le niveau y soit le même que dans la cuvette ; on a ainsi *à la pression atmosphérique* un volume de gaz connu puisque le tube est jaugé. Si on soulève le tube, *on verra à la fois le volume du gaz augmenter et le mercure s'élever ;* et si l'on fait en sorte que le volume nouveau devienne le double du volume primitif, on verra que la nouvelle pression, qui s'obtient en déduisant de la pression atmosphérique la hauteur du mercure dans le tube T, est devenue moitié moindre ; on vérifie de même que quelle que soit la diminution de pression, l'augmentation de volume lui est proportionnelle de sorte qu'on a (fig. 64)

$$P\,V = \text{constante}$$

Deuxième cas. — On fixe sur une planche verticale un tube à deux branches inégales, la petite fermée, la grande ouverte, et toutes deux verticales et divisées en millimètres. On y verse du mercure de façon à ce qu'il soit au même niveau *oo* dans les deux branches et isole un volume d'air connu V qui se trouve à la pression atmosphérique P. On verse ensuite du mercure par la branche ouverte de façon à comprimer l'air V dont le volume deviendra deux fois plus faible par exemple. Or, si l'on ajoute à la pression atmosphérique la différence de hauteur du mercure dans les deux branches, on voit que la pression à laquelle est soumis le gaz est deux fois plus

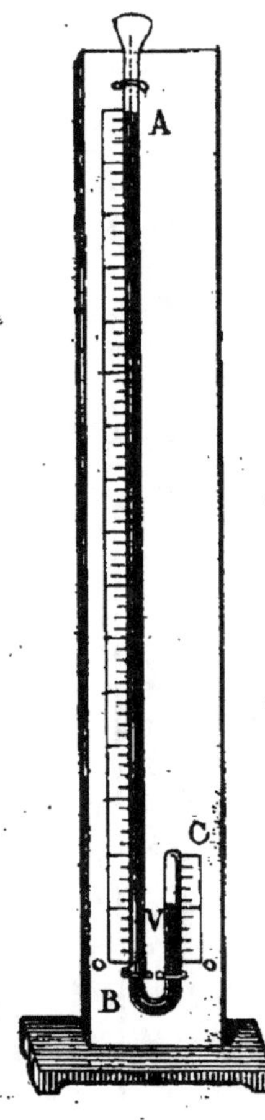

FIG. 65.

forte ; en continuant l'opération pour les pressions différentes, on verrait qu'effectivement on a toujours (fig. 65)

$$\frac{P'}{P} = \frac{V'}{V} = \text{constante ou } PV = \text{constante}$$

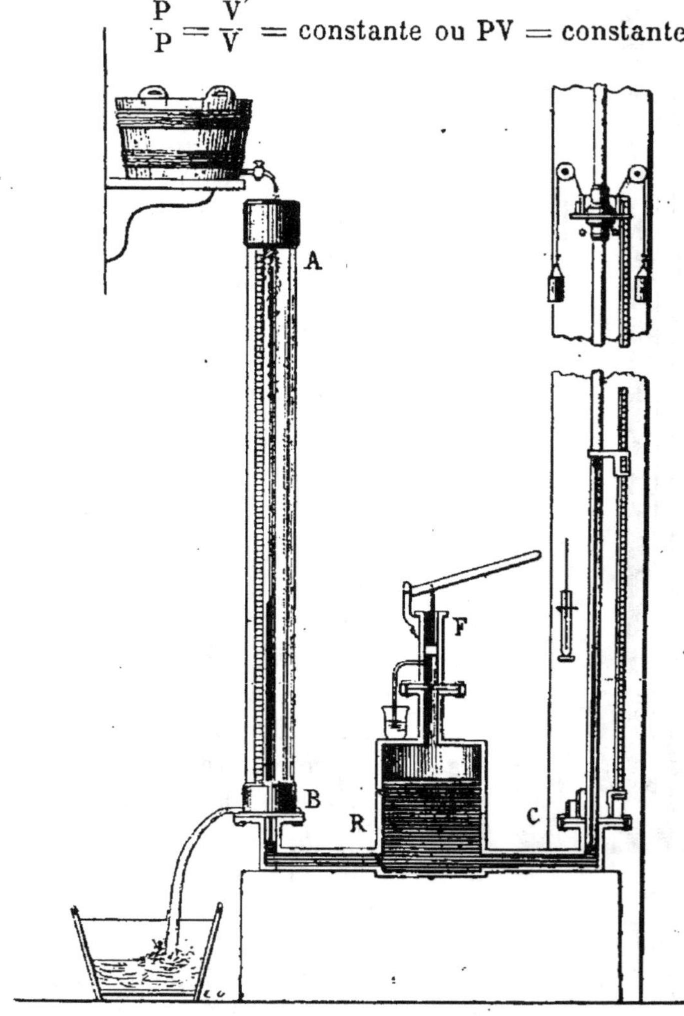

FIG. 66 — Appareil de Dulong et Arago.

Troisième cas. Expériences de Dulong et Arago (fig. 66). —

8.

L'appareil avait des dimensions gigantesques et était établi contre une des tours du collège Henri IV. La petite branche AB avait environ deux mètres et était entourée d'un manchon où circulait de l'eau froide destinée à éviter l'échauffement résultant de la compression, et la grande C D n'avait pas moins de 30 mètres : elle était formée par la réunion d'un grand nombre de tubes reliés entre eux par des viroles aussi parfaites que possible. Les deux branches communiquaient par un conduit horizontal en fonte faisant corps avec un réservoir qui contenait du mercure et était surmonté d'une pompe foulante F. Pour opérer on n'avait qu'à faire agir cette pompe qui faisait remonter dans les deux branches le mercure avec une égale force mais de quantités inégales, de façon que la hauteur dans le grand tube augmentée de la pression atmosphérique indiquait la pression, tandis que la petite branche indiquait le nouveau volume du gaz. Ces expériences furent poussées jusqu'à 27 atmosphères ; les résultats obtenus furent conformes à la loi quoique les volumes observés fussent toujours plus faibles que les volumes calculés. Toutefois il y a à faire une objection à ce procédé : c'est que les volumes du gaz devenant de plus en plus faibles, les erreurs de lecture deviennent de l'ordre des quantités observées ; il fallait donc trouver une méthode qui, tout en rendant l'erreur absolue aussi faible que possible, rendît l'erreur relative insignifiante : c'est ce qu'on obtient par la méthode de Regnault.

Expériences de Regnault (fig. 67).—L'appareil ressemble beaucoup à celui de Dulong, mais le manomètre était divisé en deux parties égales AC et BC au moyen de traits A, B et C, marqués à la surface et muni à la supérieure d'un excellent robinet R communiquant avec un réservoir dans lequel le gaz à étudier était comprimé. Pour opérer, on remplissait l'espace marqué ABC avec le gaz sous une pression P indiquée par la hauteur du mercure ; puis au moyen de la pompe P, on réduisait le volume à la moitié, c'est-à-dire qu'on lui faisait occuper l'espace BC, et l'on déterminait la nouvelle pression P'. A ce moment on ouvrait le robinet R de façon à refouler le mercure jusqu'au point de repère A et ramener ainsi le volume à sa valeur primitive. On lisait la nouvelle pression P" et·on réduisait encore de moitié le volume gazeux, ce qui donnait une nouvelle pression P'". On devait aussi avoir

$$PV = \text{constante}$$

ce qui ne se présenta pas rigoureusement pour tous les gaz.

En effet, Despretz en soumettant des volumes de gaz égaux mais de nature différente à une même pression vit que la diminution ne fut pas la même pour tous. Or, toujours, d'après les nombres obtenus par Regnault, le volume observé fut plus faible que le volume calculé, et cela *d'autant plus que le gaz était plus facilement*

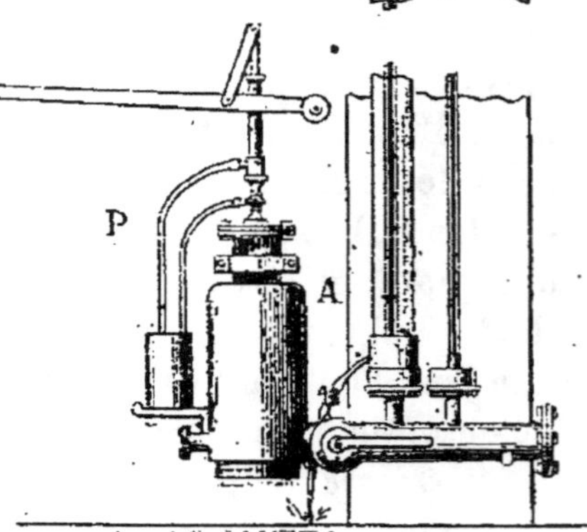

FIG. 67. — Appareil Regnault.

liquéfiable. C'est ainsi que l'acide carbonique et l'acide sulfureux s'écartent plus que l'air de la loi de Mariotte. Pour l'hydrogène, les résultats sont inverses et le volume observé fut toujours plus grand que ne l'indique la loi. Il résulte enfin des recherches de M. Amagat que les gaz s'approchent de plus en plus de la loi de Mariotte, à mesure que la température augmente.

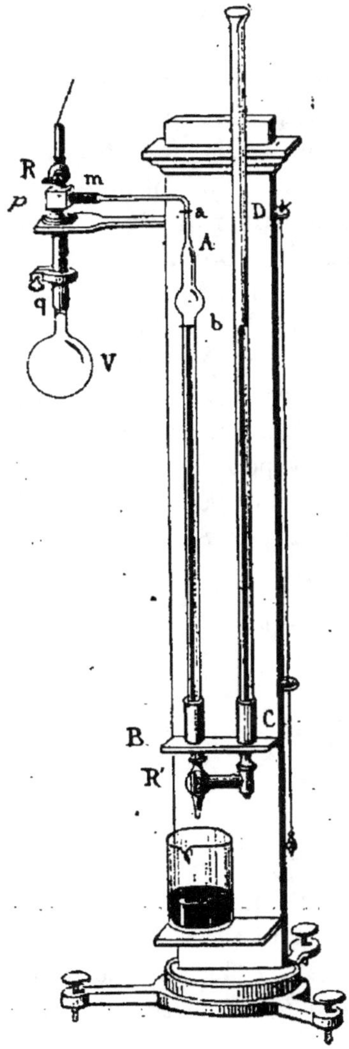

Volumènomètre (fig. 68). — C'est un appareil qui sert à déterminer le volume des corps. Voici les différentes parties de celui qu'a construit Regnault. Un ballon de verre V, d'environ 300 centimètres cubes où doit être introduit le solide et un tube à deux branches verticales AB CD muni d'un robinet ; ces deux parties sont réunies par un tube *am*, et un autre *pq*, qui peut s'ouvrir dans l'atmosphère ; en R se trouve un robinet qui permet ou supprime la communication du ballon avec l'air extérieur ; quant au robinet R', il est à trois voies et permet de faire couler le mercure des deux branches du tube ou de chacune d'elles seulement. Tout le système est porté par un support vertical. On a déterminé une fois pour toutes le volume V du ballon jusqu'à un point de repère *a* et celui du renflement que présente la branche du manomètre, soit *v* le volume compris entre les deux points de repère

FIG. 68. — Volumènomètre.

a et b et x le volume cherché du corps. Voici comment il convient d'opérer. On introduit le corps dans le ballon et on ajuste de nouveau celui-ci sur le tube pq au moyen d'un collier à gorge qui rend la fermeture hermétique; puis on ouvre le robinet R, on ferme R' et on verse du mercure par la branche ouverte jusqu'à ce que le niveau qui sera le même dans les deux branches ait atteint le repère a. On ferme alors R. On a ainsi un volume d'air qui est V — x et à la pression atmosphérique H indiquée par un baromètre voisin. Cela fait, on ouvre le robinet R' de façon à laisser écouler le mercure des deux tubes et l'on s'arrête au second point de repère b. Mais l'écoulement n'a pas été le même des deux côtés, et dans la branche ouverte le niveau du mercure sera plus bas que dans l'autre; soit h la différence de hauteur ; par conséquent la nouvelle pression est H — h pour la masse d'air qui avait d'abord pour volume V — x et pour pression H et dont le volume est devenu V — $x + v$. Si nous appliquons la loi de Mariotte nous aurons

$$\frac{V - x}{V - x + v} = \frac{H - h}{H}$$

d'où

$$\frac{V - x}{v} = \frac{H - h}{h}$$

d'où

$$x = V - v \frac{H - h}{h},$$

On calcule ainsi le volume du corps. Il est nécessaire quelquefois de connaître ce volume, par exemple pour avoir la densité des corps qu'on ne peut plonger dans un liquide. En effet, on peut aussi définir la *densité d'un corps, le rapport qui existe entre le poids de ces corps et son volume.*

$$D = \frac{P}{V}$$

Si donc on a pesé le corps et qu'on ait calculé son volume au moyen du voluménomètre, on aura la densité en divisant la première valeur par la seconde.

Manomètre. — Les manomètres sont des instruments analogues aux baromètres destinés à indiquer la pression des gaz avec lesquels ils sont en contact. On les distingue en *manomètres à air libre*, *manomètres à air comprimé*, *et manomètres métalliques*. Les premiers s'emploient pour les pressions inférieures à trois atmosphères.

Le manomètre à air libre (fig. 69) se compose de deux tubes verticaux AB et CD d'inégale longueur, reliés par un tube horizontal. Le grand tube est ouvert dans l'atmosphère et l'autre est adapté au réservoir contenant le gaz dont on veut connaître la pression. Un robinet à trois voies est placé en R pour permettre l'écoulement du mercure dans les conditions voulues. On s'arrange de manière que le niveau soit le même dans les deux branches

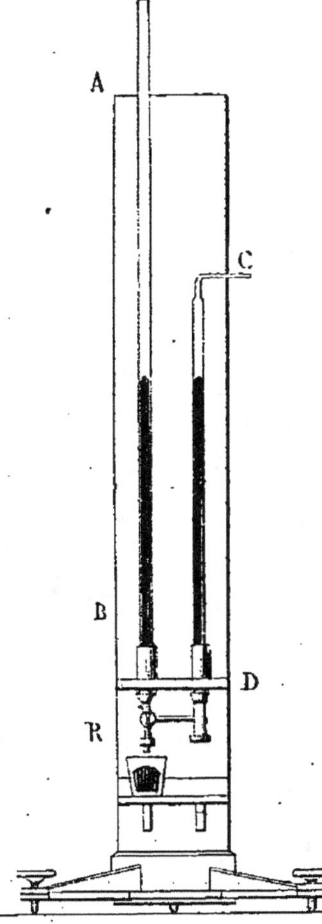

FIG. 69. — Manomètre à air libre.

avant de faire agir le gaz ; quand la communication est

établie entre celui-ci et le manomètre, on mesure au cathétomètre la différence de hauteur H de mercure dans les deux branches et on note la pression atmosphérique H' donnée par un baromètre voisin ; la pression du gaz est

$$P = H + H'$$

Le manomètre à air comprimé (fig. 70) se compose d'un tube de verre cylindrique et fermé par le haut qu'on enfonce dans une cuvette C contenant du mercure et portant latéralement un tube plus court T muni d'un robinet R servant à établir ou interompre la communication avec le gaz dont on veut mesurer la pression ; le système de la cuvette est enfermé dans un cylindre de bronze. On a ainsi enfermé dans le tube un espace d'air AB qui doit être parfaitement sec et dont le volume diminue de plus en plus avec la pression qu'on lui fait supporter ; pour connaître la valeur de cette dernière, on lit la division devant laquelle s'arrête le niveau du mercure ; quant à la graduation, le mieux est de l'établir expérimentalement au moyen d'un manomètre à air libre.

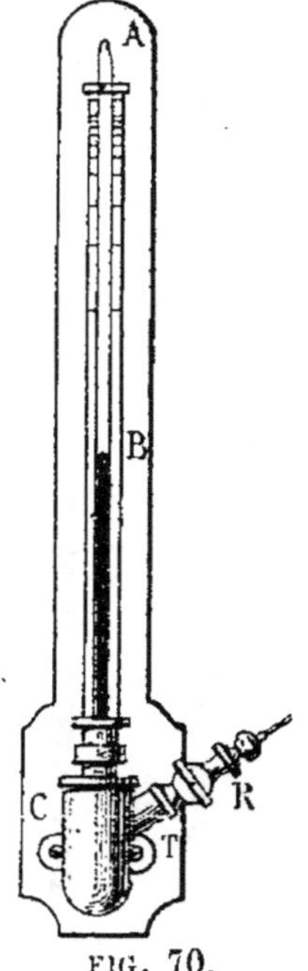

FIG. 70.

Le type des manomètres métalliques est le manomètre de Bourdon qu'on emploie sur les machines à vapeur. (fig. 71). Il se compose d'un tube recourbé ABC à section elliptique et dont une extrémité E est libre et munie d'une aiguille se mouvant devant un arc de cercle divisé, tandis que l'extrémité fixe A est engagée dans un robinet R permettant de faire arriver la vapeur dans le tube qu'elle déforme plus ou moins suivant sa tension. Ces déformations amènent des déplacements de l'aiguille, et on n'a qu'à

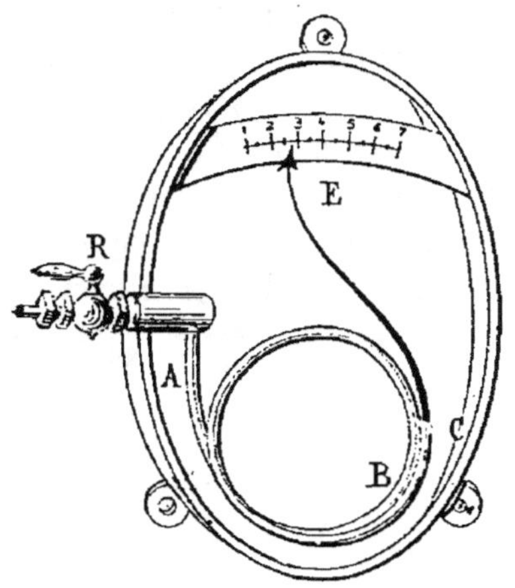

FIG. 71. — Manomètre de Bourdon.

lire la division devant laquelle celle-ci s'arrête. Ces divisions ont été déterminées expérimentalement.

Machines pneumatiques. — On nomme ainsi les appareils destinés à faire le vide, c'est-à-dire à enlever l'air contenu dans une enceinte. Supposons une cloche posée sur un plan ou *platine* sur lequel elle s'adapte hermétiquement, ce qu'on obtient en graissant les parties en contact et les bords de la cloche (fig. 72); soit d'autre part un cylindre creux ou *corps de pompe* AB dans lequel se meut *un piston a b* également creux et muni d'un trou *t* fermé par une soupape susceptible de s'ouvrir de bas en haut. Ce cylindre est mis en communication avec la platine par un tube recourbé deux fois à angle droit MN OQ et dont l'extrémité Q située à la base du corps de pompe est munie d'une soupape *v* s'ouvrant également de bas en haut

Ceci posé, soulevons le piston; la soupape S se fermera par l'effet de la pression atmosphérique, mais la soupape v sera soulevée, et l'air du récipient c se répandant dans le corps de pompe occupera un volume plus grand et sa pression deviendra par conséquent plus faible. Si l'on abaisse à présent le piston, la soupape v se fermera; l'air enfermé au-dessous du piston sera comprimé et soulevant la soupape s s'échappera dans l'atmosphère, et cela se reproduira toutes les fois que l'on soulèvera puis abais-

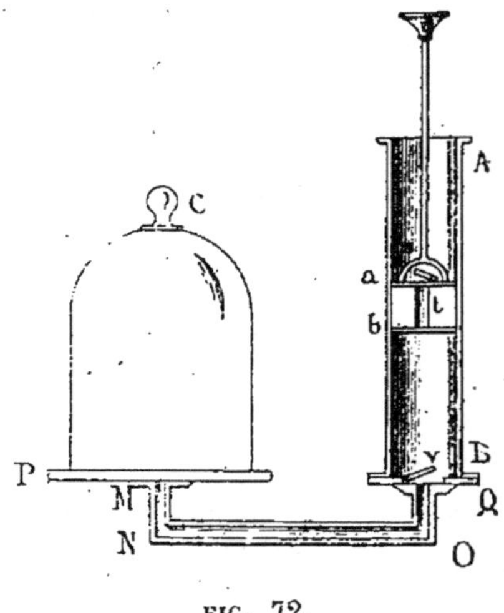

FIG. 72.

sera le piston *jusqu'à ce que le gaz soit assez raréfié pour que sa tension soit insuffisante à soulever la soupape.* En général la communication entre la platine et le corps de pompe n'a pas lieu au moyen d'une soupape, mais le piston est percé d'un trou cylindrique où glisse à frottement dur une tige de laiton terminée à sa partie infé-rieure par un bouchon conique en cuivre qui s'adapte hermétiquement sur le trou fermé autrefois par la sou-pape v. Quand le piston descend, il entraîne avec lui cette tige qui, s'appliquant sur l'orifice, supprime toute communication entre le cylindre et le récipient, ce qui permet à l'air comprimé sous le piston de soulever la soupape *s* et de s'échapper; quand le piston remonte, il fait également remonter pendant un moment la tige de laiton et la communication est rétablie. Quant au piston lui-même il est ordinairement formé de rondelles de cuir imbibées d'huile et maintenues entre deux rondelles métalliques; les rondelles de cuir ont été privées de leur partie centrale qui est remplacée par un tube métallique épais, à l'intérieur duquel se trouve le clapet destiné à boucher l'orifice *t* et qui est appuyé contre lui au moyen d'un ressort à boudin. Le poids du clapet est faible, ainsi que la force du ressort de façon à ce qu'il puisse être facilement soulevé quand la pression du gaz est devenue elle-même très faible.

Machines pneumatiques à piston. Appréciation du degré de vide. — Telle est la machine pneumatique à un seul cylindre; mais pour soulever le piston dans une telle machine il faut déployer une grande force destinée à vaincre outre les frottements le poids de l'atmosphère qui s'exerce sur la surface extérieure; c'est pourquoi l'on construit des machines à deux corps de pompe; les pistons sont alors munis de tiges à crémaillères et sont mus par une roue dentée où ils viennent engrener; cette roue est munie d'une manivelle que l'opérateur tient par les deux extrémités et qu'il élève et abaisse alternativement. De cette façon quand un des pistons monte, l'autre descend et comme la pression de l'atmosphère s'exerce à la fois sur chaque piston, ceux-ci ayant une marche inverse, elle est détruite complètement. Les conduits des deux cylindres se réunissent en un seul qui vient aboutir au centre de la platine et sur lequel on peut fixer tous les

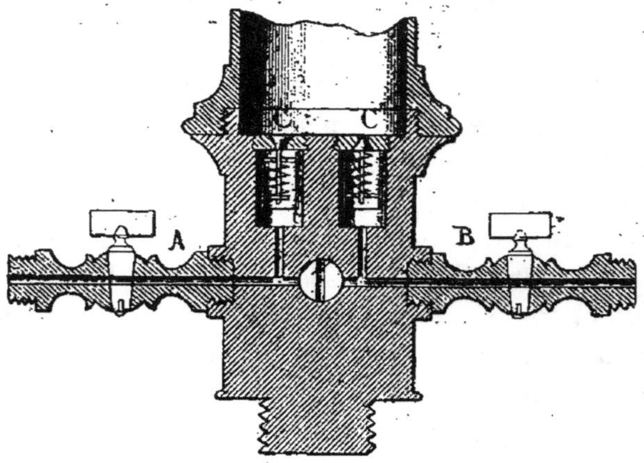

appareils où l'on veut faire le
vide ; la platine est formée par
une glace bien plane et bien unie
sur laquelle on applique hermétiquement la cloche dont les bords
parfaitement rodés ont été graissés
au préalable. De plus, un robinet
placé dans le conduit peut permettre la rentrée de l'air sous la
cloche ou supprimer toute communication entre les récipients et
les corps de pompe, ce qu'il faut
toujours faire quand on atteint
la limite de vide qu'on désirait,
sans quoi l'air rentrerait peu à
peu grâce à l'imperfection des
adhérences. Ce robinet est traversé par un canal C qui peut établir ou interrompre toute communication entre A et B, c'est-à-dire
entre le récipient et le corps de
pompe, et d'un conduit coudé

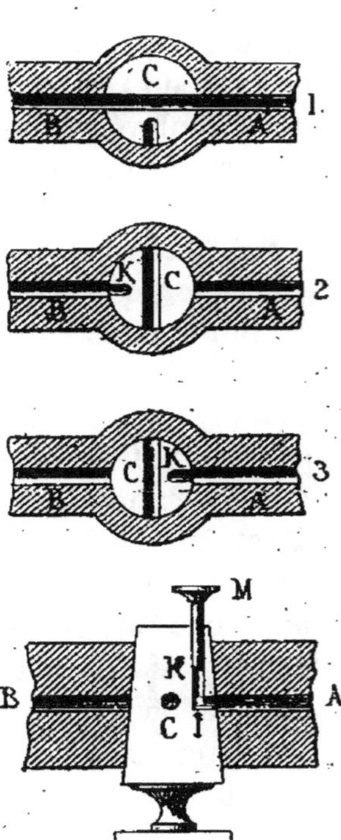

FIG. 73.

KI muni d'un bouchon métallique M, permettant l'arrivée de l'air, soit dans les corps de pompe, soit dans la cloche. Pour faire le vide il faut que le robinet soit ouvert et la communication établie entre les cylindres et le récipient (position 1); pour interrompre cette communication il faut que le robinet soit fermé (position 2). Pour permettre la rentrée de l'air il faut que le conduit coudé K soit dans la position 3 et qu'on ait enlevé le bouchon dont il est muni. Enfin le récipient communique à l'aide d'un robinet avec une éprouvette dans laquelle se trouve un manomètre, de façon qu'on sache à chaque instant le degré de vide que l'on a obtenu.

Il est facile de calculer le degré de vide auquel on arrive avec n coups de pistons dans une machine supposée parfaite; la pression à ce moment est donnée par l'équation

$$x_n = \left(\frac{R}{R + 2C} \right)^n H$$

dans laquelle R est la capacité du récipient, C celle de chacun des cylindres, H la pression primitive. On voit que cette fraction tend vers zéro et cela d'autant plus vite que la capacité des cylindres est plus grande par rapport à celle du récipient. Mais les machines ne sont pas parfaites et, par suite des défauts d'adhérence, il y a toujours des rentrées d'air, et celui-ci, à un moment donné, trop faible pour soulever le clapet, s'accumule sous la face du piston et y occupe ce qu'on appelle l'*espace nuisible*. C'est pour reculer la limite du vide qu'on a recours au *dispositif de Babinet* ou robinet permettant à un moment donné de *supprimer toute communication entre le récipient et les cylindres qu'on fait alors communiquer entre eux de façon que l'un fasse le vide dans l'autre*. Ce robinet est situé généralement dans l'axe du tuyau réunissant les conduits des cylindres ; il possède un canal longitudinal et un transversal. Dans la position 1 il n'y a rien de différent avec la machine ordinaire, mais dans la position 2 obtenue en tournant le robinet de 90° un seul cylindre est en communication avec le récipient ; quand le piston de ce cylindre se soulève, il fait le vide sous la cloche, quand il s'abaisse, l'air pressé sous sa face inférieure passe dans l'autre cylindre où il reste emprisonné, par un tube latéral qui traverse le robinet. Au bout d'un certain nombre de coups de pistons l'air ainsi emprisonné s'est accumulé et a acquis une force suffisante pour soulever le clapet et s'échapper dans l'atmosphère (fig. 73).

Machine pneumatique à mercure d'Alvergniat (fig. 74). — C'est une application du principe de Torricelli. Elle se compose de deux réservoirs A et B reliés entre eux par un tube en caoutchouc, l'un A de forme allongée et fixe, l'autre B est relié à une chaîne sans fin et peut se mouvoir à l'aide de manivelles C de haut en bas d'un support vertical. La partie A est terminée par un robinet à trois voies D permettant de la faire communiquer tantôt avec l'atmosphère, tantôt avec l'appareil où l'on veut faire le vide. Veut-on rétablir la communication avec l'air extérieur ? on ouvre le robinet E surmonté d'un entonnoir R ; avec l'enceinte où l'on veut faire le vide ? on ouvre le robinet G. On remarque de plus une partie renflée H, c'est un réservoir où l'on a mis de l'acide sulfurique destiné à sécher le gaz et on y a adapté un manomètre M destiné à indiquer la pression. Enfin la boule B est presque remplie de mercure. On l'élève au-dessus du niveau de la boule A, les robinets D et E étant ouverts ; la boule A se trouve ainsi remplie de mercure ; on ferme alors E et l'on rétablit la communication avec l'appareil où l'on veut faire le vide ; en faisant descendre la boule B, le mercure abandonne A qui se remplit de gaz ; en fermant de nouveau D,

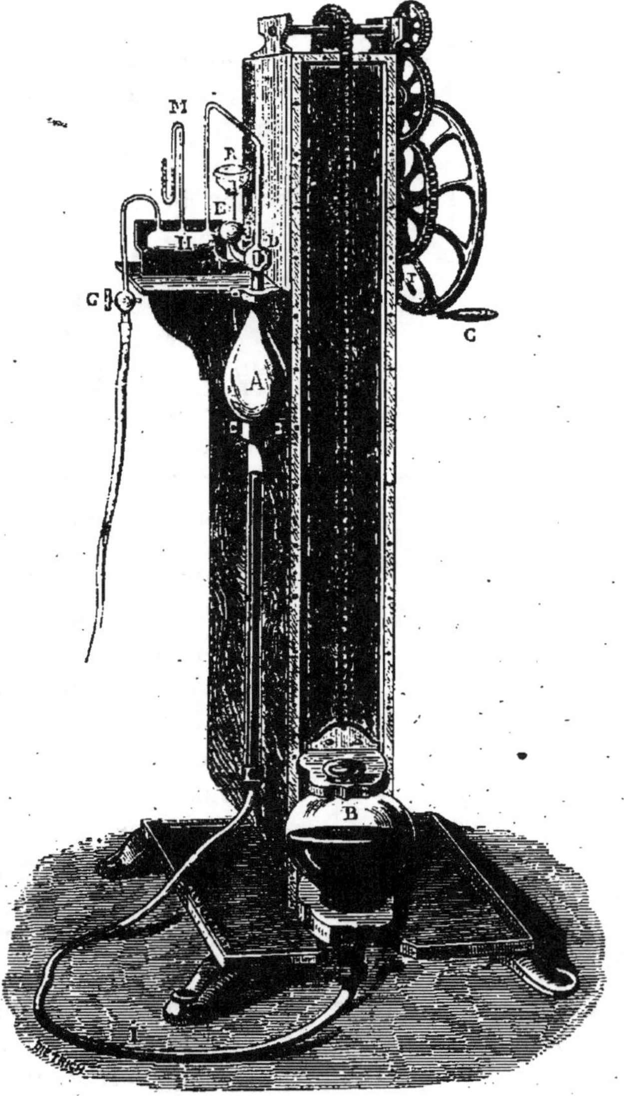

FIG. 74. — Machine Pneumatique à mercure.

ouvrant E et remontant B, le gaz s'en ira dans l'atmosphère et l'on recommencera l'opération jusqu'à ce que le

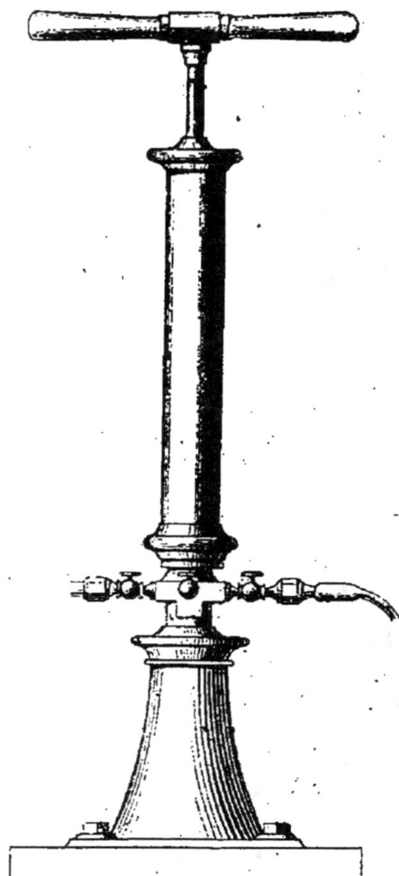

FIG. 75. — Pompe à main.

manomètre indique qu'on a atteint un vide presque parfait; comme on le voit, chaque voyage de la boule B équivaut à un coup de piston de la machine à cylindres.

On emploie encore beaucoup dans les laboratoires la machine de Bianchi et celle de Deleuil; on obtient aussi un vide très parfait avec la trompe qui peut servir également de machine de compression.

Machines de compression. — Les machines de compression servent à obtenir un effet inverse, c'est-à-dire à renfermer dans un réservoir un gaz à une forte pression. Leur principe est le même que celui des machines pneumatiques; seulement ici, si l'on veut par exemple emplir d'air l'appareil, on puisera cet air dans l'atmosphère grâce au système des soupapes qui *s'ouvrent de haut en bas*. On pourrait donc donner aux machines de compression une forme analogue à celles des machines pneumatiques, mais on se sert en général de *pompes à main*. Elles se composent d'un corps de pompe dans lequel se meut un piston plein surmonté d'une tige et d'un manche horizontal. A la base du corps de pompe se trouvent deux clapets ; l'un s'ouvrant de bas en haut est en communication avec un tuyau d'aspiration ; l'autre, s'ouvrant de haut en bas est relié par un tuyau avec le réservoir qu'on veut emplir de gaz comprimé. On conçoit aisément que les soupapes étant ainsi disposées, toutes les fois que le piston marchera, il y aura aspiration de gaz venant du dehors et se répándant dans le corps de pompe ; lorsqu'il descendra, ce gaz soulèvera le second clapet et sera refoulé dans le réservoir (fig. 75).

Chalumeau à gaz (fig. 76). — Le chalumeau a pour but d'obtenir une température très élevée en insufflant de l'air dans une flamme quelconque. La combustion s'effectuant alors plus complètement et dans un espace plus restreint, la température deviendra plus considérable. On arrive à des résultats plus remarquables encore en remplaçant l'air par l'oxygène : quant au gaz combustible, il peut varier ; on peut se servir du gaz de l'éclairage ou d'hydrogène, etc., etc. Dans le chalumeau employé pour l'analyse, on insuffle simplement de l'air sur la flamme d'une bougie. Pour obtenir des effets plus forts, on fait enflammer le mélange des deux gaz qui étaient d'abord séparés et contenus chacun dans un récipient différent. Le diamètre de l'instrument doit être tel que, pour la vitesse d'écoulement des gaz qui le traversent, la flamme ne puisse rétrograder. Cette vitesse dépend de la pression à laquelle les gaz sont soumis dans leurs réservoirs. Dans leur lampe MM. Bourbouze et Wiessnegg compriment le gaz de l'éclairage à une demi-atmosphère en sus de la pression atmosphérique ; le mélange de gaz et d'air arrive dans une forte lampe de Bunsen dont l'extrémité est coiffée d'un réseau de fils de platine.

Le bec de Bunsen est un chalumeau; l'air extérieur y pénètre par un trou situé à la base de la douille et est attiré par l'afflux du gaz combustible arrivant par un

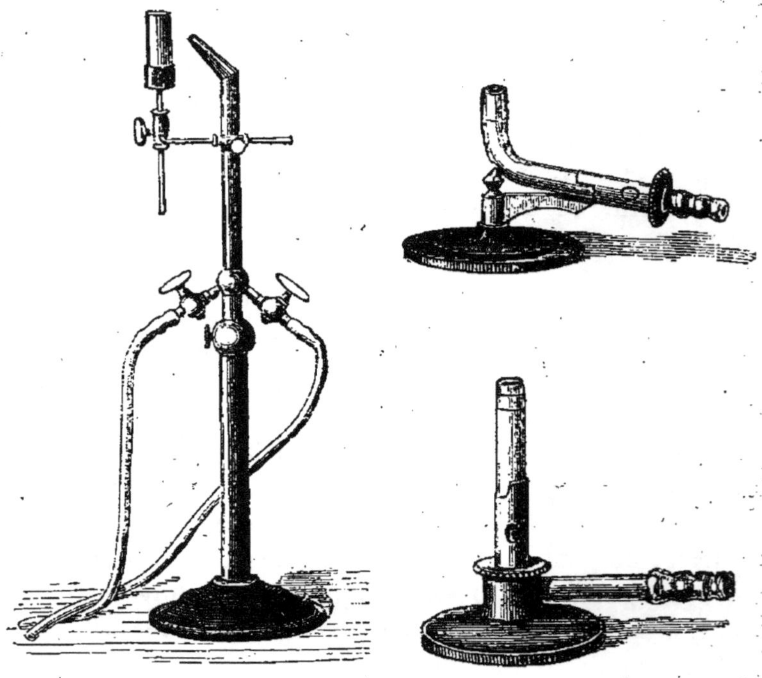

FIG. 76. — Chalumeau à gaz.   FIG. 77. — Becs Bunsen.

trou d'admission de forme variable; plus est grande la surface de ce gaz et plus l'appel d'air est considérable (fig. 77).

Ventilateur à force centrifuge (fig. 78). — Cet instrument a été imaginé par Desguillers: on l'appelle aussi *Tarare*. Il se compose d'un tambour TT dans lequel tourne rapidement autour de l'axe O, un système de quatre ailes quadrangulaires dont les extrémités rasent les faces intérieures du tambour. Le mouvement est donné par la courroie de transmission CC, et l'air, emprisonné dans les ailes, reçoit un mouvement de rotation, se presse sur le contour du tambour jusqu'à ce que, parvenu au canal R, il s'échappe tangentiellement. Des ouvertures sont pratiquées dans le tambour pour que l'air puisse se renouveler facilement. Pour purifier l'air d'une salle, on n'a qu'à la faire communiquer par des tuyaux, avec la base

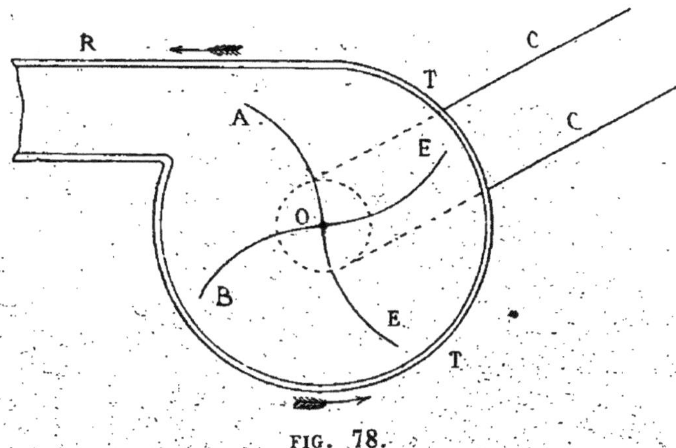

FIG. 78.

du tambour. On pourrait également puiser l'air à l'extérieur et le chasser dans les salles où il déplacera l'air vicié.

Trompe. — La trompe est un appareil d'une grande simplicité qui permet soit de faire le vide dans un espace donné, soit d'y refouler de l'air comprimé ; c'est en général à remplacer les machines pneumatiques qu'elle est destinée. Elle se compose d'un tube de verre épais qu'on adapte au robinet d'une conduite d'eau ; à l'intérieur de

ce tube s'en trouve un autre conique par où s'écoule
l'eau, sous l'influence de sa propre pression; latéralement se trouve une petite ouverture qu'on relie par un
tuyau à la cloche sous laquelle on veut faire le vide; il
est facile de comprendre que l'eau en s'écoulant produit
une aspiration de l'air contenu dans le tube de verre,
puis dans le tuyau et sous la cloche; au bout d'un temps
souvent très court, on obtient un vide presque parfait.

CHAPITRE XV

Densité des gaz : diverses méthodes propres à la déterminer.
Pompes aspirante, foulante et à double effet. — Applications : pompes médicales. — Seringue Pravaz. — Injecteur à pression continue du Dr Robin. — Aspirateurs de Dieulafoy, de Potain. — Transfuseur. — Ventouses. — Pipette. — Compte-gouttes. — Aérostats. — Influence de l'air dans les pesées.

Densité des gaz, diverses méthodes propres à la déterminer. — On appelle généralement densité d'un gaz *le rapport qui existe entre le poids d'un certain volume de ce gaz et le poids du même volume d'air dans les mêmes conditions de température et de pression.* Mais cette définition n'est pas absolument rigoureuse, et pour avoir la valeur réelle de cette densité, il faut supposer *les deux gaz à la température de zéro et à la pression de 760 millimètres.* On emploie pour la déterminer deux méthodes principales, la première, due à *Biot et Arago*, est la plus simple en principe, mais exige des corrections qui rendent son emploi très long; l'autre, due à Regnault, ne mérite pas ces reproches.

1° *Méthode de Biot et Arago.* — Ces savants prenaient un ballon de 8 à 10 litres, muni d'un robinet métallique, y faisaient le vide et le pesaient, puis le remplissaient de gaz étudié et pesaient de nouveau; la différence de poids indiquait celui du gaz introduit. Ils recommençaient la même série d'opérations avec l'air et obtenaient un nouveau poids ; en divisant le premier par le second, ils avaient la densité cherchée. Mais il fallait noter toutes les variations de température, de pression, qui pouvaient se produire pendant l'expérience et en tenir compte dans les corrections du poids de l'air déplacé par le ballon ; car ici ce poids était de l'ordre du poids des gaz enfermés et quelquefois même supérieur ; quant à la correction des poids marqués elle disparaît dans le calcul, il n'y avait donc pas à en tenir compte. Les résultats obtenus furent cependant excellents, car la méthode l'est elle-même en principe.

2° *Méthode de Regnault* (fig. 79). — Regnault chercha à éviter toutes les corrections dues aux variations de l'air extérieur, et il y parvint d'une manière aussi simple qu'ingénieuse. *Il fait équilibre au ballon avec un autre ballon aussi identique que possible*, de. sorte que les variations que subit l'un sous l'influence de l'air, l'autre les subit aussi ; les ballons avaient environ 10 litres de capacité et étaient surmontés d'armatures à robinet, Regnault les emplissait d'eau, les suspendait chacun à l'un des plateaux d'un balance et les plongeait dans l'eau ; ils y auraient été en équilibre s'ils étaient identiques, mais cette identité n'existait jamais et on l'obtenait en ajoutant au moins lourd un petit cylindre de verre de poids convenable : les ballons abandonnés pendant quinze jours dans une salle ouverte et suspendus aux plateaux d'une balance ne firent pas incliner le fléau ; par conséquent, les variations qui avaient pu se produire dans la température de cet air, sa pression, son état hygrométrique n'avaient eu aucune influence, et aucune correction n'était nécessaire. Pour opérer, Regnault fit plonger l'un des ballons V dans la glace fondante et le relia, d'une part, à un manomètre à air libre ABC, d'autre part à un réservoir R contenant le gaz, qui était obligé de traverser les tubes desséchants

D D', ou bien à une machine pneumatique; ce qui permettait de faire le vide et d'introduire du gaz desséché alternativement, suivant la position dans laquelle se trouvait tourné le robinet T. Il faisait donc le vide d'une façon aussi parfaite que possible, soit toutefois h la pression du

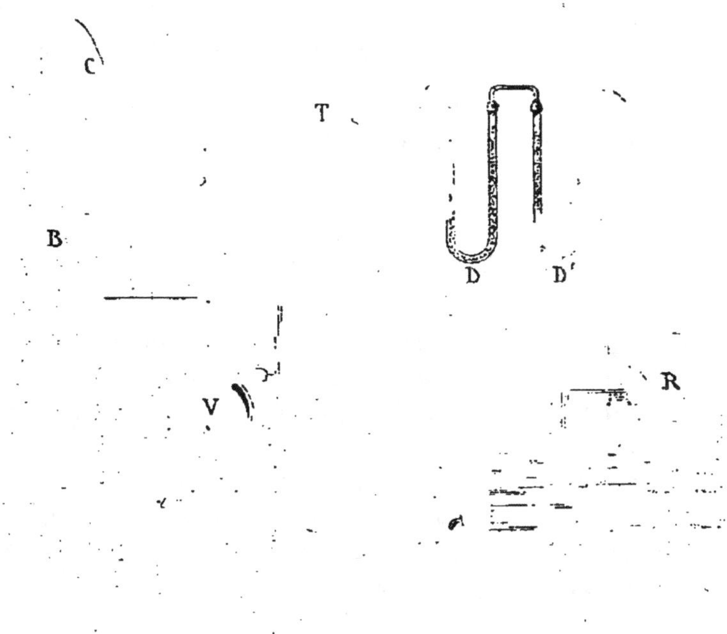

FIG. 79. — Appareil de Regnault pour la densité des gaz.

gaz qui restait et H la pression atmosphérique, la température est 0°. Il démontait le ballon, l'essuyait et le pesait à la balance où l'autre ballon était suspendu, où simplement il produisait l'équilibre entre eux au moyen d'un peu de grenaille ; puis il replaçait le ballon dans la glace et laissait rentrer de nouveau le gaz, et en accrochant de nouveau le ballon rempli à la balance, il trouvait une augmentation de poids P correspondant à un volume de gaz égal à celui du ballon, à la pression H-h et à la température de 0º ; ce poids à la pression 760 eût été $P\,\dfrac{760}{H-h}$. Il opérait ensuite avec de l'air desséché comme il venait de le faire avec le gaz ; il obtenait un poids P qui, sous la pression 760, eût été $P'\,\dfrac{760}{H'-h'}$ le volume étant le même dans les deux cas, on a :

$$D = \frac{P\,\dfrac{760}{H-h}}{P'\,\dfrac{760}{H-h'}} = \frac{P}{P'}\;\frac{H'-h'}{H-h}$$

On voit que dans cette méthode, on opère dans les deux cas à 0º ; la variation de la pression est insignifiante ; on a donc et très simplement la valeur rigoureuse de la densité.

Cependant on ne connaît pas ainsi le poids du litre d'air ; pour l'obtenir il faut jauger le ballon. Puisque nous connaissons déjà le poids de l'air qui l'emplirait à 0º et sous 760 millimètres, poids qui est

$$\pi = P'\,\frac{760}{H'-h'}$$

Pour le jauger on pèse le ballon ouvert et sans lui faire équilibre avec l'autre ballon ; soit P son poids apparent ; on le remplit alors avec toutes les précautions nécessaires d'eau distillée et on l'abandonne à la température de 0º, puis on le ferme, essuie et pèse à une température t qui ne doit pas atteindre 10º, sans quoi l'eau en se dilatant produirait la rupture. On obtient un poids apparent P_1 qui est égal au poids apparent P du ballon, augmenté du poids réel X de l'eau, et diminué du poids de l'air déplacé.

$$P_1 = P + (X) - \frac{\pi\,(1 + Kt)\left(H' - \frac{3}{8} - f\right)}{(1 + \alpha\,t).\,760}$$

relation qui permet de calculer X et d'avoir le volume V qu'elle occupait à 4°, c'est-à-dire le volume cherché du ballon. On aura ensuite le poids du litre d'air en divisant π par V.

$$\frac{\pi}{V} = 0,001293$$

c'est-à-dire que, d'après Regnault, $1^{c.c.}$ d'air sec à zéro et sous la pression 760 millimètres pèse $0^{gr},001293$. Le poids d'un litre d'air est donc $1^{gr},293$. Connaissant donc la densité d'un gaz D, on aura toujours le poids d'un litre de ce gaz à 0° et sous 760 millimètres en multipliant cette dernière par 1,293.

Pompes : aspirante, foulante et à double effet. — Ces sont des instruments employés le plus généralement à élever l'eau : les unes ne font que l'aspirer, on les nomme pompes aspirantes ; d'autres ne font que la refouler dans des réservoirs, ce sont les pompes foulantes ; mais, en général, elles doivent produire les deux effets et constituent des pompes aspirantes et foulantes.

1° *Pompe aspirante.* — Elle se compose d'un cylindre vertical appelé corps de pompe, dans lequel se meut un piston muni d'une soupape ou clapet s'ouvrant de bas en haut. Le corps de pompe a sa base traversée par un tuyau de diamètre plus faible qui va plonger dans le liquide et qu'on appelle tuyau d'aspiration ; la soupape qui bouche ce tuyau à la partie supérieure s'ouvre également de bas en haut. Supposons que le piston soit au bas de sa course et qu'il commence à s'élever ; le vide va se faire dans la partie du corps de pompe située au-dessous de lui, et l'eau soulevant la soupape du tuyau d'aspiration, à la suite de l'air que contenait ce tuyau, va emplir le corps de pompe ; quand le piston descendra, la soupape dont il est muni s'ouvrira à son tour, et l'eau le traversant pourra s'écouler par un conduit latéral. Il est bien évident, d'après le principe de Torricelli, que l'eau aspirée ne peut représenter une colonne de plus de $10^m,33$, c'est-à-dire que le tuyau d'aspiration ne peut avoir plus de 10 mètres de longueur. En outre de cela, la hauteur théorique ne saurait être atteinte *à cause des gaz dissous que renferme l'eau* et qui s'échappent quand le vide se produit à sa surface.

2° *Pompe foulante.*— Elle est formée d'un corps de pompe plongé dans le liquide et dans lequel se meut un piston plein. Latéralement se trouve un conduit séparé du corps de pompe par une soupape s'ouvrant de bas en haut ou plus exactement de dedans en dehors, par où s'échappera l'eau quand on fera descendre le piston.

3° *Pompe aspirante et foulante. — Pompe à incendie ou doublement foulante.* — Le type des pompes aspirantes et foulantes est celui que l'on emploie partout pour élever l'eau et la distribuer ensuite : ce que nous avons dit plus haut nous dispense d'entrer dans plus de détails.

La pompe à incendie est une pompe doublement foulante (fig. 80). Les deux pistons sont doués d'un mouvement alternatif ; quand un des pistons monte, l'eau est aspirée par la soupape correspondante ; l'autre piston descend pendant ce temps et refoule de l'eau dans le tuyau abducteur. De cette façon le jet est continu et non intermittent, et cette continuité est d'autant plus parfaite que

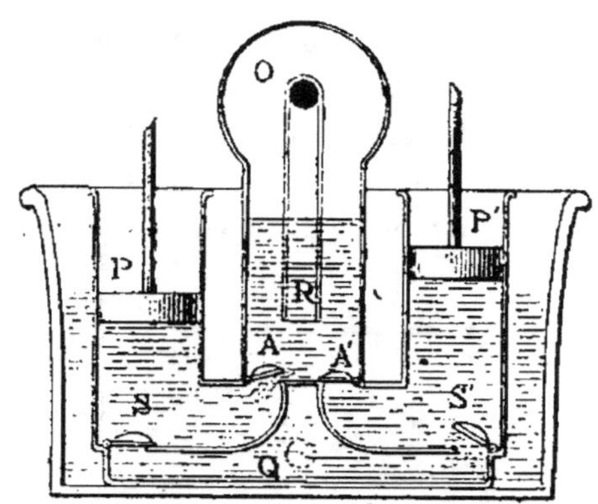

FIG. 80. — Pompe à incendie.

l'air comprimé dans le réservoir vient encore ajouter son action.

Application. — Pompes médicales. — Seringue Pravaz. — Le type le plus simple de pompes médicales est la seringue à injections qui fonctionne comme pompe aspirante pendant qu'on la remplit et pompe foulante pendant qu'on injecte le liquide qu'elle contient. Pour les injections hypodermiques, où l'on doit connaître et mesurer la quantité de liquide injecté, on se sert de seringues imaginées par Pravaz. Leur canule est en acier ou en argent, d'un diamètre très faible et terminée par une pointe tranchante en biseau. La tige du piston porte des divisions et un curseur pouvant se fixer sur l'une d'elles qui correspond au volume de solution qu'on veut injecter. Grâce à ce curseur, la course du piston et par suite le volume des liquides sont limités à la valeur qu'on veut leur donner.

Aspirateurs de Dieulafoy et de Potain. — L'aspira-

teur de Dieulafoy peut servir alternativement comme
pompe aspirante puis foulante. Il se compose d'un cylindre
de verre gradué, dans lequel se meut un piston muni d'une
tige à crémaillère engrenant avec le pignon mis en mouvement par une manivelle. A l'autre extrémité se trouvent
plusieurs robinets portant des tubes en caoutchouc.
Pour aspirer avec cet instrument le liquide morbide, on

FIG. 81. — Aspirateur Dieulafoy.

munit l'un des tubes d'une canule trocart qu'on enfonce dans la partie malade; on ouvre alors le robinet
correspondant R, on ferme tous les autres et on remonte
le piston qui se trouve maintenu au haut de sa course
par une encoche; quand le corps de pompe est rempli de
liquide, on ferme ce premier robinet, on en ouvre un autre et on fait descendre le piston, ce qui chasse le liquide.

On recommence ensuite le même cycle d'opérations autant de fois que cela est nécessaire. Il est bien évident qu'en renversant le jeu des robinets, cet appareil pourra aussi servir à injecter au lieu d'aspirer (fig. 81).

L'aspirateur de Potain diffère du précédent en ce-que l'on a interposé un récipient entre le corps de pompe et le tube d'aspiration (fig. 82). De cette façon, le corps de

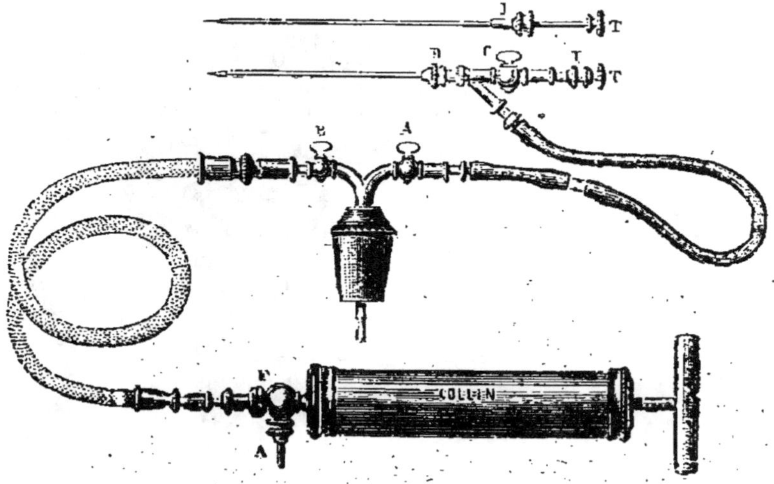

FIG. 82. — Aspirateur Potain.

pompe ne subit jamais le contact des liquides pathologiques.

Transfuseur de Collin (fig. 83). — Cet appareil a pour but d'opérer la tranfusion du sang, c'est-à-dire d'injecter dans les veines d'un malade le sang préalablement défibriné d'une personne bien portante; il faut éviter à tout prix la coagulation du sang et c'est pourquoi on le défibrine, pourquoi on évite son refroidissement et l'introduction de l'air dans le système circulatoire. Le transfuseur de Collin se compose d'une cuvette qui reçoit

directement le sang et d'un corps de pompe dans
lequel se meut un piston plein; c'est une pompe foulante présentant un seul orifice d'écoulement. Au-dessous de la cuvette dont le fond porte une ouverture,
se trouve un espace cylindrique ou chambre de communication, reliée d'une part à la pompe et de l'autre au
tuyau abducteur et contenant une petite sphère creuse

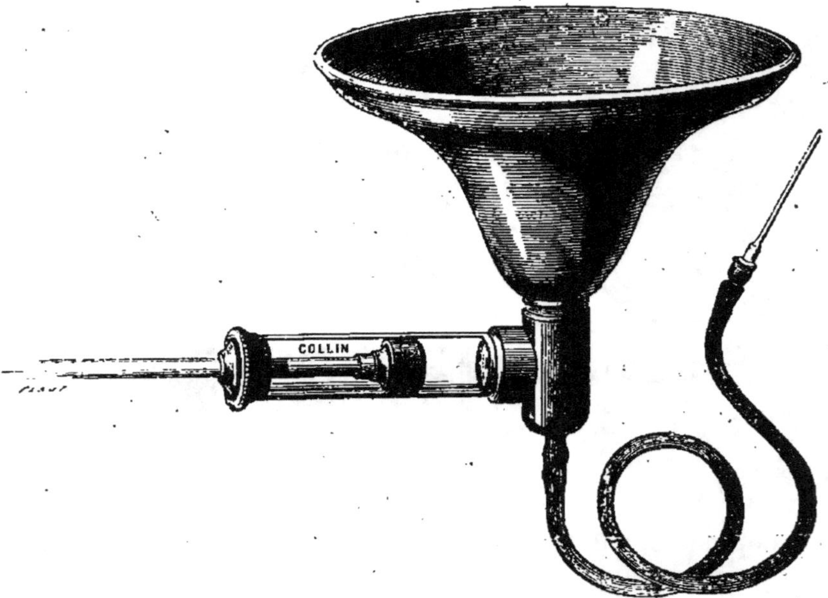

FIG. 83. — Aspirateur de Colin.

d'aluminium, susceptible de fermer les ouvertures contre
lesquelles elle peut s'appuyer. Quand l'appareil est absolument plein de sang et le piston en haut de sa course,
la boule d'aluminium plus légère que le sang bouche
l'ouverture qui se trouve au fond de la cuvette, et si on
enfonce le piston, le sang se rend dans les veines du malade, et est remplacé dans la chambre de communication

par une égale quantité de sang venant de la cuvette dont le sphère d'aluminium ne saurait empêcher l'afflux. Si, par hasard, cette chambre n'est plus pleine, l'air sera chassé par l'ouverture du fond de la cuvette, celle-ci n'étant plus fermée par la bille d'aluminium, et ne pénétrera pas dans le tube abducteur.

Il est à remarquer que le sang ainsi défibriné a subi en outre une grave atteinte dans sa vitalité, aussi la transfusion (d'après une note de M. Afanassieu, présentée à l'académie des sciences par M. Vulpian), donnerait-elle de bien meilleurs résultats, si l'on empêchait la coagulation du sang non par la défibrination, mais par une addition de 1,50 p. 100 de peptone.

Ventouse : ventouses simples, ventouses à pompe. — La ventouse simple n'est autre chose qu'une petite cloche de verre dont les bords sont rodés avec soin, pour

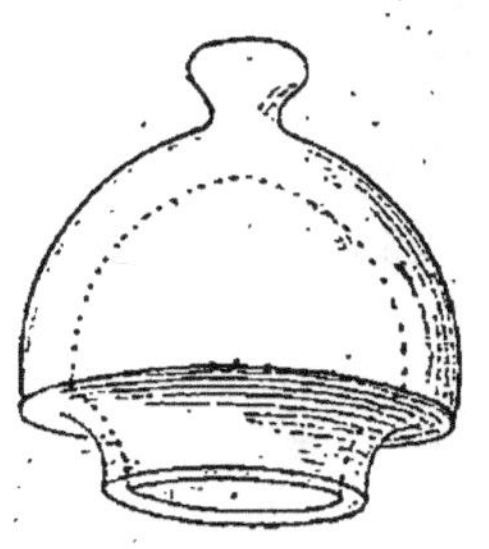
FIG. 84.—Ventouse.

lui permettre de s'adapter hermétiquement à la peau (fig. 84). Pour l'employer, on y plonge un morceau de papier enflammé ou une petite éponge imbibée d'esprit-de-vin, portée au bout d'un manche et préalablement allumée; l'air contenu sous la cloche se dilate alors et lorsque celle-ci, étant appliquée sur la peau, le refroidissement survient, un vide partiel se produit. Mais la pression atmosphérique qui s'exerce à l'intérieur du corps soulève la peau qui rougit par suite du gonflement des vaisseaux : on peut alors faire des incisions à cette peau et le sang s'écoulera : c'est ce qu'on appelle *ventouses scarifiées*.

On peut également obtenir ce vide partiel au moyen d'appareils plus compliqués qui sont de véritables *pompes* analogues à la machine pneumatique. On a surtout recours à ces pompes quand on veut obtenir des ventouses comme *celles de Junod* exerçant leur action sur une

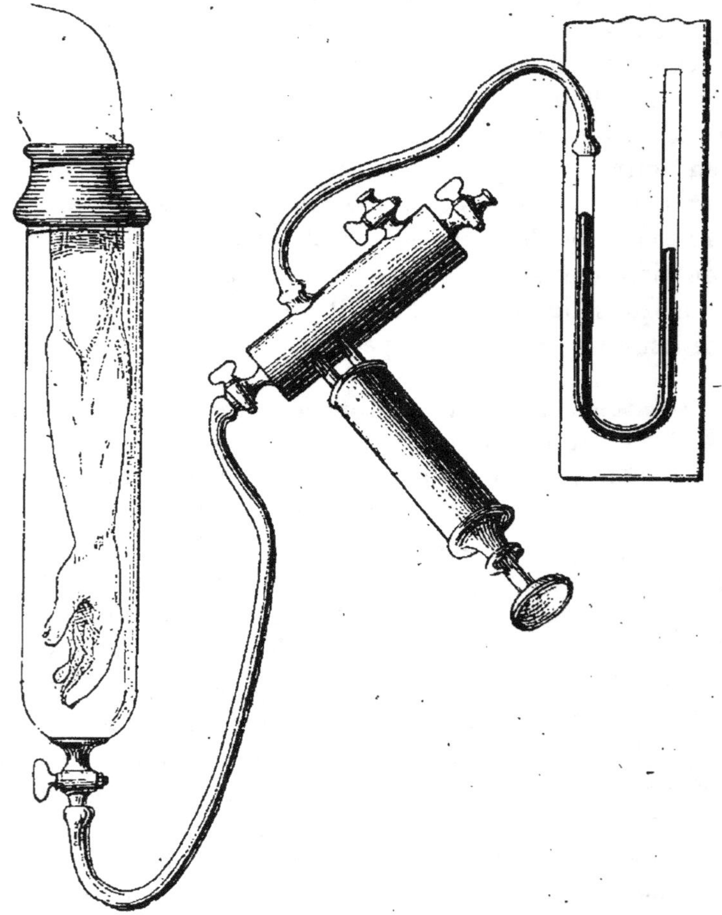

FIG. 85. — Ventouse de Junod.

surface assez considérable ou sur toute la partie du corps. Voici de quoi se compose la ventouse de Junod : un réservoir en verre muni d'une monture de caoutchouc de façon à pouvoir enfermer hermétiquement le membre sur lequel on veut faire agir l'air raréfié, ou l'air comprimé. Ce réservoir est mis en communication au moyen d'un robinet ou d'un tube de caoutchouc avec une pompe aspirante et foulante ; en réalité la communication n'est pas directe, mais a lieu au moyen d'un récipient sur lequel agit d'abord la pompe ; ce récipient est relié, d'autre part, à un petit manomètre à air libre, de façon qu'on sait toujours à quelle pression se trouve l'air qu'il contient (fig. 85).

Pipette (fig. 86). — La pipette est un petit instrument qui sert à puiser un liquide et à le transporter dans un autre récipient ; on peut l'employer de deux façons différentes. Si le liquide est en quantité suffisante on y plonge la pipette jusqu'à l'endroit où on veut l'emplir et l'on voit bientôt le niveau devenir le même à l'intérieur qu'à l'extérieur ; on bouche alors avec le doigt l'ouverture supérieure de la pipette qu'on peut maintenant soulever sans que le liquide s'échappe si le tube est suffisamment étroit ; en effet, si l'écoulement se produisait, la colonne d'air ainsi emprisonnée entre le doigt et le liquide augmenterait de volume et par conséquent sa force élastique diminuerait ce qui ne peut arriver puisque la pression atmosphérique agit à l'autre extrémité. On peut encore remplir la pipette par aspiration, si le liquide n'est pas corrosif et que le volume en soit peu considérable. Il faut alors avoir soin de mettre son doigt sur l'orifice, dès que l'on a cessé d'aspirer, on

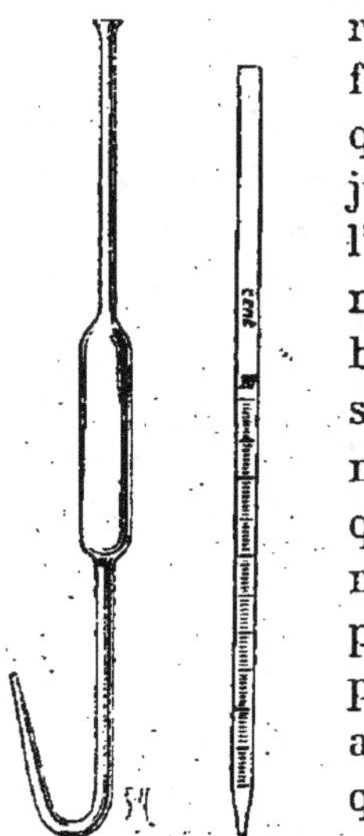

FIG. 86. — Pipette.

pourra ensuite vider la pipette en un nombre de fois aussi considérable qu'on voudra ; il n'y a qu'à soulever le doigt et le rabattre alternativement à intervalles plus ou moins rapprochés.

Compte-gouttes (fig. 87). — Le simple nom de cet appareil indique son usage. Le plus simple de ces instruments

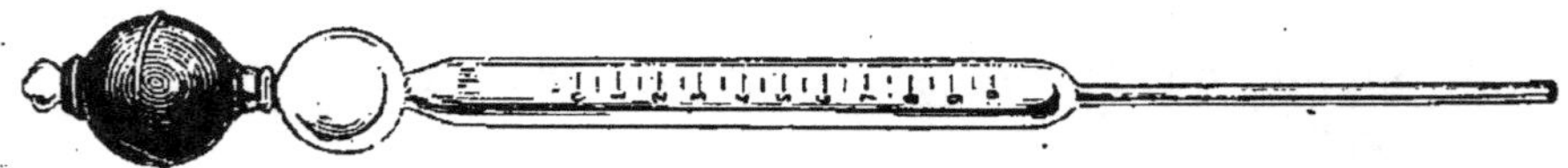

FIG. 87. — Compte-gouttes Limausin.

se compose d'un petit tube de verre étiré en pointe à une extrémité et terminé à l'autre par une poire ou un cylindre en caoutchouc. Pour en faire usage, on presse le caoutchouc, ce qui expulse l'air, et on plonge dans le liquide l'extrémité du compte-gouttes. Dès qu'on cesse de comprimer la poire, elle reprend son volume primitif et l'on voit le liquide monter dans l'appareil où il demeure jusqu'à ce qu'en appuyant légèrement sur le caoutchouc, il sorte par gouttes. Il est bon toutefois de remarquer que le poids de ces gouttes, pour un même liquide, varie avec le diamètre de l'orifice de l'écoulement.

Aérostats. — Ce n'est pas ici l'endroit de faire l'étude approfondie des aérostats ; aussi nous contenterons-nous de décrire le principe sur lequel ils sont fondés et de rappeler en quelques mots l'histoire de la question. Ces aérostats n'ont, du reste, subi depuis leur invention jusqu'à nos jours que des modifications légères dans leur forme. Ce n'est que depuis ces derniers temps que leur construction est entrée dans une phase nouvelle sous l'impulsion de MM. Gaston Tyssandier, Renard, etc.

Le principe sur lequel repose la théorie des ballons est très simple : *tout corps plongé dans un fluide, liquide ou gazeux, y éprouve de bas en haut une poussée égale au volume de fluide déplacé.* Il est évident, d'après cela, que si cette poussée est supérieure au poids du corps lui-même, celui-ci tendra à s'élever. Les aérostats sont donc des réservoirs creux contenant un gaz et tels que le poids du système soit inférieur au poids de l'air déplacé. Le ballon ainsi construit tendra à s'élever en vertu de sa *force ascensionnelle égale à la différence des deux poids.* Partant de cette idée, le père Lana, qui, un des premiers, s'occupa de la question, prenait un bateau très léger auquel étaient attachés quatre ballons d'assez grande dimension dans lesquels il avait fait le vide ; ceux-ci en s'élevant enlevaient le bateau où pouvaient s'installer les aéronautes. Mais, vu son poids, cet appareil était tout à fait imparfait.

Montgolfier à la fin du xviiiᵉ siècle songea à remplacer le vide par un gaz plus léger que l'air, l'hydrogène par exemple ; mais les fuites qu'il observait lorsqu'il employa ce gaz l'engagea à employer l'air lui-même qu'il raréfiait dans le ballon en le chauffant. Il éleva ainsi en 1783 un ballon dont la capacité était de 800 mètres cubes, le poids 850 kilogrammes, tandis que celui de l'air déplacé était de 1,100 ; cet aérostat s'éleva à environ 2,000 mètres. Charles remplaça les appareils à air chaud par des appareils à hydrogène, vernissés avec soin de façon à les rendre aussi imperméables que possible ; cependant on remplace à présent l'hydrogène par le gaz de l'éclairage, qui est moins diffusible et revient beaucoup moins cher ; la force ascensionnelle, il est vrai, est diminuée, mais on peut l'obtenir aussi considérable qu'on veut en augmentant les dimensions.

En général, un aérostat se compose d'un enveloppe de soie recouverte d'un vernis de caoutchouc ; l'appareil une fois gonflé a une forme à peu près sphérique. La *nacelle* est suspendue par des cordes à un *filet* qui entoure le ballon et le protège en quelque sorte. Une soupape située à la partie supérieure de l'aérostat permet de laisser écouler du gaz, ce qui diminue la force ascensionnelle; pour augmenter celle-ci, on jette une partie du *lest* formé par du sable. Un dynamomètre indique la force ascensionnelle; le baromètre permet de calculer la hauteur à laquelle on se trouve.

Cependant l'appareil ainsi construit ne peut suivre d'autre direction que celle des courants aériens auxquels il est soumis. Le problème de la direction des ballons revient donc à trouver une force motrice de poids relativement faible qui puisse vaincre cette influence et imprimer au ballon une vitesse plus grande que celle du vent. M. Dupuy de Lôme, en 1871, présenta à l'académie un ballon muni d'une hélice actionnée par huit hommes et doué d'une vitesse de 8 à 10 kilomètres à l'heure par rapport à l'air ambiant. M. Gaston Tyssandier remplace la force humaine par un moteur électrique. Enfin l'appareil de **MM.** Renard et Krebs remplit les conditions suivantes :

1º Sa forme, qui se rapproche de celle d'un cigare, et la disposition du gouvernail assurent la stabilité de la route ;

2º Les dimensions sont calculées de façon à diminuer le plus possible les résistances à la marche ;

3º Le moment perturbateur de stabilité verticale est diminué par le rapprochement des centres de traction et de résistance;

4º Le moteur électrique est susceptible d'imprimer une vitesse de 20 à 25 kilomètres par heure.

Le volume de leur aérostat est de 1,864 mètres cubes

et son poids complet, lest compris, d'environ 2,000 kilogrammes. Ces expériences faites à Meudon ont donné les résultats les plus satisfaisants.

Influence de l'air dans les pesées. — Toute pesée est sujette à deux causes d'erreur, c'est-à-dire que les résultats observés ne sont pas les véritables poids cherchés. En effet, désignons par P le poids véritable du corps, il perd sous l'influence de l'air où il est plongé une certaine partie de son poids et l'on observe une valeur plus petite π, telle que l'on ait :

$$P = \pi + \frac{P}{D}\ A(1) \ \text{ou} \ \pi = P\left(1 - \frac{1}{D}\ A\right)$$

formule dans laquelle D est la densité du corps pesé et A le poids de l'unité de volume d'air dans les conditions de l'expérience.

D'autre part, les poids que l'on emploie ont été échantillonnés dans le vide, c'est-à-dire que leur indication n'est exacte qu'autant que l'air n'agit pas sur eux. Si donc nous avons employé le poids π, la pression exercée sur le plateau de la balance n'est que :

$$\pi - \frac{\pi}{D'}\ A \ (2)$$

En désignant par D' la densité du métal dont sont faits les poids
on aura donc :

$$P\left(1 - \frac{1}{D}\ A\right) = \pi\left(1 - \frac{1}{D'}\ A\right)$$

d'où
$$P = \pi\,.\,\frac{1 - \dfrac{A}{D'}}{1 - \dfrac{A}{D}}$$

Pour déterminer la valeur de A, il faudra tenir compte de la température, de l'état hygrométrique et de la pression atmosphérique au moment de l'expérience. On a ainsi pour le poids du centimètre cube d'air :

$$A = \frac{0,0012932 \times \left(H - \frac{3}{8}f\right)}{(1 + \alpha\,t) \times 760}$$

En désignant par t et H la température et la pression de l'expérience, f la tension de la vapeur d'eau et α le coefficient de dilatation de l'air.

CHAPITRE XVI

Manipulation des gaz. — Moyens employés pour préparer et recueillir les gaz. — Des gazomètres : gazomètre de laboratoire à écoulement constant. — Mesure du volume des gaz. — Tubes de sûreté, tube droit, tube de Welter, tube de Woulf, tube de Liebig. — Du mouvement et de l'écoulement des gaz : ventilateurs divers ; leur application à la dessiccation de plusieurs substances usitées en pharmacie ou dans l'alimentation. — De la ventilation des lieux habités. — Du tirage des appareils à combustion. — Idée générale des perturbations atmosphériques.

Manipulation des gaz. — Moyens employés pour préparer et recueillir les gaz. — Des gazomètres. — La facilité avec laquelle les gaz se répandent dans les espaces où on les reçoit, leur tendance à s'en échapper lorsque ceux-ci ne sont pas clos hermétiquement forcent à recourir à certaines précautions pour les recueillir. On utilise en général leur densité, plus faible que celle des liquides et lors de leur préparation, on les fait arriver au moyen d'un tube de dégagement dans une éprouvette remplie d'un liquide sans action chimique ou dissolvante sur eux et reposant sur une cuve contenant le même liquide. Ce qui se passe est facile à comprendre ; le gaz arrivant dans l'éprouvette se rend à la partie supérieure de celle-ci et remplace le liquide ; ainsi de suite jusqu'à ce que celui-ci soit remplacé entièrement par le gaz. Dans les usines on a recours à des *gazomètres* qui, à proprement parler, ne sont que d'immenses éprouvettes. Tout le monde a vu dans les usines à gaz ces im menses réservoirs en tôle fermés par le haut seulement et plongeant dans d'autres réservoirs pleins d'eau. Ils sont en partie soutenus par une double chaîne portant un contre-poids. Le gaz est amené sous ces cloches par des tubes spéciaux et s'en va par des tuyaux de distribution; à mesure qu'il s'écoule, la pression diminue dans le gazomètre dont le poids devient plus faible à mesure qu'il plonge davantage dans l'eau; mais comme en même temps une partie de la chaîne se déroule du même côté, on peut donner à celle-ci un poids tel que le gaz soit continuellement soumis à une pression à peu près constante.

Gazomètre des laboratoires (fig. 88). — **Gazomètre à écoulement constant.** — Un gazomètre très employé dans les laboratoires est le suivant : c'est un cylindre métallique M dont la capacité peut varier et qui est surmonté d'un réservoir à liquide R avec lequel il communique par deux tubes munis de robinets, l'un T descendant jusqu'au bas du cylindre, l'autre T' s'arrêtant dans la partie supérieure ; latéralement se trouvent deux autres robinets, l'un I à la partie inférieure, l'autre S à la partie supérieure. Supposons l'appareil rempli d'eau et établissons la communication avec le gaz par le robinet infé-

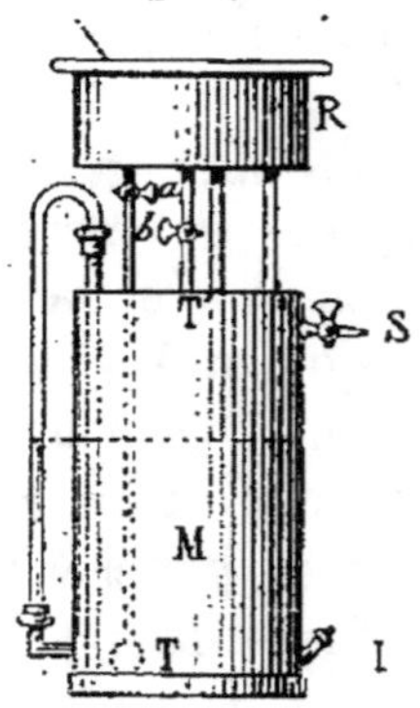

FIG. 88.
Gazomètre.

rieur, le gaz prendra la place de l'eau qui s'écoulera et le gazomètre se trouvera plein de gaz au bout d'un certain temps. Quand on voudra le faire écouler, on ouvrira le robinet S après avoir fermé I ; puis on laissera écouler dans le cylindre M par le robinet à l'eau contenue dans le réservoir supérieur R. Cette eau arrivant par le bas refoulera le gaz d'autant plus fort que le robinet *a* sera plus ouvert.

On peut aussi, par une disposition particulière, obtenir un courant de gaz par l'aspiration que produit l'écoulement d'un liquide. Dans ce cas pour que la vitesse du gaz soit constante, il faut que celle du liquide le soit elle-même ; on y arrive en prenant comme aspirateur un vase de Mariotte.

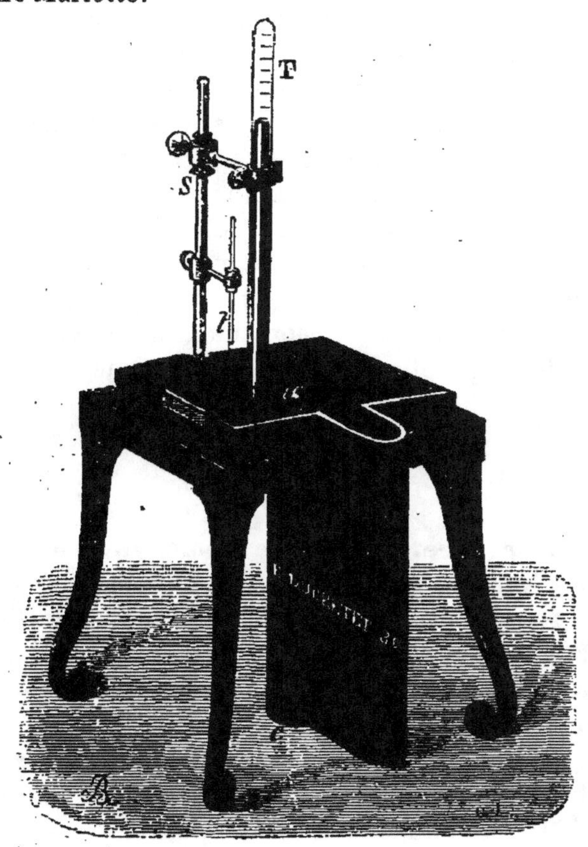

FIG. 89.

Mesure du volume des gaz (fig. 89). — Quand on veut mesurer le volume de gaz qui se dégage, dans une opération chimique par exemple, on le recueille dans un tube gradué. Pour cela on place celui-ci verticalement et plein de mercure, sur une cuve à mercure et on fait arriver le gaz par un conduit recourbé à la partie inférieure du tube gradué; le mercure est déplacé par un volume égal de gaz, et on lit ce volume sur la graduation. Mais, pour avoir toujours des résultats comparables, il faut le ramener aux conditions normales, c'est-à-dire à l'*état sec*, à *la température de* 0° et à la *pression de* 760 *millimètres*. Or, les gaz recueillis sont toujours dans un état hygrométrique inconnu; on commence par les saturer en y introduisant quelques gouttes d'eau, puis on fait varier la position du tube gradué, jusqu'à ce que le niveau du mercure soit le même intérieurement et extérieurement. On note alors la température $t°$, le volume indiqué V, la pression atmosphérique H, la tension maxima F de la vapeur d'eau à la température $t°$ et on a le volume cherché X par la formule :

$$X = \frac{V (H - F)}{760 (1 \times \alpha \, t)}$$

Tubes de sûreté. — Tube droit, tube de Welter, tube de Woulf, tube de Liébig. — Les appareils de chimie sont munis généralement de tubes dont il importe de connaître le nom et l'usage. D'abord les tubes de sûreté destinés à fournir une issue aux gaz, quand ceux-ci ont atteint une pression assez forte, à la suite par exemple d'une oblitération. Le tube de sûreté peut être *droit* ou en S; le tube droit doit avoir son extrémité inférieure plongée dans le liquide; quant au tube en S, il sert également à introduire le liquide et permet aussi le rétablissement de la pression. Le tube de *Welter* a la forme d'un T (fig. 90); le tube de *Liébig* ou tube à boules a pour but de retenir les gaz qui le traversent, grâce à un liquide qu'il contient : on y met en général de l'acide sulfurique destiné à retenir la vapeur

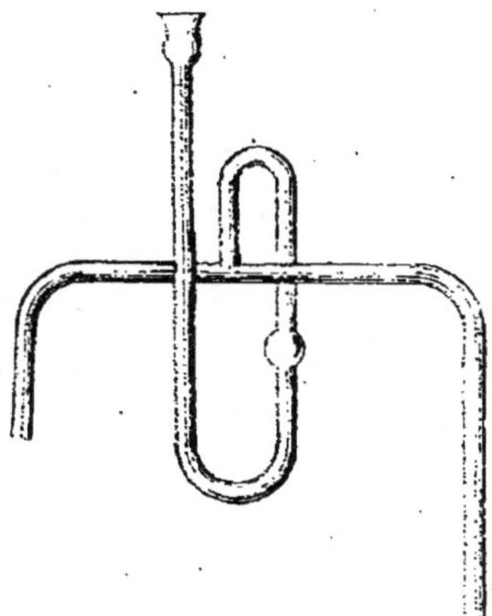

FIG. 90. — Tube de Welter.

d'eau. Les tubes de Woulf servent de tubes de sûreté à tout un système de flacons laveurs traversés par un gaz. Voici la description sommaire de l'appareil de Woulf. Il se compose d'une série de flacons à trois tubulures placés à la suite des uns des autres : V, V',V",V''', etc.; etc., et contenant de l'eau ou un liquide. Dans le liquide de chacun des vases, à part le premier, plongent les extrémités C, C', C'', d'un tube abc le joignant au précédent; et d'un tube t ou tube droit de sûreté. On conçoit que le gaz venu de V pas-

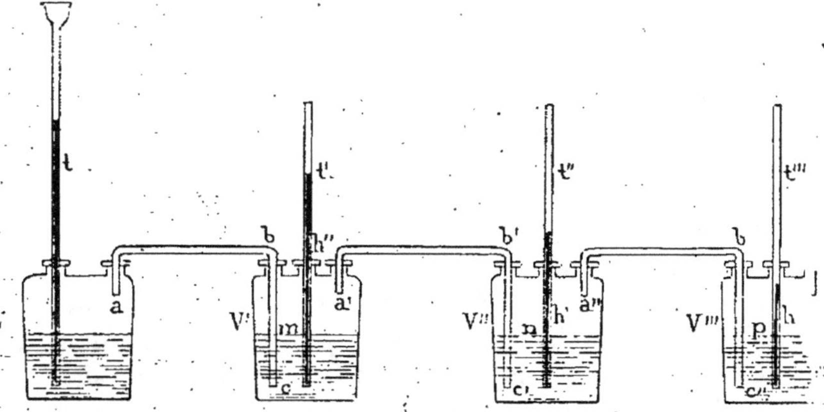

FIG. 91. — Appareil de Woulf.

sera par abc dans le liquide de V', saturera celui-ci, puis, par $a'b'c'$, passera dans V'' qu'il saturera à son tour, ét ainsi de suite jusqu'à ce que l'excès s'échappe dans l'atmosphère ; la pression dans le dernier vase V''' sera la pression atmosphérique H ou celle-ci augmentée d'une petite hauteur h, à l'aquelle s'élèvera le liquide dans le tube de sûreté t''', de même dans V'' la pression sera celle de V''' augmentée d'une hauteur h', c'est-à-dire qu'elle sera H $+$ h $+$ h' ; et dans V la pression sera H $+$ h $+$ h' $+$ h'' $+$ h''', c'est-à-dire qu'il faudra que le tube de sûreté dont sera muni le premier flacon *soit d'une longueur supérieure à la somme de tous les autres* (fig. 91).

Mouvements et écoulement des gaz. — Les gaz se comportent en cela comme les liquides, et, renfermés dans un réservoir, si l'on fait une ouverture dans celui-ci, pour s'échapper dans le vide, leur vitesse serait donnée par la formule

$$V = \sqrt{2gH}$$

en désignant par H la hauteur d'une colonne de gaz de poids égal à la pression dans le réservoir. Cette hauteur sera évidemment en raison inverse de la densité ; on peut donc dire que *la vitesse avec laquelle les gaz se précipitent dans le vide est en raison inverse de la racine carrée de leur densité.*

En réalité, les gaz ne s'échappent presque jamais dans le vide ; ils ont alors à vaincre la pression du gaz dans lequel on les reçoit, ce qui ralentit leur vitesse, qui devient d'ailleurs nulle, quand la pression est devenue égale à l'extérieur et à l'intérieur.

On peut répéter sur la dépense et l'influence des ajutages, ce qu'on a dit à ce sujet pour les liquides. Quand le tube dans lequel passe le gaz n'est pas trop étroit, la dépense est proportionnelle à la pression et en raison inverse du carré de la longueur du tube.

Dans les tubes capillaires, la vitesse d'écoulement est bien diminuée, mais varie encore dans le sens inverse de la densité. On a admis aussi l'existence d'un *coefficient de frottement*, dépendant de la densité du gaz et de la substance du tube.

Ventilateurs divers ; leur application à la dessiccation de plusieurs substances usitées en pharmacie ou dans l'alimentation. — Les ventilateurs ont pour but

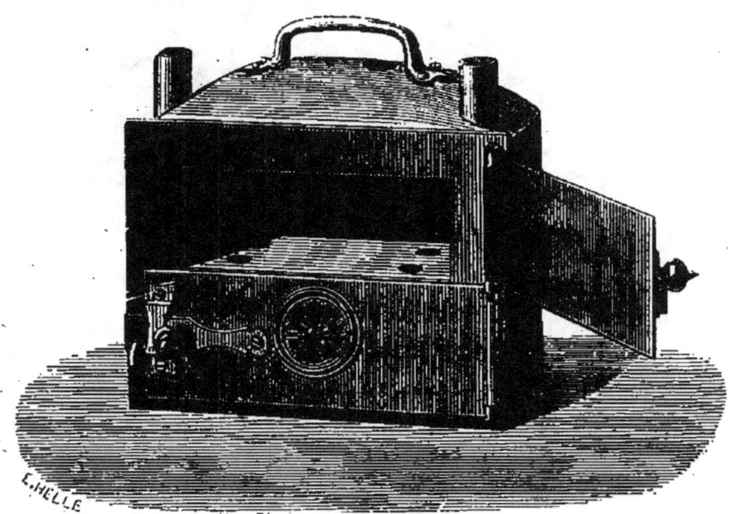

FIG. 92. — Étuve à eau de Gay-Lussac.

de faire passer une certaine quantité d'air dans un espace donné ; on y arrive mécaniquement par un tirage convenable. Les substances végétales ne sauraient se conserver si on ne les privait de l'eau dont sont gorgés leurs tissus ; on y arrive en faisant passer à leur surface une grande quantité d'air sec qui se charge de leur humidité. L'endroit où se fait cette opération est un *séchoir* ou une *étuve*.

Les *séchoirs* sont des espèces de greniers bien aérés, échauffés par les rayons solaires, et munis d'ouvertures

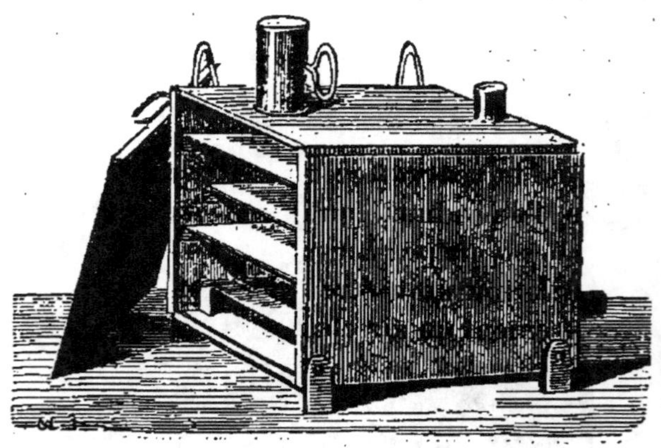

FIG. 93. — Étuve à air de Coulier.

du côté favorable à l'introduction de l'air chaud; on a posé, en outre, des persiennes ou même des vitres destinées à garantir les substances en cas de pluie. Ces substances sont placées sur des claies dans ces séchoirs et on leur fait occuper la plus grande surface possible.

Les *étuves* sont des séchoirs chauffés artificiellement; un poêle placé extérieurement envoie ses tuyaux horizontaux dans la salle; les couches d'air chaud se chargent d'humidité et, après s'être un peu refroidies, s'échappent par une ouverture placée en bas ; c'est une *ventilation renversée*.

Dans les laboratoires, on emploie la petite étuve de Gay-Lussac (fig. 92); ou encore l'étuve à courant d'air de M. Coulier (fig. 93). Nous n'insisterons pas sur ces appareils qui sont dans presque toutes les mains.

De la ventilation des lieux habités. — Les gaz après leur expiration vont répandre leur acide carbonique et les particules microscopiques, dont ils sont plus ou moins chargés, dans l'air environnant qui est promptement vicié. Cet air doit donc être renouvelé assez rapidement pour que l'on puisse y respirer en toute sécurité; tout le monde connaît le malaise qu'on éprouve à rester dans des appartements et des salles, où l'air est échauffé et vicié par les gaz expirés et l'acide carbonique provenant des lumières. C'est la *ventilation* qui est chargée de ce renouvellement; et l'on admet qu'il faut *fournir à un homme* 20 *mètres cubes d'air par heure*. Mais dans les salles d'hôpital la ventilation doit être bien plus active. pour balayer complètement un air chargé de microbes, et la quantité d'air *fournie doit s'élever par malade et par heure à* 90 *mètres cubes*.

On arrive à ces résultats par trois moyens : la *ventilation naturelle*, la *ventilation par appel*, et la *ventilation mécanique*. La question cependant est loin d'être arrivée à une solution complète, malgré les progrès qu'elle a faits depuis les travaux de Lavoisier.

La *ventilation naturelle* est celle qui se fait d'elle-même, l'air vicié s'échappant par une ouverture qu'on a mise à sa disposition, une cheminée non allumée par exemple, et se trouvant remplacé par de l'air pur venu par les joints que laissent les portes et les fenêtres. Supposons encore une ouverture placée au plafond d'une salle, l'air chaud plus léger va s'élever verticalement et s'échapper dans l'atmosphère par cette ouverture, tandis que l'air froid et pur rentrera pour le remplacer. Il s'établira donc deux courants, et la ventilation sera d'autant plus parfaite que ces courants auront une plus grande vitesse. On obtient encore une ventilation naturelle à l'aide de petites hélices en fer-blanc qu'on place dans les carreaux de cuisine.

La *ventilation par appel* se fait au moyen d'un foyer ; le tirage, dont celui-ci a besoin pour se consumer, enlève l'air vicié avec une grande rapidité, et une quantité égale d'air pur rentre en même temps. Les cheminées employées à cet effet doivent avoir la plus grande hauteur possible, afin de fournir le plus grand tirage ; leur section doit être convenable ; trop petite, il faudrait chauffer davantage pour augmenter la vitesse du courant ; trop grande, la vitesse est trop faible, et il se produirait des courants descendants. Dans certains cas le tuyau d'appel est chauffé par un calorifère à eau chaude, ce qui évite la présence d'un foyer en certains endroits, et les chances d'incendie.

La *ventilation mécanique* agit en général par refoulement, mais pourrait aussi bien agir par aspiration. Elle consiste à envoyer avec des machines soufflantes, mues par la vapeur, des masses d'air pur qui refoulent et remplacent l'air vicié. Avant de la décrire, comparons ses effets à ceux de la précédente et établissons ainsi sa supériorité. On peut reprocher à la ventilation par appel de gêner et entraver le tirage des cheminées, de raréfier l'air, etc., tandis que le refoulement produit les effets contraires. Dans la ventilation par appel (dite encore *dans le sens naturel*, parce que les bouches d'arrivée, étant situées près du parquet, l'air pur arrive par le bas, tandis que l'air vicié, plus chaud et plus léger, s'en irait-dit-on, par le haut), l'air chaud et pur se dirige directement vers les bouches de sortie, sans se mêler sensiblement aux gaz viciés et sans les entraîner. La *ventilation renversée* donne de bien meilleurs résultats : l'air pur arrive par le haut, tandis que l'air vicié, *plus dense* en réalité à cause de l'acide carbonique qu'il contient, s'échappe par des bouches situées au bas ; et, l'effet se produisant sans que les gaz se mélangent sensiblement, les couches d'air vicié sont remplacées par des couches d'air pur.

A l'hôpital Lariboisière, les deux modes de ventilation par appel et par refoulement ont été établis; mon prédécesseur, M. Grassi, comme pharmacien en chef de cet établissement, a étudié les résultats obtenus dans chaque cas. L'appel d'air pur est fait par les poêles et celui de l'air vicié par des cheminées communiquant avec un réservoir d'eau chauffée, situé au haut de l'édifice. Il devrait passer par heure et par malade 90 mètres cubes d'air dans les salles, mais il n'en passe que 82 sur lesquels 35 *seulement ont traversé les poêles*, le reste venant des joints des portes et fenêtres, et s'échappant sans avoir produit aucun effet, puisqu'il est appelé immédiatement par les bouches d'appel.

Le second système consiste à aspirer l'air pur, au sommet de l'édifice, par un ventilateur à force centrifuge mû par une machine à vapeur. Celle-ci, qui est à 4 atmosphères, après avoir perdu ainsi une partie de sa force, est employée à chauffer l'eau des calorifères. Quant à l'air pur, il est envoyé dans les salles, après avoir parcouru des tuyaux où il s'échauffe ; il sort alors des poêles, monte à la partie supérieure des salles, et redescend ensuite, une fois vicié, pour s'échapper par des bouches situées au niveau du parquet. C'est donc une *ventilation renversée*. M. Grassi a trouvé que le volume d'air qu'elle donne est de 115 mètres cubes par heure et par malade.

Il y a, de plus, tout avantage à donner aux couches d'air vicié un mouvement descendant qui entraînera ainsi plus facilement les germes dont il est chargé. Aussi sommes-nous très étonné de ne pas voir ce mode de ventilation plus généralement adopté.

La ventilation par refoulement, peut s'obtenir d'une façon bien plus parfaite encore, et très économique par le système Van Hecke. Le principe étant le même, nous ne nous y arrêterons pas.

L'air vicié, après avoir été chassé dans l'atmosphère, y répand les produits et les germes qu'il contenait ; ces effets peuvent être très nuisibles, comme cela arrive par_fois au voisinage de certaines usines. Aussi a-t-on cherché différents moyens de purifier cet air, soit au moyen d'a-gents chimiques, soit en le filtrant, pour ainsi dire, dans des couches d'amiante ou de coton, soit en chauffant fortement les tuyaux par lesquels il s'échappe ; mais, en réalité, on ne connait encore aucun moyen de remédier à cet inconvénient.

Du tirage des appareils à combustion. — Pour que les différents appareils à combustion puissent fonctionner, il faut leur fournir une certaine quantité d'air se renouve-lant facilement, c'est-à-dire établir une ventilation conve-nable. Le tirage, en effet, a lieu sous l'influence de l'excès de poids de l'air extérieur, sur celui des gaz du foyer. Ceux-ci, plus légers, montent et s'échappent par le tuyau, tandis qu'une quantité égale d'air froid est appelée et pé-nètre par le bas, dans la cheminée ; plus ce double courant sera énergique et mieux se fera le tirage. Pour utili-ser une plus grande partie de la chaleur dans les cheminées, on a employé des *foyers mobiles*, ou bien cherché à faire avancer le plus possible le foyer dans la salle ; mais il arrive un moment où, ce foyer se trouvant trop en dehors, le tirage ne suffit plus à entraîner les gaz et la fumée, dans le tuyau de la cheminée, et cette fumée se répand alors dans la chambre : il faudra alors reculer le foyer.

Idée générale des perturbations atmosphériques. — Nous reviendrons plus tard sur ces perturbations ; disons seulement à présent qu'elles sont dues aux mouvements des masses d'air dont la température est différente; les masses les plus chaudes tendent à s'élever, tandis que les masses les plus froides se précipitent pour les remplacer; de là ces déplacements plus ou moins rapides qui constituent le vent.

CHAPITRE XVII

Phénomènes résultant du contact des solides et des liquides.
— Dissolution : diffusion des solides dans les liquides et
des solides entre eux. — Attractions moléculaires indépendantes de l'affinité chimique : osmose, endosmose; exosmose. — Lois des phénomènes osmotiques. — Dialyse. —
Filtration. — Méthode de déplacement. — Capillarité. —
Imbibition. — Applications des corps poreux. — Etat laminaire des liquides. Production de la mousse.— Diffusion et
osmose des gaz.

**Phénomènes résultant du contact des solides et des
liquides. — Dissolution : diffusion des solides dans les
liquides et des liquides entre eux.** — Les phénomènes
qui se produisent lorsqu'on met en contact un liquide
avec un solide ou un autre liquide sont de différente
nature ; nous allons nous occuper, pour le moment, de ce
qui a lieu quand le solide disparaît en tout ou en partie
dans le liquide, c'est-à-dire quand il change d'état s'il
était solide, ou quand ses molécules s'écartent seulement,
s'il était liquide : on dit alors qu'il est entré en dissolution. Nous étudierons plus tard les lois auxquelles est
soumise la solubilité; voyons maintenant quelle est l'explication qu'on peut donner du phénomène.

Superposons deux corps liquides de densité différente;
ils obéiront aux lois de la pesanteur : le plus dense restera inférieurement, le moins dense demeura au-dessus
et leur couche de séparation sera horizontale; c'est du

moins ce que l'on observera en opérant avec de l'eau et de l'huile ou du mercure. Mais dans bien des cas le phé-nomène sera modifié et se présentera d'une façon tou t à fait différente. Mettons au fond d'un vase une certaine quantité d'une dissolution concentrée de sel marin, ou mieux de sulfate de cuivre ammoniacal dont la coloration est d'un bleu céleste, et versons ensuite avec beaucoup de précaution de l'eau distillée de façon que les couches restent superposées sans se mélanger, nous verrons bientôt que la couche de séparation n'est plus nette, mais qu'il existe une couche de transition bleu pâle dont la couleur va en diminuant d'intensité; cette couche devient de plus en plus épaisse, et, au bout d'un temps suffisant, malgré les précautions prises pour soustraire le liquide à toute agitation, sa composition est devenue uniforme, et l'on dit que le *sulfate de cuivre s'est diffusé*. La diffu-sion est donc la cause première de la dissolution. C'est à Graham le premier qu'on doit l'étude de cette propriété. Au lieu de prendre deux liquides, on peut également dé-poser un solide au fond du vase et l'on constatera soit *de visu* si le corps est coloré, soit par des moyens chi-miques appropriés, s'il ne l'est pas, qu'il s'est diffusé dans toute la masse du liquide, qui est devenu une solution homogène. Mais dans l'étude des phénomènes de diffu-sion on dissout toujours le solide au préalable et l'on opère avec la solution.

Il est bien évident qu'il n'y a aucune raison pour que la quantité de sel qui passe ainsi d'une couche à une autre soit toujours la même ; elle est en effet, soumise à bien des influences et l'on a établi les lois suivantes :

1° *La quantité de sel qui passe à chaque instant d'une couche à une autre est proportionnelle à la différence de concentration des deux couches considérées ;*

2° *La diffusion croît avec la température ;*

3° Elle varie avec les substances et l'on nomme coefficient de diffusion la quantité de sel qui passe à travers l'unité de surface et pendant l'unité de temps, entre deux couches dont la différence de concentration est 1 et la distance verticale égale à l'unité.

Pour obtenir la valeur de ces coefficients, on peut employer différentes méthodes dont l'une analogue à celle que nous indiquerons plus tard dans l'étude de la conductibilité calorifique. Les chiffres obtenus ont montré qu'on peut diviser les corps en deux groupes : ceux qui ont eu un *grand pouvoir diffusif*, Graham les nomme *cristalloïdes* et ceux qui *diffusent très peu* ce sont les *colloïdes*. On range dans la première catégorie l'alcool, les acides, les sels et les substances cristallisables ; dans la seconde, les albuminoïdes et les matières dites extractives, d'origine végétale ou animale, qui se gonflent simplement sans se dissoudre dans les liquides.

Attractions moléculaires indépendantes de l'affinité chimique. — Osmose : endosmose, exosmose. — Lois des phénomènes osmotiques. — D'après les expériences de Graham, ce que nous avons dit pour le contact des deux liquides s'applique aussi lorsque ces liquides sont séparés par une cloison poreuse, mais le phénomène change lorsque la cloison poreuse devient une membrane végétale ou animale ; l'expérience de Dutrochet à ce sujet est devenue classique ; il prenait un tube dont l'extrémité inférieure plongeait dans une peau de vessie, liée sur son pourtour et contenant une solution saline; il le plongeait dans une cuvette contenant de l'eau distillée et voyait bientôt le niveau du liquide s'élever dans le tube, tandis qu'il constatait qu'en même temps du sel était passé dans la cuvette ; il y avait donc eu échange et passage d'une certaine quantité d'eau pure de l'extérieur à

l'intérieur, et passage d'une *quantité plus faible* d'eau
salée de l'intérieur à l'extérieur ; le phénomène fut appelé
endosmose et l'inverse *exosmose* et on réunit sous le nom
*d'osmose l'ensemble de ces passages de solutions salines à
travers les membranes* sans en spécifier la direction. L'é-
tude de ces phénomènes montra que, comme pour la
diffusion, il fallait diviser les substances en deux classes
au point de vue de leur pouvoir *osmométrique :* les *cristalloïdes qui traversent* et les *colloïdes qui ne traversent
pas.* Quant aux lois qui régissent les phénomènes osmotiques, on peut ainsi les résumer :

1° *La quantité de substance qui traverse les membranes
est proportionnelle à leur étendue ;*

2° *Pour des solutions à différents titres d'une même
substance, la quantité du liquide qui traverse est proportionnelle à la densité de la solution* (cette loi n'est exacte
qu'entre certaines limites) ;

3° *Pour que le phénomène ait lieu, il faut que les liquides
puissent agir sur les faces de la membrane, avec laquelle
ils semblent produire une combinaison momentanée.*

On a déterminé les *équivalents osmométriques* avec un
appareil analogue à l'*osmomètre* de Dutrochet : on remplit celui-ci de la solution saline et on renouvelle continuellement l'eau dans laquelle il est plongé jusqu'au moment
où celle-ci reste pure, ce qui indique que le phénomène
est terminé et l'on appelle équivalent osmométrique le
*rapport qui existe entre la quantité d'eau employée et le
poids de sel qu'elle a entraîné ;* cette définition montre que
les substances à équivalent osmométrique le plus élevé,
passent le moins rapidement.

Dialyse. — C'est une application de l'osmose, imaginée par Dubrunfaut pour enlever aux mélasses les
sels qu'elles contiennent et en empêchent la consomma-

tion ou le raffinage. Le *dialyseur* se compose d'un cylindre de bois ayant comme fond une membrane de parchemin végétal : c'est ce qu'on appelle le *septum* ; on y place la solution qu'on veut débarrasser de ses sels et on fait plonger l'appareil dans un récipient contenant de l'eau pure qu'on peut renouveler continuellement, s'il

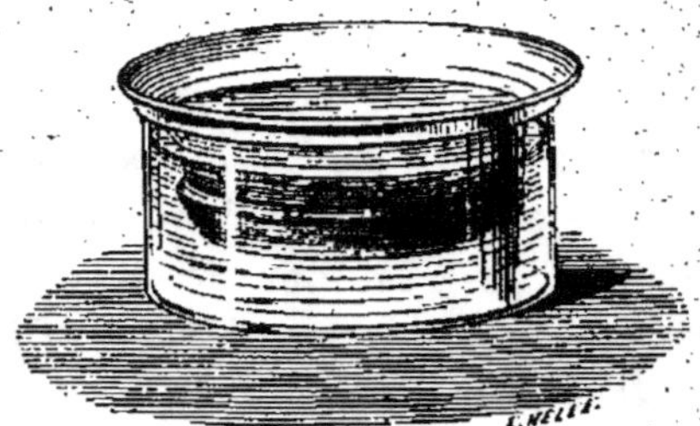

FIG. 94. — Dialyseur.

est besoin (fig. 94); au bout d'un certain temps les matières cristallisables ont traversé le septum ; on les a donc ainsi séparées des matières colloïdes ou moins diffusibles auxquelles elles étaient mélangées. En toxicologie, il ne faut jamais négliger de faire préalablement cette opération qui permet souvent d'isoler le poison et qui a le mérite de ne faire subir aucune altération aux matières suspectes.

Filtration. — La filtration a pour but de séparer d'un liquide les particules solides qu'il peut tenir en suspension ; on y arrive en versant le liquide sur une feuille de papier non collé plié d'une façon spéciale et dont l'ensemble de petits tubes capillaires qui le composent et sont enchevêtrés les uns dans les autres empêchent le passage des particules solides, à moins que celles-ci ne soient trop tenues ; aussi, souvent pour obtenir un liquide limpide faut-il avoir recours à quelques précautions indiquées par les traités de chimie analytique. La durée de la filtration dépend d'un certain nombre de circonstances : température du liquide, nature de la substance contenue dans le liquide, nature des filtres, leur forme, leur surface, etc., etc. Les liquides visqueux et contenant en dissolution une certaine quantité de substances colloïdes filtrent difficilement et si elles contiennent des cristalloïdes, celles-ci passent en proportion plus considérable, de sorte que le liquide filtré n'a pas la même composition que celui qui ne l'est pas encore ; aussi a-t-on essayé de rendre dans la plupart des cas cette opération plus rapide ; un moyen consiste à augmenter la pression exercée sur le liquide ; on y arrive en faisant tourner rapidement comme une fronde l'ensemble du flacon et de l'entonnoir réunis convenablement par des cordes.

Méthode de déplacement. — Lessivages méthodiques. — Les lessivages méthodiques sont employés dans l'industrie pour extraire les sels solubles de la masse insoluble où ils se trouvent. Cette opération consiste à faire plusieurs traitements successifs avec l'eau nécessaire à l'épuisement, au lieu de verser celle-ci en une fois ; elle est basée sur ce principe, *qu'un liquide chargé des parties solubles de la poudre avec laquelle il se trouve encore en contact, abandonnera celle-ci si on fait agir sur lui, de haut en bas, une nouvelle quantité de liquide.* Dans le traitement des matériaux salpêtrés, on place ceux-ci dans des caisses rangées par gradins, et on fait arriver un courant d'eau dans la caisse supérieure. Cette eau se charge de nitre, puis passe successivement dans les autres caisses, de façon à sortir saturée de la dernière qui contient toujours des matériaux frais ; dès que la caisse supérieure est épuisée, on l'enlève, on fait remonter les

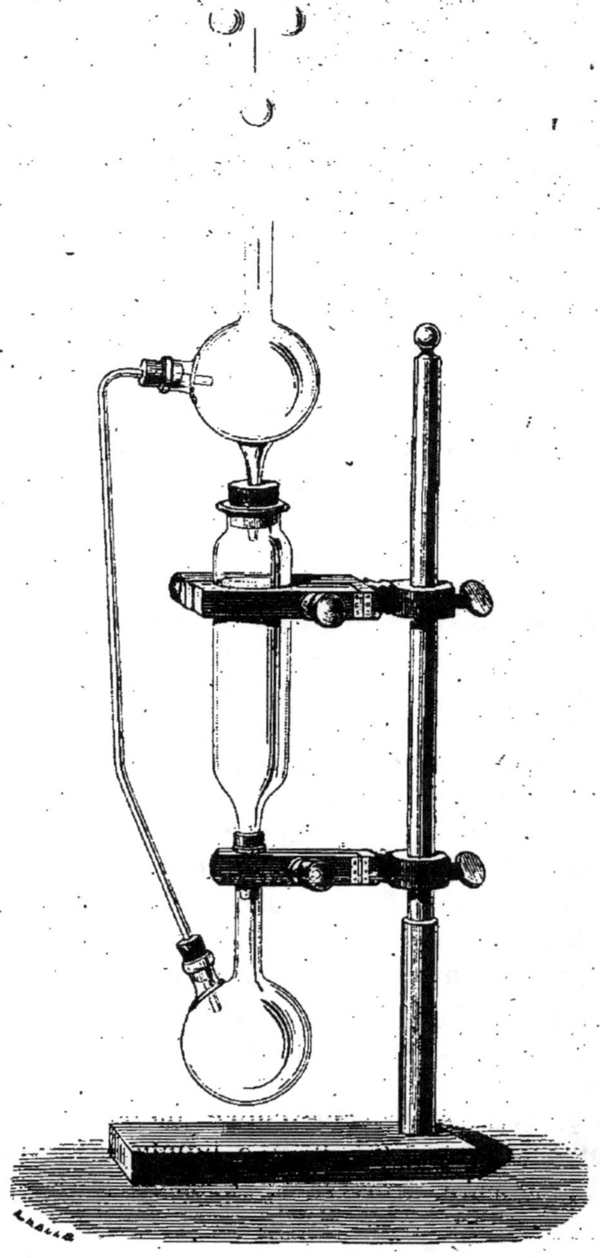

FIG. 95. — Digesteur de Payen.

autres d'un rang, et l'on place inférieurement de nouveaux matériaux ; la quantité d'eau employée dans ces conditions sera moindre que celle qui serait nécessaire, si l'on mettait uniquement en contact les matériaux avec l'eau, à cause de la proportion de celle-ci qui serait retenue. Cette méthode appliquée en pharmacie a reçu le nom de déplacement ; la poudre à épuiser est placée dans un cylindre, et y est convenablement tassée après avoir été humectée avec un peu du dissolvant ; on y verse alors une certaine quantité du liquide qu'on laisse se charger de principes grâce à un robinet dont est muni l'appareil à sa partie inférieure ; au bout d'un certain temps, on ouvre ce robinet, et l'on verse avec précaution une nouvelle partie du liquide qui prend la place de la première et se charge à son tour, après quoi on le traite de même, jusqu'à ce que la substance soit complètement épuisée. Boullay père et fils admettaient que cette méthode permettait de recueillir tout le liquide qui baigne la poudre, et que les couches de dissolvant saturées étaient déplacées par le liquide pur sans qu'il y eût mélange. En réalité il y a toujours mélange, mais celui-ci est peu important et ne nuit pas à l'opération ; de plus, il varie en raison inverse de la pression.

Cette méthode s'applique mal aux substances mucilagineuses qui se gonflent sous l'influence de l'eau et ne permettent pas l'écoulement du liquide. Il faut, de plus, tasser convenablement et uniformément la poudre, de façon qu'il ne se forme pas de *fausses voies*, c'est-à-dire des chemins par lesquels circulerait le liquide sans agir sur toute la masse.

Pour épuiser une poudre avec une quantité faible d'un liquide volatil, l'éther par exemple, on peut se servir du digesteur de Payen (fig. 95). Le liquide est versé par la partie supérieure, traverse la substance et se rend dans le ballon inférieur qu'on chauffe légèrement ; il distille alors, abandonnant les principes qu'il avait dissous, et, passant par un tube latéral, se rend au ballon supérieur d'où il suivra le même trajet que précédemment.

Capillarité. — Nous avons vu dans l'étude des propriétés générales de la matière qu'il était une force, appelée *cohésion*, qui maintient unies entre elles les molécules des corps solides et liquides ; de cette attraction résultent pour les liquides des propriétés particulières. Il est évident *a priori* que si l'on considère une molécule située dans la masse, on ne remarquera rien de particulier, les attractions étant les mêmes dans tous les sens et par conséquent se détruisant ; mais il n'en sera pas de même pour la *surface du liquide* qui ne subira d'attraction que de la part des molécules intérieures et il en résultera une *pression moléculaire* dont la valeur dépendra de la forme de cette surface. Mais la couche active des molécules est très faible et si une molécule de la surface y pénètre par suite d'une contraction, tant qu'elle y restera, le travail effectué par les forces capillaires sera proportionnel à une quantité A caractéristique de chaque liquide et qu'on appelle sa *constante capillaire* ; et la valeur de cette constante pour l'unité de surface est égale numériquement à une autre constante T par unité de longueur ; T est la *tension superficielle* du liquide, tension provenant de cette force d'attraction dirigée de l'extérieur à l'intérieur. Autrement dit, on peut considérer la surface liquide comme analogue à une membrane soumise à une tension égale à la constante capillaire dudit liquide. Nous reviendrons sur ce point en étudiant l'état laminaire des liquides.

Outre cette force, qui vient modifier la forme que devrait avoir la surface des liquides sous l'influence de la pesanteur, il en existe une seconde *au contact des liquides et des solides*, due à l'attraction des seconds pour les premiers, et si le liquide est contenu dans un tube capillaire, c'est-à-dire de diamètre inférieur à 0,03, la surface prend des formes tout à fait particulières ; on donne à cette force le nom de *capillarité*. Au lieu d'être horizontale cette surface est courbe et on l'appelle *ménisque :* on peut le considérer comme une portion de sphère si le diamètre est assez faible et on dit qu'il est *convexe*, si le centre de courbure est à l'intérieur du liquide, concave s'il est à l'extérieur. On appelle *angle de raccordement* du liquide et de la paroi l'angle extérieur au liquide formé par celle-ci et le ménisque. La valeur α de cet angle est spécifique pour le liquide et la substance de tube, et quand le liquide mouille la paroi, cet angle devient égal à 180° et on dit qu'il y a *adhésion :* par exemple, eau et verre, mercure et cuivre, etc.

1° *Toutes les fois qu'on plongera un tube capillaire dans l'eau ou un liquide qui le mouille le liquide s'élèvera dans*

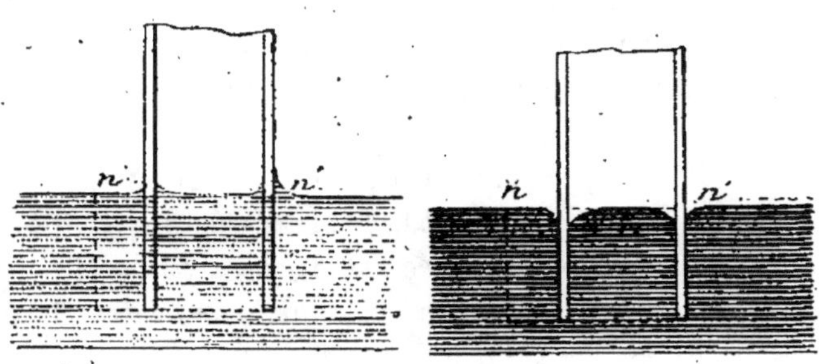

FIG. 96.

le tube au-dessus du niveau de la cuvette et le ménisque sera concave (fig. 96) ;

2° *Toutes les fois qu'on plongera un tube capillaire dans*

*le mercure ou un liquide qui ne le mouille pas, il y aura
dépression dans le tube et le ménisque sera convexe ;*

*3° Si l'on fait l'expérience des vases communiquants
avec deux tubes dont l'un soit capillaire la composante nor-*

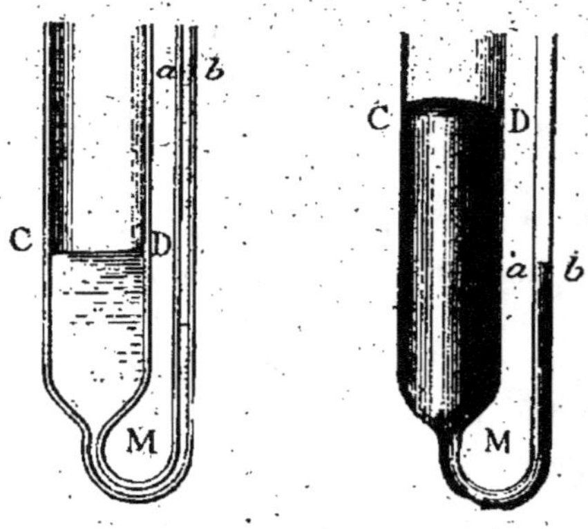

FIG. 97.

*male de la tension superficielle étant toujours dirigée vers
la concavité s'ajoutera à la pesanteur dans le cas du ménisque convexe, s'en retranchera pour le ménisque concave.*
Il y aura donc ascension dans le tube capillaire pour l'eau,
et dépression pour le mercure (fig. 97) ;

*4° Pour une même valeur de l'angle de raccommodement,
l'ascension ou la dépression capillaire est inversement proportionnelle au diamètre du tube d (Loi de Jurin) ;*

*5° La loi précédente subsiste si le tube est remplacé par
deux lames dont la distance est d, mais la valeur de l'ascension ou de la dépression est moitié moindre (Laplace) ;*

*6° La valeur de l'angle de raccordement et même son
signe varie avec la température, ainsi qu'on l'observe dans
l'état sphéroïdal.*

Toutes ces lois ont été vérifiées expérimentalement et
établies par le calcul ; aussi M. Desains, puis MM. Quet et
Séguin ont-ils pu déterminer pour un certain nombre

de liquides la valeur **A** de la constante capillaire et α de l'angle de raccordement.

Chapelets capillaires. — Embolies gazeuses et liquides. — On appelle chapelets capillaires les séries de bulles de gaz et de liquide alternant dans un tube capillaire. Avec un tel système il est toujours possible de faire équilibre à une pression quelque valeur qu'elle ait ; il n'y a qu'à faire varier le nombre des bulles. M. Jamin, qui a étudié ces chapelets leur a fait supporter des pressions de 3 atmosphères sans parvenir à vaincre leur résistance. Les bulles gazeuses pourraient être remplacées par les bulles d'un liquide non miscible au premier, le phénomène serait identique. C'est dans ce fait qu'il faudrait chercher l'explication des embolies gazeuses et liquides qui occasionnent subitement la mort des personnes qui passent tout à coup de l'air comprimé à l'air ordinaire, ou bien chez qui l'air a pu s'introduire dans une veine. Il peut arriver en effet, que la quantité de cet air soit supérieure à celle que peut dissoudre le sang ; il se forme alors dans les capillaires de ces chapelets qui arrêtent la circulation, la force de contraction du cœur étant insuffisante pour vaincre la résistance qu'ils opposent. Quand on est dans l'air comprimé, les gaz dissous dans le sang y sont en plus forte proportion ; et lorsqu'on se retrouve dans l'atmosphère l'excès de gaz se dégage alors et peut occasionner des embolies par les chapelets auquel il donne naissance.

Imbibition. — Applications des corps poreux. — L'imbibition est le phénomène que présentent les corps poreux lorsqu'on les plonge en partie dans un liquide ; on voit alors celui-ci s'élever plus ou moins rapidement et se répandre dans toutes les parties du solide. On peut

considérer les corps poreux comme contenant un nombre
considérable de canaux capillaires alternativement com-
primés et dilatés, et c'est à la capillarité qu'il faut attribuer cette force d'ascension. Qu'on prenne en effet, un bloc
de matière poreuse au milieu duquel aboutit un manomètre et qu'on le plonge dans un liquide ; celui-ci va être
absorbé par le corps poreux, se répandre dans sa masse
en exerçant une pression qu'on pourra mesurer à l'aide
du manomètre ; en opérant avec de l'eau, au bout de
quelques jours, sa valeur aura atteint plusieurs atmosphères. On pourrait inversement mettre le corps poreux
en communication avec un tube rempli d'eau ; on verrait
bientôt se produire dans ce tube le vide barométrique.
Le premier cas est celui que présentent les végétaux ;
l'ascension de la sève y est due à la capillarité ; la pression
a pu être déterminée expérimentalement et on a reproduit le phénomène artificiellement en plongeant dans du
sable humide un alcarazas plein de plâtre et surmonté
d'une colonne de la même substance ; l'eau s'élève dans
ce système, comme elle le fait lorsqu'elle est absorbée
par les racines des végétaux et qu'elle monte ensuite dans
leur tige.

Pour une même substance poreuse l'intensité de l'imbibition varie avec la nature chimique du liquide, ainsi que l'ont
constaté Chevreul et plus tard Liebig. Bien plus, la nature
même de la solution, c'est-à-dire son état de concentration varie lorsqu'on y imbibe des corps poreux ; on peut
constater facilement que la solution s'appauvrit en sel.

Les applications des corps poreux reposent toutes sur
cette propriété de se laisser imbiber ; dans certains cas,
ils peuvent servir comme décolorants en absorbant la
matière colorante, comme le charbon ; ils peuvent même
retenir des sels métalliques et les alcaloïdes. Enfin cette
propriété est encore plus développée pour les gaz.

État laminaire des liquides. — Production de la mousse. — Les liquides, lorsqu'ils sont soustraits à l'action de la pesanteur, prennent sous l'influence de leur tension superficielle des formes courbes dont l'équation a été établie par Laplace; c'est à la tension superficielle également qu'est dû l'état laminaire des liquides, c'est-à-dire la propriété qu'ils possèdent de se laisser *réduire en lames* d'une épaisseur excessivement faible, telles que les bulles de savon; dans de tels systèmes, le poids étant négligeable, on peut les considérer comme soustraits à l'action de la pesanteur. Pour produire l'état laminaire il est préférable d'avoir recours à des liquides visqueux tels que l'eau de savon, ou bien une solution de savon additionnée de sucre, etc. Si l'on plonge dans ces liquides des charpentes de fils de fer, les différentes arètes de celles-ci se trouvent réunies entre elles par des lames disposées de différentes façons. Pour rendre évidente l'existence de la tension superficielle, trempons dans le liquide glycérique de Plateau un cadre rectangulaire, et sur la lame produite plaçons un anneau de fil; il y gardera la forme qu'on lui aura donnée, mais si l'on perce la lame intérieurement à cet anneau il prendra immédiatement la forme circulaire et sera tendu par la lame liquide qui se trouve ainsi percée en son milieu.

Comme exemple de lames courbes nous avons les bulles de savon; la pression à l'intérieur de ces bulles est supérieure à la pression extérieure; et l'on peut établir comme loi que *la différence est en raison inverse du diamètre de la bulle.* Pour que celle-ci ne crève pas il faut que la cohésion de la lame soit plus grande que la pression qui agit sur elle; il ne faut pas par conséquent qu'elle devienne trop mince.

Lorsque, sous l'influence de l'agitation par exemple, on introduit de l'air dans un liquide visqueux, il se forme à la surface de celui-ci un grand nombre de bulles de diamètre très faible et emprisonnant une certaine quantité d'air ; c'est le *phénomène de la mousse* qui s'observe dans les solutions de savon et en général dans tous les liquides visqueux ou renfermant un principe, qui pour cette raison, a été nommé saponine.

La tension superficielle des liquides a encore une grande influence sur la séparation des liquides insolubles l'un dans l'autre, lorsqu'on les a mélangés de façon à obtenir une *émulsion*, comme en donnent les corps gras ; les émulsions sont d'autant plus stables que les tensions superficielles des liquides mélangés ont des valeurs plus rapprochées. Enfin c'est également à la tension superficielle qu'est due la différence de poids de gouttes de liquides différents à l'extrémité de tubes ayant cependant un même diamètre. Ces poids sont proportionnels à la tension superficielle et permettent de la mesurer.

Diffusion et osmose des gaz. — Si l'on réunit deux ballons contenant des gaz différents on voit bientôt ceux-ci exactement mélangés. Les deux ballons dont se servait Berthollet étaient égaux et munis de robinets ; l'un contenait de l'acide carbonique, l'autre de l'hydrogène ; quoique celui-ci fut contenu dans le ballon supérieur on vit à un moment donné que chacun des gaz occupait l'espace total, sans que la pression eût varié, si elle était primitivement la même pour chacun d'eux. C'est à ce phénomène qu'on donne le nom de *diffusion des gaz*, il est dû à la propriété qu'ont ceux-ci de se répandre entièrement dans l'espace qu'on met à leur disposition. Si au commencement de l'expérience la pression n'était pas la même pour les deux gaz elle le deviendrait à la fin, de sorte que *la force élastique du mélange est égale à la somme des forces élastiques des composants rapportés cha-*

cun au volume final ; autrement dit *dans un mélange de plusieurs gaz chacun exerce sa pression comme s'il était seul.* Cette loi, due à Dalton, peut s'interpréter de la manière suivante :

$$P\,V = p\,v + p'\,v' + p''\,v'' + p'''\,v''' \text{ etc.}$$

en désignant par p, p', p'', p''', les pressions de chacun des gaz v, v', v'', v''' leurs volumes, P et V la pression et le volume du mélange.

Quand les deux gaz sont séparés par une cloison poreuse, le phénomène prend le nom d'*osmose* et se passe de façon telle qu'au bout d'un certain temps l'un des gaz a pris la place de l'autre *et ce temps est proportionnel à la racine carrée de la densité du gaz, pourvu que la pression reste la même des deux côtés de la cloison.* Pour le démontrer (fig. 98), plongeons dans une éprouvette contenant du mercure un tube poreux contenant un gaz, de l'hydrogène par exemple, et cela de façon que le niveau soit le même à l'extérieur et à l'intérieur. L'hydrogène sortira plus vite que l'air ne rentrera dans ce tube, et pour que la pression soit toujours la pression atmosphérique il faudra enfoncer le tube à mesure. On constatera qu'à un certain moment tout l'hydrogène s'est diffusé et on notera le temps qu'il a fallu pour cela. En opérant avec un autre gaz, on verrait que la *vitesse de diffusion* est en *raison inverse* de la racine carrée de la densité. Si le gaz

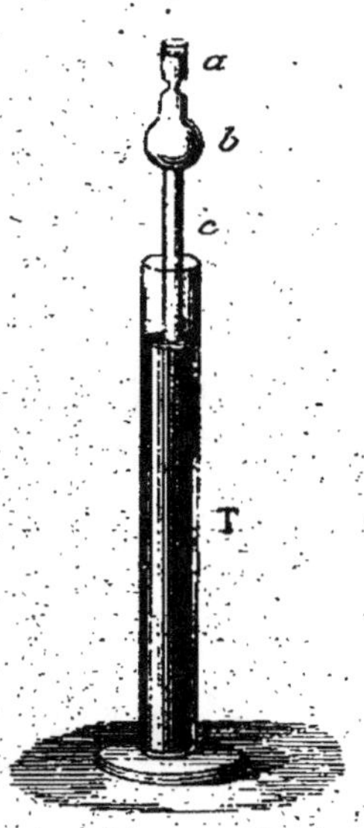

FIG. 98.

contenu dans le tube poreux est plus dense que l'air, c'est celui-ci qui pénètre plus vite que le gaz ne sort, et pour maintenir l'égalité de niveau il faudra soulever le tube.

CHAPITRE XVIII

Phénomènes résultant du contact des gaz avec les liquides ou
les solides. Solubilité des gaz dans les liquides chimiquement inactifs.— Cas particulier des gaz simples; cas général des mélanges gazeux. — Lois de la solubilité. — Aération variable des eaux. Préparation des eaux minérales
gazeuses; description des appareils propres à les préparer.
— Eaux gazeuses naturelles. — Théorie de leur formation.
— Extraction des gaz de différents liquides. — Eaux minérales, sang, etc. — Respiration. — Volume d'air contenu
dans les poumons. — Coefficient de ventilation pulmonaire.

**Phénomènes résultant du contact des gaz avec les
liquides ou les solides.** — Quand on met en contact
avec une atmosphère gazeuse un liquide ou certains solides on remarque la plupart du temps que le gaz dispa-
ra't en tout ou en partie, ce que l'on peut constater
facilement à l'aide d'un manomètre indiquant la diminution de pression. Les gaz se comportent donc dans ce cas
comme les solides, ils sont susceptibles de se dissoudre.
Toutefois il ne faut pas confondre l'action des liquides
avec celle des solides; dans le premier cas il y a diffusion
des molécules gazeuses dans toute la masse liquide et
formation d'un tout homogène; dans le second cas on
peut observer deux modes différents : ou bien le corps
solide est poreux tel que le charbon, et en vertu de cet
état il condense le gaz qu'il retient dans ses pores; ou
bien il y a une véritable combinaison plus ou moins

stable : c'est ce qu'on observe pour certains métaux, le palladium par exemple pour l'hydrogène; c'est ce que Graham a nommé *occlusion*. Les différents gaz ne sont pas absorbés également par les corps poreux et l'on peut établir comme règle que les quantités absorbées varient dans le même sens que les solubilités dans les liquides. Ainsi les gaz ammoniac, chorhydrique sont absorbés en grande quantité par le charbon, tandis que l'hydrogène l'est fort peu. Il est bien entendu que pour que cette absorption ait lieu il faut que les pores ne soient pas obstrués soit par l'air, soit par l'humidité; on arrive à ce résultat en calcinant les corps poreux au moment de les employer.

Solubilité des gaz dans les liquides chimiquement inactifs. Cas particulier des gaz simples; cas général des mélanges gazeux. Lois de la solubilité. — Pour étudier la solubilité des gaz dans les liquides il faut supposer ceux-ci chimiquement inactifs sur eux, c'est-à-dire se placer dans des conditions telles qu'aucune réaction ne puisse se produire. Dalton a pu voir ainsi que pour une même température le volume de gaz dissous par un liquide est toujours le même quelle que soit la pression : si celle-ci en effet devient quatre fois plus grande, le volume de gaz devient quatre fois plus faible, c'est-à-dire que le même volume de gaz aura une densité quatre fois plus grande; la loi de Dalton revient donc à dire que le nombre de litres de gaz dissous par un litre de liquide sera toujours le même, mais que le litre aura un poids proportionnel à la pression. Ainsi l'eau à zéro degré dissout $1^{gr},797$ d'acide carbonique par litre; si la pression devient égale à 10 atmosphères le poids de gaz dissous sera de $17^{gr},97$.

Si au lieu d'un seul gaz on a affaire à un mélange la loi reste la même, chaque gaz se dissolvant comme s'il était seul, *mais à la pression qu'il possède dans le mélange.* On obtiendra la valeur de cette pression en appliquant la loi de Mariotte et cherchant la proportion en poids du gaz dans le mélange. Enfin si on observe l'effet des variations de température sur les dissolutions gazeuses, on trouve que celles-ci s'affaiblissent à mesure que la température augmente, ce qui est l'inverse de la majorité des sels. On a résumé ces différents résultats dans les lois suivantes.

1° *A une même température les poids de gaz dissous par un litre de liquide sont proportionnels à la pression que ce gaz exerce à la surface du liquide;*

2° *Dans un mélange de plusieurs gaz, chacun se comporte comme s'il était seul, et à la pression qu'il a dans le mélange;*

3° *La solubilité diminue à mesure que la température augmente.*

Nous avons vu qu'au lieu de considérer les poids de gaz dissous on pourrait considérer les volumes. On appelle *coefficient de solubilité d'un gaz dans un liquide* la valeur du volume constant que dissout à 0° l'unité de volume du liquide; la valeur de ce coefficient varie donc avec la température.

Aération variable des eaux. — Pour être potables, les eaux doivent contenir une certaine quantité d'air en dissolution; si elles n'en contiennent pas il faut les *battre* de manière à les en charger. Mais cet air dissous n'a pas la même composition que l'air atmosphérique, l'oxygène et l'azote se dissolvant, chacun suivant son coefficient; l'oxygène est plus soluble que l'azote, sa proportion sera donc plus forte. Lorsque l'eau, outre l'air, contient en dissolution de l'acide carbonique en quantité plus considérable que celle qui serait dissoute à la pression atmosphérique, on dit qu'elle est *gazeuse* et elle peut dans ce cas être *acide* ou *alcaline*.

Préparation des eaux minérales gazeuses; description des appareils propres à les préparer. — L'eau gazeuse simple, appelée communément eau de Seltz artificielle, est une eau chargée d'acide carbonique sous la pression de 7 atmosphères. Pour arriver à cette pression on a recours soit à des pompes aspirantes et foulantes, soit à la compression du gaz sur lui-même; quant au gaz il est produit généralement par l'action de l'acide sulfurique sur la craie. Le gazogène Briet permet d'obtenir l'eau de Seltz extemporanément. Il est composé de deux boules superposées et ne communiquant que par un tuyau qui monte jusqu'au haut de la boule supérieure. Dans la boule supérieure qui est munie d'un robinet, on a mis l'eau qui doit être chargée de gaz; dans la boule inférieure on met également de l'eau puis du bicarbonate de soude et un acide; l'acide carbonique se dégage alors vivement, monte dans le tube et va exercer sa pression à la surface du liquide contenu dans la boule supérieure, où il se dissout.

Eaux gazeuses naturelles; théorie de leur formation. — On trouve dans la nature des eaux les unes froides, les autres chaudes, chargées d'acide carbonique. Les unes sont dites *acides;* elles rougissent le tournesol, ont une saveur aigrelette, et donnent un précipité avec l'eau de chaux; elles dégagent à l'air leur acide carbonique et moussent comme du champagne, telles sont les eaux de Seltz, Pougues, Carlsbad; les autres sont dites *alcalines*, et ont une saveur urineuse, verdissent le sirop de violettes, moussent peu et font effervescence avec les acides : telles sont les eaux de Vichy et de Mont-Dore, les dernières

se sont chargées sous terre de bicarbonates, dus à l'acide
carbonique qui s'est combiné aux carbonates déjà dissous
dans les eaux; quant aux premières elles se sont saturées de ce gaz, à la pression qu'il exerçait sur elles dans
les terrains qu'elles ont traversés.

**Extraction des gaz de différents liquides; eaux mi-
nérales, sang, etc.** — Deux moyens sont employés pour
recueillir les gaz dissous dans les liquides. Le premier
consiste à faire bouillir ceux-ci pendant un temps suffisant
dans des ballons munis de tubes de dégagement débouchant dans des éprouvettes pleines de mercure; le second
consiste à faire le vide soit avec la machine pneumatique
ordinaire, soit, mieux, avec la machine pneumatique à
mercure. C'est ce deuxième moyen qu'il faut employer
pour l'extraction des gaz du sang. Trois gaz se trouvent
dissous dans le sang : l'oxygène, l'azote et l'acide carbonique : il était intéressant de chercher suivant quelles lois
ces gaz se dissolvaient, c'est à M. Fernet qu'on doit ces
recherches. Il opéra sur des solutions de phosphate de
soude, de carbonate de soude, de chlorure de sodium et
sur du sérum. Dans tous les cas l'azote se comporta à peu
près comme avec l'eau pure; l'acide carbonique fut absorbé
en plus grande proportion que par l'eau pure, en effet,
outre le gaz qui se dissolvait, une partie entrait en combinaison; quant à l'oxygène, il fut absorbé par le sérum en
plus grande quantité que par l'eau pure. En répétant ces
expériences sur du sang normal *privé de gaz*, M. Fernet
vit qu'il se comportait vis-à-vis de l'azote et l'acide carbonique, comme l'aurait fait le sérum; mais pour l'oxygène,
outre la proportion d'oxygène *dissoute* qui était à peu
près la même que pour le sérum, *une quantité plus considérable s'était combinée aux globules sanguins*, et le *rapport de ce dernier volume au premier est d'autant plus fort*

que la pression de l'oxygène dans l'air est environ ¹/₅ d'at-mosphère, l'air étant formé de quatre volumes d'azote pour un d'oxygène.

Respiration. — La respiration est un acte physiologique destiné à produire l'*hématose*, c'est-à-dire l'échange de l'acide carbonique dont le sang veineux s'est chargé, contre l'oxygène qui le rend rutilant. Le siège de ce phénomène est le *poumon* chez l'homme et un certain nombre d'animaux ; chez les insectes l'appareil respiratoire est constitué par les *trachées* ; chez les animaux aquatiques des *branchies* ; enfin dans les êtres inférieurs on observe une respiration *cutanée*. Les plantes respirent aussi, absorbent de l'oxygène et dégagent de l'acide carbonique ; l'air qu'elles contiennent se trouve dans les chambres communiquant avec l'extérieur par les *stomates*. Nous ne nous occuperons que de l'appareil respiratoire de l'homme ; il est formé de la *cage thoracique* de l'*arbre respiratoire* et des *poumons* entourés d'une séreuse appelée *plèvre*.

La cage thoracique est constituée par le *diaphragme* en bas, et les côtes réunies au *sternum* en avant et à la *colone vertébrale* en arrière ; elles sont obliques d'arrière en avant et de dedans en dehors de façon qu'en se rapprochant de l'horizontalité elles augmentent les diamètres transversal et antéro-postérieur du thorax. Leurs mouvements sont dus à la contraction d'un certain nombre de muscles dont les uns agissent continuellement, d'autres seulement dans les respirations exagérées ; certains enfin, intercostaux internes et externes, sont destinés à maintenir la forme des parois. Quant au diaphragme, c'est une sorte de piston convexe se mouvant à la partie inférieure du thorax dont il accroît les diamètres transversal et antéropostérieur, puis le diamètre vertical par son abaissement.

12.

L'arbre respiratoire ou tube aérien est destiné à l'entrée et à la sortie de l'air; il se compose des *fosses nasales,* de la partie supérieure du *pharynx,* du *larynx,* de la *trachée* des *bronches* et leurs ramifications dans la substance du poumon.

Les poumons sont des organes volumineux, au nombre de deux chez l'homme, le droit formé de *trois lobes,* le gauche de *deux lobes* seulement. Ces lobes sont formés par la réunion d'un grand nombre de *lobules* résultant de l'accolement des *vésicules aériennes;* c'est dans les cavités de ces lobules que viennent se terminer les ramifications bronchiques. Ces alvéoles sont formées d'une membrane appelée *coque* tapissée d'un *épithélium* dit pulmonaire; le tissu de cette membrane est *très élastisque* et les *trois quarts de sa surface sont formés par des vaisseaux sanguins;* on estime à 150 mètres carrés l'espace par lequel le sang se trouve ainsi en contact avec l'air des poumons, et à 20,000 litres la quantité de sang qui passe pendant 24 heures. C'est à la surface de cette muqueuse pulmonaire que se passe l'hématose; le liquide dont elle est imbibée est saturé d'air contenant de 4 à 8 p. 100 d'acide carbonique; le sang veineux arrive chargé de 47 p. 100 de ce gaz; il s'opère alors un *phénomène d'osmose, l'acide carbonique passant du sang à l'intérieur du poumon. l'oxygène au contraire du poumon dans le sang.* Il y a donc là influence de l'osmose, de la solubilité des gaz dans les liquides, et de plus action chimique, par suite de la combinaison de l'oxygène avec le globule sanguin avec déplacement de l'acide carbonique, en sorte que, de l'oxygène absorbé par le sang, une partie se dissout dans le sérum, l'autre se combinant aux globules.

Pour que la respiration se continue, il faut que l'air vicié des poumons se renouvelle, c'est ce qui a lieu au moyen de l'*inspiration* et de l'*expiration.* L'inspiration se fait par l'augmentation de volume du thorax; celui-ci séparé du poumon par la *cavité pleurale* qui est vide entraîne avec lui la surface pulmonaire dont le volume se trouve aussi accru ; d'où diminution de pression à son intérieur ; l'expiration se produit ensuite *d'une façon passive grâce à l'élastiscité du poumon qui tend à reprendre son volume primitif* et, grâce à la cavité pleurale, entraîne avec lui les parois du thorax.

Outre cette respiration pulmonaire, l'homme a aussi une respiration cutanée, ainsi qu'on peut le constater par les accidents amenés par la cessation de celle-ci, lorsque la peau a subi une modification qui la rend imperméable à l'air sur une surface très étendue. Les phénomènes mécaniques auxquels est due cette double respiration sont des actes réflexes dont le centre nerveux se trouve au *nœud vital ;* les nerfs sensitifs sont les nerfs sensitifs de la peau et les pneumogastriques donnant lieu aux phénomènes inspirateurs et expirateurs ; les nerfs moteurs vont des parties cervicale et dorsale de la moelle aux muscles des parois thoraciques ; le diaphragme est innervé par le *nerf phrénique.*

Il ne faudrait pas croire que par l'expiration tout l'air vicié est chassé et que l'inspiration emplit le poumon d'air pur. De plus l'air n'a ni la même composition, ni la même vitesse au différents niveaux de l'appareil respiratoire ; c'est ainsi qu'il contient 8 p. 100 d'acide carbonique au niveau de la muqueuse pulmonaire, 4 p. 100 seulement un peu plus haut. C'est à M. Gréhant qu'on doit les connaissances que l'on possède sur la capacité pulmonaire et les quantités d'air inspirées et expirées : ce que nous allons dire est le résumé de ses recherches.

Volume d'air contenu dans les poumons. — Pour connaître la capacité des poumons, Gréhant introduit dans une cloche de 4 à 5 litres et pleine d'eau, placée sur la cuve à eau un demi-litre d'hydrogène pur; cette cloche est munie à sa partie supérieure d'un robinet à trois voies et surmonté d'un tube évasé permettant au patient d'y appliquer les lèvres et d'envoyer, par une disposition convenable du robinet, l'air expiré dans la cloche. Plusieurs expirations sont ainsi faites jusqu'à ce que le mélange des gaz contenus dans la cloche soit homogène. En faisant alors l'analyse de ce mélange, Gréhant vit qu'il contenait un volume de 14 cent. 6 p. 100 après la cinquième aspiration; les 500 centimètres cubes d'hydrogène occuperont donc un volume $= \dfrac{100 \times 500}{14.6}$ ou 3 lit. 43; si l'expiration a été elle-même de 500 centimètres cubes, il reste donc dans les poumons 2 lit. 93.

Le renouvellement de l'air dans les poumons a été étudié de la même manière par Gréhant, qui faisait inspirer de l'hydrogène, il analysait ensuite l'air expiré; il a vu ainsi que lorsqu'on inspire 500 centimètres cubes d'air pur, si le volume de l'air expiré est égal, 170 centimètres cubes de celui-ci sont formés de gaz pur, et 330 d'air vicié; il y a donc 330 centimètres cubes d'air pur qui ont été distribués aux poumons.

Coefficient de ventilation des poumons. — On appelle *air résidual* la quantité d'air qui ne peut être chassée des poumons, même pendant l'expiration la plus énergique; *air de réserve*, l'excès de l'air résidual sur la quantité d'air chassée par une expiration normale; *air de la respiration* celui qui est inspiré à l'état normal; *air complémentaire*, la différence de précédent avec la quantité inspirée, dans une inspiration énergique. Gréhant a trouvé pour l'air résidual une valeur de 1 litre environ.

On appelle *coefficient de ventilation des poumons* le rapport du volume d'air pur retenu par les poumons au volume de ceux-ci, après une inspiration et une expiration normales. La valeur de ce coefficient est d'environ 1/9 ; elle varie du reste avec le volume de l'inspiration et la capacité des poumons. Un fait curieux, c'est qu'une inspiration de 500 centimètres cubes d'air pur renouvelle mieux les gaz des poumons que deux inspirations de 300 centimètres chacune.

Disons pour terminer que le nombre d'inspirations étant d'environ 20,000 par vingt-quatre heures, cela représente 10 mètres cubes d'air pur absorbé, ce qui peut donner une idée du besoin de renouveler l'air des pièces où l'on séjourne, si l'on ne veut voir celui-ci bientôt irrespirable.

CHAPITRE XIX

CHALEUR

TEMPÉRATURE. — THERMOMÈTRE

Définition de la chaleur. — Effets généraux qu'elle produit :
sensation, dilatation, changement d'état. — Température.
— Distinction entre la chaleur, la quantité de chaleur, la
température. — Thermomètres comparables. — Thermomètres à liquide ; thermomètre à mercure, sa construction.
— Détermination des points fixes. — Graduation.

Déplacement du zéro. — Sensibilité du thermomètre. —
Thermomètre à alcool. — Ses avantages pour les basses
températures.

Différentes échelles thermométriques : échelles de Réaumur, Farenheit, centigrade. — Conversions réciproques.

Thermomètre métastique. — Thermomètres à maxima
et à minima.— Thermomètres de Walferdin. — Pyromètre
de Wegvood.

**Définition de la chaleur. — Effets généraux qu'elle
produit : sensation, dilatation, changement d'état.**
— On donne le nom de chaleur à une sorte de phénomène
susceptible de produire certaines sensations appelées *froid*
ou *chaud*. Ces deux expressions n'ont en réalité qu'une
valeur relative et la perception que nous pouvons en avoir
ne saurait être susceptible de la moindre mesure. Mais la
chaleur est une quantité variable et produisant d'autres
effets, qui nous en permettront l'étude, ce sont les changements de volume et les changements d'état.

Si nous prenons une barre métallique d'une certaine longueur venant s'appliquer contre la petite branche d'un levier coudé dont la grande branche peut se déplacer devant un arc de cercle gradué, et si nous chauffons cette barre, nous verrons l'aiguille se déplacer devant le cadran, par suite de l'extension de la barre, et plus nous chaufferons, plus le déplacement sera grand, c'est-à-dire plus l'allongement sera considérable. Nous avons donc un phénomène produit par la chaleur et variant dans le même sens qu'elle : c'est la *dilatation*.

Prenons maintenant, comme l'a fait S'gravesande, un anneau et une sphère passant exactement au travers, et chauffons la sphère sans toucher à l'anneau. Nous constaterons alors que le passage ne peut plus avoir lieu, c'est-à-dire que la sphère a augmenté de volume. Tous les solides subissent cet effet, mais d'une manière bien différente, ainsi que nous l'établirons bientôt : il en est de même pour les liquides et les gaz, et cela d'une façon bien plus manifeste encore. Prenons, en effet, un ballon muni d'un tube d'assez faible diamètre, et contenant un liquide jusqu'à un certain point de ce tube, puis chauffons-le légèrement : nous observerons d'abord que le liquide baisse, ce qui est dû à ce que le vase s'est dilaté, mais le liquide s'échauffe à son tour et, comme il se dilate plus que son enveloppe, il va monter et montera d'autant plus qu'on chauffera davantage.

On pourrait démontrer par une expérience analogue la dilatation des gaz et on la trouverait plus considérable que celle des liquides.

La chaleur peut encore produire des *changements d'état*, c'est-à-dire faire passer des corps solides à l'état liquide, puis même à l'état gazeux : on n'aura qu'à chauffer un morceau de glace pour voir ainsi l'eau sous ses trois états : solide, liquide, gazeux.

Température.—Distinction entre la chaleur, la quantité de chaleur et la température. — Thermomètres comparables. — Nous venons de voir que la chaleur était un phénomène capable d'agir de différentes manières, et de produire ainsi des effets différents. Si nous maintenons dans une même enceinte plusieurs corps, nous verrons au bout d'un certain temps qu'ils produiront sur notre épiderme la même sensation de froid ou de chaud. Nous dirons alors qu'ils sont à la *même température*. Si nous plaçons maintenant dans cette enceinte un tube gradué contenant du mercure, nous verrons la colonne mercurielle monter ou s'abaisser, et au bout d'un certain temps, quand elle se sera mise en équilibre avec la température de l'enceinte, elle ne variera plus. Si l'enceinte est constituée par de la glace fondante, tant qu'il y aura de la glace, la hauteur mercurielle restera la même. C'est ce qu'on exprime en disant *que la température de la glace fondante est constante.*

Il reste enfin à examiner une nouvelle quantité, c'est la *quantité de chaleur.* Si l'on porte, par exemple, un kilogramme de plomb dans une enceinte, il faudra un certain temps pour que l'équilibre ait lieu entre la température du plomb et celle de l'enceinte.

Et quand cet équilibre aura lieu (en supposant l'enceinte à une température plus élevée) la quantité de chaleur gagnée par le plomb sera égale à celle perdue par l'enceinte. Or, il est bien évident que si le poids de plomb eût été double, il aurait exigé aussi le double de chaleur; de plus, pour s'élever à une température plus forte, il aurait fallu lui fournir une quantité de chaleur plus forte aussi et proportionnelle; enfin pour élever d'un même nombre de degrés la température d'un poids égal d'un autre métal il eût fallu une provision de chaleur différente et proportionnelle à un coefficient *particulier à ce métal* qu'on appelle *chaleur spécifique*. La quantité de chaleur qu'un corps renferme est donc le *produit du poids du corps par sa température et par sa chaleur spécifique*.

$$Q = P \times t \times C.$$

Après avoir défini la température, il s'agit de la déterminer et on a donné le nom de *thermomètres* aux instruments qui servent à cet usage.

Le principe sur lequel est basée la construction du thermomètre est la *dilatation*. Nous avons vu, en effet, que tous les corps se dilatent sous l'influence de la chaleur et nous verrons plus tard que pour les limites entre lesquelles on emploie le thermomètre à liquide (de — 36 à + 120°), cette dilatation est proportionnelle à la température. Cette proportionnalité toutefois n'est pas rigoureuse. De plus il est évident que des thermomètres placés dans une même enceinte doivent marquer le même degré, c'est-à-dire *qu'ils doivent être comparables :* il faut pour cela qu'ils soient formés d'une même matière : le mercure liquide qu'on peut toujours avoir dans le plus grand état de pureté remplit très bien le but ; quant au verre qui le renfermera il peut fournir pour les écarts de température un peu considérables, des indications un peu inexactes.

C'est pourquoi l'on est convenu de rapporter les indications du thermomètre à mercure à celles du thermomètre à air : dans celui-ci, en effet, *la chaleur absorbée est proportionnelle à la dilatation*, et de plus la dilatation de l'enveloppe peut être négligeable.

On pourrait opérer, comme on le verra au sujet de la détermination du *coefficient de dilatation des gaz à pression constante*, et en prenant comme inconnue dans l'équation la température, on aurait la valeur de celle-ci, mais il est préférable d'adopter, comme Regnault y a été amené, le thermomètre à air fondé *sur la dilatation de l'air sous volume constant*, opération que nous décrirons plus loin. Ajoutons enfin que les thermomètres à air sont toujours comparables, à *quelque pression que soit cet air*, et qu'on peut même y remplacer l'air par un quelconque des gaz réputés permanents; les gaz facilement liquéfiables donneraient, en effet, des indications un peu différentes, ainsi que le prouve le tableau suivant emprunté à l'ouvrage de M. Jamin :

Thermomètre à air.	Thermomètre à acide sulfureux.
0°	0°
82,63	92,63
98,12	98,12
102,45	102,38
185,42	184,20
257,17	254,93
299,90	297,18
310,31	307,41

Thermomètre à liquide. — Thermomètre à mercure; sa construction. — Détermination des points fixes. — Graduation. — On a choisi les liquides comme corps thermométriques parce qu'ils ont un coefficient de dilatation plus grand que les solides et qu'ils ne subissent pas de modification moléculaire. On prend tantôt le mercure, tantôt l'alcool.

La première chose à faire est de s'assurer que le mercure est pur et qu'il n'adhère pas au verre. Pour le purifier, on le maintient un certain temps au bain-marie, avec de l'acide azotique étendu, puis on décante celui-ci, on lave le mercure à grand eau et on le dessèche d'abord avec du papier buvard, puis en le portant à 120°. Cela fait, si le mercure n'est pas employé de suite, il se recouvre de poussière et d'une légère couche d'oxyde. Pour l'en débarrasser, on le met sur un entonnoir de verre à robinet et on ouvre légèrement le robinet en ne recueillant que la partie inférieure du liquide qui s'écoule. Le tube que l'on emploie pour faire le thermomètre doit être aussi de la plus grande propreté et avoir été rincé avec de l'acide azotique bouillant, puis de l'eau; il doit être aussi parfaitement calibré, c'est-à-dire que son diamètre intérieur doit avoir partout la même valeur : on s'en assure en promenant dans ce tube une petite colonne de mercure qui aux différents endroits *doit toujours occuper la même longueur*. Ce tube est muni à l'une de ses extrémités d'une petite ampoule cylindrique destinée à contenir le mercure, c'est le *réservoir* dont la capacité doit être

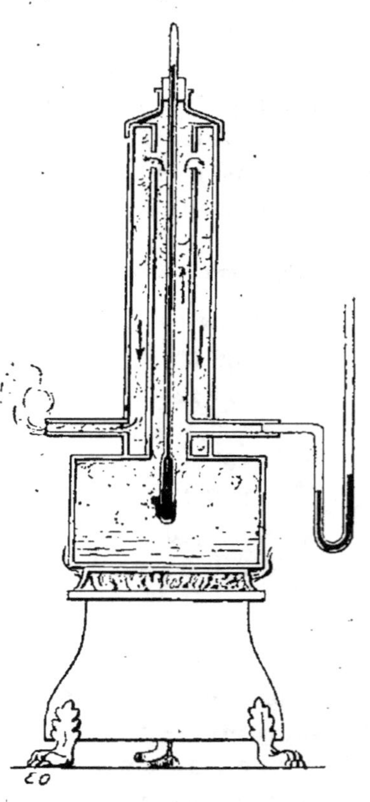

FIG. 99.

en rapport avec celle du tube; l'autre extrémité porte une ampoule plus grande et munie d'une pointe effilée. On chauffe légèrement l'ampoule et on plonge la pointe sous le mercure; par le refroidissement le mercure monte dans l'ampoule; on chauffe alors le réservoir et on retourne le tube qu'on tient verticalement; l'air s'y contracte pendant le refroidissement et le réservoir s'emplit partiellement ; on chauffe alors le réservoir jusqu'à l'ébullition du mercure qu'il contient et dont les vapeurs chassent complètement l'air et l'humidité ; le tube une fois refroidi se trouve exactement rempli de mercure. On porte alors le thermomètre à une température d'environ 120° ; après avoir fait couler le mercure qui restait dans l'ampoule on sépare celle-ci, on étire le tube à la lampe d'émailleur et on le ferme en prenant toutes les précautions pour que l'air n'y pénètre pas. Il faut alors procéder à la détermination des *points fixes*, c'est-à-dire des points 0° et 100° qui sont les températures de *la glace fondante* et de *l'ébullition de l'eau* sous la pression de 760^{mm}. Pour déterminer le zéro, on met le thermomètre avec de la glace pilée dans un vase percé de trous ; ces trous ont pour but de laisser écouler l'eau à mesure que la glace fond ; on attend que la colonne mercurielle soit devenue parfaitement stationnaire et on marque un trait à ce niveau. Pour déterminer le point 100°, on prend une étuve comme celle que représente la figure 99. Une certaine quantité d'eau chauffée par le fourneau entre en ébullition, la vapeur se répand dans la partie de l'appareil où est placé le thermomètre *qui ne doit pas plonger dans le liquide*. Cette étuve communique d'un côté avec l'atmosphère et de l'autre porte un manomètre qui indique la pression. Pendant l'opération, on enfonce de plus en plus le thermomètre de façon que le mercure soit toujours dans la vapeur et quand celui-ci est stationnaire, on fait un trait ; si la pression était exactement 760^{mm} ce point correspond bien à 100°, sinon il faut faire une correction donnée par la formule

$$T = 100 + \frac{n}{27}$$

dans laquelle T est la température réelle et n la différence *entre* 760^{mm} *et la pression observée*.

Il s'agit maintenant de diviser l'espace compris en 100 parties égales ; pour cela, on se sert de la machine à diviser ; on place le thermomètre sur le chariot mobile de façon à faire coïncider le burin avec un des points fixés et on tourne la manivelle jusqu'à ce que la coïncidence ait lieu pour l'autre trait ; le nombre de tours et la fraction de tour indique la longueur de l'espace compris, et la 100e partie de cette valeur est celle *d'un degré*. On opérera alors comme il a été indiqué au paragraphe de la machine à diviser.

Déplacement du zéro. — Sensibilité du thermomètre. — Sous l'influence du temps et des brusques changements de température, on voit souvent que les points fixes d'un thermomètre ne correspondent pas rigoureusement aux températures de la glace fondante et de l'eau bouillante : ceci est dû à des mouvements moléculaires qui se sont produits et ont amené le *déplacement des points fixes ;* pour l'éviter, on conseille de ne graduer le thermomètre que six mois après sa construction et de commencer par le zéro : mais le mieux est de faire des instruments à échelle très peu étendue et servant dans des limites très faibles de températures.

Un thermomètre doit être sensible, c'est-à-dire que le déplacement du mercure dans la tige doit être le plus grand possible pour une variation très faible de température et *se produire rapidement :* pour cela, il faut, d'une part, que le *réservoir soit cylindrique et petit,* de façon que la chaleur se répande facilement dans le mercure, d'autre part il faut *que le tube soit capillaire* de façon que son volume soit très faible par rapport à celui du réservoir. En effet, la capacité d'un degré thermométrique est un

$$\text{volume} = \frac{1}{6480} \text{ de celui du réservoir. Si donc nous}$$

voulons avec un tube calibré d'avance faire un thermomètre de sensibilité donnée, par exemple *qu'un degré*
occupe 10 *divisions* de volume v, le volume V du réservoir
sera donné par la relation

$$V = 10 \times v \times 6480$$

**Thermomètre à alcool. — Ses avantages pour les
basses températures.** — Le mercure se congèle à —40°.
Dès lors, il ne peut servir pour ces basses températures ;
aussi a-t-on été obligé de chercher un autre liquide qui ne
fût pas susceptible de se solidifier ; c'est l'alcool qu'on a
choisi, et pour pouvoir facilement observer ses déplacements, on le colore, *mais le plus légèrement pessible*, avec
de l'orseille. L'alcool employé est l'alcool absolu, c'est-à-
dire marquant 100° à la température de 15°. Le rem-
plissage du tube se fait d'une manière analogue à ce que
nous avons décrit pour le thermomètre à mercure ;
cependant quelquefois une bulle d'air peut rester dans le
réservoir du tube thermométrique : on attache alors
celui-ci au bout d'une ficelle et on le fait tourner vivement
jusqu'à l'expulsion de la bulle.

Le thermomètre étant destiné à l'observation des basses
températures, et l'alcool bouillant à 78°, la graduation se
fera d'une manière un peu différente ; d'abord, le tube
sera fermé lorsque l'alcool qu'il contient l'emplit à une
température voisine de 60° ; de plus, quoique le point zéro
soit déterminé en plongeant le thermomètre dans la glace
fondante, *il n'y a pas de second point fixe* et la tige est
graduée par comparaison. Voici comment : après avoir
déterminé le zéro, on met le tube dans une étuve à côté
d'un excellent thermomètre à mercure, dit *thermomètre
étalon,* et on chauffe jusqu'à ce que celui-ci marque 50°
par exemple et que sa température reste stationnaire :
on s'assure alors que l'alcool reste aussi stationnaire dans

le tube qu'il s'agit de graduer et on marque 50° au niveau atteint par le liquide ; on partage ensuite l'espace compris entre 0° et 50° en 50 parties égales et on prolonge *la graduation au-dessous de zéro.*

Différentes échelles thermométriques : échelles de Réaumur, centigrade, de Fahrenheit. — Conversions réciproques. — Comme nous l'avons vu, l'espace compris entre les points fixes est divisé en 100 parties égales : c'est *l'échelle centigrade.* Toutefois à côté de cette graduation s'en voit une autre également marquée sur le thermomètre : c'est *l'échelle Réaumur* où l'espace n'est divisé qu'en 80 parties, c'est-à-dire que ces degrés sont plus grands que les précédents et en valent les $\frac{5}{4}$. Par conséquent, pour convertir une température Réaumur en température centigrade, *on n'aura qu'à multiplier sa valeur par* $\frac{5}{4}$; ainsi 60° Réaumur valent $60 \times \frac{5}{4} = 75°$ centigrades.

Inversement 75° centigrades vaudront $75 \times \frac{4}{5} = 60°$ Réaumur.

Dans l'échelle de Fahrenheit, le 32° correspond à la glace fondante, parce que ce thermomètre a eu son zéro déterminé en le plongeant dans un mélange réfrigérant ; et le point 212° correspond à la température de l'eau bouillante ; là donc les 100 degrés de notre échelle centigrade équivalent à $212 - 32 = 180°$. C'est-à-dire que le degré Fahrenheit ne vaut que les $\frac{100}{180}$ ou les $\frac{5}{9}$ du degré centigrade. Donc, pour convertir une température donnée par l'échelle Fahrenheit en degrés centigrades *il faudra la multiplier par* $\frac{5}{9}$, *après en avoir retranché* 32 ; ainsi la température 113° Fahrenheit équivaut à $(113 - 32) \times \frac{5}{9} = 45°$ centigrades.

Echelles arbitraires. — Dans les recherches qui exigent la plus grande précision, on ne marque pas d'échelle thermométrique ; mais, au moyen d'une petite colonne mercurielle, on jauge le tube, et on divise en parties égales l'espace occupé par ce mercure : on dresse ensuite une table comprenant d'une part les numéros d'ordre des divisions tracées, de l'autre, les degrés centigrades auxquels elles correspondent.

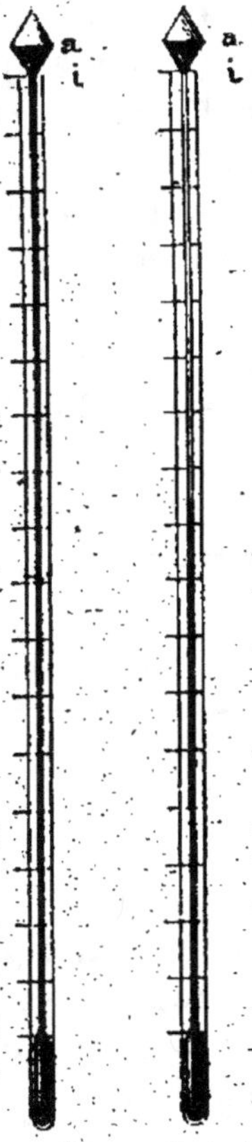

Thermomètre métastatique. — Thermomètres à maxima et à minima. — On donne le nom de thermomètre métastatique *à un instrument dans lequel on peut faire varier la quantité de liquide de façon que le niveau de celui-ci varie toujours dans les mêmes limites, quelle que soit la température.* Ces limites correspondent en général à 5° et ceux-ci occupent sur la tige une longueur telle que le degré a plusieurs centimètres qu'on peut alors diviser en un nombre considérable de divisions. L'appareil se compose d'un réservoir très petit, d'un tube le *plus mince et le plus long* possible, terminé à sa parti supérieure par une ampoule *a* présentant un étranglement *i* (fig. 100). Suppo-

FIG. 100. — Thermomètre métastatique.

sons que ce tube soit divisé en 200 parties égales et qu'on veuille observer une température voisine de 35°, on plongera le thermomètre dans un bain de 40° environ et l'on verra le mercure du réservoir monter dans le tube et se répandre dans l'ampoule. On laissera alors refroidir le thermomètre après avoir eu

la précaution de lui imprimer une secousse qui rompra
la colonne de mercure à l'étranglement de façon que la
partie qui était dans l'ampoule y restera et que le restant
seul rentrera dans le réservoir. Nous n'aurons plus qu'à
porter le thermomètre ainsi préparé dans l'enceinte dont
nous voulons déterminer la température et noter la division
devant laquelle s'arrêtera le mercure ; or, le tube a été
comparé d'avance à un thermomètre étalon et l'on voit
que 50 divisions, par exemple, correspondent à un degré
centigrade : on pourrait donc, dans le cas présent, observer directement le 50ᶜ de degré.

Les thermomètres à *maxima* et à *minima* sont de deux
sortes : ceux de *Rutherford* et ceux de *Walferdin*. Le

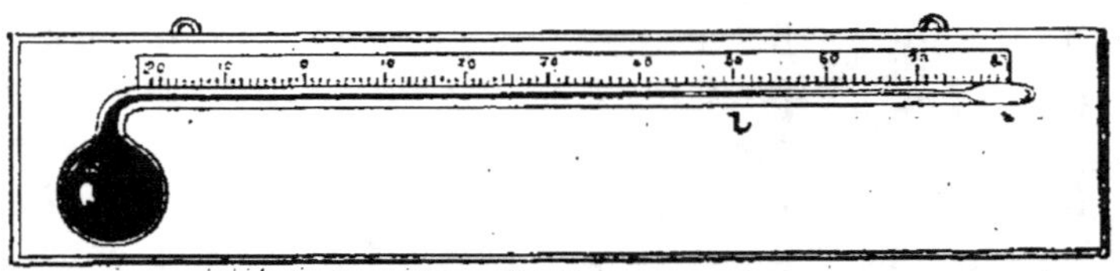

Fɪɢ. 101. — Thermomètre de Rutherford.

thermomètre à maxima de Rutherford se compose d'un
réservoir muni d'un tube recourbé à angle droit (fig. 101).
L'appareil est rempli *partiellement* de mercure au niveau
duquel se trouve un petit index métallique t. Sous l'influence de la chaleur, le mercure se dilate et pousse
devant lui l'index ; lorsque la température baisse, le mercure revient à son point de départ et comme il ne mouille
pas l'index celui-ci reste à l'endroit où il était parvenu et
on n'a qu'à lire la division devant laquelle il s'était
arrêté. Dans le thermomètre à *minima* du même auteur,
le mercure est remplacé par l'alcool et l'index métallique
par un *index en émail creux*. Quand la température baisse

13.

l'alcool se contracte et entraîne avec lui l'index; quand la température augmente, il se dilate et passe entre les parois du tube et l'index qu'il laisse à la même place, qui n'est autre que la division correspondant au minimum.

Il est bien entendu que, dans les deux cas précédents, il faut maintenir le tube horizontal.

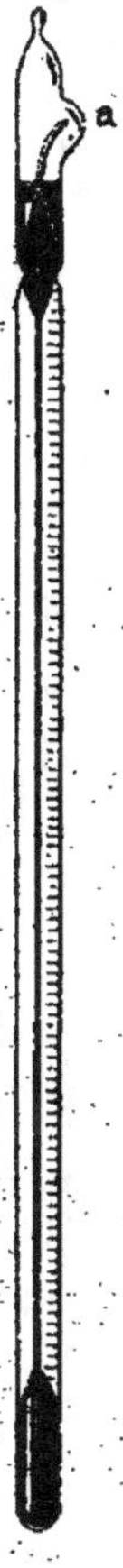

Thermomètre à maxima de Walferdin. — Il se compose d'un tube capillaire muni d'une pointe a, divisé en parties égales et portant un réservoir à chacune de ses extrémités. On commence par emplir ce tube exactement de mercure *à une température inférieure à celle du maximum qu'on veut déterminer :* il est bien évident alors que, pendant l'expérience du mercure sortira encore de la tige et que lorsque l'appareil sera ramené à une température t plus basse donnée par un thermomètre étalon placé dans le même milieu, il y aura un certain nombre de divisions qui seront vides, soit n le nombre de ces divisions et v le volume de la tige correspondant à un degré thermométrique, le maximum sera donné par la formule (fig. 102).

$$X = t + \frac{n}{v}$$

FIG. 102.

Le nombre v s'obtient en portant successivement le thermomètre à deux températures t_1 et t_2 et notant les nombres de divisions vides correspondants, n_1 et n_2. On a :

$$v = \frac{n_1 - n_2}{t_1 - t_2}$$

Thermomètre à minima de Walferdin (fig. 103). — Dans le thermomètre à minima, la pointe *a* se trouve à *la partie inférieure* et on remplit l'appareil de *mercure et d'alcool*. On commence par le refroidir à une température plus basse que le minimum, de façon que tout le mercure soit dans le réservoir **A**, et surmonté d'une couche d'alcool. On le couche ensuite de façon que la pointe *a* plonge dans le mercure : de cette façon, quand la température va augmenter, le mercure va monter dans la tige. On laissera cet effet se produire à une *température supérieure* à celle du minimum cherché ; puis, pour faire l'expérience, on redressera l'appareil, qu'on portera dans l'enceinte à étudier. Sous l'influence du refroidissement, une partie du mercure contenu dans la tige tombera dans le réservoir A jusqu'au moment du minimum X ; puis, la température s'élevant de nouveau, une colonne d'alcool pénétrera dans le tube, refoulant le mercure au-dessus d'elle : il y aura donc dans la tige *une colonne mercurielle* et *une colonne d'alcool* partant de *a*. Soit *n* le nombre de divisions occupées par cette colonne alcoolique à une température *t* donnée par un thermomètre étalon voisin, le minimum sera donné par la formule

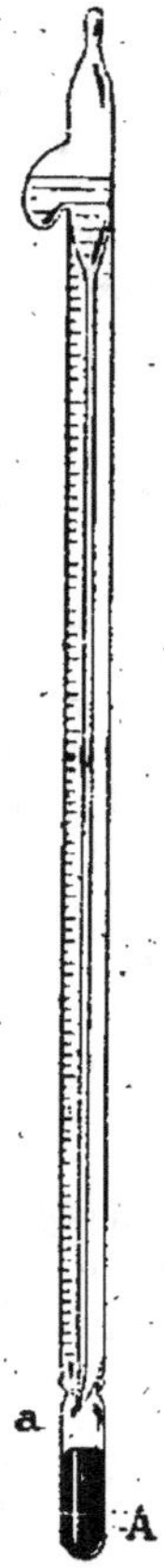

$$X = t - \frac{n}{v}$$

si on a eu soin de déterminer *v* comme précédemment.

FIG. 103.

Pyromètre de Wedgwood. — On appelle *pyromètres* des instruments destinés à indiquer les hautes températures, leurs données sont approximatives. Celui de Wedgwood se compose de deux règles formant un angle très petit et portant des divisions. Un petit cylindre d'argile y est introduit, cylindre d'un diamètre tel qu'il s'engage jusqu'à la division zéro. On le mettait alors dans le foyer dont on voulait déterminer la température, puis on le retirait et on le laissait refroidir; l'argile subit alors un retrait, d'autant plus fort que la température a été plus élevée. Si donc alors on remet le cylindre entre les règles, il s'avance jusqu'à une certaine division N qui indique approximativement cette température.

CHAPITRE XX

Dilatation des solides.—Dilatation linéaire, dilatation cubique.
— Mesure des dilatations. — Procédé Lavoisier et Laplace.
— Coefficients de dilatation de divers solides · usuels. —
Pendule compensateur, lames bimétalliques, balanciers
des chronomètres. — Thermomètre de Bréguet.

**Dilatation des solides. — Dilatation linéaire. —
Dilatation cubique.** — La construction du thermomètre
est basée sur ce fait que sous l'influence d'une élévation
de température, le volume des corps augmente, et cela
d'une manière proportionnelle à cette élévation de température ; c'est à ce phénomène qu'on a donné le nom
de *dilatation*. Mais nous avons déjà vu qu'une barre métallique échauffée subissait un certain allongement *dépendant de la température et de la longueur de la barre
elle-même :* ce genre de dilatation qui ne considère l'accroissement *que d'une seule dimension* constitue la *dilatation linéaire* et l'on appelle *coefficient de dilatation
linéaire l'allongement de l'unité de longueur sous l'influence
d'une élévation de température de* 1°. Si donc nous désignons par l la longueur d'une règle à 0°, par K son coefficient de dilatation linéaire, sa longueur l' à t sera donnée par la formule

$$l' = l + lKt = l(1 + Kt)$$

Si, au lieu de considérer une règle, nous considérons
une surface, la dilatation se fera dans le sens de *deux*

dimensions et nous aurons alors la *dilatation superficielle*. Désignons par s la valeur d'une surface à 0°, par D le coefficient de dilatation superficielle, sa valeur s' à une température t sera donnée par la formule

$$s' = s (1 + Dt)$$

Mais nous pouvons exprimer cette formule en fonction *des côtés des carrés correspondants* l et l' et du coefficient de dilatation linéaire, il vient alors :

$$l^2 = l^2 (1 + Kl)^2 = l^2 (1 + 2 Kt)$$

approximativement, vu la faible valeur de K. On voit donc que l'on peut considérer le coefficient de dilatation superficielle comme ayant *une valeur double du coefficient de dilatation linéaire*.

Au lieu de considérer une surface, considérons maintenant un corps quelconque, en élevant sa température il va se dilater dans ses *trois dimensions* et nous aurons affaire au coefficient de *dilatation cubique*. Désignons par V le volume à 0° par Δ le coefficient de dilatation cubique le volume V' à t° sera

$$V' = V (1 + \Delta t)$$

et en désignant par l et l' les côtés des cubes correspondants, par K le coefficient de dilatation linéaire :

$$l'^3 = l^3 (1 + Kt)^3 = l^3 (1 + 3 Kt)$$

approximativement, c'est-à-dire que le coefficient de dilatation cubique *est le triple du coefficient de dilatation linéaire*. Dans l'étude des solides, nous n'aurons donc qu'à considérer ce dernier et nous pourrons en déduire la valeur des deux autres.

Mesures des dilatations linéaires.— Procédé Lavoisier et Laplace. — Lavoisier et Laplace déterminèrent les coefficients de dilatation linéaire des différents solides usuels vers 1780. Les dilatations étant très petites et presque inappréciables par elles-mêmes, il fallait pour les mesurer *les amplifier et cela dans un rapport connu*. Voici comment ils y parvinrent. Leur appareil se composait d'une auge maintenue par quatre piliers en pierre de taille fondés en maçonnerie. Cette auge dont la lon-

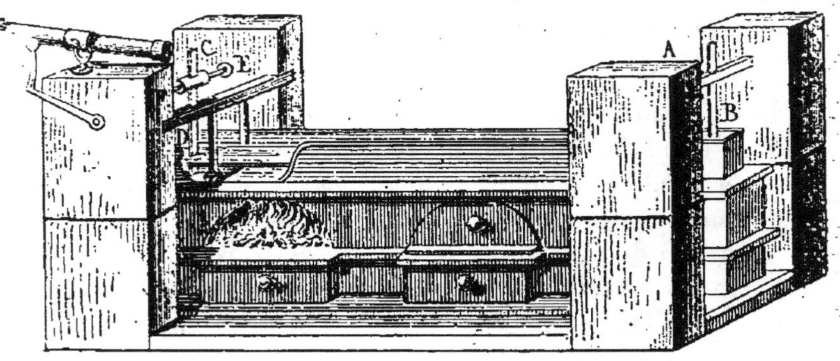

FIG. 104. — Appareil Lavoisier et Laplace.

gueur dépassait deux mètres reposait sur un fourneau et était destinée à recevoir la barre dont on voulait déterminer le coefficient de dilatation linéaire, barre qui venait buter contre une *tige verticale et fixe* A B d'un côté, tandis que, de l'autre, elle butait contre une autre tige C D liée à une lunette dont l'axe lui *était perpendiculaire* (fig. 104). La lunette visait les divisions d'une règle graduée verticale et placée à *distance connue*, à 200 mètres par exemple. Voici la description du mode opératoire. On plaçait la barre dans l'auge et on l'amenait à la température de 0° au moyen de glace fondante et l'on mesurait sa longueur à cette température soit *l* la valeur trouvée. On s'arrangeait alors de manière que les deux tiges A B et C D fussent verticales et, par conséquent, l'axe de la lunette horizontal. Cet axe visait alors une certaine division de la règle verticale située devant elle. Puis on emplissait l'auge d'huile et on chauffait à une température connue, à T° par exemple ; la barre s'allongeait, mais elle ne pouvait le faire que du côté de CD qui était mobile

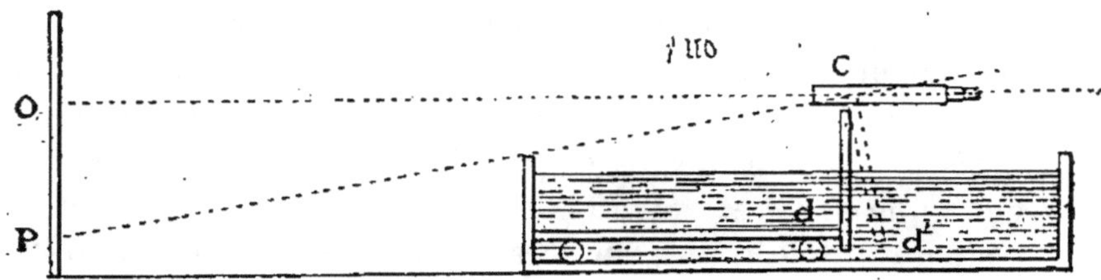

FIG. 105.

autour de l'axe EF et entraînait dans son mouvement la lunette dont l'axe coïncidait alors avec une autre division de la règle après avoir parcouru une longueur = M par exemple. Voyons maintenant comment on peut, avec ces données, déterminer l'allongement de la barre. Soit O le point de la règle que visait la lunette à 0°, D' le point où s'est transportée la tige CD sous l'influence de l'allongement DD' de la barre P le point de la règle visé à ce moment, nous aurons à cause de la similitude des triangles OPP et CDD' (fig. 105) :

$$\frac{CD}{DD'} = \frac{CO}{PP}$$

et désignant CD par H, DD' par x, CO par P et OP par M, on aura comme valeur de l'allongement,

$$x = M \times \frac{H}{P}$$

On voit donc que, si H = 1 mètre et P = 200 mètres, on aura amplifié 200 fois l'allongement de la barre ; pour avoir maintenant la valeur du coefficient de dilatation linéaire de la barre il faudra diviser la valeur obtenue pour x par la longueur et par la température, c'est-à-dire qu'on aura :

$$K = \frac{x}{T \times L}$$

Une autre méthode a été donnée pour déterminer le même coefficient, par Ramsdem. Sans entrer dans les détails, nous donnerons cependant le principe sur lequel elle repose. Trois auges sont disposées parallèlement contenant chacune une barre et maintenues, les deux extrêmes à 0°, celle du milieu à une température donnée. Les longueurs de ces barres sont égales et aux extrémités se trouvent des lunettes avec leurs réticules. En réalité, l'une des barres extrêmes porte un oculaire, la barre du milieu l'objectif et la dernière un deuxième réticule. Les trois auges sont portées à 0° et on s'arrange de façon à faire coïncider les réticules. Puis on chauffe l'auge du milieu ; or la barre bute de façon qu'une de ses extrémités reste invariable. La dilatation se fait alors à l'autre et pour en connaître la valeur on n'a qu'à rétablir la coïncidence des réticules au moyen d'une vis micrométrique.

Coefficients de dilatation linéaire de quelques solides
(d'après Lavoisier et Laplace).

Verre	$K = 0,000008969$
Acier non trempé.. .	$0,000010792$
Fer doux forgé . . .	$0,000012204$
Cuivre	$0,000017173$
Plomb	$0,000028483$

Ces coefficients varient avec la température et dans le même sens que celle-ci. La différence peut quelquefois être relativement considérable aussi au lieu de prendre la formule

$$l' = l\,(1 + K\,t)$$

prend-on pour formule

$$l' = l \left(1 + \mathrm{K}t + \mathrm{K}'t^2\right)$$

dans laquelle K et K' sont deux constantes déterminées par deux expériences.

Pendules compensateurs. — Pour que les oscillations d'un pendule soient isochrones, il faut que sa longueur reste invariable, c'est-à-dire que la distance reste constante entre le *point de suspension* et le *centre d'oscillation*. On conçoit donc que les changements de température, en faisant varier cette distance, rendent inégales les oscillations des balanciers de pendules; on y remédie au moyen de pendules compensateurs.

Pendule de Graham. — Ce pendule se compose d'une tige métallique terminée à son extrémité inférieure par un cylindre creux dans lequel on a mis du mercure; vu la densité de ce métal le centre d'oscillation est très voisin du centre de gravité; il s'agit donc de rendre celui-ci invariable, ce qui dépend de la quantité de mercure par rapport à la longueur de la tige; en effet, sous l'influence d'une élévation de température, la tige s'allonge et par conséquent le centre de gravité du mercure s'abaisse; mais sous l'influence de cette même élévation de température le mercure se dilate, sa hauteur dans le cylindre augmente, et, par conséquent, son centre de gravité s'élève; il n'y a donc qu'à déterminer la longueur de la tige et la hauteur du mercure de façon que l'élévation du centre de gravité de celui-ci sous l'influence de la chaleur soit la même que l'abaissement résultant de la dilatation de la tige.

Pendule de Leroy (fig. 106). — Ici la compensation s'obtient par l'emploi de lames de deux métaux différents réunies d'une façon spéciale. La lentille est supportée par un cadre en fer ABCD, mais non directement ; en effet, elle est fixée à l'extrémité d'une tige en fer IHK qui va se réunir à un cadre intérieur en cuivre $a\,b\,c\,d$. L'examen de la figure montre bien facilement ce qui va se passer : le cadre en fer en se dilatant tend à abaisser le centre d'oscillation supposé en K grâce à un lest convenable ; mais, sous l'influence de la même élévation de température le cadre de cuivre se dilatera aussi, en sens inverse, et tendra à le faire monter ; si ces deux effets sont égaux, le centre d'oscillation demeurera immobile, c'est ce qui arrivera pour des longueurs convenables des tiges de cuivre et de fer. Le calcul est d'ailleurs facile. Désignons par x la distance du point de suspension au centre d'oscillation, auquel nous supposerons fixée la tige de fer centrale. Soit F F' F" et F'" les valeurs des différentes longueurs de tige de fer dont le coefficient de dilatation est f, c'est-à-dire :

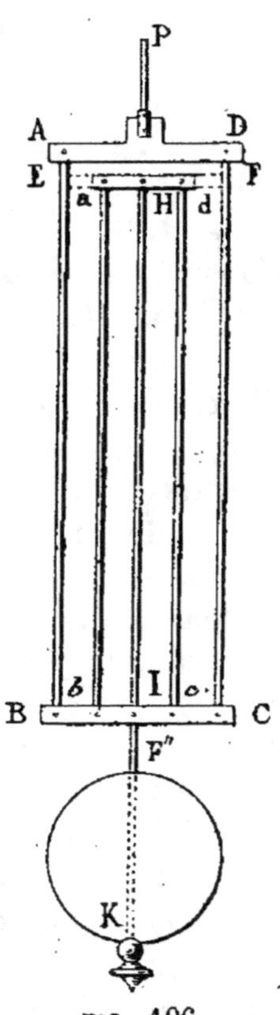

FIG. 106.
Pendule de Leroy.

$$F\ = AP$$
$$F'\ = A E$$
$$F"\ = B E = a b$$
$$F'" = 1\,K$$

F'" la longueur de la tige de cuivre ab dont le coefficient est c, nous aurons évidemment pour l'immobilité du point d'oscillation :

$$F f + F' f + F'' f + F''' f = F'' c$$

d'où
$$(F + F' + F'' + F''') f = F'' c$$

et si nous connaissons F'' :

$$PK = x = \frac{F'' c}{f}.$$

En réalité il faudrait deux cadres de chaque métal à cause de la faible différence qui existe entre le coefficient du cuivre et celui du fer.

Thermomètre de Bréguet. — Si l'on chauffe la partie extérieure d'un arc métallique, elle deviendra plus longue que la couche interne avec les deux bouts de laquelle elle coïncide, et l'arc tendra par conséquent à se fermer. Si, au lieu d'employer un arc homogène, on emploie une lame formée par l'assemblage de plusieurs métaux soudés l'effet sera encore plus sensible. Tel est le principe sur lequel repose le thermomètre de Bréguet. Bréguet superpose trois lames très minces et très étroites d'argent, d'or et de platine dans l'ordre que nous indiquons et il les passe au laminoir de manière à en faire un simple ruban dont il forme une spirale placée dans une position verticale, l'extrémité supérieure étant fixée à un support convenable, l'autre terminée par une aiguille très légère se mouvant sur un cercle divisé. La surface étant très grande, l'appareil est

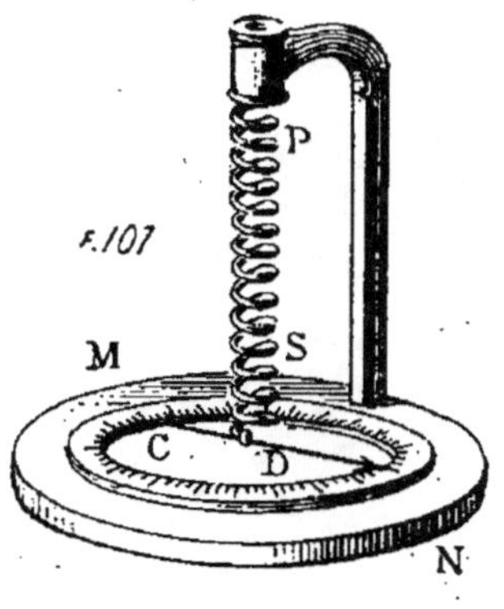

FIG. 107.

Thermomètre de Bréguet.

sensible aux moindres changements de température et comme le métal le plus dilatable, c'est-à-dire l'argent est à l'intérieur, les élévations de celle-ci se manifestent par une ouverture des spires, les diminutions par un mouvement de l'aiguille en sens inverse. Il est bien entendu que l'appareil doit avoir été réglé par comparaison avec un thermomètre à mercure (fig. 107).

CHAPITRE XXI

Dilatation des liquides. — Dilatation apparente. — Dilatation absolue. — Mesure de la dilatation absolue du mercure. — Procédé de Dulong et Petit. — Expériences de Regnault. — Détermination du coefficient de dilatation apparente du mercure. —Thermomètre à poids.

Détermination du coefficient de dilatation absolue des différents liquides. — Maximum de densité de l'eau. — Expériences de Hallstrom et de Despretz.

Dilatation des liquides. — Dilatation apparente. — Dilatation absolue. — Lorsqu'on élève la température d'un vase contenant un liquide, le vase se dilate ainsi que le liquide et celui-ci semble finalement occuper un volume plus considérable, mais plus faible que celui qu'il occupe en réalité, car la capacité du vase a augmenté ; l'effet qu'on observe alors constitue la *dilatation apparente ;* tandis qu'on appelle *dilatation absolue* l'augmentation de volume réelle, c'est-à-dire la dilatation apparente corrigée de la dilatation de l'enveloppe. Cette seconde quantité sera donc plus forte que la première. Dans le cas des liquides nous n'aurons à considérer que la dilatation cubique et nous appellerons *coefficient de dilatation apparente l'accroissement de l'unité de volume du liquide pour une élévation de température de 1° sans tenir compte de la dilatation de l'enveloppe.*

Le coefficient de dilatation absolue d'un liquide est égal très approximativement *à la somme du coefficient de dilatation apparente et du coefficient de dilatation de l'enveloppe;* mais en réalité si on désigne Δ, D et K les coefficients de dilatation absolue, apparente et de l'enveloppe, on a la relation :

$$(1 + \Delta t) = (1 + Dt)(1 + Kt)$$

Mesure de la dilatation absolue du mercure : procédé de Dulong et Petit. — Dulong et Petit ont déterminé le coefficient de dilatation absolue du mercure par un procédé très simple reposant sur *le principe des vases communiquants* et qui leur a donné des résultats très exacts. On sait en effet que si deux tubes verticaux réunis par un tube horizontal contiennent deux liquides de densité différente, les hauteurs de ces liquides dans les tubes sont en raison inverse des densités :

$$\frac{H}{H'} = \frac{D'}{D}$$

Or, désignons par P un poids de mercure dont le volume et la densité sont V_o et D_o à $0°$, V_t et D_t à t degrés, on aura évidemment :

$$P = V_o D_o = V_t D_t$$

d'où

$$\frac{V_o}{V_t} = \frac{D_t}{D_o} = \frac{1}{1 + \Delta_t}$$

en désignant par Δ_t la *dilatation absolue* du mercure entre $0°$ et $t°$. Si donc l'un des tubes verticaux contenait du mercure à $0°$, l'autre du mercure à $t°$ on aurait entre les hauteurs la relation :

$$\frac{H_o}{H_t} = \frac{D_t}{D_o} = \frac{1}{1 + \Delta_t}$$

d'où

$$\frac{H_t - H_o}{H_o} = \Delta_t$$

C'est-à-dire qu'une simple mesure de hauteur permettra de déterminer la dilatation absolue du mercure (fig. 108).

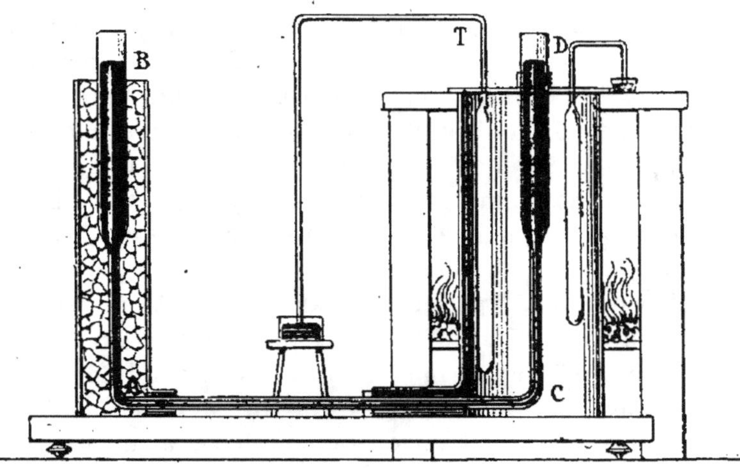

FIG. 108. — Appareil de Dulong et Petit.

Dulong et Petit construisirent leur appareil de la manière suivante : une barre de fer rendue parfaitement horizontale à l'aide de niveau à bulle d'air et portant des tiges verticales supporte les vases communiquants dont les deux branches sont maintenues verticales, tandis que la partie qui les relie est parfaitement horizontale. Cette partie est capillaire ; quant aux branches verticales, elles le sont aussi à leur jonction avec le tube horizontal, mais elles vont en s'évasant ; cette disposition a un double but : 1° elle évite en haut les effets de la capillarité sur la surface du mercure ; en bas elle évite le mélange des couches chaude et froide du mercure et permet de mesurer exactement la hauteur dans les branches en prenant comme tranche horizontale l'axe du tube. Les deux branches sont entourées de manchons métalliques, l'un enveloppe le tube A B et est destiné à contenir de la glace ; il est percé d'un trou à sa partie inférieure pour permettre l'écoulement de l'eau et à sa partie supérieure il est muni d'une petite porte qui permet, l'expérience terminée, d'enlever la glace qui masque le niveau du mercure. L'autre manchon enveloppe le tube C D et est destiné à recevoir de l'huile qu'on portera à une température donnée ; à cet effet on l'a maçonné dans un fourneau qui l'enveloppe à son tour. Pour opérer, on versait du mercure dans les tubes communiquants de façon que les niveaux fussent inférieurs à celui de l'huile dans le tube chauffé, à celui de la glace dans l'autre et que cela continuât ainsi pendant l'expérience. Quand on était parvenu à la température désirée et qui était donnée par un thermomètre à air T, on fermait toutes les issues du fourneau et on ajoutait dans le tube froid du mercure jusqu'à ce que le niveau dans l'autre branche dépassât un peu l'appareil ; puis on dégarnissait un peu de glace le niveau refroidi : on visait alors au cathétomètre le niveau en D, puis en B, ce qui donnait $H_t - H_o$; on n'avait plus qu'à amener la lunette du cathétomètre au niveau du tube capillaire ce qui donnait H_o. Enfin par la formule

$$\Delta_t = \frac{H_t - H_o}{H_t}$$

On connaissait Δ_t. En divisant Δ_t par la température à laquelle on avait porté l'appareil on obtint la valeur du coefficient de dilatation absolue du mercure.

Expériences de Regnault (fig. 109). — Regnault reprit ce travail ; il remplaça les tubes de verre par des tubes en fer reliés entre eux par des tubes horizontaux à leurs deux extrémités de façon à former un cadre rectangulaire A B C D ; l'une des branches C D était maintenue à une basse température *constante*, par un filet d'eau coulant continuellement dans le manchon qui l'enveloppait; l'huile

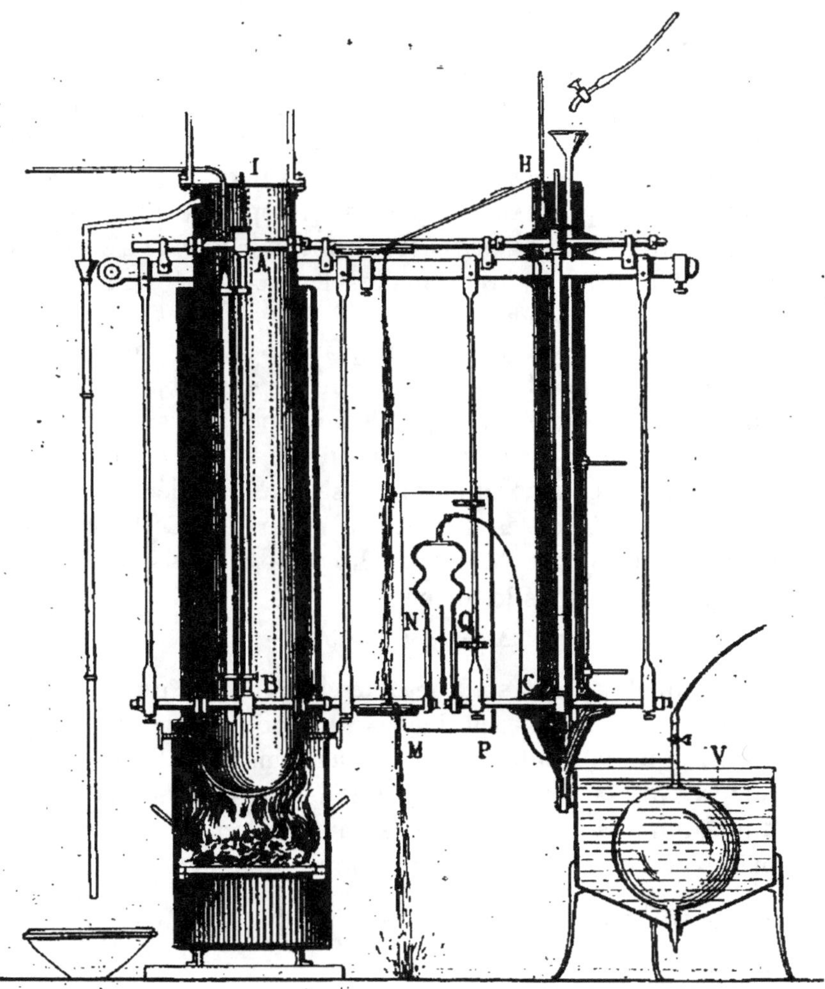

FIG. 109. — Appareil Regnault.

contenue dans le manchon A B qu'on chauffait était continuellement agitée de façon que sa température fût uniforme ; puis il fit les expériences, mais en opérant de deux façons ; tantôt il opérait comme avec des vases communiquants, en faisant surmonter le *tube horizontal supérieure* qu'il coupait, de deux tubes en verre verticaux A I et D H ; tantôt il coupait le *tube inférieur* par son milieu, le munissait de tubes en verre verticaux M N et P Q qu'il faisait communiquer avec un ballon V contenant de l'air comprimé, tandis que le tube supérieur était percée d'un trou qui permettait alors à la pression atmosphérique de s'excercer à la surface du mercure. Dans les deux cas les valeurs trouvées furent les mêmes.

Il répéta les expériences un grand nombre de fois, et prenant une planche de cuivre, sur laquelle on avait tracé un quadrillé avec beaucoup de soin, il construisit la courbe reliant tous les points correspondant à ses résultats. Il prenait pour cela comme abscisses les températures, et comme ordonnées les dilatations observées. Cette courbe tourne sa convexité vers l'axe horizontal et son équation peut être mise sous la forme

$$\Delta_t = a\,t + b\,t^2.$$

dans laquelle a et b sont deux constantes qu'on a déterminées par deux expériences. L'étude de cette courbe montre que la dilatation n'est pas constante, mais augmente avec la température. La valeur du coefficient de dilatation absolue du mercure pour les températures comprises entre 0^0 et 100^0 a été trouvé par Regnault égal à $\dfrac{1}{5,547}$; Dulong avait trouvé $\dfrac{1}{5,550}$.

Détermination du coefficient de dilatation apparente du mercure. — Dans le cas de la dilatation apparente on ne tient aucun compte de la dilatation de l'enveloppe et le coefficient peut se déterminer de deux façons, soit au moyen du *thermomètre à tige*, soit au moyen du *thermomètre à poids*. En effet, le coefficient de *dilatation apparente* du mercure n'est autre que le *coefficient thermométrique*. Si nous désignons par V_0 le volume occupé à 0^0 par du mercure dans une enveloppe de verre, par V_t le volume occupé par la même liquide à t^0, nous aurons pour valeur du coefficient thermométrique :

$$C = \frac{V_t - V_0}{V_0\, t}$$

C'est à l'aide du thermomètre à poids qu'on détermine la valeur de c.

Thermomètre à poids (fig. 110). — Cet appareil n'est autre chose que le réservoir d'un thermomètre d'une contenance d'environ 250 grammes de mercure et terminé par un tube étroit deux fois recourbé et effilé à son extrémité. On le met d'abord dans le plateau d'une balance pour en déterminer le poids, puis on le remplit de mercure à 0^0 et on le reporte dans la balance : la différence de poids indique le poids p de mercure qui emplit exactement l'appareil à 0^0.

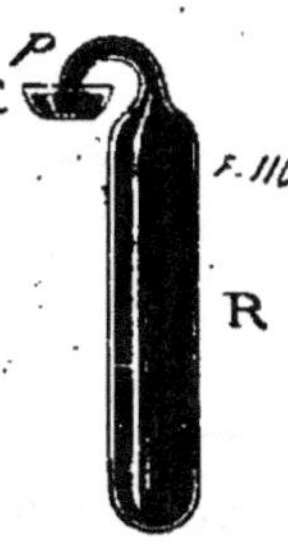

FIG. 110.
Thermomètre
à poids.

Si on porte alors l'instrument à une température t donnée par un thermomètre voisin, du mercure va s'échapper et tomber dans un petit godet dont on a fait la tare : en pesant alors ce godet la différence de poids représente celui du mercure qui est sorti du thermomètre, soit p ce poids.

Si nous désignons par D_0 la densité du mercure à 0^0, son volume sera alors $\dfrac{P}{D_0}$; ce sera aussi celui du verre à cette température; mais à t^0 le volume de ce verre sera $\dfrac{P}{D_0}$ $(1 + k\,t)$ en désignant par k le coefficient de dilatation cubique du verre; d'autre part le poids du mercure qui reste dans le thermomètre est P-p et son volume à 0^0 serait $\dfrac{P-p}{D^0}$; à t^0 il sera en désignant par Δ le coefficient de dilatation absolue du mercure $\dfrac{P-p}{D_0}$ $(1 + \Delta\,t)$; on doit donc avoir

$$\frac{P}{D_0}(1 + k\,t) = \frac{P-p}{D_0}\,(1 + \Delta\,t)$$

et comme nous avons vu qu'en désignant par D le coefficient apparent on avait la relation

$$(1 + \Delta\,t) = (1 + D\,t)\,(1 + k\,t)$$

Il viendra :

$$P = (P-p)\,(1 + D\,t)$$

D'où
$$1 + D\,t = \frac{P}{P-p}$$

et $D = \dfrac{p}{(P-p)t} = \dfrac{1}{6,480}$ d'après Dulong et Petit.

Mais il est bien évident que ce coefficient varie avec le verre et doit être déterminé pour chaque appareil. On voit de plus que cet appareil peut permettre de déterminer la dilatation absolue si on connaît k et de déterminer aussi la dilatation de l'enveloppe si on connaît Δ. Cet instrument a encore un autre usage qui lui a valu son nom de thermomètre; *il peut indiquer la température.* En effet, nous avons établi pour avoir la valeur de D, la formule

$$D = \frac{p}{(P-p)\,t}$$

or, t était donné par un thermomètre situé dans la même enceinte; mais si nous avons déterminé D une fois pour

14.

toutes, nous n'aurons plus d'inconnue et en opérant comme nous l'avons fait pour connaître la dilatation apparente t sera donné par la formule :

$$t = \frac{p}{(P-p)\,D} = 6{,}480 \times \frac{p}{P-p}$$

Enfin le thermomètre à poids peut encore permettre de déterminer le coefficient de dilatation cubique d'un solide. Pour cela, on introduit dans le réservoir le solide donné, étiré en tige, dont nous supposerons le poids égal à P et la densité à 0^0, égale à D^0; puis on emplit le thermomètre de mercure à 0^0; soit P' et D'_0 le poids de ce mercure et sa densité à 0^0; on porte alors le tout à une température connue t et on pèse le mercure écoulé p.

Le volume de l'enveloppe sera à t^0

$$\left(\frac{P}{D_0} + \frac{P'}{D'_0}\right)(1 + kt).$$

En désignant par K le coefficient de dilatation cubique du verre,

Le volume du contenu sera aussi à t^0

$$\frac{P}{D_0}(1 + xt) + \frac{P'-p}{D'_0}(1 + \Delta t)$$

et comme contenant et contenu sont égaux on a l'équation.

$$\left(\frac{P}{D_0} + \frac{P'}{D'_0}\right)(1 + kt) = \frac{P}{D_0}(1 + xt) + \frac{P'-p}{D'_0}(1 + \Delta t)$$

Détermination du coefficient de dilatation absolue des différents liquides. — Ces coefficients ont été déterminés par deux procédés : celui *du thermomètre à poids* et *celui du thermomètre à tige.* C'est à M. Isidore Pierre qu'on doit ces recherches. Toutefois, le premier de ces procédés laisse à désirer quand on a affaire à des liquides un peu volatils et généralement le second donne de bien meilleurs résultats; c'est le seul que nous décrirons, l'autre du reste étant identique à ce que nous avons dit pour le mercure.

M. Isidore Pierre prenait un gros thermomètre, formé d'un réservoir dont on connaissait exactement le volume V_0 à la température de zéro, et de divisions égales dont le volume à zéro était v_0. Il mettait du mercure dans l'appareil de façon que son volume fût à zéro $V_0 + n\ v_0$ en désignant par n le nombre de divisions occupées; puis il portait l'instrument à une température t, donnée par un thermomètre voisin et il notait le nombre de divisions n' occupées alors par le mercure; le volume occupé alors en réalité par le mercure était :

$$(V_0 + n\ v_0)\ (1 + \Delta\ t)$$

en désignant par Δ le coefficient de dilatation absolue du mercure; d'autre part, le même volume de verre correspondant était.

$$(V_0 + n'\ v_0)\ (1 + k\ t)$$

on avait donc l'équation suivante pour déterminer k :

$$(V_0 + n'\ v_0)\ (1 + \Delta\ t) = (V_0 + n'v_0)\ (1 + k\ t)$$

On répète alors la même opération avec le liquide qu'on veut étudier et on a la valeur cherchée par l'équation :

$$(V_0 + n\ v_0)\ (1 + x\ t) = (V_0 + n'\ v_0)\ (1 + k\ t)$$

Voici quelques-uns des résultats qu'il a obtenus en opérant avec des liquides qu'il préparait lui-même et qu'il privait bien d'air par l'ébullition. Tous ces résultats donnent la dilatation aux différentes températures par des formules à trois termes de la forme : .

$$\Delta_t = a\,t + b\,t^2 + c\,t^3$$

Alcool. $D_t = 0,001,048,630,106\ t + 0,000,001,750,960\ t^2 + 0,000,000,001,345\ t^3.$

Ether. $D_t = 0,001,513,244\ t + 0,000,002,359,182\ t^2 + 0,000,000,040,051\ t^3$

Sulfure de carbone. $D_t = 0,001,139,803\ t + 0,000,001,370,651\ t^2 + 0,000,000,019,112\ t^3$

Maximum de densité de l'eau : Expériences de Hallstrom et de Despretz. — Le coefficient de dilatation des liquides va en général en augmentant avec la température ; toutefois il peut se présenter des anomalies, c'est ce qui arrive pour l'eau ; l'étude de la dilatation de l'eau était importante à faire, car c'est à ce liquide qu'on rapporte la densité des différents corps en prenant comme unité son maximum de densité : il était donc nécessaire de connaître au juste la température de ce maximum. Halstromm prit une sphère creuse, d'un verre dont il avait déterminé avec beaucoup de soin le coefficient de dilatation cubique, il la suspendit au plateau d'une balance et l'équilibra avec de la grenaille de plomb. Puis il la fit plonger dans de l'eau qu'il porta à différentes températures ; l'équilibre était rompu à chaque température ; mais on le rétablissait au moyen de poids marqués qui *indiquaient le poids de l'eau déplacée*. Soit P_t ce poids à t^0, V_t le volume qu'occupait alors la sphère $\dfrac{P_t}{V_t}$ représen-

tait la densité de l'eau à t^0 ; de même $\dfrac{P_0}{V_0}$ représentait cette

densité à zéro et comme les volumes sont en raison inverse des densités, on avait

$$\frac{d_1}{d_0} = \frac{V_0}{V_1} = Q.$$

Il trouva ainsi que l'eau allait en se contractant d'abord
pour se dilater ensuite, le maximum de densité ayant
lieu à $4^0,108$.

Despretz opéra avec un thermomètre à tige, comme
nous l'avons vu pour le coefficient des liquides et de
0 à 30^0 environ, il construisit la courbe déterminée
par les résultats de ses expériences et une tangente particulière indiquait le point correspondant au volume
minimum de l'eau; il trouva $4^0,001$ pour température de
ce minimum.

CHAPITRE XXII

Dilatation des gaz : Expériences de Gay-Lussac. — Détermination du coefficient de dilatation des gaz à pression et volume variables. — Détermination du coefficient de dilatation à volume constant. — Thermomètre à air. — Détermination du coefficient de dilatation sans pression constante. — Applications des dilatations; corrections barométriques et thermométriques.

Dilatation des gaz. — Expériences de Gay-Lussac (fig. 111). — Voulant étudier et déterminer le coefficient

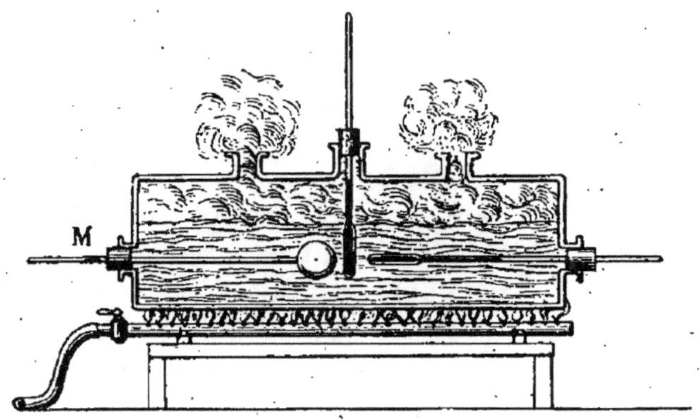

FIG. 111. — Expériences de Gay-Lussac.

de dilatation des gaz, Gay-Lussac opéra d'abord sur l'*air sec* ou du moins sur de l'air qu'il supposait tel. Pour cela il prit un tube thermométrique portant un réservoir sphérique dont il détermina la capacité à zéro. La tige était divisée en parties égales dont il avait également déterminé le volume; le principe de la méthode était simple : prendre un volume déterminé de gaz à 0^0, à une pression donnée, et chercher ce que devenait ce volume à t^0 et à la même pression. Afin d'avoir dans son appareil de l'air sec, il l'emplissait de mercure, puis le munissait à son extrémité d'un tube contenant du chlorure de calcium desséché; en faisant écouler le mercure, celui-ci était remplacé par de l'air, et comme cet air passait sur le chlorure de calcium, il s'y desséchait; il en faisait ainsi pénétrer une certaine quantité et laissait une gouttelette de mercure M qui formait index et séparait l'air de l'appareil de l'air extérieur; en portant l'appareil à 0^0, la position de l'index permettait de connaître le volume de gaz enfermé à cette température, et comme le tube était ouvert la pression était celle de l'atmosphère à l'instant considéré. Gay-Lussac prenait alors le tube ainsi disposé et le portait dans une étuve contenant de l'eau où il l'introduisait horizontalement; il chauffait cette étuve dont la température était donnée par un thermomètre et il faisait varier la position de son tube de façon que l'index fût toujours dans l'étuve, c'est-à-dire que le gaz fût toujours à la température de l'eau qu'on rendait du reste uniforme en l'agitant. Quand l'index devenait stationnaire, il notait sa position, et faisait la correction relative à la dilatation du verre dont on avait déterminé d'avance la valeur; il avait le volume occupé actuellement par le gaz à la température donnée par le thermomètre et à la même pression qui était toujours celle de l'atmosphère; il opéra ensuite sur d'autres gaz et en faisant varier la température et la pression; il trouva toujours le même nombre 0,00375; aussi établit-il la loi qui porte son nom : Tous LES GAZ SE DILATENT ÉGALEMENT ENTRE ZÉRO ET 100^0 ET CETTE DILATATION EST INDÉPENDANTE DE LA PRESSION.

Le coefficient donné par Gay-Lussac fut généralement admis sans discussion, mais les recherches de Rudberg, puis Magnus en Allemagne, de Regnault en France prouvèrent d'une part que le chiffre de 0,00375 était trop fort, ce qui tenait à ce que l'air et les gaz *n'étaient pas complètement desséchés*, et que la séparation du gaz et de l'atmosphère ne pouvait être hermétique avec l'index de mercure *qui ne mouillait pas le verre;* d'autre part que la *loi de Gay-Lussac* était sujette aux mêmes écarts que la *loi de Mariotte*, écarts dus à la même cause, et qu'en réalité non seulement le coefficient des gaz n'était pas rigoureusement le même, mais encore chaque gaz avait trois coefficients de dilatation : 1° *coefficient de dilatation à volume constant et pression variable;* 2° *coefficient de dilatation à pression constante et volume variable;* 3° *coefficient de dilatation à pression et volume variables.* Ce sont ces trois coefficients qui ont été déterminés par Regnault dans les expériences que nous allons décrire.

Détermination du coefficient de dilatation des gaz à pression et volume variables. — Il prit un vase T de la forme d'un thermomètre à poids dont il détermina le coefficient de dilatation K et la capacité en pesant le mercure P qui l'emplissait à zéro; puis il l'introduisit dans une chaudière semblable à celle que nous avons décrite pour la détermination du point 100° du thermomètre et réunit l'extrémité effilée avec un tube en caoutchouc, relié à des tubes contenant de la ponce sulfurique reliés eux-mêmes à une pompe à main. L'eau de la chaudière était portée à l'ébullition et en même temps, on faisait le vide, puis on laissait rentrer de l'air sec dans l'appareil; on répétait cette opération un assez grand nombre de fois pour être sûr que le tube ne contenait plus trace de vapeur d'eau; à ce moment, on laissait rentrer l'air une dernière fois, on notait la température de la chaudière qui était donnée par un thermomètre et on fermait à la lampe la tige de l'appareil. On avait ainsi enfermé une masse gazeuse à une température connue t^0, à une pression connue aussi, égale à H c'est-à-dire à la pression atmosphérique donnée par un baromètre voisin. Or, si nous désignons par D_0 la densité du mercure à zéro, par P le poids du mercure qui emplit l'appareil à zéro, par K le coefficient de dilatation du verre et α le coefficient de dilatation du gaz, le volume du gaz que nous avons ainsi renfermé à la pression H et à la température t^0 serait à zéro :

$$V = \frac{P}{D_0} \times \frac{1 + k t}{1 + \alpha t}$$

Regnault prenait ensuite le tube **T** et le laissait refroidir en le maintenant vertical, la pointe plongée sous le mercure, puis il cassait cette pointe et entourait l'appareil de glace, de manière à le porter à zéro ; le mercure montait à une certaine hauteur h qu'on notait avec soin et on fermait l'appareil avec un peu de cire molle ; la masse gazeuse qu'on avait enfermée se trouvait donc à présent à une température égale à zéro, à une pression égale à H-h, en supposant que la pression atmosphérique n'eût pas changé pendant l'expérience,

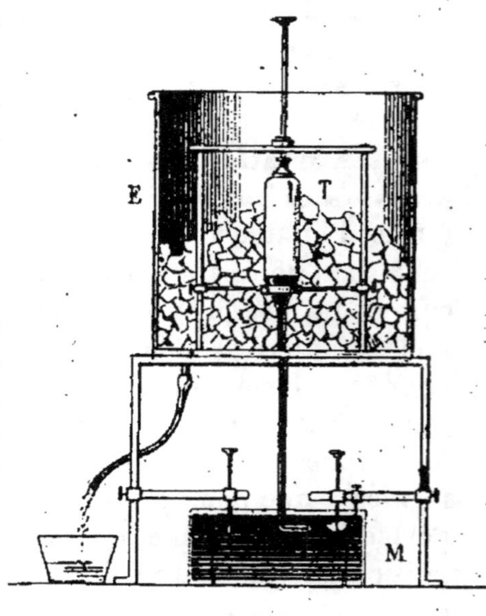

FIG. 112.

mais il fallait connaitre son volume ; pour cela, on pesait le tube et on avait le poids p de mercure rentré ; le volume était donc $\dfrac{P-p}{D_o}$: on n'avait donc plus pour déterminer α qu'à écrire l'équation donnée par la loi de Mariotte :

$$\frac{\dfrac{P}{D_o} \times \dfrac{1 + K\,t}{1 + \alpha\,t}}{\dfrac{P - p}{D_o}} = \frac{H - h}{H}$$

d'où $1 + \alpha t = \dfrac{P\,(1 + K\,t).\,H}{(P - p).\,(H - h)}$

Regnault trouva comme valeur de α 0,00366 dans un nombre d'expériences assez considérable.

Détermination du coefficient de dilatation à volume constant (fig. 113). — **Thermomètre à air.** — L'appareil qu'employait dans ce cas M. Regnault se composait d'une chaudière C en laiton de la capacité d'un litre environ servant de bain-marie à un ballon B muni d'un col cylindrique et étroit. Comme dans le cas précédent, il faut déterminer le volume V_o du ballon à zéro et son coefficient de dilatation. La seconde partie de l'appareil est un manomètre à air libre M formé de deux branches verticales dont la partie inférieure est mastiquée dans une pièce en fer munie d'un robinet à trois voies R permettant : 1° de faire communiquer les branches entre elles ; 2° d'interrompre cette communication ; 3° de laisser écouler le mercure selon la position du robinet ; ce manomètre est prolongé par un tube ab recourbé et effilé qu'on réunit exactement au tube qui forme le col du ballon au moyen d'un robinet à trois voies r. Grâce à ce robinet, on peut dessécher parfaitement le ballon comme on l'a fait précédemment à l'aide d'une pompe à main et de tubes à ponce sulfurique ;

lorsque le ballon est parfaitement desséché, on le maintient à zéro et on l'emplit d'air sec de façon que le mer-

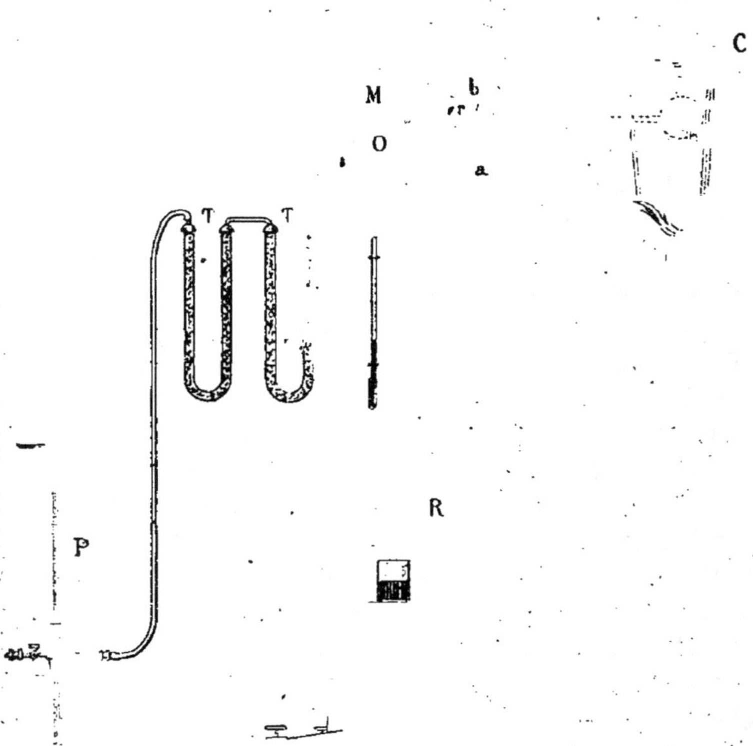

FIG. 113.

cure, au même niveau dans les deux branches du manomètre, s'y élève jusqu'à un point de repère O tel que
l'espace compris dans la partie du *Ord* ait une valeur v_0

qu'on a jaugée au préalable. On a donc une masse d'air composée de deux parties V_0 et v_0, toutes deux à la pression atmosphérique H mais la première à la température de zéro, la seconde à la température ambiante : le volume de gaz sera donc à zéro :

$$V_0 + \frac{v_0 (1 + K t)}{1 + \alpha t}$$

Chauffons maintenant la chaudière jusqu'à une température T, l'air du ballon va se dilater et le mercure n'aura plus le même niveau dans les deux branches ; mais en versant du mercure dans la branche ouverte, on ramène ce niveau en O, c'est-à-dire qu'on restitue au gaz son volume primitif, et on mesure la différence h des niveaux dans les deux branches ; on a alors, à une pression $H + h$, une masse de gaz à une température T dans le ballon et dont le volume est $V_0 (1 + K T)$, plus la partie *Ord* dont la température est t et le volume $v_0 (1 + K t)$; les deux volumes représenteraient à zéro un volume égal à

$$V_0 \frac{(1 + K T)}{1 + \alpha T} + v_0 \frac{1 + K t}{1 + \alpha t}$$

et, comme nous avons affaire dans les deux cas à la même masse gazeuse soumise à des pressions différentes nous pouvons appliquer la loi de Mariotte qui nous fournira l'équation d'où nous tirerons α :

$$\frac{V_0 + v_0 \dfrac{1 + K t}{1 + \alpha t}}{V_0 \dfrac{1 + K T}{1 + \alpha T} + v_0 \dfrac{1 + K t}{1 + \alpha t}} = \frac{H + h}{H}$$

La valeur de α trouvée ici par Regnault fut un peu plus élevée que la précédente mais d'une quantité insignifiante. L'équation que nous avons écrite plus haut et qui vient de nous permettre de calculer α, nous permettrait également de calculer T si nous connaissions une fois pour toutes la *valeur du coefficient de dilatation de l'air sous volume constant*, c'est-à-dire que l'appareil que nous venons de décrire est le *thermomètre à air* et qu'on pourra s'en servir pour déterminer la température d'une enceinte comme Regnault le faisait pour déterminer α.

Détermination du coefficient de dilatation sous pression constante. — L'appareil est le même que dans le cas précédent ; le mode opératoire est identique durant la première phase de l'expérience, mais dans la seconde au lieu de ramener le mercure à son niveau primitif, Regnault laissa le gaz se dilater librement en faisant écouler continuellement du mercure par le robinet, de façon que le niveau reste toujours le même dans les deux branches, c'est-à-dire que la pression reste égale à la pression atmosphérique ; il jaugeait ensuite l'espace abandonné par le mercure. Le chiffre que trouva Regnault en opérant ainsi fut 0,00367, c'est-à-dire notablement plus fort que les deux autres, résultat du reste auquel il était permis de s'attendre.

En variant les expériences, c'est-à-dire les pressions et les gaz, Regnault vit que le coefficient de dilatation des gaz n'était pas constant mais augmentait avec la pression et diminuait avec elle, qu'il n'était pas rigoureusement le même pour les différents gaz, mais variait avec leur compressibité, qu'en un mot la loi de *Guy-Lussac était sujette aux même écarts que la loi de Mariotte*, qu'on pouvait cependant l'admettre dans les calculs pour des limites peu étendues de température et que, dans la pratique, dans l'emploi du thermomètre à air, si on remplaçait ce gaz par un autre, il fallait dans les formules introduire la valeur du coefficient de dilatation de ce dernier.

Applications des dilatations : corrections barométrique et thermométrique. — Pour que les expressions des hauteurs barométriques soient concordantes entre elles, il faut les rapporter à une température convenue : c'est la température de zéro qu'on a choisie. Dès lors, quand on fait une observation barométrique il faut regarder sur un thermomètre voisin la température de l'enceinte ; soit t cette température et h la hauteur observée ; il est bien évident que la colonne de mercure qui lui ferait équilibre à $0°$ serait $\dfrac{h}{1 + \Delta t}$ en désignant par Δ le coefficient de dilatation absolue du mercure ; mais cette correction n'est pas la seule ; en effet, la règle métallique qui marque les millimètres a en réalité une longueur représentée à $t°$ par $h\,(1 + K\,t)$ en désignant par K son coefficient de dilatation linéaire ; la véritable valeur cherchée est donc :

$$x = \frac{h\,(1 + K\,t)}{1 + \Delta t}$$

On peut aussi avoir à corriger les indications d'un thermomètre quand le réservoir de celui-ci est à une température T et sa tige à $t°$; supposons en effet que le thermomètre indique la température lorsque sa tige est hors du bain, si celle-ci plongeait dans le bain la température indiquée serait plus forte ; ce serait la véritable, désignons-la par x ; désignons par n le nombre de divisions correspondant à la température T, par α le volume d'une de ces divisions, par d la densité du mercure à zéro, nous aurons pour exprimer le poids de ce mercure quand il occupe n divisions à $t°$ et x à $x°$ les valeurs égales

$$n\,\alpha\,d\,\frac{1 + K\,t}{1 + \Delta t} = x\,\alpha\,d\,\frac{1 + K\,n}{1 + \Delta x}$$

où K est le coefficient de dilatation du verre et Δ le coefficient de dilatation absolue du mercure.

D'où, en négligeant les termes du deuxième ordre :

$$x\left[1 + x\left(K - \Delta\right)\right] = n\left[1 + t\left(K - \Delta\right)\right]$$

qu'il est facile de résoudre.

CHAPITRE XXIII

CHANGEMENTS D'ÉTAT DES CORPS

Fusion et solidification. — Du point de fusion. — Caractère
important pour distinguer les corps gras. — Fusibilité des
sels : fusion aqueuse, fusion ignée. — Passage de l'état
liquide à l'état solide. — Phénomènes qui accompagnent la
solidification. — Séparation des sels tenus en dissolution
aqueuse, de l'alcool. — Solution. — Phénomènes thermiques. — Mélanges réfrigérants.

Fusion et point de fusion. — La fusion est ce phénomène en vertu duquel, sous l'influence de la chaleur, un
solide passe à l'état liquide. Si l'on prend par exemple
un corps bien défini et qu'on le chauffe en le mettant en
contact avec un thermomètre, on verra celui-ci accuser
des températures de plus ou plus élevées jusqu'à un
moment où il restera stationnaire. Si nous examinons le
corps à cet instant, nous verrons qu'une partie a commencé à devenir liquide; en continuant de chauffer, tout
le reste prendra l'état liquide et la température demeurera constante jusqu'au moment où la dernière trace de
solide aura disparu, puis elle recommencera à augmenter. La température qui est demeurée constante s'appelle
le point de fusion; autrement dit, on nomme *point de
fusion la température à laquelle un corps solide commence à
passer à l'état liquide.*

Mais qu'est devenue la chaleur que fournissait le foyer pendant le temps de la fusion, puisque la température est demeurée constante? Nous verrons plus tard qu'elle a servi à produire un travail, pour le moment disons seulement qu'on lui a donné un nom exprimant qu'elle semble avoir disparu : on l'appelle *chaleur latente de fusion*. Dans tous les changements d'état nous retrouverons un phénomène thermique analogue. Quant à la température à laquelle s'opère cette fusion, elle varie entre les limites des plus étendues : le mercure reste liquide jusqu'à — 40°; le phosphore fond à 44°; les métaux, plomb, bismusth, à des températures beaucoup plus élevées; le platine à 1,800°, etc., etc.; les corps dont on n'a pu obtenir la fusion s'appellent *réfractaires* ainsi les argiles. Despretz est parvenu à ramollir le charbon en combinant l'action de l'arc voltaïque d'une pile de 600 éléments, de la chaleur solaire concentrée par une lentille, du chalumeau à gaz oxhydrique.

Lois de la fusion. — Influence de la pression. — Surfusion. — Ces lois sont au nombre de deux :

1° *Tout corps de composition définie fond toujours à la même température;*

2° *La température reste constante pendant la durée de la fusion.*

Ces lois semblent cependant, la première du moins, ne pas répondre quelquefois aux faits observés. C'est qu'alors il intervient en même temps d'autres phénomènes. En effet, dans ce que nous avons dit, nous avons supposé que le passage de l'état solide à l'état liquide se faisait sans transition, mais certains corps, les corps gras et les résines par exemple, ne sont pas dans ce cas; ils passent par un état intermédiaire dont nous avons déjà parlé, et qu'on appelle l'*état pateux;* d'autres fois, certaines influences, *la pression par exemple*, viennent produire des anomalies ; ainsi l'expérience prouve que certains corps, la glace entre autres, *se contractent* en passant à l'état liquide, que d'autres corps au contraire *se dilatent* dans ces conditions et *que pour tous les corps qui se contractent en fondant, une augmentation de pression abaisse le point de fusion, que celui-ci est élevé dans le cas contraire;* c'est ainsi qu'on a pu, sous l'action d'une pression considérable, maintenir *de la glace fondue*, à une température de — 20°.

Enfin un phénomène qui intervient aussi très souvent est celui de la *surfusion* et qui consiste en ceci : *si on porte un corps à une température plus élevée que son point de fusion et qu'on le laisse ensuite refroidir sa température pourra s'abaisser au-dessous du point de fusion sans que la solidification se reproduise.* C'est ainsi que le phosphore, qui fond à une température de 44°, peut être amené à une température bien plus basse et y rester liquide, mais la moindre agitation qu'on lui fait alors subir amène sa solidification.

Solidification. — C'est le passage inverse de l'état liquide à l'état solide ; il est soumis aux mêmes lois que la fusion, car il est évident qu'un corps se *solidifie à la même température que celle de sa fusion;* mais le *phénomène thermique est inverse, car le liquide en passant à l'état solide restitue la quantité de chaleur latente* qu'il semblait avoir emmagasinée. De plus, *dans les cas de surfusion* le point de solidification semble s'être abaissé, mais si sous une influence quelconque cette solidification se produit, la température *remonte immédiatement* à celle du point de fusion.

Fusion des alliages, des sels. — Liquation. — Si nous considérons un mélange de plusieurs métaux, c'est-à-dire un alliage, nous verrons que le point de fusion est généralement plus bas que celui des métaux constituant l'alliage, et que cette température est fixe quand la composition chimique est constante; c'est ainsi que l'alliage de Darcet formé de plomb, d'étain et de bismuth fond à 94°. Mais cette fusion des alliages ne s'opère pas de prime abord d'une manière complète; elle est précédée d'un autre phénomène appelé *liquation* qui consiste en ce qu'il y a en réalité *plusieurs points de fusion*, c'est-à-dire qu'à différents moments une *partie de l'alliage se liquéfie et que la température reste alors constante, puis celle-ci augmente et une nouvelle partie se liquéfie;* ce phénomène s'étudie surtout bien dans l'action inverse, c'est-à-dire dans la solidification; on voit alors différents corps se solidifier à la suite les uns des autres dans un même liquide et un thermomètre plongé dans la masse rester stationnaire à chaque solidification. Ceci tient à ce qu'un alliage est, en réalité, le mélange de *plusieurs corps de composition définie* qui se sont formés par combinaison des métaux et *qui ont des points de fusion différents.*

Un phénomène analogue s'observe lorsqu'on laisse refroidir sans l'agiter de l'axonge fondue; l'axonge est un mélange de margarine, stéarine et oléine, principes dont les points de fusion sont différents; aussi voit-on alors un mélange formé de deux parties : l'une solide, l'autre presque liquide constituée par l'oléine.

Lorsqu'on soumet un sel à la chaleur; on le voit bientôt en général passer à l'état liquide, puis se solidifier et redevenir liquide à une température beaucoup plus élevée. Cela tient à ce que les sels cristallisent en général avec un certain nombre d'équivalents d'eau qu'on appelle *eau de cristallisation* et, sous la première influence de la chaleur, le sel se liquéfie *non par fusion, mais par dissolution dans son eau de cristallisation,* c'est ce qu'on appelle *fusion aqueuse*, puis cette eau s'évapore et *une fois qu'elle est entièrement volatilisée* lorsque la température est assez élevée le *corps fond alors réellement* comme le ferait un métal dans les mêmes conditions; c'est là la véritable fusion qu'on appelle *fusion ignée*.

Phénomènes qui accompagnent la solidification. — La solidification est aussi accompagnée d'un changement de volume; tantôt il y a contraction, tantôt dilatation, et les changements de volume correspondent à des pressions considérables. Soit l'eau qui augmente de volume en passant à l'état de glace; si on emplit exactement une sphère métallique et qu'on soumette celle-ci à une température inférieure à zéro, on la verra bientôt éclater sous l'influence de sa dilatation; c'est pour le même motif que l'on voit, l'hiver, comment se fendent les *pierres dites gélives;* ces pierres sont poreuses et retiennent de l'eau dans les pores; cette eau en se solidifiant amène la rupture de la pierre; il en est de même pour les plantes qui contiennent dans leurs vaisseaux des liquides aqueux; ceux-ci se solidifiant font éclater et souvent avec fracas les vaisseaux où ils sont contenus.

Nous avons déjà vu que la pression pouvait faire varier le point de solidification d'un liquide; il en est de même de la présence de corps dissous dans ce liquide : *sels, alcool,* qui abaisse le point de solidification. Dans ces cas-là, lorsque la température est devenue assez basse, le liquide se partage deux parties; si, par exemple, nous avons affaire à de l'eau tenant en dissolution des sels et de alcool, une partie *presque pure et exempte de corps dissous se solidifie,* tandis que l'autre reste liquide et s'enrichit. On a donc là un moyen de séparer les sels et l'alcool de leurs dissolutions aqueuses, moyen utilisé dans certains cas, en Amérique par exemple, où l'on fait fondre la glace pour avoir de l'eau distillée.

Détermination des points de fusion. — Son importance dans la distinction des corps gras. — La première des lois de la fusion indique que tout corps défini fond toujours à la même température ; si donc on a déterminé une fois le point de fusion d'une substance de composition définie, toutes les fois qu'on déterminera le point de fusion de cette substance, on trouvera le même nombre si elle est pure. Tout écart indiquera la présence de corps mélangés. Ainsi le beurre de cacao fond à 30°, mais si on y introduit un corps quelconque, graisse, cire, etc., la fusion n'aura lieu qu'à une température plus élevée. De même en chimie organique on trouve certaines relations entre la composition des corps et leur température de fusion ; on en a un bel exemple dans les benzines chlorées. Il est donc important de pouvoir déterminer exactement le point de fusion d'un solide; on y arrive par deux moyens : soit en faisant fondre le corps solide, soit en laissant solidifier le corps préalablement rendu liquide.

1er moyen. On prend un matras contenant de l'eau et muni d'un bouchon dans lequel on introduit un thermomètre très sensible et un tube dont l'extrémité est fermée et effilée, on introduit dans ce tube un peu de la substance à étudier et on chauffe le matras avec précaution jusqu'au moment où elle commence à fondre, ce qu'on reconnaît à ce qu'elle s'étale sur la paroi courbe du verre; on n'a alors qu'à lire la température indiquée par le thermomètre (fig. 114).

Un moyen très simple consiste à recouvrir du corps à essayer le réservoir d'un thermomètre très sensible ; on plonge ce thermomètre dans de l'eau qu'on chauffe graduellement jusqu'au moment où se produit la fusion.

2ᵉ moyen. L'appareil se compose de trois espaces concentriques contenant, le premier AA de l'air seul et où l'on mettra le corps fondu, le second BB de l'eau à la température ambiante, et le troisième CC, de l'air pour empêcher les influences des variations de

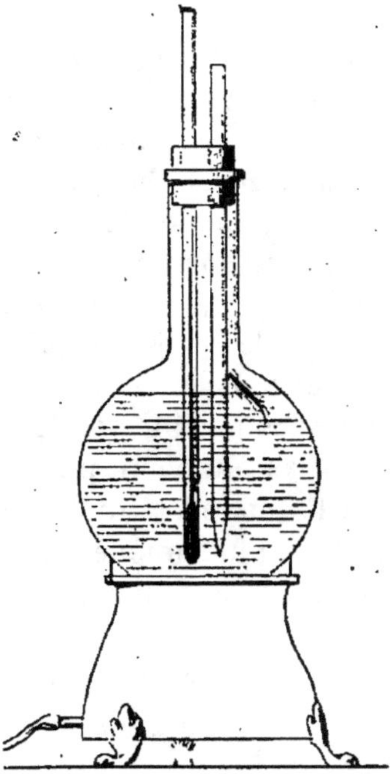

FIG. 114.

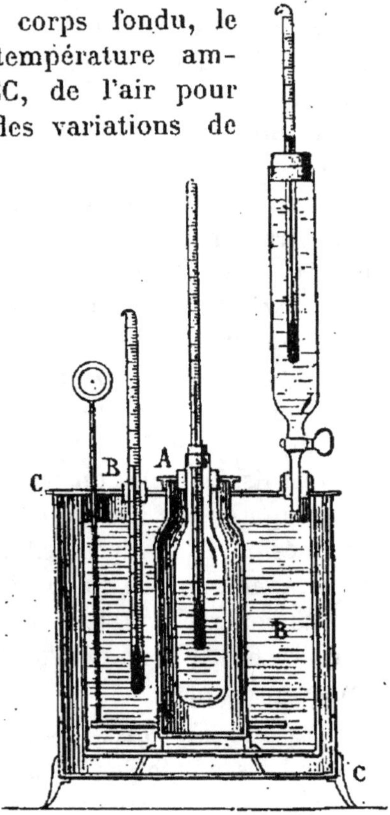

FIG. 115·

température extérieure. Dans le compartiment intérieur AA, on voit un petit vase de forme allongée et dont le col est plus étroit ; c'est dans ce vase qu'on introduit quelques grammes de la substance à étudier, qu'on porte à une vingtaine de degrés au-dessus du point de fusion sup-

posé et qu'on ferme avec un bouchon traversé par un thermomètre très sensible dont le réservoir plonge dans la matière fondue ; on place le vase dans l'espace A A et on l'y
laisse refroidir en observant continuellement la température ; lorsque celle-ci devient stationnaire ou même
augmente un peu, ce qui peut être dû à de la surfusion,
on la note ; c'est le point de fusion cherché.

Solution. — Phénomènes thermiques. — La *solution*
peut être considérée comme une fusion en présence d'un
liquide ; *c'est la division dans un liquide d'une substance quelconque* (liquide solide ou gazeuse) *de façon à
avoir un tout homogène.* On emploie quelquefois le mot
dissolution pour exprimer le même fait lorsqu'il y a eu
en même temps action chimique, et qu'après évaporation du dissolvant on ne retrouve pas le corps tel qu'on
l'avait mis. La solution doit-elle être considérée comme
la résultante de l'affinité des liquides pour le solide et
la cohésion de ce dernier. N'est-ce pas plutôt un phénomène analogue à la fusion ? Il y a là, en effet, diffusion
et changement d'état accompagné de phénomènes thermiques. Ces phénomènes thermiques sont dus à des
causes multiples.

1° *Causes physiques.* — Le changement d'état et l'écartement des molécules absorbent une certaine quantité de
chaleur ; voilà le *phénomène endothermique.*

2° *Causes chimiques.* — Les combinaisons qui, en général, se font avec dégagement de chaleur ; voilà le *phénomène exothermique ;* quelquefois cependant, la combinaison peut se faire avec absorption.

L'effet thermique observé est toujours égal à la somme
algébrique de toutes ces causes et suivant celles qui l'emportent, on a tantôt abaissement, tantôt élévation de

température. Considérons, par exemple, le chlorure de calcium cristallisé ; mis en contact avec l'eau, il s'y dissout et il y a absorption de chaleur ; mais, au lieu de chlorure de calcium cristallisé, prenons le chlorure desséché et répétons la même opération, nous aurons élévation de température parce que outre le changement d'état, il y a action chimique et combinaison entre le chlorure de calcium anhydre et l'eau, phénomène qui dégage plus de chaleur que n'en absorbe la dissolution. Un mélange d'acide sulfurique et de neige nous offre un exemple encore plus frappant ; si l'on prend 4 parties de neige pour 1 d'acide sulfurique on a abaissement de température, si on prend, au contraire, 1 partie de neige pour 4 d'acide sulfurique on a élévation considérable.

Quant au liquide obtenu, il ne possède pas la somme des propriétés du corps dissous et du dissolvant. Ainsi on voit *la tension de vapeur du liquide diminuer*, la *densité changer*, tantôt augmenter, tantôt diminuer suivant qu'il y a contraction ou augmentation de volume. Pour la *chaleur spécifique*, Berthelot a vu que les chaleurs spécifiques des solutions salines étendues sont plus petites que la somme des chaleurs spécifiques du liquide et du sel anhydre, et l'écart qui augmente avec la dilution tend vers une certaine limite, telle que *la chaleur spécifique atomique des solutions étendues est plus petite que celle de l'eau qui entre dans leur constitution*. *La couleur* des solutions est aussi susceptible de changer, soit avec la concentration, soit avec la température, mais ceci est dû à une cause chimique. *L'indice de réfraction* peut aussi varier ; de même les *actions capillaires* et celles-ci de manière que les corps qui ont un pouvoir réfringent plus fort que l'eau ont aussi une hauteur plus grande dans les tubes capillaires. Enfin, le *pouvoir rotatoire* peut aussi varier avec la nature du dissolvant.

Les différentes substances sont loin d'être également solubles dans les différents liquides, et on a pu remarquer une certaine relation entre les compositions chimiques des corps solubles les uns dans les autres. Plusieurs causes peuvent encore faire varier cette solubilité ; ce sont *la température* et la *présence de corps déjà dissous* dans le liquide. Dans ce dernier cas, la solubilité est tantôt augmentée, tantôt diminuée, par suite d'actions chimiques, mais quelquefois aussi à la suite de causes non expliquées. Quant à l'action de la température, elle augmente la solubilité, sauf pour certains corps et, comme nous l'avons vu, pour les gaz.

Sursaturation.— Détermination de la solubilité des corps. — Quand un liquide a dissous, à une température donnée, tout ce qu'il pouvait dissoudre d'un corps, on dit que ce *liquide est saturé à cette température*. La solubilité d'un corps s'exprime par le poids de ce corps que dissolvent *mille grammes du liquide donné*. Pour déterminer la solubilité des corps, on opère de la manière suivante :

1° On prend une quantité quelconque du corps et on la met en contact avec un volume du liquide insuffisant pour le dissoudre à la température donnée; ce contact est maintenu jusqu'à ce que la saturation ait lieu; à ce moment on prend un poids P de ce liquide saturé et on l'évapore à siccité. Soit p le poids de substance dissoute qui forme le résidu ; la solubilité est donnée par le rapport :

$$\frac{p}{P - p}$$

2° On sature, à une température T plus élevée que celle t à laquelle on veut opérer, le liquide, de la substance à étudier, puis on abandonne la solution à un refroidissement lent jusqu'à ce qu'on soit parvenu à la température t à ce moment on prend un poids P du liquide et on opère comme dans le cas précédent.

Ces opérations se font pour tous les degrés de la température, et on pourrait consigner les résultats dans des tables ; mais ce n'est pas ainsi qu'on opère habituellement ; on construit des *courbes de solubilité*. Pour cela, on prend deux axes rectangulaires, l'un horizontal et l'autre vertical ; sur le second on prend des longueurs proportionnelles aux températures, sur le premier, des longueurs proportionnelles aux poids dissous *dans* 100 *grammes de liquide* et on élève en ces points des perpendiculaires dont le croisement constitue un des points de la courbe, et celle-ci est formée par la ligne qui passe par tous ces points. On a quelquefois des courbes pouvant se mettre sous une forme simple, et le poids P d'une substance dissoute à $y°$ peut être obtenu par la formule :

$$P = A (y^2 + by + c)$$

dans laquelle A b et c sont des constantes.

On remarque souvent qu'un liquide ayant été saturé à une température T peut être ramené à une température t plus basse sans rien abandonner du corps qu'il maintenait en dissolution ; c'est ce phénomène qui constitue la *sursaturation*. L'expérience se fait très facilement et est très manifeste avec le sulfate de soude. C'est à 33° que ce sel est le plus soluble dans l'eau, et on peut ensuite abandonner la solution à elle-même sans rien observer. Mais si on la soumet alors à la moindre agitation ou qu'on y laisse tomber *une parcelle si faible qu'elle soit, de sulfate de soude*, l'excès cristallise instantanément et, comme cet excès est considérable, le liquide se prend en masse. Nous avons donc là un phénomène analogue à la surfusion. Quant aux moyens de produire cette sursaturation, ce sont les suivants : 1° saturer les liquides à une température élevée ; 2° opérer la solution à l'aide d'une forte pression ; ainsi une pression de 30 atmosphères double la solubilité du sulfate de soude ; 3° produire chimiquement, comme le fait Lecoq de Boisbaudran, les corps à étudier au sein des liquides.

Gernez a démontré que la cristallisation, dans les cas de sursaturation, était bien due à l'action sur le liquide de traces de substance contenues dans l'atmosphère. En prenant, en effet, des ballons contenant du coton dans leur col, comme ceux qu'employait M. Pasteur, les solutions sursaturées contenues dans le ballon ne cristallisaient point, car l'air qui y pénétrait était filtré à travers le coton et lui abandonnait toutes les particules dont il pouvait être chargé.

Mélanges réfrigérants. — L'abaissement de température produit par la dissolution a été utilisé pour obtenir artificiellement la glace, ou bien encore pour maintenir des corps au-dessous de zéro. Ainsi on a pu congeler le mercure en faisant dissoudre dans l'eau du chlorure de calcium cristallisé et pulvérisé, ou mieux en mélangeant le chlorure de calcium à de la neige ou de la glace. Il convient d'empêcher la fusion trop prompte du mélange ; pour cela M. Person conseille d'employer des vases métalliques très minces, renfermés les uns dans les autres et laissant entre eux des couches d'air d'environ $0^m,03$. Quelquefois on hâte la dissolution à l'aide d'un acide étendu, par exemple sulfate de soude et acide chlorhydrique. Ce mélange est très employé pour les *glacières artificielles*.

Principaux mélanges réfrigérants :

NOMS DES SUBSTANCES	PROPORTIONS	ABAISSEMENT DE TEMPÉRATURE
Neige	1	de 0° à — 21°
Sel marin	1	
Neige	3	de 0° à — 48°
Chlorure de calcium hydraté.	4	
Nitrate d'ammoniaque . . .	1	de 10° à — 15°
Eau	1	
Sulfate de soude	8	de 10° à — 17°
Acide chlorhydrique . . . - .	5	

CHAPITRE XXIV

Vaporisation des liquides. — Liquéfaction des vapeurs.
— Définition d'une vapeur. — Gaz permanents. — Gaz
liquéfiables.

Vaporisation des liquides. — Définition d'une vapeur. — Liquéfaction des vapeurs. — Lorsqu'on abandonne un liquide à l'air ou bien qu'on le porte si cela est nécessaire, à une température convenable, on voit qu'au bout d'un certain temps il a complètement disparu ; on dit alors qu'il s'est *vaporisé* et on a donné le nom de *vapeur au produit gazeux résultant de la transformation du liquide*. Inversement, on peut condenser cette vapeur par des moyens que nous étudierons plus tard, et l'on produit la *liquéfaction*. Mais parce que la vapeur a pris l'état gazeux, doit-on admettre qu'elle est devenue un gaz, autrement dit, les vapeurs se comportent-elles comme les gaz ? On sait que *les gaz sont soumis à deux lois : la loi de Mariotte et celle de Gay-Lussac ;* si donc les vapeurs sont identiques aux gaz, *elles doivent également obéir à ces deux lois,* or l'expérience prouve que dans certains cas elles leur obéissent et que dans d'autres elles ne leur obéissent pas du tout. Prenons en effet, deux tubes barométriques, l'un T dont la chambre barométrique sera absolument vide, l'autre T' dans la chambre duquel nous aurons introduit *quelques gouttes d'éther qui se volatiliseront complètement,* nous verrons alors le niveau du mercure baisser dans ce tube et si nous désignons par H la pression atmosphérique, par h la hauteur du mercure dans le tube, nous aurons renfermé un volume de vapeur d'éther à une pression égale à $H - h$. Supposons que ce tube plonge dans une cuvette profonde comme celle qu'employait Mariotte pour vérifier sa loi dans le cas des pressions inférieures à la pression atmosphérique, et soulevons le tube de manière que la vapeur d'éther occupe un volume double ; nous pourrons alors constater que la pression est demeurée moitié moindre ; c'est-à-dire que dans le cas actuel la vapeur se comporte comme un gaz. Mais recommençons l'expérience en mettant une quantité d'éther beaucoup plus forte, une partie seulement se réduira en vapeur et il restera une partie du liquide non vaporisée ; or si à présent nous élevons ou si nous abaissons le tube T' dans la cuvette profonde, le mercure qui avait subi une dépression au commencement de l'expérience ne changera pas de niveau ; lorsqu' on élèvera le tube, une nouvelle quantité de liquide se transformera en vapeur, par suite de l'accroissement de volume de la chambre barométrique ; quand on l'enfoncera une partie de la vapeur se liquéfiera, mais le niveau du mercure restera constant, c'est-à-dire que la *pression restera constante* ; la vapeur ne se comporte donc pas ici comme un gaz et l'on peut dire : *que les vapeurs se comportent comme les gaz, c'est-à-dire suivent les lois de Mariotte et de Gay-Lussac, toutes les fois qu'elles ne sont pas en contact avec leurs liquides, qu'elles n'obéissent en aucune façon à ces lois, c'est-à-dire ne se comportent pas comme les gaz dans le cas contraire.*

Toutefois une étude plus approfondie des gaz peut nous montrer qu'en réalité il y a identité entre les gaz et les vapeurs. Andrews a montré que l'acide carbonique qui obéit parfaitement à la loi de Mariotte à des pressions assez faibles s'en éloigne beaucoup quand la pression devient

considérable. Nous savons de plus que les gaz s'en éloignent d'autant plus qu'ils sont plus liquéfiables ou qu'ils
s'approchent davantage de leur point de liquéfaction, on
pourra donc considérer les gaz comme *les vapeurs de leurs
liquides* et la seule différence qui existera entre les vapeurs et les gaz est que ceux-ci sont *beaucoup plus éloignés
de leur point de liquéfaction.*

Gaz permanents. — Gaz liquéfiables. — On admettait
autrefois qu'il y avait deux catégories de gaz : les gaz
permanents qui ne pouvaient être liquéfiés, et les gaz
liquéfiables. Aujourd'hui il n'y a plus de gaz permanents,
et l'identité est reconnue parfaite entre les gaz et les
vapeurs. Nous allons passer rapidement en revue les différents moyens employés pour obtenir la liquéfaction des
gaz. Ce sont *le refroidissement, la pression* et *les deux
moyens combinés.*

La première de ces méthodes sera employée pour les
gaz facilement liquéfiables, ainsi l'acide sulfureux, l'ammoniaque ; on fait arriver simplement le gaz dans un tube
en U fermé à son extrémité et entouré d'un mélange
réfrigérant ; la liquéfaction des gaz ne se fait pas attendre
longtemps.

Le second moyen est le plus employé. Il consiste soit à
prendre un tube de Faraday, soit un appareil semblable à
celui de Thilorier. Dans le tube de Faraday on introduit
le corps susceptible de dégager le gaz qu'il contient, puis on
ferme le tube à la lampe d'émailleur. Si le corps enfermé
ainsi est de l'hydrate de chlore, dès que le tube est arrivé à
une température supérieure à 8°, le chlore se dégage de sa
combinaison, et sa pression devient assez forte pour le
liquéfier. L'appareil de Thilorier (fig. 116) se compose d'un
cylindre à parois de cuivre très épaisses et entourées de
cercles en fer forgé muni d'une ouverture fermée par un

bouchon à vis. Ce cylindre peut être mis en communication avec un autre semblable qu'on refroidit légèrement. Pour opérer, on introduit dans le premier de ces cylindres de 'acide sulfurique et du bi-carbonate de soude et on agite pour achever la réaction qui élève la température du

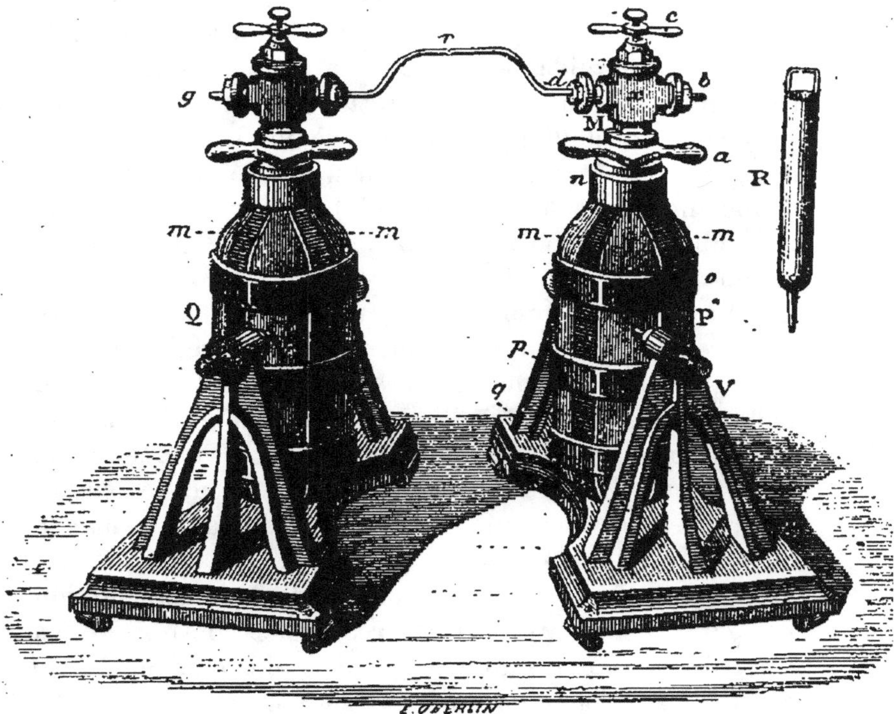

FIG. 116. — Appareil de Thilorier.

cylindre ; des torrents d'acide carbonique se dégagent et si alors on établit la communication entre les deux cylindres, l'inégalité de température fait distiller l'acide carbonique dans le cylindre froid où il se liquéfie par suite de l'énorme pression qui est produite. M. Bianchi a donné un appareil qui permet d'obtenir également des

pressions considérables et que l'on emploie pour liquéfier le protoxyde d'azote. Il se compose d'une pompe foulante verticale à piston très petit mis en mouvement par
une bielle entraînée par une manivelle à volant, et d'un
réservoir métallique d'une résistance à toute épreuve,
muni d'une soupape permettant l'entrée du gaz, mais non
la sortie du liquide, et entouré de glace pour empêcher
l'échauffement que causerait cette énorme compression.

Dans le troisième procédé, on produit la compression
des gaz à l'aide de pompes foulantes et le froid à l'aide
de mélanges d'acide carbonique et d'éther dont on peut
même hâter la vaporisation en les mettant en communication avec une machine pneumatique. Tous les gaz, sauf
six, furent ainsi liquéfiés par Faraday. Mais ces derniers
ont été liquéfiés depuis quelques années et presque simultanément par Cailletet en France et Pictet en Suisse.
Cailletet a soumis l'air à des pressions supérieures à
700 atmosphères. L'oxygène, traité de la même façon,
subissait une *détente brusque* et l'abaissement de température, produit par l'énorme dilatation du gaz, amenait la
liquéfaction d'une partie du gaz.

Il est bon de ne pas terminer l'étude de la liquéfaction
des gaz sans mentionner les recherches d'Andrews *au*
sujet de la manière dont se passe ce phénomène. Ce qui
caractérise le passage de l'état gazeux à l'état liquide,
c'est une diminution brusque de volume ; or, Andrews, en
faisant des expériences sur l'acide carbonique qu'il portait à certaines températures en le soumettant à des
pressions différentes, a vu que tant que le gaz qu'il com-
primait était à une température inférieure à 31°, il y avait
diminution de volume manifeste, c'est-à-dire passage net
de l'état gazeux à l'état liquide ; mais pour les températures supérieures on ne pouvait observer cette diminution de volume et la masse présentait une apparence qui

n'était ni le gaz, ni le liquide, mais une sorte d'état intermédiaire, comme l'état pâteux est intermédiaire entre le liquide et le solide. Cette température de 31° est la *température critique* de l'acide carbonique; pour d'autres gaz, le phénomène se produisait à une température différente, mais il se produisait de même, c'est-à-dire que l'on peut passer d'une manière insensible du gaz parfait au liquide qui semblent les limites extrêmes d'un état particulier de la matière.

CHAPITRE XXV

Définition de la force élastique des vapeurs. — Force élastique maximum. — Vapeurs saturées. — Méthode pour déterminer la force élastique des vapeurs : 1° procédé de Gay-Lussac ; 2° procédé de Dalton ; 3° procédés de Dulong et de V. Regnault. — Loi de Dalton, limites de son emploi. — Force élastique des mélanges de vapeurs et de gaz : loi de Gay-Lussac.

Définition de la force élastique des vapeurs. — Force élastique maximum. — Vapeurs saturées. — Lorsqu'on introduit un liquide dans la chambre barométrique, on voit aussitôt le *mercure baisser* dans le baromètre ; cela tient à ce que la vapeur qu'a formée ce liquide exerce une *certaine pression* à la surface du mercure et que la hauteur de celui-ci doit forcément diminuer, puisque les deux forces réunies font toujours équilibre à la pression atmosphérique. On a donné à cette force le nom de *force élastique de la vapeur* ou encore de *tension de la vapeur*. Mais, ainsi que nous l'avons vu, le liquide est tantôt en quantité trop forte pour se réduire complètement en vapeur ; d'autres fois, il se vaporise entièrement ; dans ce dernier cas la vapeur se comporte toujours comme un gaz, c'est-à-dire que le volume qu'elle occupe est en raison inverse des pressions qu'elle supporte ; dans le premier cas, il n'en est plus de même du tout ; le volume occupé par la vapeur peut varier, mais la hauteur du mercure dans le tube barométrique reste constante, c'est-à-dire que la *tension* reste constante; on l'appelle la *tension* ou *la force élastique maximum* et l'on dit que l'espace rempli de vapeur est *saturé* ou plus simplement on donne à cette vapeur le nom de *vapeur saturée*.

Méthodes pour déterminer la force élastique des vapeurs : procédé de Gay-Lussac au-dessous de 0°. — La force élastique d'une vapeur se manifestant par une dépression du mercure lorsqu'elle se produit dans la chambre barométrique, il suffit de mesurer cette dépression pour connaître cette force élastique. Gay-Lussac détermina les valeurs des tensions de vapeur au-dessous de 0° à différentes températures (les tensions de vapeurs déterminées par les divers procédés sont les tensions maximum). Il prenait deux baromètres B et B' verticaux plongeant dans une même cuvette à mercure horizontale; l'un B était un tube barométrique ordinaire et ne servait, par conséquent, que comme point de comparaison, l'autre B' était recourbé, et son extrémité E était maintenue dans un mélange réfrigérant R dont un thermomètre donnait la température (fig. 117). C'est dans ce baromètre qu'on introduisait le liquide dont on voulait déterminer la tension de vapeur, le liquide surnageait le mercure, et, comme l'ampoule était à une température plus froide, il distillait dans

FIG. 117.

cette dernière, en prenait la température t et émettait des vapeurs dont la tension produisait une dépression dans le baromètre; pour connaître la valeur de cette depression, on mesurait à l'aide d'un cathétomètre

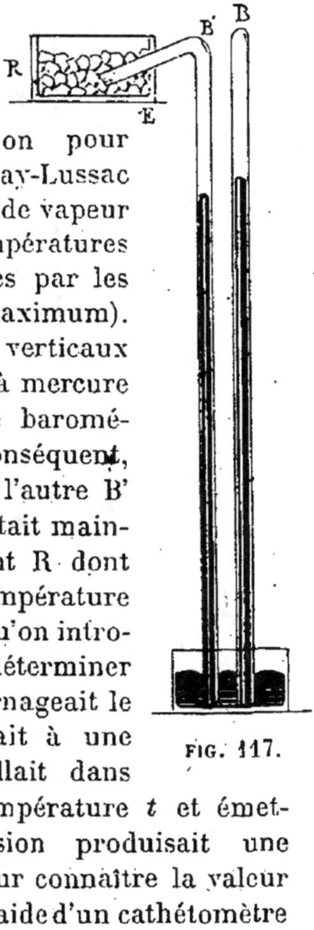

la différence de hauteur du mercure dans les deux tubes,
en ayant bien soin de faire la correction nécessitée par la

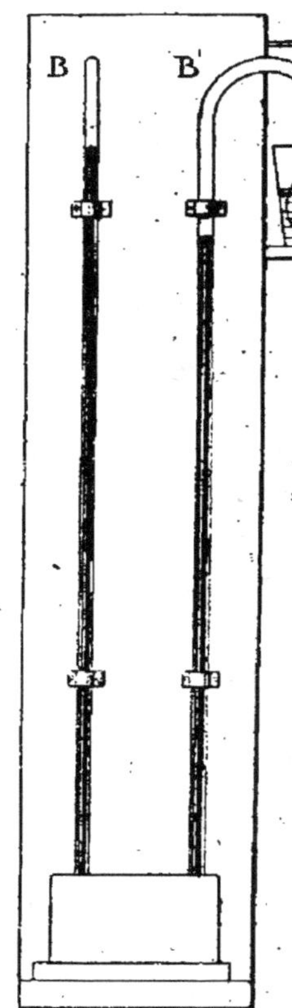

FIG. 118.

température, c'est-à-dire en
ramenant la hauteur du mer-
cure à ce qu'elle serait à 0°.
M. Regnault a repris plustard
les expériences en employant
la même méthode mais en prenant comme mélange réfrigérant de la neige et du chlorure de
calcium, qui fournissent un produit
liquide dont on peut rendre facilement
par agitation la température uniforme,
et il y faisait plonger l'ampoule A dont
était muni B' et qui contenait le liquide
dont il voulait déterminer la tension de
vapeur (fig. 118).

**Procédé de Dalton entre 0° et le
point d'ébullition du liquide** (fig. 119).
— Le principe de la méthode est le
même : porter à la température voulue
deux baromètres, l'un ordinaire, l'autre
contenant le liquide et observer la
différence de niveau dans les deux tubes.
L'appareil se composait d'une cuvette
formée par une marmite M con-
tenant du mercure, et d'un manchon vertical V contenant
de l'eau qu'on pouvait agiter, et dont la température était
donnée par un thermomètre. Dans ce manchon, on plaçait les tubes B et B' après avoir introduit du liquide dans
la partie vide de l'un deux B'; on chauffait ensuite la cuvette
jusqu'à ce que la température du manchon eût atteint la
valeur de celle à laquelle on voulait déterminer la ten-

sion de vapeur. On déterminait à ce moment *à l'œil* la différence de hauteur dans les deux baromètres et cette dépression divisée par $1 + \Delta t$ (Δ étant le coefficient de dilatation absolue du mercure) représentait la tension de vapeur du liquide à $t°$. Cette méthode avait plusieurs défauts : d'abord, la température du manchon n'était pas bien uniforme, ensuite les hauteurs n'étaient jamais mesurées rigoureusement, car l'emploi du cathétomètre était impossible, vu la réfraction due aux inégalités de la surface du manchon. C'est pourquoi Regnault modifia l'appareil de Dalton et refit ses expériences en ne dépassant pas la température de 50°.

Méthode de Regnault (fig. 120). — L'appareil de Regnault se composait également de deux tubes barométriques verticaux plongeant dans une même cuvette et entourés à leur partie supérieure par une caisse en zinc contenant de l'eau, dont ils traversaient le fond et qui était munie de parois formées par des glaces à faces bien parallèles ; il évitait ainsi les effets de réfraction et rendait possible l'usage du cathétomètre. L'un des tubes barométriques B' était terminé par un ballon V contenant des ampoules exactement remplies du liquide qu'il voulait étudier, au

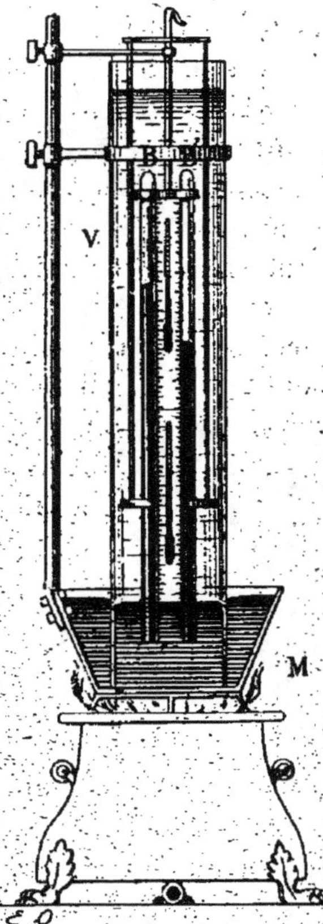

FIG. 119. — Appareil Dalton.

col de ce ballon venait aboutir un autre tube muni d'un
robinet communiquant avec une machine pneumatique;

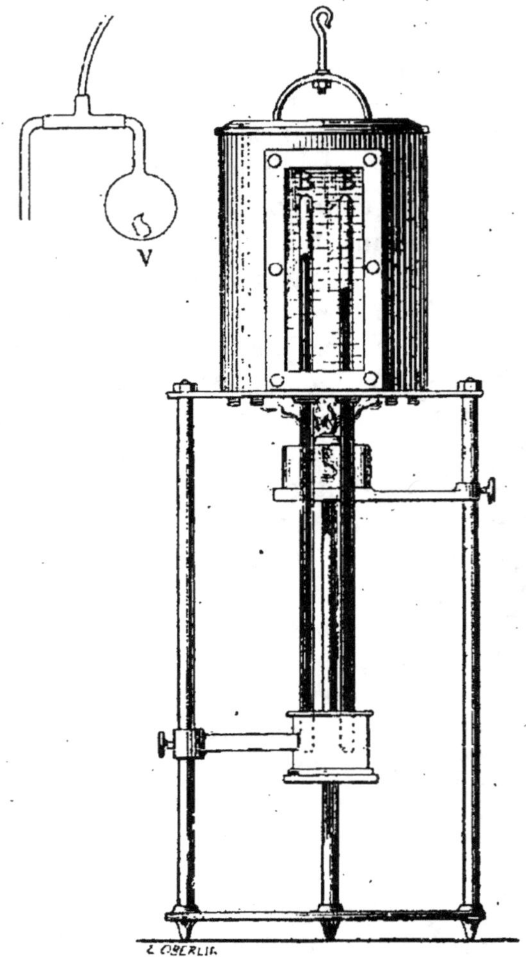

FIG. 120. — Appareil Regnault.

il pouvait ainsi faire le vide dans son ballon et le dessécher
complètement. Cela fait, on chauffe l'appareil assez forte-

ment pour briser les ampoules ; le liquide se répand alors en vapeur dont la tension fait baisser le mercure dans le tube barométrique. On mesure au cathétomètre la différence des niveaux ; un thermomètre indique la température de l'eau du manchon ; enfin Regnault tenait compte de la petite colonne d'eau qui surmontait toujours le mercure par suite de la condensation de la vapeur, et il faisait la correction due à la capillarité qui n'était pas la même dans les deux tubes, l'un contenant du mercure sec et l'autre du mercure humide. Regnault avait d'ailleurs fait une première fois toutes ces expériences en prenant simplement deux tubes barométriques, comme Dalton l'avait fait, sans y ajouter le ballon. Les résultats furent sensiblement les mêmes.

Procédé de Dulong et Arago au-dessus de 100° (fig. 121). — L'appareil se composait d'un générateur de vapeur V formé d'un cylindre vertical dont la partie supérieure était munie d'un couvercle ; ce couvercle possédait une soupape de sûreté et était percé d'un trou central. La vapeur était fournie par l'eau qu'on chauffait dans cette chaudière à l'aide d'un fourneau F dans lequel elle était encastrée. Pour avoir la température de cette eau, on avait pratiqué latéralement deux trous dans ce couvercle et on y avait fixé deux canons de fusil C et C' remplis de mercure dans lequel plongeaient les réservoirs des thermomètres dont les tiges étaient recourbées et maintenues dans des bains à basse température. Le manomètre M était un manomètre à air comprimé, communiquant avec la partie B qui contenait du mercure, et entouré d'un manchon dans lequel circulait continuellement de l'eau froide ; un autre tube en verre communiquait également avec l'espace B, de façon qu'on pût y voir le niveau du mercure ; au trou central de la chaudière était fixé un

tube A communiquant avec un autre tube I incliné qui
allait s'ajuster à l'autre extrémité avec la partie B ; le
tube I était entièrement rempli d'eau, maintenue durant
toute l'opération à une basse température au moyen
d'un courant d'eau. Pour faire l'expérience, on portait

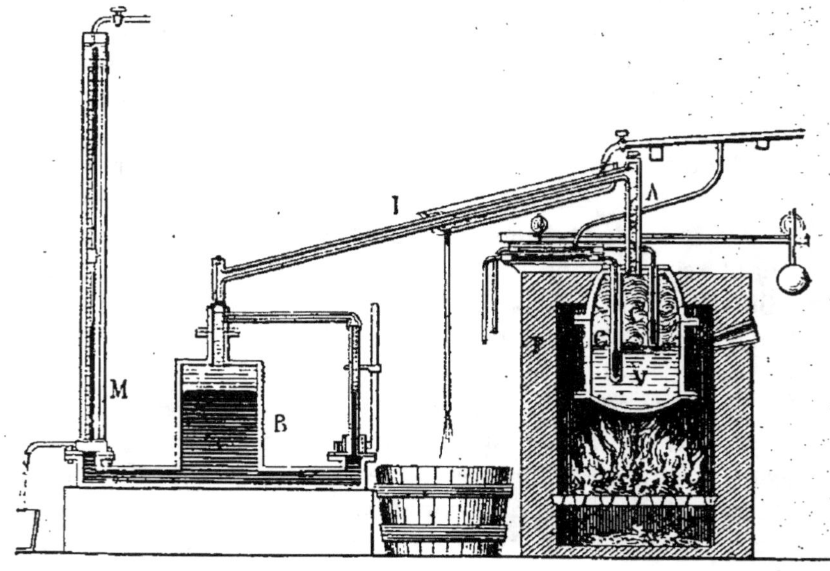

FIG. 121. — Appareil Dulong et Arago.

l'eau de la chaudière à une température donnée T, et on
notait la différence D de niveau du mercure dans le manomètre et le réservoir B, la valeur E de la pression due à
l'eau, et qui correspondait à une colonne dont la hauteur
était la différence de niveau entre la surface du mercure B et la partie la plus élevée du tube I. Si nous désignons par F la force élastique de l'air contenue dans le
manomètre, par X la tension cherchée de la vapeur,
celle-ci sera donnée par la formule

$$X = F + D - E$$

Expériences de Regnault (fig. 122). — Le principe de la méthode employée par Regnault était le suivant : un liquide entre en ébullition lorsque la tension de sa vapeur est égale à la pression qu'il supporte ; si donc on fait bouillir de l'eau sous une pression de deux atmosphères, et si l'é-

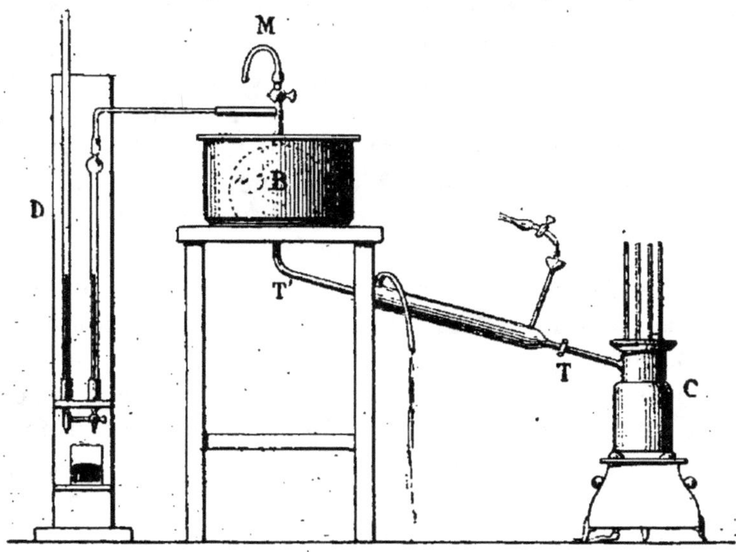

FIG. 122. — Appareil Regnault.

bullition se manifeste à 120°, on en conclura que la vapeur d'eau à 120° a une tension égale à deux atmosphères, c'est-à-dire qu'au lieu de chercher les tensions correspondantes à des températures données, Regnault cherchait à quelle température la tension de la vapeur prenait la valeur qu'il lui avait assignée. Son appareil se composait d'une cornue C qui communiquait à l'aide de son col T T' avec un ballon B situé à un niveau plus élevé ; de cette façon, les vapeurs, en traversant le col de la cornue qui était entouré d'un manchon où circulait de l'eau froide, étaient condensées et retombaient dans la cornue. Quant au ballon, il était maintenu à une température basse et constante et communiquait, d'une part, avec une machine à compression par le tube M; de l'autre, avec un manomètre différentiel D. Pour opérer, Regnault établissait une pression donnée P, puis il chauffait la cornue jusqu'au moment où les thermomètres qui y plongeaient devinssent stationnaires. La température T qu'ils indiquaient alors était celle pour laquelle la tension de la vapeur d'eau est P. La durée pendant laquelle cette température demeurait constante permettait de laisser aux thermomètres le temps de bien prendre la température de l'enceinte et, par conséquent, d'éviter toutes les causes d'erreur qu'on avait à craindre dans la méthode de Dulong et Arago. On pouvait de plus, au lieu de faire communiquer le ballon avec une machine de compression, le réunir à une machine pneumatique et y établir une pression aussi faible qu'on voulait, c'est-à-dire qu'on pouvait déterminer les tensions de la vapeur d'eau pour les températures inférieures à 100°. Regnault fit ainsi de nombreuses expériences qu'il réunit en une courbe dont il chercha ensuite à donner une formule empirique. Plusieurs formules furent données par différents physiciens, mais nous croyons inutile de les rapporter ici.

Regnault détermina ensuite de la même manière les tensions de vapeur de différents liquides. Les points d'ébullition de quelques substances que nous donnerons plus loin permettront de se faire une idée des différences de tension de vapeurs des divers liquides, puisque le point d'ébullition s'abaisse à mesure que la tension de vapeur augmente.

Loi de Dalton. — Limites de son emploi. — Dalton fut un des premiers à étudier les vapeurs et à déterminer leurs tensions aux différentes températures. Nous verrons bientôt, en étudiant le phénomène de l'ébullition, qu'il se produit dans un liquide quand la tension de vapeur de celui-ci devient égale à la pression qu'il supporte. Dalton énonça ensuite une loi qui n'est en réalité qu'empirique, inexacte dans la plupart des cas, comme on peut rationnellement le prévoir, mais qui est à peu près exacte pour *les liquides appartenant à une même série organique*, par exemple les acides de la série grasse. Voici l'énoncé de cette loi : **A** *égale distance de leur point d'ébullition, les vapeurs des différents liquides ont la même tension maximum.*

Force élastique des mélanges de vapeurs et de gaz. — Loi de Gay-Lussac (fig. 123). — Après avoir étudié la manière dont se produisent les vapeurs dans le vide et mesuré leurs tensions, il convient d'examiner ce qui se passe quand un liquide est versé dans une enceinte limitée, un ballon par exemple, contenant un gaz : c'est ce que fit Dalton. Il vit que *tout se passait alors comme dans le vide*, c'est-à-dire que la vapeur atteignait son maximum de tension, *mais que le phénomène se produisait moins rapidement.* Gay-Lussac arriva aux mêmes conclusions : voici la manière dont il opérait : Il prenait un manomètre à air libre dont l'une des branches AB était munie d'un robinet S à sa partie inférieure, et, à sa partie supérieure, était reliée avec un tube muni de deux robinets R et R' dont le second R' était mobile, muni d'un entonnoir et pouvait se visser au-dessus du premier. La clef de ce robinet était munie d'une capsule qui, selon qu'on la tournait dans un sens ou dans l'autre, présentait tantôt sa concavité en haut et alors s'emplissait du liquide contenu dans l'entonnoir, tantôt la présentait en bas, de façon que celui-ci pût se répandre dans le tube AB. Pour faire l'expérience, Gay-Lussac desséchait d'abord bien son appa-.

reil, puis il le remplissait de mercure, et, vissant sur le premier robinet un ballon contenant du gaz parfaitement sec, il introduisait un volume connu de celui-ci dans le tube AB en faisant écouler du mercure par le robinet inférieur. Soit F la division à laquelle s'arrêtait le mercure, c'est-à-dire soit AF le volume occupé par le gaz; soit, de plus, P sa pression qui était égale à la pression atmosphérique augmentée de la différence des hauteurs du mercure dans les deux branches. Il enlevait alors leballon à gaz et le remplaçait par le robinet à entonnoir dans lequel il avait mis une certaine quantité de liquide. En tournant convenablement le robinet, un liquide pénétrait dans l'espace AF, s'y réduisait en vapeur et faisait instantanément baisser le niveau; puis il ramena le volume du mélange de gaz et de vapeur à la valeur primitive de celui du gaz AF en versant du mercure dans la branche ouverte et, mesurant alors la différence de hauteur dans les deux branches, il vit que cette différence s'était accrue d'une valeur *représentant exactement la*

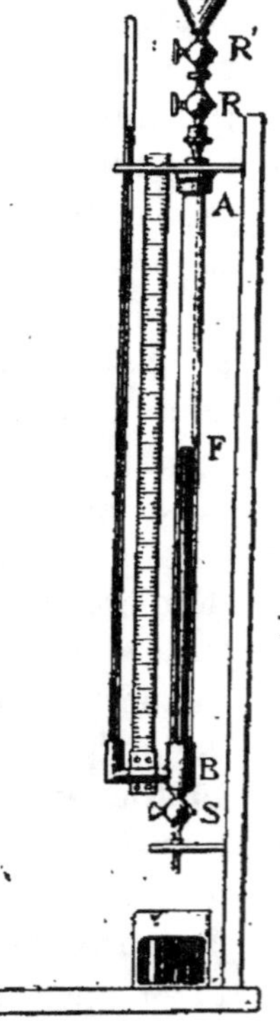

FiG. 123.—Appareil de Gay-Lussac.

tension maximum de la vapeur à cette température, ce qui lui permit d'énoncer cette loi : *que, dans un mélange de gaz et de vapeur dont le volume est ramené au volume primitif du gaz, la pression finale est égale à la somme de la tension du gaz et de la tension maximum de la vapeur à cette température.*

En reprenant ces expériences, Regnault vit qu'en réalité la tension de vapeur dans les gaz était un peu plus faible que dans le vide, mais cela lui parut plutôt tenir à la condensation de vapeur qui se faisait à la surface des appareils où il opérait.

CHAPITRE XXVI

Phénomène de l'ébullition. — Conditions de l'ébullition, influence de la température et de la pression. — Expériences avec la machine pneumatique. — Ebullition dans l'air. — Invariabilité de la température d'ébullition sous pression constante. — Détermination des points d'ébullition, applications chimiques, reconnaissance de la nature des corps volatils. — Eau surchauffée. — Marmite de Papin, autoclave. — Applications chimiques, pharmaceutiques, hygiéniques.

Des retards d'ébullition. — Leurs dangers. — Leurs causes. — Expériences diverses.

Conditions de l'ébullition ; influence de la température et de la pression.— Expériences avec la machine pneumatique.— Quand on chauffe un liquide, on observe d'abord un dégagement de vapeur plus ou moins considérable, mais rien de particulier ne se produit au sein du liquide lui-même, c'est sa surface seule qui s'évapore. En continuant de chauffer, on voit, à un moment donné, la surface du liquide se soulever par endroits sous l'influence de bulles gazeuzes qui tendent à s'échapper dans l'atmosphère ; c'est ce phénomène qui constitue l'ébullition. M. Gernez a vu qu'une simple bulle d'air pouvait provoquer et entretenir indéfiniment l'ébullition ; en effet, un calcul simple démontre que le volume de cette bulle d'air *devient infini* lorsque la tension de la vapeur du liquide devient égale à la pression de l'air qui la constitue. La condition essentielle pour amener à l'ébullition un liquide contenant de l'air consiste donc à amener la tension de vapeur à la valeur de la pression de l'atmosphère avec laquelle il est en contact, ce qui peut se faire soit par élévation de température, soit par abaissement de pression. En effet, nous avons vu, d'une part, que la tension des vapeurs croît avec la température ; d'autre part, cette tension deviendra plus vite égale à la pression de l'atmosphère si l'on fait décroître celle-ci. L'expérience peut se faire de plusieurs manières. Dans un ballon muni d'un col assez long introduisons de l'eau et faisons la bouillir un temps suffisant pour chasser tout l'air contenu dans l'appareil. Bouchons alors le tube et renversons-le dans un vase V contenant de l'eau, de façon à empêcher la rentrée de l'air; nous verrons au-dessus de la surface (fig. 124) du

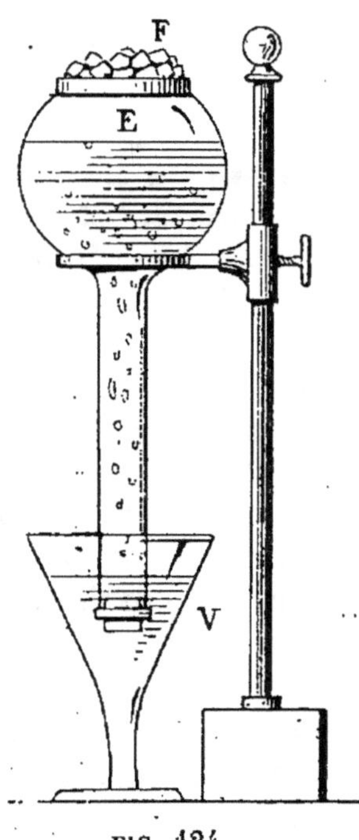

FIG. 124.

liquide un espace E rempli par la vapeur, et, en laissant refroidir l'appareil, l'ébullition cessera complètement. Mais nous pourrons la rétablir facilement en mettant un linge froid F sur la paroi du ballon ; sous cette influence, la vapeur sera condensée, la pression diminuera et pourra acquérir une valeur que la tension de vapeur de l'eau atteindra facilement, aussi l'ébullition se manifestera-t-elle alors.

On pourrait faire l'expérience d'un autre manière et mettre, par exemple, une cornue en communication avec une machine pneumatique munie d'un manomètre, on verrait alors le liquide contenu dans la cornue bouillir à des températures d'autant plus basses que la pression indiquée par le manomètre serait plus faible. Si inversement on augmentait la pression, on verrait le phénomène se produire à une température plus élevée.

Ebullition dans l'air. — Invariabilité de la température d'ébullition sous pression constante. — Lois de l'ébullition. — Quand un liquide bout à l'air libre, il n'est pas soumis à d'autre pression que la pression atmosphérique, et son point d'ébullition subit des variations légères, il est vrai, mais variant dans le même sens que cette pression ; c'est ainsi que l'eau bout à une température plus basse au sommet d'une montagne qu'au bord de la mer, car l'on sait que l'air a une pression d'autant plus faible qu'on s'élève davantage, par suite de la diminution de la hauteur de la colonne atmosphérique. D'autre part, si l'on met un thermomètre dans le liquide qu'on porte à l'ébullition, on verra la température indiquée par celui-ci atteindre une valeur maximum et la conserver tant que durera l'ébullition. La chaleur du foyer pourra devenir plus forte, la température ne s'élève pas : *la quantité de vapeur produite sera seule augmentée ;* cela tient à ce que cette chaleur est *dépensée en travail pour transformer le liquide en vapeur;* c'est *la chaleur latente de vaporisation* que nous étudierons plus tard. On a établi les deux lois suivantes :

1re Loi. *Tout liquide bout toujours à la même température sous la même pression ;*

2e Loi. *La température reste constante tant que dure l'ébullition.*

La première de ces lois se déduit de l'étude des tensions de vapeur qui ont des valeurs différentes pour les divers liquides, mais qui pour un même liquide ont une valeur constante pour une température donnée. Dès que cette valeur atteint celle de la pression de l'atmosphère où est contenu le liquide, l'ébullition se manifeste. Quant à la seconde loi, elle est démontrée par l'expérience du thermomètre plongé dans le liquide et s'explique par la chaleur latente de vaporisation.

Détermination des points d'ébullition. — Applications chimiques. — Reconnaissance de la nature des corps volatils. — Les applications de la connaissance des points d'ébullition sont nombreuses, aussi faut-il savoir déterminer ceux-ci avec beaucoup d'exactitude ; plusieurs procédés ont été donnés à cet effet. Deux surtout méritent d'être décrits :

Premier procédé (fig. 125). — On prend un tube recourbé A B à deux branches inégales et l'on y verse du mercure jusqu'à ce que la petite branche en soit remplie ; cela fait on introduit dans cette partie B de l'appareil un peu du liquide dont on veut déterminer le point d'ébullition ; il gagne la partie supérieure du tube B I et y occupe un certain espace ; on porte alors ce manomètre ainsi disposé dans un ballon V contenant de l'eau et muni d'un bouchon

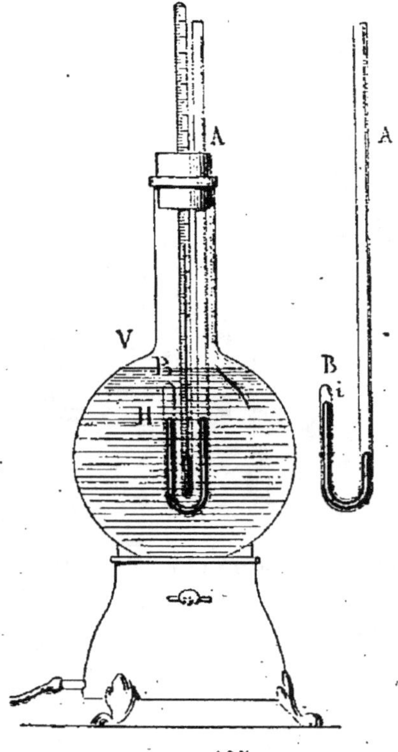

FIG. 125.

qui sera traversé à la fois par cet appareil et par un thermomètre bien sensible; on n'a plus qu'à chauffer le ballon jusqu'à ce que le niveau du mercure soit le même dans les deux branches du manomètre ; la température indiquée alors par le thermomètre sera bien celle du point d'ébullition, puisqu'à ce moment *la tension de la vapeur sera égale à la pression atmosphérique.*

Deuxième procédé (fig. 126). — Toutefois, le procédé le

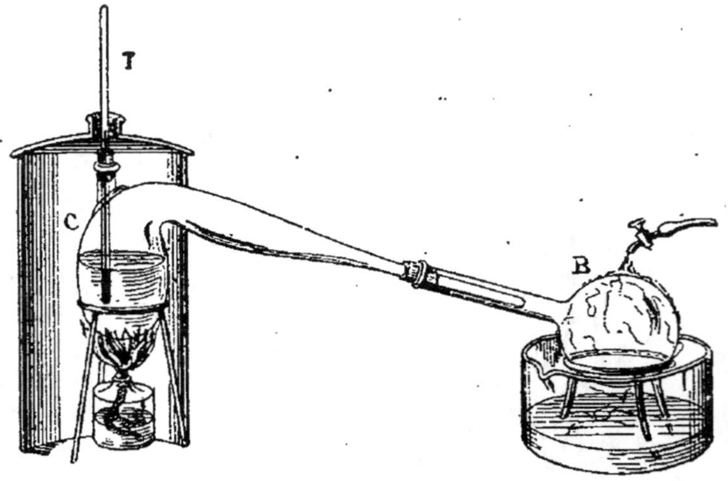

FIG. 126.

plus employé est le suivant : On prend une cornue tubulée C que l'on ajuste au col d'un ballon B servant de réfrigérant, et on y introduit le liquide à expérimenter, puis on la bouche avec un bouchon percé pour livrer passage à un thermomètre T dont le réservoir plonge dans la partie supérieure du liquide. On effectue alors la distillation en chauffant la cornue et l'on voit la température du thermomètre croître d'abord, pour rester stationnaire au moment de l'ébullition; c'est cette température que l'on note et qui est le point cherché. Cette méthode cependant comporte deux causes d'erreur qui ne se compensent pas exactement ; d'une part, la température indiquée par le thermomètre est d'autant plus forte que son réservoir plonge plus profondément dans le liquide ; d'autre part, la portion de tige située hors de la cornue abaisse un peu la température réelle.

La chimie a donné une application très considérable aux points d'ébullition ; en effet, chaque substance volatile bouillant à une température déterminée, il suffit de déterminer celle-ci pour un liquide donné pour connaître la nature de ce liquide ; de plus, la constance du point d'ébullition d'un liquide indique qu'il est bien pur et sans mélange. Enfin des relations ont été signalées par M. Kopp entre la formule des composés organiques et leur point d'ébullition. C'est ainsi que deux corps homologues ont des points d'ébullition distants d'environ 20° ; qu'un acide bout à environ 40° au-dessus de l'alcool correspondant, etc., etc.

Ebullioscopes. — On donne ce nom à des appareils permettant d'établir la richesse alcoolique d'un liquide d'après son point d'ébullition. Ce procédé a cela de particulier qu'on peut l'appliquer au vin, et que les matières fixes que celui-ci contient n'altèrent pas sensiblement l'exactitude du procédé. L'ébullioscope le plus employé est celui de Malligand (fig. 127). Cet appareil se compose d'un vase F en laiton ayant la forme d'un tronc de cône, où on introduira le vin et qu'on chauffe à l'aide d'un thermosiphon formé d'un tube creux annulaire communiquant, d'une part, avec le réservoir en laiton, et, d'autre part, portant une petite hotte S destinée à activer le tirage à l'aide de la cheminée qui la surmonte. Le vase F est fermé par un couvercle en laiton percé de deux trous, l'un central destiné à laisser passer la tige du thermomètre E, l'autre excentrique sur lequel on visse le réfrigé-

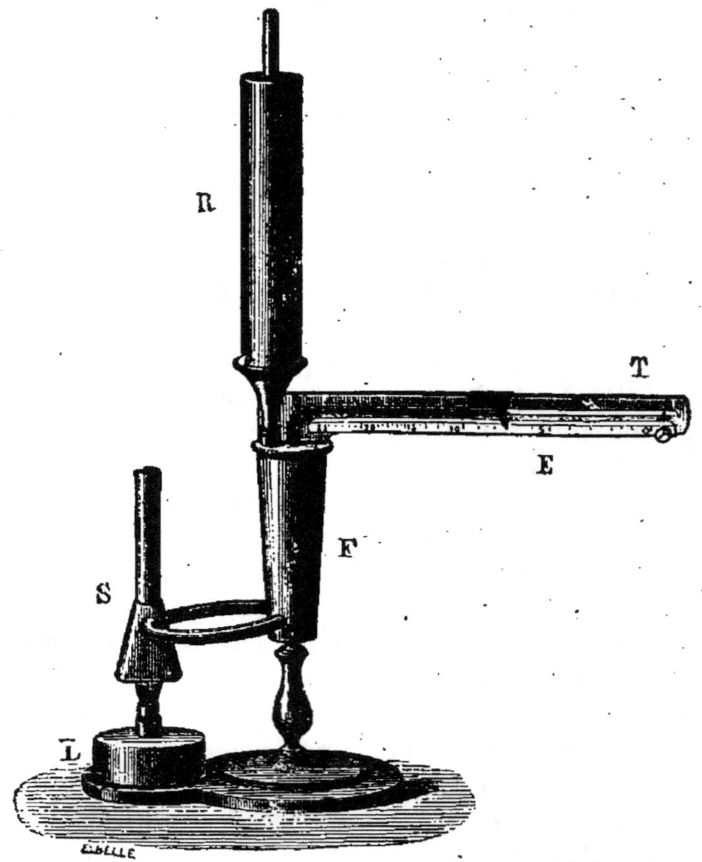

FIG. 127 — Ebullioscope Malligand.

rant R ; cette partie de l'appareil est formée de deux tubes concentriques séparés l'un de l'autre par de l'eau froide qui condense les vapeurs s'échappant du réservoir; mais celles-ci y sont ramenées par le tube central, de façon que la composition des mélanges alcooliques ne

17.

varie pas. Le thermomètre possède un gros réservoir et une tige recourbée le long de laquelle est une règle métallique divisée en 25° et portant un curseur. Pour opérer, il faut d'abord régler l'appareil, c'est-à-dire voir devant quelle division s'arrêtera le niveau du mercure pour l'ébullition de l'eau pure ; à cet effet, on introduit de l'eau distillée dans le vase jusqu'au trait marqué, et lorsque l'eau est en ébullition, on regarde l'indication du thermomètre, et on fait mouvoir la règle jusqu'à ce que le niveau du mercure soit juste en regard du zéro ; cela fait, on remplace dans le vase l'eau par une même quantité de vin et on recommence l'opération ; la division de la règle devant laquelle s'arrête le niveau du mercure *indique alors la richesse pour 100 en alcool.*

Thermomètre hypsométrique de M. Regnault. — Cet instrument permet d'obtenir la pression barométrique en déterminant le point d'ébullition de l'eau à l'endroit considéré. Il se compose d'un tube en laiton contenant une lampe à alcool ; à l'intérieur de ce tube, au-dessus de la lampe, se trouve une petite chaudière dans laquelle on met de l'eau et un thermomètre très sensible ; on chauffe ensuite l'appareil avec la lampe à alcool jusqu'à l'ébullition ; le thermomètre reste alors stationnaire ; on note la température qu'il indique et l'on cherche dans les tables qu'a dressées Regnault la tension de la vapeur d'eau à cette température.

Des retards d'ébullition. — Leurs dangers.— Leurs causes. — Il peut arriver que les liquides n'entrent pas toujours en ébullition lorsqu'ils ont atteint la température où doit se produire ce phénomène. Ces retards d'ébullition peuvent être dus à plusieurs causes.

1° *Augmentation de pression.* Nous avons vu en effet

que la température de l'ébullition dépendait de la pression et variait dans le même sens qu'elle.

2° *Présence de sels dissous.* Si l'on détermine les tensions de vapeur de l'eau et de diverses solutions salines, on verra que ces tensions sont d'autant plus faibles que la quantité de sel dissous sera plus considérable; aussi s'est-on servi quelquefois de cette propriété dans la distillation, en ajoutant du sel à l'eau pour élever le point d'ébullition.

3° *Adhérence du liquide pour les parois du vase qui le renferme.* C'est ce qui arrive surtout avec les liquides visqueux; l'acide sulfurique présente cette particularité, aussi faut-il le distiller avec les plus grandes précautions pour régulariser l'ébullition.

4° *Absence de gaz dissous.* La cause la plus importante est l'absence de *gaz dissous pouvant se dégager à un moment donné* ou *d'air libre,* ainsi que l'ont démontré les expériences de M. Gernez. Cet expérimentateur prenait en effet un tube cylindrique fermé à une extrémité qu'il traitait d'abord par la potasse, puis il le lavait à l'eau bouillante, ensuite à l'alcool absolu, le faisait sécher et le portait à une haute température. Il y versait alors le liquide parfaitement exempt de matières solides en suspension et le versait avec toutes les précautions voulues pour qu'il n'emprisonnât pas la moindre trace d'air. Il pouvait alors mettre le tube dans un bain-marie et le porter à une température bien supérieure à celle de l'ébullition du liquide sans que celui-ci se mît à bouillir. Mais s'il touchait alors le liquide, fût-ce même avec un simple fil de platine, le peu d'air qu'il introduisait ainsi suffisait à amener l'ébullition qui se produisait alors tumultueusement et même avec projections.

M. Donny opérait d'une façon un peu différente : Il prenait un tube analogue au marteau d'eau et en décapait parfaitement les parois avec de l'acide sulfurique ; il le lavait ensuite et y versait finalement de l'eau qu'il faisait bouillir un temps suffisant pour être sûr d'avoir chassé l'air entièrement par une extrémité effilée qu'il fermait alors à la lampe. Il laissait refroidir cette eau et la réchauffait ensuite dans un bain-marie. Mais il lui fallut élever la température jusqu'à 137° pour que l'ébullition de l'eau se manifestât de nouveau dans le tube ; et à ce moment il y eut projection dans le tube qui pouvait être brisé par l'explosion. L'expérience a prouvé aussi que, pour agir, le gaz devait être à l'état de liberté. Les gaz dissous n'agissent qu'après élévation de température, parce qu'alors ils deviennent moins solubles et se dégagent.

5° *Evaporation très rapide.* La quantité de chaleur absorbée dans ce cas par l'évaporation maintient le liquide au-dessous de son point d'ébullition. C'est ainsi qu'on a pu chauffer du sulfure de carbone dans un tube de 14 millimètres de diamètre ; la température du liquide était de 72°, tandis que celle du tube était de 80°.

Eau surchauffée. — Marmite de Papin autoclave. — Caléfaction. — Etat sphéroïdal. — Applications chimiques, pharmaceutiques, hygiéniques (fig. 128). — On appelle eau surchauffée, le liquide qu'on a empêché par un moyen quelconque de bouillir à la température normale. La marmite ou autoclave de Papin nous permet d'obtenir de l'eau surchauffée correspondant à telle pression qu'on voudra. Elle se compose d'un réservoir R, cylindre en métal à parois très épaisses, muni d'un couvercle C maintenu par une vis de pression V. C'est dans ce réservoir qu'on place l'eau et qu'on la chauffe à l'aide d'un fourneau. Cette eau se réduit, au bout d'un certain temps, en vapeur dont la tension devient de plus en plus forte à

mesure que la température augmente. Mais le couvercle
est muni d'une soupape de sûreté S, c'est-à-dire qu'il est

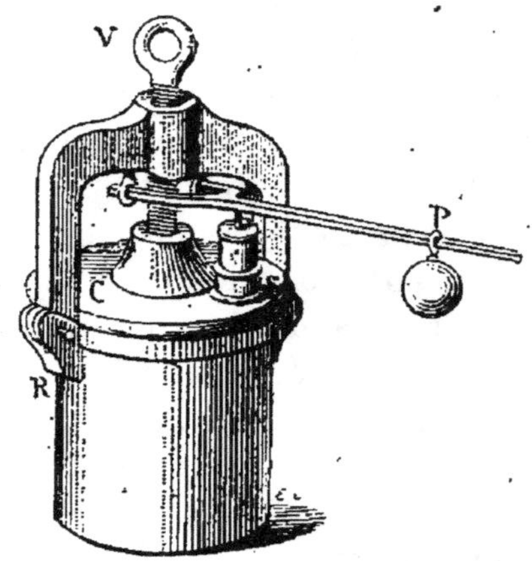

FIG. 128. — Autoclave de Papin.

percé d'un trou fermé hermétiquement par un levier portant un poids P ; dès que la tension de la vapeur devient
égale à ce poids, elle soulève le levier et s'échappe au
dehors, mais, au même instant, la température commence
à baisser et bientôt, la tension de vapeur devenant moins
forte, la soupape se referme jusqu'au moment où la température a repris sa valeur primitive. On porte ainsi facilement l'eau à une température de 130°.

L'eau surchauffée peut avoir des applications assez
nombreuses. C'est ainsi qu'on opère la distillation de la
glycérine dans un courant de vapeur d'eau surchauffée ;
que l'osséine se transforme en gélatine après un certain
temps d'ébullition dans l'autoclave ; qu'enfin on se sert
encore de l'autoclave pour porter de l'eau à une haute
température et détruire les germes et ferments pouvant se
trouver dans des liquides ou du linge, etc., etc.

Les liquides surchauffés présentent aussi des phénomènes particuliers dans leur évaporation, lorsque par exemple ils sont en présence des parois de vases très chauds : ce sont les effets dits *de caléfaction* et étudiés par Boutigny d'Evreux. Voici en quoi ils consistent : si l'on chauffe à une température très élevée une plaque métallique et qu'on y fasse tomber quelques gouttes d'eau, on verra celles-ci, loin d'entrer en ébullition, se ramasser en un globule sphérique qui se mouvra à la surface de la plaque et dont la température ne dépassera pas 98°. A quelle cause est dû ce phénomène qu'on appelle l'*état sphéroïdal* ? C'est à un changement de signe de la capillarité ; en effet, le ménisque de l'eau dans les tubes capillaires est *concave*, mais il diminue avec la température et peut, si celle-ci est très élevée, devenir *convexe* : le liquide *ne mouille pas la paroi* et il a pris une forme sphérique. Il est facile de s'assurer que, dans l'expérience précédente, il n'y avait pas contact entre le liquide et la paroi chauffée : on n'aura, pour cela, qu'à mettre l'œil à hauteur de la plaque et l'on verra, par dessous le globule, la lumière émise par un objet située au delà. Mais, quoique n'entrant pas en ébullition, ce globule s'évapore très rapidement, ainsi que le montre sa diminution de volume et bientôt sa disparition complète.

Si la plaque se refroidit jusqu'à 150°, alors le *contact s'établit* et le liquide s'évapore instantanément en faisant entendre le bruit d'un fer rouge plongé dans l'eau. M. Boutigny a varié ses expériences et en a fait une très intéressante connue sous le nom de *caléfaction de l'acide sulfureux*. Ce corps à l'état liquide bout à une température inférieure à — 20°. Il en fit tomber dans un creuset de platine chauffé au rouge et il le vit prendre l'état sphéroïdal ; il put y verser de l'eau qui se solidifia instantanément ; en opérant de la même manière, avec l'acide carbonique liquide, il put congeler le mercure.

Ce qui se passe en petit dans ces expériences se produit dans les chaudières à vapeur dont l'intérieur s'est incrusté d'une couche calcaire plus ou moins épaisse. On est obligé de les porter au rouge pour réduire en vapeur le liquide qu'elles contiennent et parfois le dépôt calcaire vient à se briser. L'eau de la chaudière arrive alors au contact de la paroi, mais elle prend l'état sphéroïdal et il ne se manifeste rien; cependant, quand la température de la chaudière baisse jusqu'à 140°, l'état sphéroïdal cesse, le contact a lieu, et une énorme quantité de vapeur se produit, qui amène l'explosion de la machine.

C'est le même phénomène qui permet d'introduire dans du plomb en fusion la main préalablement mouillée avec de l'eau ou de l'éther; on ne ressent aucune impression de chaleur; mais il faut la retirer avant que le liquide qui formait autour d'elle une gaine protectrice ne se soit évaporé.

*Points d'ébullition de quelques liquides
sous la pression de 760 ᵐᵐ.*

Eau.	100°
Alcool.	78°,4
Ether	35°,6
Chloroforme.	61°
Sulfure de carbone	45°
Benzine	81°
Sirop de sucre	105°
Solution saturée de sel marin.	109°,7
— de nitrate de potasse.	114°,9
— de nitrate d'ammoniaque.	180°

CHAPITRE XXVII

De la distillation : sa théorie. — Distillation des liquides mélangés. — Théorie de la distillation des essences. — Entraî-
nement des vapeurs. — Alambic. — Cornue. — Distillation
fractionnée. — Procédé des arts pour la distillation de
l'alcool; procédés d'Adam, de Bernard Desrosnes, etc. —
Appareils à colonnes.

**Distillation : sa théorie. — Principe de Watt ou de
la paroi froide.** — La distillation est une opération qui
a pour but de réduire un liquide en vapeur et de recueillir
cette vapeur après sa condensation. Le principe sur lequel
elle repose s'appelle *principe de la paroi froide* : c'est à
Watt qu'il est dû. Si nous réunissons par un tube deux boules
en verre à inégale température, l'une à une température T,
contenant un liquide, l'autre maintenue à une température plus faible t ; il se formera dans la première une certaine quantité de vapeur dont la tension sera F correspondant à T, mais, en arrivant dans la seconde, cette vapeur,
se trouvant refroidie, ne pourra pas y rester avec cette
tension T, et il s'en liquéfiera une partie jusqu'à ce que le
tension soit devenue f correspondant à t. Mais à ce moment, par suite de la diminution de pression qui en
résultera, une nouvelle quantité de vapeur se formera
dans la boule la plus chaude jusqu'à ce que la tension
soit redevenue T et cette quantité de vapeur sera condensée comme l'autre dans la boule froide. Il se sera pro-

duit ainsi une distillation, qui continuera jusqu'à ce que

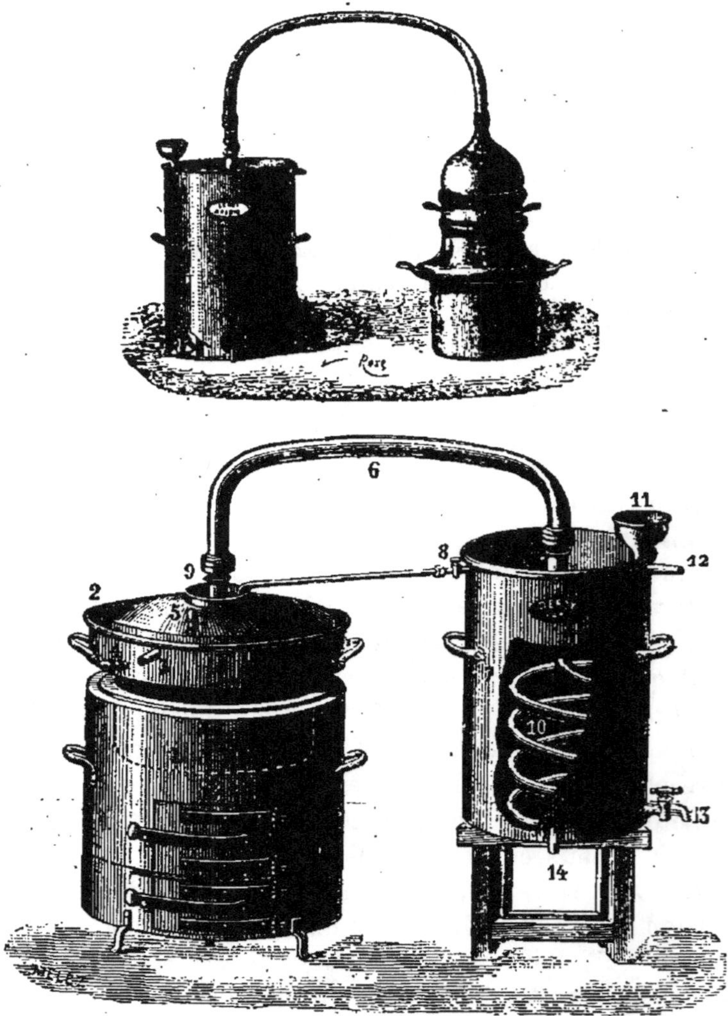

FIG. 129. — Alambics.

tout le liquide ait passé de l'endroit le plus chaud à l'endroit le plus froid. Si des matières fixes ou moins volatiles se trouvaient en distillation, elles resteraient au fond de l'appareil distillatoire, qui porte en général le nom d'alambic.

Dans une partie appelée *cucurbite*, on met le liquide à distiller ; cette partie est surmontée d'un *chapiteau* relié par un *col de cygne au réfrigérant* ou *serpentin ;* on appelle ainsi le tuyau contourné en spirale où se condense la vapeur. Celle-ci, en prenant l'état liquide, abandonne la chaleur latente qui avait servi à la former et l'eau qu'on a mise dans le réfrigérant serait rapidement chaude, si on ne prenait la précaution de la renouveler continuellement. Quant à la cucurbite, elle est chauffée au moyen d'un foyer, et la distillation s'effectue dès que la tension de vapeur atteint la valeur de la pression atmosphérique, c'est-à-dire à la température de l'ébullition (fig. 129).

Distillation des liquides mélangés. — Théorie de la distillation des essences. — Si, au lieu d'un liquide, nous en avons deux dans la cucurbite, la distillation s'effectuera d'une manière un peu différente, de façon que les deux liquides puissent distiller. Deux cas se présentent alors :

1er Cas. *Les liquides sont miscibles.* — C'est ce qui se produit, par exemple, dans le cas d'un mélange d'alcool et de sulfure de carbone. Le *point d'ébullition est alors abaissé et peut devenir inférieur à celui du liquide le plus volatil*, et les vapeurs mélangées distillent de façon qu'à chaque instant leurs quantités soient proportionnelles aux produits de leurs densités par leurs tensions. Si nous désignons par d et f les tensions et densités de vapeur de l'alcool, par d' et f' les mêmes valeurs pour la vapeur de sulfure de carbone, les quantités de vapeurs mélangées qui distilleront à un moment donné seront proportionnelles à

$$\frac{d \times f}{d' \times f'} = \frac{1}{8}$$

c'est-à-dire que, si l'on a un mélange formé de 2 parties d'alcool pour 8 de sulfure de carbone, quand celui-ci aura distillé entièrement, il restera dans l'alambic 1 partie d'alcool; si le mélange, au contraire, était formé de 1 partie d'alcool pour 9 de sulfure de carbone, c'est ce dernier qui resterait comme résidu ; on voit donc que, sui_ vant les proportions du mélange, le liquide le plus volatil peut quelquefois rester le dernier. Quant au mélange formé dans le rapport $\frac{11}{8}$, il distillerait entièrement. Le même fait se passerait pour un mélange d'eau et d'alcool et il viendrait un moment où les proportions du mélange seraient telles que les deux liquides distilleraient simul- tanément; ce qui explique pourquoi on ne peut concen- trer, par distillation, l'alcool au delà d'un certain degré.

Cependant il est à remarquer qu'un changement dans la pression amène un changement dans le point d'ébulli- tion d'un mélange de deux liquides et peut permettre quelquefois une séparation impossible dans les conditions de pression ordinaire.

2e Cas. *Les liquides ne sont pas miscibles.* — Le point d'ébullition est alors plus bas que celui du liquide le plus volatil. La distillation s'effectue à une température inva- riable et il y a un rapport constant entre les quantités de vapeurs condensées, ce rapport étant indépendant de celui des quantités de liquides.

Ces lois trouvent leur application dans la distillation des essences; celles-ci entrent en général en ébullition à une température supérieure à 100^0. Mais, pour les obtenir, on met dans un alambic avec de l'eau en quantité suffisante les plantes qui les renferment.

Il se produit alors une distillation d'un mélange d'eau et d'essence, s'opérant à une température inférieure à celle du liquide le plus volatil, et si la quantité de liquide est suffisante, toutes les vapeurs d'essence seront entraînées ; si la quantité est insuffisante pour épuiser la plante, on pourra *recohober*, c'est-à-dire remettre dans la cucurbite le liquide qui a déjà distillé, dont on aura séparé l'essence par décantation et qui en sera saturé.

Les manières de chauffer les liquides qu'on veut distiller sont bien différentes et varient suivant les températures auxquelles on veut opérer. On peut distiller :

1º A feu nu ;

2º Au bain-marie, au bain d'huile, ou au bain de sable ;

3º A la vapeur ; en faisant arriver la vapeur à une température donnée dans le liquide qu'il s'agit de distiller. Si la température de cette vapeur dépasse 100º, on a de la *vapeur surchauffée*.

Thermo-cautère de Paquelin (fig. 130). — Enfin nous plaçons ici la description de cet appareil, dont le principe ne lui a pas fixé de place bien définie. Il repose sur la propriété qu'ont les métaux portés à une certaine température de devenir incandescents au contact d'un mélange d'air et de certaines vapeurs, telles que celles de l'alcool, de l'essence de pétrole, etc. La partie qu'on veut porter au rouge est en platine et peut avoir des formes différentes suivant l'usage auquel elle est destinée ; elle fait suite à deux tubes concentriques, l'un interne amenant le mélange gazeux, l'autre externe permettant l'issue des produits de la combustion. Le tout est porté par un manche creux en bois terminant un tuyau de caoutchouc qui traverse le bouchon du récipient. Ce bouchon est également traversé par un tuyau métallique qui amène l'air au moyen d'un système de soufflerie ; cet air se charge de vapeur de pétrole

qu'on a mis dans le flacon et entraine celle-ci sur l'extrémité en platine qu'on a préalablement chauffée à la

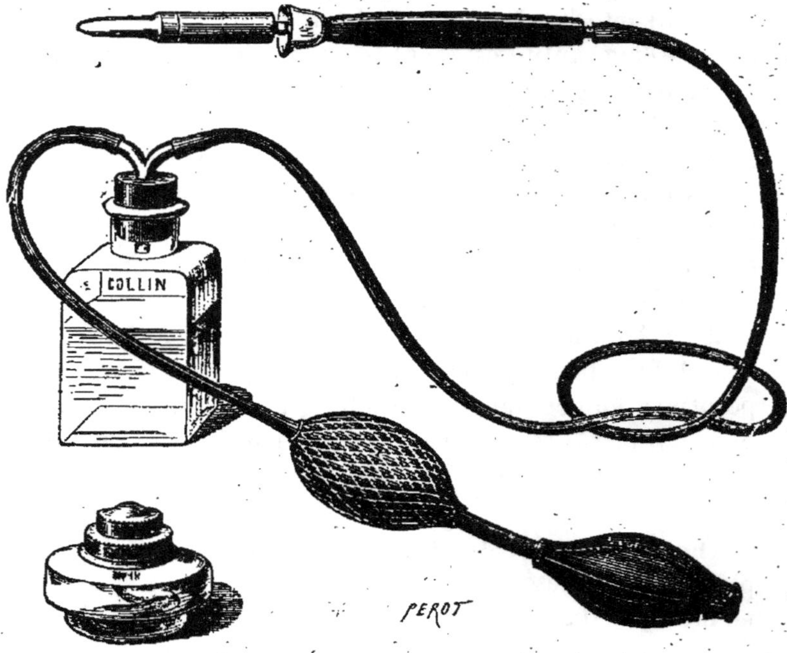

FIG. 130. — Thermo-cautère de Paquelin.

flamme d'une lampe à alcool. Tant que l'on fait passer
le mélange gazeux, l'appareil reste porté à l'incandescence
et on peut faire varier celle-ci à volonté, suivant qu'on
active plus ou moins la soufflerie.

Alambic. — Cornue. — Distillation fractionnée.—Les
appareils dont on se sert généralement pour la distillation sont les alambics et les cornues; l'appareil Salleron
dont on se sert pour l'essai alcoolique des vins est un petit
alambic (fig. 131); les cornues sont tantôt en verre, tantôt

en grés, plomb, platine, suivant l'usage auquel on les

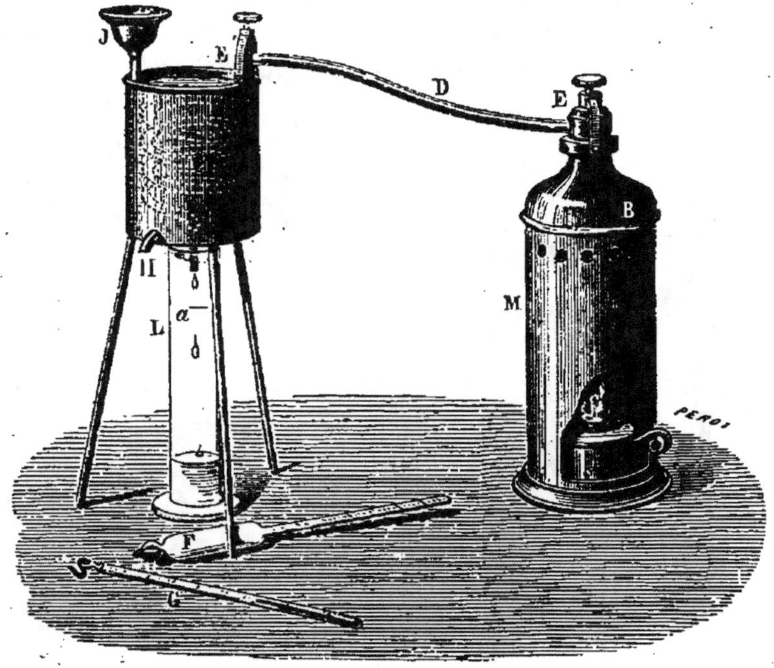

FIG. 131. — Alambic de Salleron.

destine (fig. 132). Mais quand on distille avec ces appareils
des liquides mélangés et solubles l'un dans l'autre, il est

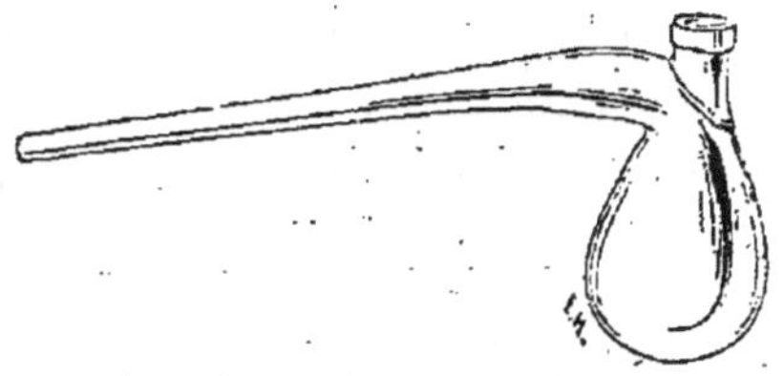

FIG. 132. — Cornue tubulée.

impossible de les séparer complètement, même après
plusieurs distillations successives dans lesquelles on ne

recueille que la partie la plus volatile; il faut alors
avoir recours à la *distillation fractionnée* et aux tubes
à boules avec lesquels elle s'effectue.

Pour opérer, on place sur la fiole ou le ballon conte-

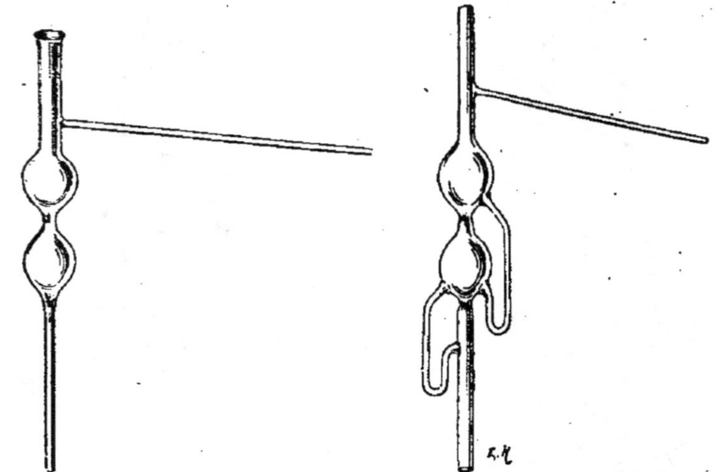

FIG. 133. — Tube de Wurtz.   FIG. 134. — Tube de Henninger.

nant le mélange liquide un tube composé d'une série de
boules superposées et muni d'un autre tube latéral
à sa partie supérieure, puis on chauffe le ballon. Le
liquide entre en ébullition et ses vapeurs se répandent
dans la première boule où elles se refroidissent; la partie
la moins volatile est condensée et retombe dans le ballon,
tandis que la partie la plus volatile se répand dans la
seconde boule qui se comportera comme la première, et
ainsi de suite, chaque boule représentant un récipient où
le liquide bout à une température plus basse. A l'intérieur
de la dernière boule se trouve un thermomètre qui
indique la température des vapeurs qui se dégagent; en
ne recueillant que ce qui passe au point d'ébullition du

liquide qu'on veut séparer, on obtiendra donc celui-ci sensiblement pur, surtout après une seconde rectification analogue (fig. 133 et 134).

Procédé des arts pour la distillation de l'alcool. — Procédé d'Adam, de Bernard Desrosnes. — Appareils à colonnes. — Cette séparation, l'industrie est obligée de l'effectuer sur une très vaste échelle, et en particulier pour l'obtention de l'alcool. Les moûts, en effet, ne marquent pas plus de 20 à 22⁰ au moment de leur préparation ; pour les enrichir on a recours aux *déflegmateurs* ou *analyseurs* et aux *rectificateurs* ; supposons, en effet, que les vapeurs d'un moût marquent 20⁰ et, bouillant vers 98⁰, traversent un espace appelé déflegmateur maintenu à 90⁰, elles seront partiellement condensées ; une partie pauvre en alcool retombera dans l'alambic, tandis que la portion plus volatile et par conséquent plus riche en alcool se condensera dans le réfrigérant ; l'effet serait encore plus marqué si le liquide enrichi traversait ensuite un ou plusieurs autres déflegmateurs.

Dans les *rectificateurs*, les choses se passent un peu différemment ; les vapeurs de l'alambic viennent barboter dans du moût où elles se condensent partiellement, en l'enrichissant et l'échauffant par l'abandon de leur chaleur latente, jusqu'au moment où celui-ci entre à son tour en ébullition à une température plus basse et envoie ses vapeurs dans de nouveau moût, et ainsi de suite jusqu'à ce que l'alcool condensé ait atteint le degré voulu.

Argand eut le premier l'idée des déflegmateurs ; Adam appliqua les rectificateurs en faisant barboter dans des vases les vapeurs provenant de l'alambic ; l'alcool fort seul parvenait aux derniers vases, tandis que l'alcool faible provenant des vases intermédiaires retournait à l'alambic par un dispositif convenable.

Desrosnes rendait intermittent l'écoulement de la vinasse qui se débarrassait des dernières traces d'alcool par une ébullition d'environ une heure.

On a combiné aujourd'hui les deux systèmes dans les *appareils à colonnes;* ce sont des colonnes métalliques contenant un certain nombre de plateaux munis d'ouvertures; les vapeurs arrivent par la partie inférieure, se condensent partiellement au contact des parois froides et le liquide condensé remplit les plateaux, tandis que les vapeurs plus riches barbotent dans les plateaux supérieurs d'où s'échappe de l'alcool de plus en plus fort. Quant à l'arrivée du liquide à enrichir, elle a lieu en général en sens inverse, c'est-à-dire que ce liquide arrive par le haut des colonnes, tandis que les vapeurs proviennent du bas.

CHAPITRE XXVIII

Densité des vapeurs. — Méthodes pour leur détermination.
— Procédés de Gay-Lussac, de Dumas, de Mitscherlich, de
Meyer. — Relations entre la densité de vapeur et l'équiva-
lent des composés organiques volatils. — Expériences de
Cagniard-Latour.

Densité des vapeurs. — *La densité d'une vapeur est
le rapport qui existe entre le poids d'un certain volume de
cette vapeur, et le poids d'un égal volume d'air dans les
mêmes conditions de température et de pression.* En réalité,
la température et la pression ont une certaine influence
sur la densité des vapeurs ; pour définir celle-ci rigoureusement, il convient donc de supposer la température égale
à 0° et la pression égale à 760 millimètres.

**Méthodes pour leur détermination : procédé de Gay-
Lussac** (fig. 135). — D'après la définition, pour connaître
la densité d'une vapeur, il faudra déterminer le poids d'un
certain volume de cette vapeur à 0° et à 760 millimètres,
calculer le poids du même volume d'air dans les mêmes
conditions et diviser la première quantité par la seconde.
L'appareil dont se servait Gay-Lussac se composait d'une
large éprouvette graduée E, remplie de mercure, reposant
sur le fond d'une marmite M contenant elle-même du mercure et enveloppée d'un manchon de verre qu'on remplit
d'eau. La marmite repose sur un fourneau qu'on peut

chauffer, et qui permet d'élever la température au degré
voulu. Pour opérer, il prenait une petite ampoule de
verre a dont il faisait la tare et
qu'il emplissait exactement du
liquide dont il voulait déterminer
la densité de vapeur, puis qu'il
pesait de nouveau après l'avoir
scellée à la lampe. La différence
de poids p indiquait le poids du
liquide introduit. Il introduisait
alors cette ampoule dans l'éprouvette et elle montait au sommet
du mercure, puis il chauffait;
l'ampoule crevait, le liquide se
réduisait en vapeur qui faisait
baisser le niveau du mercure
dans l'éprouvette, et il continuait
de chauffer jusqu'à ce que la
température fût assez forte *pour
que la vapeur ne fût plus saturée*:
un thermomètre plongeant dans
l'eau du manchon indiquait cette
température t; le volume occupé
par la vapeur était connu, puisque le tube était gradué, et si
nous désignons par V le volume

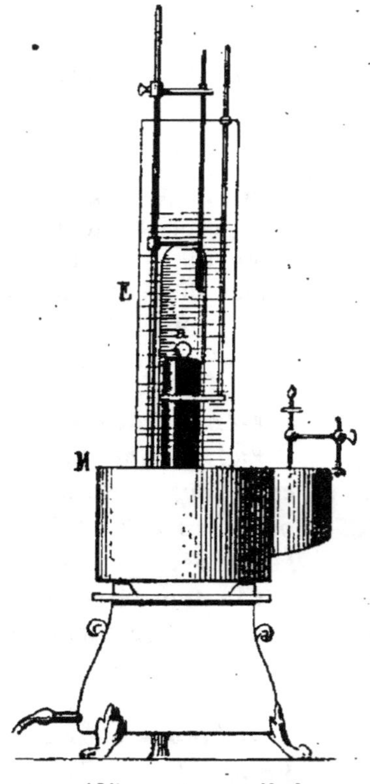

FIG. 135. — Appareil de
Gay-Lussac.

de cet espace à zéro, par K le coefficient de dilatation
du verre, il était à t^o égal à V $(1 + K\,t)$; quant à
la pression, elle était égale à la pression atmosphérique H diminuée de la hauteur du mercure dans
l'éprouvette; en désignant par h la hauteur observée, par Δ le coefficient de dilatation absolue du mercure, elle était, ramenée à zéro, égale à $H - \dfrac{h}{1 + \Delta\,t}$

enfin le poids de la vapeur était p, c'est-à-dire égal à celui du liquide. On avait donc pour calculer la valeur p' du même volume d'air à la même température et à la même pression la relation

$$p' = V (1 + K t) \times 1.293 \times \frac{H - \dfrac{h}{1 + \Delta t}}{760} \times \frac{1}{1 + \alpha t}$$

or

$$D = \frac{p}{p'}$$

d'où

$$D = \frac{p \times 760 \times (1 + \alpha t)}{V (1 + K t) \times 1\,293 \times \left(H - \dfrac{h}{1 + \Delta t} \right)}$$

Ce procédé était employé pour les liquides facilement vaporisables ; le suivant est usité dans les autres cas.

Procédé Dumas (fig. 136). — Comme dans toutes les

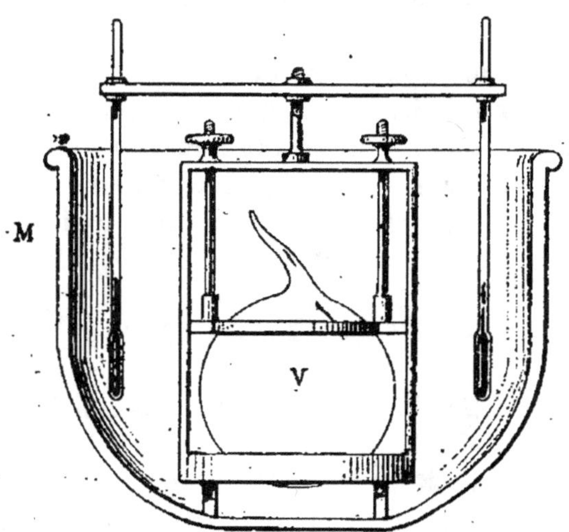

FIG. 136. — Procédé de Dumas.

déterminations de densité, le principe est toujours le même ; l'appareil se compose d'un ballon de 500 centi-

mètres cubes environ V, muni d'un col effilé à la lampe :
on pèse ce ballon dans l'air; on a ainsi *exactement le
poids π du verre qui le forme.*

On y introduit alors une certaine quantité de la substance dont on veut déterminer la densité de vapeur et on
la porte dans une marmite M contenant de l'eau ou de
l'huile et qu'on chauffe à l'aide d'un foyer ; la substance
se réduit bientôt en vapeur et chasse l'air; on continue de
chauffer jusqu'à ce qu'il ne reste plus du tout de liquide,
c'est-à-dire que tout se soit transformé en vapeur, ce
qu'on reconnaît à la cessation du jet qui sortait du ballon
et l'on ferme à la lampe en notant la température t qui est
donnée par un thermomètre plongé dans le bain-marie
et la pression atmosphérique H donnée par un baromètre
voisin : cette pression est celle de la vapeur enfermée
dans le ballon; on connaît donc la température et la
pression de la vapeur, il faudra déterminer maintenant
son poids, puis son volume, pour calculer le poids du
même volume d'air. A cet effet, on reporte le ballon dans
la balance, et on obtient un nouveau poids π' qui est
égal au premier poids π augmenté du poids de la vapeur
p, diminué du poids d'un égal volume d'air à la température t' à laquelle on effectue la pesée :

$$\pi' = \pi + p - V_0 (1 + K\,t') \times 1.293 \times \frac{(H - \frac{3}{8} F)}{(1 + a\,t')\,760}$$

en désignant par V_0 le volume du ballon à 0°, par K son
coefficient de dilatation, et par F la tension de la vapeur
d'eau contenue dans l'air. Pour connaître le volume V_0,
on peut opérer de deux façons : soit le remplir de mercure
ou d'eau qu'on versera ensuite dans une éprouvette graduée, soit agir par les pesées. Pour cela, on casse la pointe
du col sous l'eau; celle-ci s'y précipite et le remplit entièrement. On le repèse et le nouveau poids π'' est égal au

poids du verre π, plus le poids de l'eau P moins le poids de l'air déplacé :

$$\pi'' = \pi + V_0(1 + K t') \left[\frac{1}{1 + \Delta(t' - 4)} - \frac{1.293 \times \left(H - \frac{3}{8} F \right)}{(1 + \alpha\, t')\, 760} \right]$$

en remplaçant P par sa valeur en volume

$$V_0 (1 + K t') \frac{1}{(1 + \Delta (t' - 4)}$$

Δ étant le coefficient de dilatation de l'eau ; cette équation permet donc de calculer V_0 et le poids d'air p' qui l'emplit. Connaissant V_0, la détermination de $D = \frac{p}{p'}$, devient facile ; la formule finale sera :

$$D = \frac{p}{p'} = \frac{p (1 + \alpha\, t)\, 760}{V_0 (1 + K t) \times 1.293 \times \left(H - \frac{3}{8} F \right)}$$

dans laquelle on n'aura qu'à remplacer p et V_0 par leurs valeurs.

Méthode de M. Hoffmann. — L'appareil dont se sert M. Hoffmann est le même que celui de Guy-Lussac dont il ne diffère que par quelques modifications heureuses. L'éprouvette est plus haute, elle a environ 1 mètre et porte deux divisions, l'une en centimètres, l'autre en millimètres. Le manchon de verre dont elle est enveloppée est disposé de manière à permettre d'y faire passer un courant de vapeur soit d'eau, soit d'alcool amylique, soit d'aniline ou de tout autre liquide à point d'ébullition constant. Cette vapeur arrive par la partie supérieure du manchon et sort par la partie inférieure. La hauteur de l'éprouvette amène une diminution notable de pression et par suite un abaissement considérable du point d'ébullition. Les liquides sur lesquels on veut opérer sont enfermés dans des ampoules en verre bouchées à l'émeri qui s'ouvrent toujours d'elles-mêmes, une fois introduites dans l'éprouvette. Le mode opératoire est pour le reste identique à celui de Guy-Lussac.

Procédé de MM. H. Deville et Troost. — Leur procédé n'est autre que celui de Dumas modifié de façon à pouvoir opérer à des températures élevées où le verre subirait la fusion. Ils se servent d'un ballon en porcelaine muni d'un bouchon conique qui laisse échapper la vapeur et qu'on fond ensuite au chalumeau à gaz oxhydrique. Ce ballon est maintenu dans une étuve à vapeur de mercure, de cadmium, de zinc, c'est-à-dire est renfermé dans un vase contenant un de ces métaux qu'on porte à l'ébullition; on obtient ainsi avec le zinc une température dépassant 1,000°. Enfin, au lieu de rapporter les résultats à l'air, on les rapporte à la densité de la vapeur d'iode qui a une valeur beaucoup plus forte.

Procédé de M. V. Meyer (fig. 137). — L'appareil dont se sert M. Meyer se compose d'un ballon terminé par un long col, muni d'un tube de dégagement qui se rend à une éprouvette graduée. La méthode est basée sur ce fait que le volume de la vapeur produite déplace un volume d'air égal. On commence par porter le ballon à une tempéra-

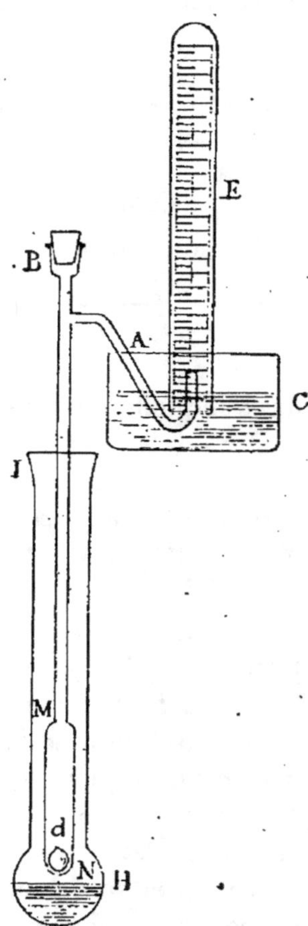

FIG. 137. — Appareil Meyer.

ture suffisante, et on y fait tomber une ampoule exactement pleine du liquide étudié, et contenant un poids connu p de ce liquide. On rebouche aussitôt le ballon, et l'on recueille dans l'éprouvette graduée l'air déplacé par la vapeur formée. Or, le poids de la vapeur est égal à celui du liquide p et on a :

$$p = V \times 1{,}293 \times D$$

en désignant par V le volume de cette vapeur à $0°$ sous 760 millimètres et par D sa densité. Mais le volume d'air déplacé est V' à la température $t°$ et sous la pression h auxquelles on a opéré ; il vient donc :

$$V = \frac{V' \, h}{760 \, (1 + \alpha \, t)}$$

donc

$$p = \frac{V' \, h}{760} \frac{1{,}293 \times D}{(1 + \alpha \, t)}$$

et

$$D = \frac{p}{V'} \, \frac{760 \, (1 + \alpha \, t)}{h \times 1{,}293}$$

Procédés de Mitscherlich, Regnault, etc., etc. — Ces méthodes ne sont pas, comme les précédentes, employées journellement ; elles n'exigent pas de bains de vapeur, comme celle de Deville et Troost, et la température est mesurée à l'aide d'un thermomètre à gaz soumis à un échauffement identique : le vase thermométrique et le vase à densité sont en effet identiques et on les fait tourner autour d'un axe au milieu du moufle chauffé. L'estimation du poids de la matière se fait par un dosage chimique et lorsqu'on opère à haute température, on peut avec avantage employer la vapeur d'iode comme gaz thermométrique.

Expériences de MM. Bineau, Cahours, Regnault. — L'étude de la densité des vapeurs a permis d'en compléter la théorie et a montré qu'on pouvait les identifier avec les gaz, ceux-ci étant des vapeurs éloignées de leur point de liquéfaction, celles-là des gaz très rapprochés de leur point de liquéfaction. M. Bineau opéra sur l'acide formique dont il détermina la densité de vapeur à la même température, mais en faisant varier la pression jusqu'à ce qu'elle devînt égale à la tension maximum, et il vit cette densité augmenter rapidement avec la pression ; d'où l'on peut conclure que la compressibilité devient de plus en plus forte, ou de plus en plus faible, suivant qu'on s'approche ou qu'on s'éloigne du point de liquéfaction ; c'est ce que nous avons vu pour les gaz au sujet de la loi de Mariotte.

M. Cahours fit des expériences analogues avec l'acide acétique, mais il laissa la pression constante et ne fit varier que la température ; il vit la densité diminuer à mesure que la température s'élevait, c'est-à-dire la dilatabilité augmenter, et le coefficient de dilatation est sensiblement égal à celui des gaz quand la vapeur est loin de son point de saturation ; si, au contraire, elle s'en approche, il augmente rapidement.

Enfin M. Regnault, étudiant la vapeur d'eau, fit varier à la fois la pression et la température, augmentant la première et diminuant la seconde, et il vit la densité croître à mesure que la vapeur se rapprochait de sa liquéfaction.

Relations entre la densité de vapeur et l'équivalent des composés organiques volatils. — La détermination de la densité de vapeur des corps a une grande importance, car elle permet d'établir la formule de leur équivalent ; on sait, en effet, que toutes les formules correspondent à 4 *volumes de vapeur*. Si nous considérons par exemple l'acide acétique, nous verrons que les rapports qui existent entre les quantités de carbone, d'hydrogène et d'oxygène dont il est formé conduisent à la formule C H O ou un de ses multiples pour son équivalent. Mais on sait que l'eau H^2O^2 est formée de 2 volumes d'oxygène et et de 4 volumes d'hydrogène, le tout contracté en 4 volumes, c'est-à-dire que le volume occupé par un équivalent d'eau réduit en vapeur est le même que celui qu'occuperaient 4 équivalents d'oxygène, et l'on est convenu de rapporter toutes les formules des équivalents à une valeur telle que si un de ces équivalents était réduit en vapeur, celle-ci occuperait à 0° et sous la pression 760 millimètres le même volume que 4 équivalents d'oxygène dans les mêmes conditions. En appliquant cette règle à l'acide acétique, on verrait que la formule C H O n'occupe qu'un volume et que l'équivalent doit être $C^4H^4O^4$.

Expériences de Cagnard-Latour. — Il faut bien remarquer que la densité de vapeur ne doit être déterminée que lorsque cette vapeur n'est plus saturée, c'est-à-dire qu'elle se comporte comme un gaz. Les résultats obtenus seraient bien différents si la vapeur était saturée et en contact avec du liquide, ainsi qu'il résulte des expériences de Cagnard-Latour.

CHAPITRE XXIX

Hygrométrie. — Définition du degré d'humidité. — Etat
hygrométrique, fraction de saturation. — Hygromètres :
hygromètre chimique, hygromètre par absorption, hygromètre de Saussure. — Degré de l'hygromètre et fraction
de saturation correspondante. — Construction des tables
hygrométriques. — Hygromètres à condensation : hygromètres de Le Roy, de Daniell, de Regnault. — Point de
Rosée. — Etat hygrométrique de l'air expiré.

**Hygrométrie. — Définition du degré d'humidité. —
Etat hygrométrique, fraction de saturation.** — L'hygrométrie est la détermination de la vapeur d'eau que
l'air renferme à cause des sources liquides avec lesquelles il est continuellement en contact. Cette vapeur se
répand dans l'atmosphère, mais n'y atteint presque
jamais sa tension maxima, surtout à cause des vents,
changements de température, etc., etc. On a donné au
degré d'humidité de l'air le nom d'*état hygrométrique*,
qu'on définit ainsi : *C'est le rapport qui existe entre le
poids de vapeur d'eau que cet air contient et le poids qu'il
contiendrait s'il était saturé à la même température*, ce qui
peut se traduire par la formule :

$$E = \frac{p}{P}$$

qui montre que la valeur de E est toujours plus petite que
l'unité, et c'est la valeur de ce rapport qui est la *fraction*

de saturation, expression par conséquent équivalente à *état hygrométrique*.

La définition précédente peut encore se donner sous une autre forme : si nous cherchons en effet les poids p et P de vapeur que l'air contient à la température t et qu'il contiendrait s'il était saturé, nous aurons :

$$p = \frac{1{,}293 \times 0{,}62 \times f}{(1 + \alpha\, t)\, 760}$$

$$P = \frac{1{,}293 \times 0{,}622 \times f}{(1 + \alpha\, t)\, 760}$$

0, 622 étant la densité de la vapeur d'eau, la tension de la vapeur contenue dans cet air au moment de l'expérience, F la tension maximum de la vapeur à cette température, on en déduit :

$$E = \frac{p}{P} = \frac{f}{F}$$

c'est-à-dire *que l'état hygrométrique de l'air est le rapport qui existe entre la tension de la vapeur d'eau qu'il contient, et la tension maximum de cette vapeur à la même température.*

Hygromètres : Hygromètre chimique (fig. 138). — On donne le nom d'*hygromètres* aux appareils qui servent à déterminer l'état hygrométrique. De tous les hygromètres, un seul fournit des données absolument rigoureuses, c'est l'hygromètre chimique ou l'appareil dont se servait Dumas pour déterminer le poids de la vapeur d'eau contenue dans l'air ; aussi ne doit-on se servir d'autres appareils qu'après les avoir comparés avec lui.

L'hygromètre chimique se compose de quatre tubes en U, contenant de la ponce sulfurique, et reliés entre eux par des tubes de caoutchouc, puis d'un vase V ou aspirateur, de capacité connue, communiquant avec le système des tubes. Cet aspirateur est muni d'un thermomètre et d'un robinet R à sa partie inférieure ; si on l'a préalablement rempli d'eau et qu'on ouvre le robinet, cette eau va s'écouler et sera remplacée par un égal volume d'air qui,

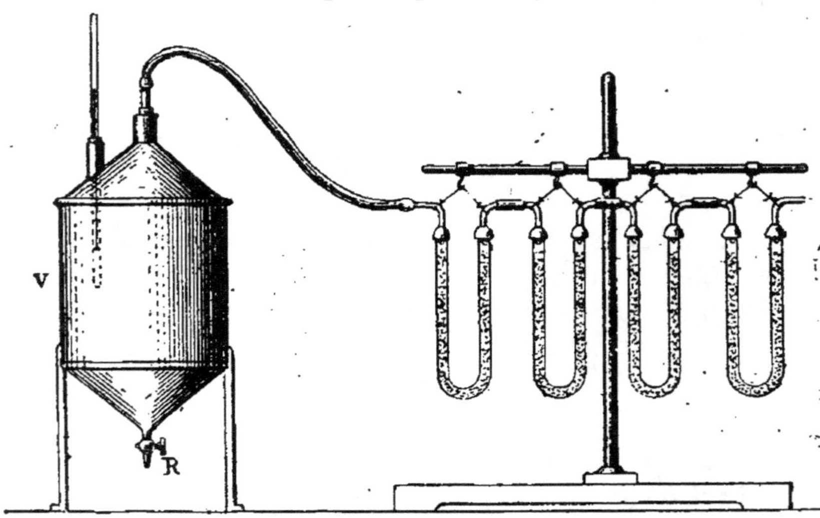

FIG. 138. — Hygromètre chimique.

passant dans les tubes, abandonne son humidité à la ponce sulfurique des trois derniers ; le quatrième qui est relié à l'aspirateur a pour but de retenir la vapeur d'eau qui s'échapperait de celui-ci. Pour opérer, on pèse exactement les trois derniers tubes en U et ensuite on fait écouler lentement l'eau de l'aspirateur : soit P le poids obtenu ; l'opération terminée, on reporte les tubes dans la balance soit P' le nouveau poids ; P' — P représente évidemment le poids de vapeur d'eau qu'a abandonnée l'air, et si l'on désigne par X le volume de cet air, par f la tension de la vapeur, on a :

$$(1) \qquad P' - P = \frac{X \times 0,622 \times 1,293 \times f}{(1 + \alpha t) \times 760}.$$

Pour avoir f, il faut connaître X ; or, supposons que le volume de l'aspirateur à 0° soit égal à V, dans l'expérience actuelle, il sera devenu V $(1 + K t)$ et l'air qui le traversera aura un volume qui à 0° et sous la pression 760 millimètres serait

$$\frac{V (1 + Kt) (H - F)}{(1 + \alpha t) \times 760}$$

mais cet air, avant de passer dans les tubes, était à une température θ et, au lieu d'être saturé, il était à une pression égale à H $- f$;

on aura donc $\qquad X = \frac{V (1 + K t) (H - F) (1 + \alpha \theta)}{(1 + \alpha t) (H - f)}$

Cette valeur de X sera portée dans l'équation (1) et on calculera f. Cela fait, on cherchera dans les tables de Regnault la valeur de la tension maximum F' de la vapeur d'eau à la température θ à laquelle était l'air et on aura l'état hygrométrique par la relation

$$E = \frac{f}{F'}$$

Hygromètre par absorption ; hygromètre de Saussure. — Degré de l'hygromètre et fraction de saturation correspondante.— Construction des tables hygrométriques (fig. 139). — L'hygromètre de Saussure ou hygromètre à cheveu est basé sur ce fait qu'un cheveu convenablement préparé s'allonge sous l'influence de l'humidité et se raccourcit sous l'influence de la sécheresse. Pour préparer le cheveu, on le laisse dans l'éther pendant deux heures, puis on le lave à différentes reprises avec de nouvel éther ; on pourrait aussi le faire bouillir pendant une demiheure dans une solution de carbonate de soude au 1/100, puis le laver à grande eau. L'appareil se compose d'un cadre en cuivre sur lequel on tend le cheveu par un poids convenable P ; l'extrémité supérieure S du cheveu est prise dans une pince, l'extrémité inférieure P qui porte le poids est enroulée sur la gorge d'une poulie G dont le centre porte une aiguille allongée A, légère et mobile devant un arc de cercle gradué, de sorte que, lorsque le cheveu s'allongera ou se raccourcira sous l'influence de l'état hygrométrique de l'air, l'extrémité de l'aiguille s'arrêtera devant une certaine division, et, si l'appareil a été convenablement gradué, le numéro de cette division pourra faire connaître l'état hygrométrique. Voici comment de Saussure opérait : il plaçait l'appareil sous une cloche en même temps qu'un vase contenant de l'eau ; l'air se saturait d'humidité et il marquait 100 au point où s'arrêtait l'aiguille ; il enlevait ensuite le vase, et mettait sous la cloche une substance avide d'eau, carbonate de potasse ou chlorure de calcium anhydre ; au bout d'une vingtaine de jours, l'atmosphère contenue sous la cloche

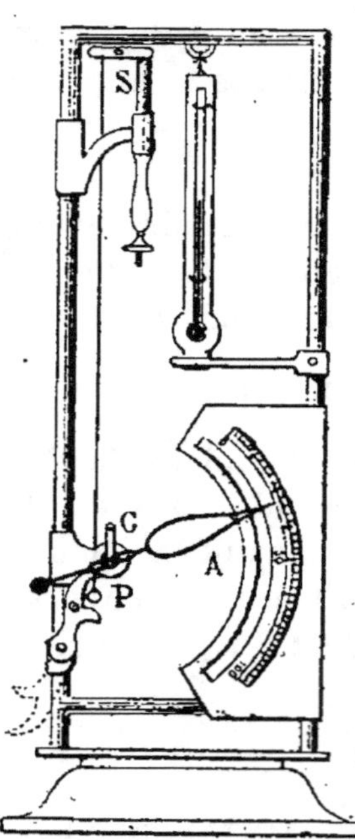

FIG. 139. — Hygromètre à cheveu de Saussure.

avait perdu toute trace de vapeur d'eau et l'aiguille s'arrêtait devant une nouvelle division où l'on marquait zéro ; l'espace compris entre ces deux limites extrêmes était divisé en 100 parties égales, mais l'on conçoit ce que ces divisions avaient d'arbitraire et comment elles n'étaient pas proportionnelles aux divers états hygrométriques.

Gay-Lussac, pour établir la concordance entre les divisions de l'hygromètre et l'état hygrométrique correspondants, construisit une table de la manière suivante : il plaça l'appareil sous une cloche en même temps qu'une solution saline ou acide, dont la tension de vapeur f était par conséquent plus faible que celle de l'eau, et qu'il mesurait d'ailleurs dans un tube barométrique ; il notait la division devant laquelle s'arrêtait l'aiguille et trouvait l'état hygrométrique correspondant en divisant f par la tension de la vapeur d'eau à la même température. Il fit ainsi neuf expériences avec des solutions différentes en opérant à 11° et il détermina dix degrés qui correspondaient à des états hygrométriques différant de 1/10°.

Mais ces tables conduisent à des résultats erronés dès que la variation de température devient un peu notable et, de plus, ne sauraient s'appliquer à tous les instruments. C'est pourquoi Regnault conseille : 1° de construire une table pour chaque appareil ; 2° de ne pas déterminer le point zéro qui est toujours inutile et qui peut conduire à des erreurs ; 3° pour opérer cette graduation, d'employer neuf solutions, l'une d'eau pure, les autres d'acide sulfurique à 2, 3, 4, 6, 8, 10, 12, 18 équivalents d'eau, dont il a résumé les tensions de vapeur dans un tableau pour des températures variant de 5°, depuis 5° jusqu'à 40°.

Ces différentes considérations montrent que l'hygromètre à cheveu n'est susceptible que de fournir des données approximatives.

Hygromètre à condensation. — Hygromètres de Le Roy, de Daniell, de Regnault. — Point de rosée.— Les hygromètres que nous allons décrire maintenant sont d'une exactitude rigoureuse, du moins autant que leur perfection peut le permettre. Voici quel en est le principe. Nous avons vu que l'état hygrométrique de l'air était donné par le formule $E = \dfrac{f}{F}$

f étant la tension de la vapeur contenue dans l'air, F la

tension maximum de cette vapeur à la même température ; or, cette dernière quantité est donnée par les tables de Regnault, et voici comment on s'y prend pour connaître la première. On sait que la tension de vapeur diminue avec la température, si donc l'air est à 20° et que sa vapeur soit à une tension f, en refroidissant cet air nous arriverons à une température 15°, par exemple, où la vapeur qu'il contenait, insuffisante pour le saturer à 20°, le sature à présent, c'est-à-dire que f a pour valeur la tension maximum de la vapeur d'eau à 15°, et si l'air que l'on refroidit est contenu dans une enceinte à surface polie, on sera averti que l'on est arrivé à la température de saturation par une légère couche humide qui se déposera sur les parois : *c'est l'apparition du point de rosée.*

Pour opérer, Le Roy prenait un petit vase d'argent à parois très minces dans lequel il versait de l'eau à zéro. L'air ambiant, en contact avec les parois du vase, se refroidissait rapidement jusqu'à ce qu'on vit apparaître le point de rosée ; un thermomètre très sensible, dont le réservoir plongeait dans l'eau du vase, indiquait la température de cette apparition, soit t^o. Mais, pour avoir la température exacte, on notait aussi t' la température où cette rosée disparaissait et on prenait comme véritable valeur la moyenne $\dfrac{t + t'}{2}$; un autre thermomètre, placé dans la salle, indiquait la température ambiante T et l'on n'avait plus qu'à chercher dans les tables de Regnault les tensions de la vapeur aux températures $\dfrac{t + t'}{2}$ et T, et l'état hygrométrique était le quotient de ces tensions :

$$E = \frac{f}{F}$$

Hygromètre de Daniell (fig. 140). — Il se compose de deux boules situées aux extrémités d'un tube de verre deux fois recourbé à angle droit; la boule inférieure B est bleue et contient de l'éther dans lequel plonge le réservoir d'un thermomètre très sensible; l'autre boule C est entourée de gaze. Un second thermomètre, placé sur un pied qui supporte le tube de verre, indique la température de l'air ambiant T. Pour opérer, on verse de l'éther sur la gaze; celui-ci en s'évaporant refroidit la boule correspondante, de sorte qu'il se forme une distillation de la boule inférieure à la supérieure, distillation qui abaisse la température de la première jusqu'à y faire apparaître le point de rosée. Soit t la température que donne alors le thermomètre plongé dans l'éther, t' celle qu'il indique quand la rosée a disparu; on cherche dans les tables de Regnault les tensions de la vapeur d'eau correspondantes aux températures $\dfrac{t+t'}{2}$ et T.

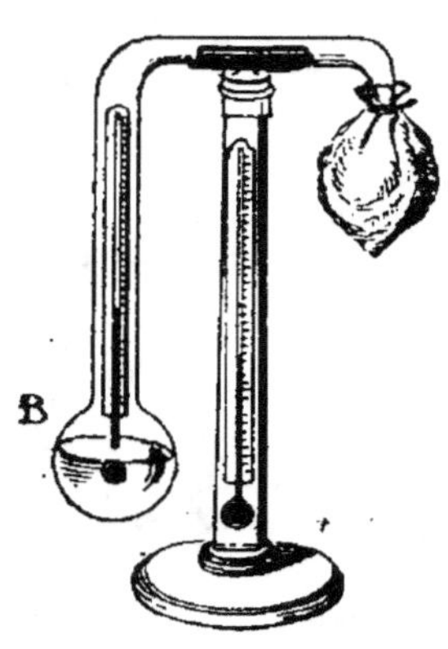

FIG. 140. — Hygromètre de Daniell.

Hygromètre de V. Regnault (fig. 141). — Regnault a transformé l'appareil précédent de façon à éliminer toutes les causes perturbatrices qui sont surtout l'épaisseur du verre produisant une petite différence entre la température du point de rosée et celle indiquée par le thermomètre, le voisinage de l'opérateur dont la respiration modifie l'état hygrométrique de l'air, déjà modifié par l'éther qui s'évapore. L'appareil de Regnault se compose de deux cylindres de verre C et C' terminés par des dés d'argent D et D' et contenant tous deux des thermomètres ; mais l'un d'eux D' contient de l'éther et se termine par un bouchon traversé par deux tubes, l'un adducteur Ad qui communique avec une soufflerie, l'autre

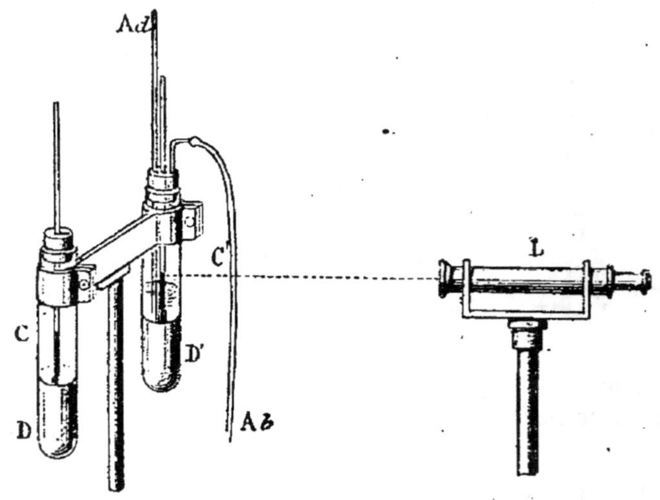

FIG. 141. — Hygromètre de Regnault.

abducteur Ab qui entraîne à une certaine distance l'éther à travers lequel a circulé le courant d'air. Cette évaporation de l'éther produit bientôt l'apparition du point de rosée sur le dé correspondant et le thermomètre en indique la température. Pour faire cette observation, l'observateur se tient à une certaine distance et se sert d'une lunette L. Le second tube C, qui ne contient qu'un thermomètre, indique la température ambiante et permet en même temps, par comparaison, de saisir l'apparition et la disparition du point de rosée. En opérant avec précaution, on peut arriver à ce que la différence entre ces deux températures d'apparition et de disparition ne dépasse pas 1/10e de degré.

Etat hygrométrique de l'air expiré. — Procédé de M. Gréhant. — Voici comment M. Gréhant décrit son procédé : « L'expiration se fait au moyen d'un tube fixé
« au centre d'une petite cloche qui repose sur la face
« argentée d'un cube de Leslie ; ce tube central maintenu
« par un bouchon percé de trous se termine à deux cen-
« timètres de la surface brillante ; la cloche est recou-
« verte d'ouate. Par cette disposition, lorsqu'on inspire
« par le nez, qu'on expire par le tube, le courant d'air
« expiré va se répandre sur toute la face du cube et se
« réfléchit entre le tube et la cloche pour s'échapper à
« l'extérieur par le bouchon. Alors le milieu environnant
« ne peut refroidir la face du cube.

« Pour faire l'expérience, on verse dans le cube de
« l'eau à 38° environ, on introduit le thermomètre ; le
« cube est placé à la hauteur de la bouche, sur un support
« que l'on agite légèrement. La cloche recouverte d'ouate
« et de papier noir est placée sur la face du cube ; on
« dispose l'appareil contre une fenêtre pour que l'œil soit
« bien éclairé ; on inspire par le nez ; la langue ferme
« l'entrée du tube ; on expire par le tube ; de temps en temps
« l'œil regarde son image dans un miroir métallique qui
« est au fond d'une petite chambre noire ; cette image
« devient terne dès qu'il y a un dépôt de rosée.

« La température extérieure étant 22°, à la tempé-
« rature de 35°,3, il ne se forme pas de nuage ; mais à
« 35°,1 un nuage faible apparaît, qui devient abondant à
« 35°. La température de l'air expiré est 35°,3.

« On peut donc dire que l'air expiré est sensiblement
« saturé de vapeur d'eau à la température qu'il possède. »

CHAPITRE XXX

Evaporation. — La vapeur se forme d'autant moins rapidement que la pression du gaz ambiant est plus forte. — Circonstances qui favorisent l'évaporation ou qui la retardent.
— Influence de la surface, de l'état hygrométrique de l'air,
de son renouvellement, de sa raréfaction. — Evaporation
des solutions organiques dans le vide pneumatique à l'aide
des absorbants. — Expérience de Leslie. — Psychromètre.
Enregistrement des observations hygrométriques. — Evaporation des sirops par le procédé Howard. — Préparation
des extraits d'après ces principes. — Système de Roth. —
Appareils de Bary, de Redwood, de Grandval. — Pulvérisateur de Lucas Championnière.

**Évaporation.— La vapeur se forme d'autant moins
rapidement que la pression du gaz ambiant est plus
forte. — Circonstances qui favorisent l'évaporation
ou qui la retardent. — Influence de la surface, de
l'état hygrométrique de l'air, de son renouvellement,
de sa raréfaction.** — L'évaporation, que nous allons
étudier maintenant, constitue la réduction en vapeur de
liquides en contact avec une atmosphère indéfinie ou
pouvant être considérée comme telle par suite de son
renouvellement : le phénomène en effet se produit parce
que les couches d'air, après s'être saturées à la surface
du liquide, cèdent une partie de leur humidité aux
couches d'air voisines et plus sèches et se saturent de
nouveau pour continuer le même échange. Dalton, étu-

diant les conditions de l'évaporation, vit qu'elle était soumise aux lois suivantes, du moins dans les cas normaux :

1° Les poids de vapeur formés dans des temps égaux sont proportionnels aux surfaces d'évaporation ;

2° Proportionnels à la différence qui existe entre la tension maximum de la vapeur d'eau à la température de l'expérience et la tension de celle qu'il contient ;

3° Inversement proportionnels à la pression atmosphérique.

Ces lois n'ont rien que de rationnel ; celle relative à la surface est évidente ; quant aux autres, il est bien clair que l'évaporation sera nulle dans un air saturé, maxima dans un air parfaitement sec, et plus forte dans le vide que dans une atmosphère à une pression quelconque d'après les lois mêmes de l'ébullition. Toutefois, il est des circonstances qui pourraient amener des écarts dans ces lois en rendant l'évaporation anormale plus vive par exemple. C'est ce qui arrive quand on opère dans une atmosphère sans cesse renouvelée ; les couches d'air saturées sont alors chassées et remplacées par d'autres qui se saturent à leur tour, ou bien lorsqu'on augmente la surface et qu'on introduit de l'air dans le liquide en l'agitant constamment ; l'évaporation devient alors assez rapide pour empêcher l'ébullition.

Évaporation des solutions organiques dans le vide en présence des absorbants : expérience de Leslie (fig. 142). — La raréfaction de l'air facilite l'évaporation ; mais si l'on opère dans un espace limité, celui-ci se sature bientôt et l'évaporation s'arrête. Leslie eut l'idée de mettre sous la cloche d'une machine pneumatique un vase contenant une solution à évaporer ; le vase ou plutôt cette capsule reposait sur un trépied porté par un autre vase contenant de l'acide sulfurique, substance très avide d'eau, et il fit le vide sous la cloche. De cette façon, l'ébullition se manifeste bientôt si ce liquide est volatil, et pour l'eau l'é-

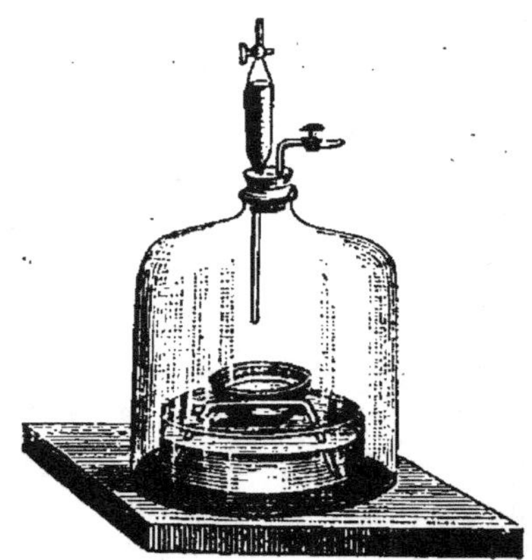

FIG. 142. — Cloche à vide de Leslie.

vaporation est continue, car la pression atmosphérique est nulle, et les vapeurs, absorbées par l'acide sulfurique aussitôt leur formation, sans cesse remplacées par d'autres. Cette expérience met encore en évidence l'abaissement de température produit par l'évaporation ; car celle-ci peut être assez rapide pour que le liquide se congèle dans la capsule ; elle a de plus reçu une application pour soumettre les liquides à une *évaporation dite spontanée ;* par exemple, certaines solutions organiques qui pourraient être altérées par la chaleur ; on peut encore modifier le procédé, qui devient alors un peu différent lorsqu'on veut enlever à des cristaux l'eau qui les imprègne : on les met dans un entonnoir dont la douille est engagée hermétiquement dans un flacon en communication avec une trompe ; le vide plus ou moins parfait fait dans le flacon amène de nouvelles couches d'air qui sont forcées de passer dans la masse des cristaux qu'elles dessèchent en se chargeant de leur humidité.

Psychromètre (fig. 143). — **Enregistrement des observations hygrométriques.** — L'expérience de Leslie montre que l'évaporation se fait avec absorption de chaleur, et

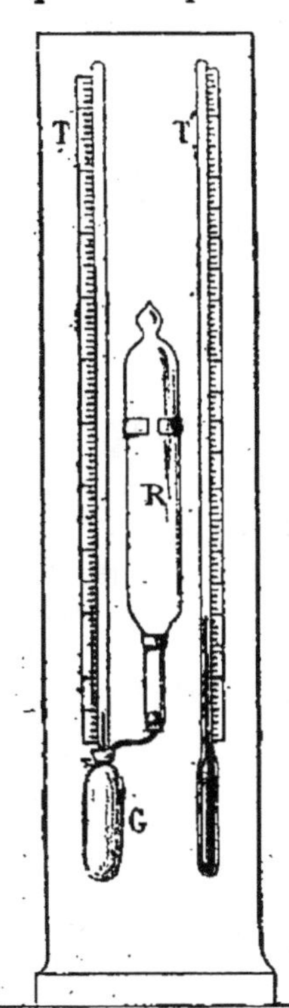

FIG. 143. — Psychro-
mètre.

l'étude des chaleurs latentes nous prouvera que cette quantité de chaleur est proportionnelle au poids de la vapeur formée. C'est sur ce principe qu'est fondé le psychromètre. Cet instrument est un *hygromètre qui permet d'obtenir la force élastique de la vapeur d'eau contenue dans l'air en observant simplement une différence de température.* Il se compose de deux thermomètres très sensibles et aussi identiques que possible T et T'; l'un d'eux a son réservoir parfaitement sec, tandis que le réservoir du second T est entouré d'une gaze G toujours humectée d'eau venue du réservoir R. Ce thermomètre indiquera une température plus basse que l'autre et qui deviendra stationnaire à un moment donné. Considérons la couche d'air qui l'entoure : soit p son poids, c sa chaleur spécifique, t la température à laquelle elle se trouvait d'abord et qui est indiquée par le thermomètre sec, t' celle à laquelle elle se trouve maintenant et qui est donnée par le thermomètre mouillé, elle aura perdu une partie de chaleur égale à

$$p \times c \times (t - t');$$

d'autre part, la tension de sa vapeur n'était que x; elle est maintenant F, puisqu'il est saturé; il s'est donc formé un poids de vapeur égal à

$$\frac{p \times 0,622 \times (F - x)}{H}$$

qui aura absorbé, en désignant par λ la chaleur latente de vaporisation, une quantité de chaleur représentée par

$$\frac{p \times 0,622 \times (F - x) \times \lambda}{H}$$

Quant à la quantité de vapeur qui existait d'abord, elle était

$$\frac{p \times 0,622 \times x}{H}$$

soit c' la chaleur spécifique de cette vapeur; lorsque le thermomètre devient stationnaire, cela indique que la chaleur absorbée par la vapeur qui se forme est égale à celle perdue par l'air sec et la vapeur qui existait déjà; donc l'on a :

$$p \times c \times (t - t') + \frac{p \times 0,622 \times c' \times x}{H}(t - t') =$$

$$\frac{p \times 0,622 \times (F - x)}{H} \times \lambda$$

d'où l'on peut tirer la valeur de x.

On pourrait simplifier un peu cette formule, comme le fait M. Jamin qui la met sous la forme

$$x = F - 0,000635 \, (t - t') \, H$$

Mais on peut aussi opérer autrement :

D'après les lois de l'évaporation, le poids de liquide qui s'évapore à une température donnée est proportionnel à $\dfrac{F - f}{H}$ et produit un abaissement de température qui lui est aussi proportionnel ; on a donc

$$t - t' = Q \, \frac{F - f}{H}$$

or, cette constante Q peut être déterminée une fois pour toutes en opérant comparativement avec un hygromètre chimique, et comme l'expérience donne $t - t'$, on peut toujours déterminer facilement $F - f$.

Cet instrument donne de bons résultats, mais il faut, autant que possible, opérer dans des conditions identiques de façon à ne pas changer la valeur de la constante Q.

Nuages. — Pluie. — Grêle. — Verglas. — La présence dans l'air d'une certaine quantité de vapeur d'eau que nous venons d'apprendre à mesurer nous explique la formation des nuages et, par suite, de la pluie. Lorsqu'en effet la température de l'atmosphère s'abaisse, le point de saturation peut être bientôt atteint et même dépassé : alors une partie équivalente de vapeur se condense et prend la forme de bulles très petites dont l'enveloppe est liquide et l'intérieur rempli d'air saturé d'humidité. C'est la réunion de toutes ces vésicules qui constitue les *nuages* qui portent spécialement le nom de *brouillard* quand ils se forment à la surface du sol. Emportés par le vent, ils suivent les différentes directions que celui-ci leur imprime, soumis en outre à l'action de la température des couches d'air qui sont en contact avec eux. En effet, en tombant dans des couches plus chaudes, ils sont réduits de nouveau en vapeur et vont se réformer par suite d'une nouvelle condensation, lorsqu'ils sont revenus à une plus grande hauteur. On leur attribue généralement les trois formes suivantes :

1° Les *cirrus*, qui ont la forme de filaments plus ou moins déliés parallèles entre eux ;

2° Les *cumulus*, caractérisés par la forme arrondie des parties qui les constituent ; ce sont des agglomérations de masses hémisphériques plus ou moins enchevêtrées les unes dans les autres ;

3° Les *nimbus*, caractérisés par leur homogénéité et leur teinte grisâtre plus ou moins foncée. Ce sont eux qui donnent la pluie.

La *pluie* est formée par la réunion de toutes ces vésicules, qui amène le passage de cet état semi-liquide à l'état liquide complet. Le phénomène est dû à la réunion de nuages saturés à des températures différentes telles que la température finale du mélange représente une tension plus faible que la somme des tensions de la vapeur contenue dans les deux nuages : l'excès se précipite alors et forme la pluie. Si la température est assez basse dans les couches atmosphériques traversées par la pluie, celle-ci se congèle et tombe en masses solides d'un volume plus ou moins considérable et qu'on appelle *grêlons* : c'est le phénomène de la grêle. La *neige* est de l'eau *congelée et cristallisée ;* mais dans sa formation la vapeur d'eau s'est trouvée solidifiée sans *passer par l'état liquide ;* elle est caractérisée par sa légèreté et les formes cristallines qu'on y observe, généralement des formes hexagonales ou des étoiles à six branches. Lorsque la pluie tombe finement et que la température du sol est inférieure à zéro, elle peut s'y solidifier et former une mince couche de glace : c'est le *verglas*.

On se sert pour déterminer la quantité d'eau qui, dans un endroit, tombe pendant une année, d'instruments appelés *pluviomètres*. Ce sont des appareils en forme d'entonnoirs, fixés à demeure au niveau du sol où ils présentent leur ouverture dont le diamètre est plus ou moins considérable ; à cet entonnoir se trouve adapté un réservoir portant un robinet à sa partie inférieure ;

c'est là que l'eau vient se réunir, et, quand la pluie a cessé, on ouvre le robinet et on reçoit l'eau dans une éprouvette graduée. Ce volume représente le poids de pluie tombée sur une section égale à l'ouverture de l'entonnoir.

Evaporation des sirops par le procédé Howard. — Préparation des extraits d'après ces principes. — Appareils de Roth, de Bary, de Redwood, de Grandval. — Pour obtenir le sucre on commença par faire évaporer le sirop dans des bassines chauffées à feu nu, puis à la vapeur ; mais la température s'élevait alors à mesure de la concentration du sirop qui se colorait de plus en plus. Pour obvier à cet inconvénient et n'avoir recours qu'à une température relativement basse, Howard, en 1812, construisit des appareils où l'évaporation avait lieu dans le vide. Cet immense progrès eut bientôt les applications les plus étendues et les plus diverses, et tandis qu'en Amérique Rillieux utilisait la vapeur dégagée par les sirops en ébullition pour chauffer une autre partie du jus, en Europe, des appareils perfectionnés étaient construits par Cail et Derosne, Roth, de Sleelowits, Ad., etc., etc., etc...

Une telle méthode n'était-elle pas applicable d'urgence aux extraits pharmaceutiques, dont la concentration effectuée jusqu'alors en plein air les enrichissait en carbone aux dépens de leurs principes souvent les plus précieux ? La chaleur, surtout avec le concours de l'oxygène, n'est-elle pas une des causes les plus énergiques de la décomposition des matières organiques, et comment ne pas apprécier la valeur du procédé d'Howard, qui supprime la seconde en même temps qu'il diminue la première ? C'est ce résultat que tendent à atteindre les appareils de Bary, de Redwood et aujourd'hui ceux de Grandval, les plus employés et les mieux connus.

L'appareil de Grandval se compose de deux ballons en cuivre, munis tous deux de deux tubulures et l'un d'eux d'un robinet pouvant recevoir un entonnoir. Une des tubulures sert à réunir les deux ballons, l'autre à faire le vide. Pour cela, on remplit l'appareil d'eau, on ferme les tubulures avec des bouchons munis de tubes recourbés qui descendent jusqu'au fond et on fait bouillir ; la vapeur presse sur le liquide qui s'échappe alors par les tubes, tandis que les ballons restent finalement remplis de vapeur qui produit le vide par sa condensation. On remplace alors les tubes par des obturateurs, on introduit la solution médicamenteuse dans l'une des boules, grâce à l'entonnoir adapté au robinet, en ayant bien soin de ne pas laisser rentrer l'air ; puis on chauffe cette boule tandis qu'on refroidit l'autre. Il se produit ainsi une distillation de l'une des boules dans la seconde, et il reste dans la première l'extrait qui n'a été altéré ni par le contact de l'air, ni par une élévation de température prolongée.

Pulvérisateur de Lucas-Championnière. — Nous ne saurions terminer l'étude des vapeurs sans citer l'application heureuse qu'on a faite des vapeurs médicamenteuses à la désinfection de l'air des salles d'opérations. L'appareil généralement employé est le pulvérisateur du Dr Lucas-Championnière (fig. 144) ; dans le principe, l'eau était portée à l'ébullition dans la chaudière O et la vapeur s'échappait du conduit conique M en se contractant d'abord et s'épanouissant ensuite de façon à embrasser le plus large espace possible ; la solution antiseptique, acide phénique en général, était contenue en B et, arrivant par P, se trouvait entraînée par la vapeur à laquelle elle se mélangeait. Or, il est facile de remarquer que l'orifice P coïncide avec *la contraction du jet parti de M*, et cette contraction produisant une diminution de

pression à la surface du jet, diminution maxima au point
où la contraction est elle-même maxima, il s'ensuit qu'on

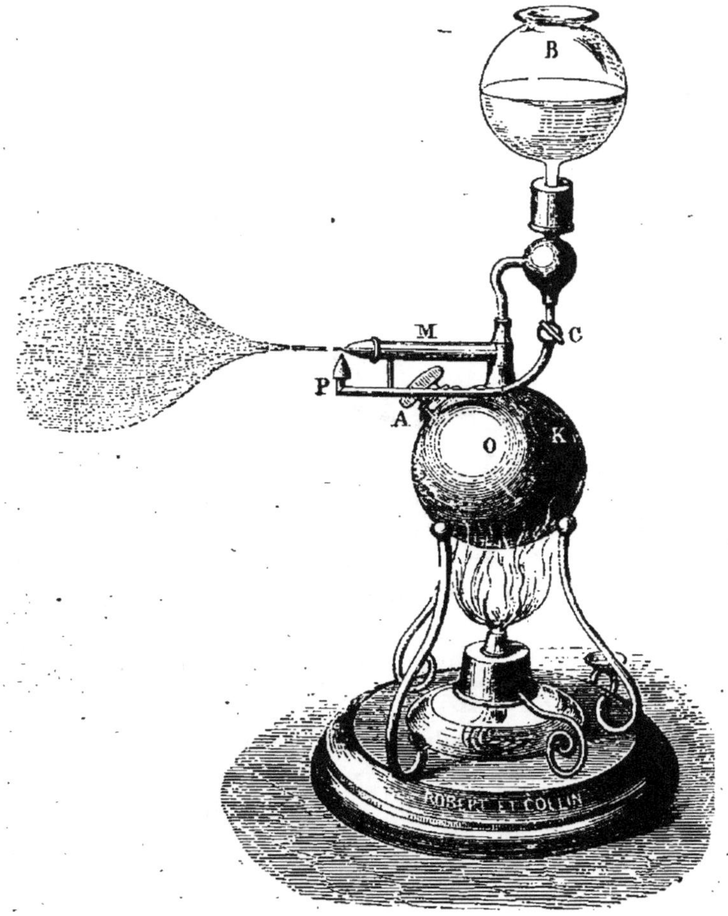

FIG. 144. — Pulvérisateur Lucas-Championnière.

a pu donner à l'appareil la forme plus commode de la
fig. 145 où la solution phéniquée est placée dans un
vase accompagnant la chaudière et monte, par un tube

de caoutchouc, se mélanger à la vapeur d'eau, grâce à
l'aspiration que produit celle-ci en se contractant au

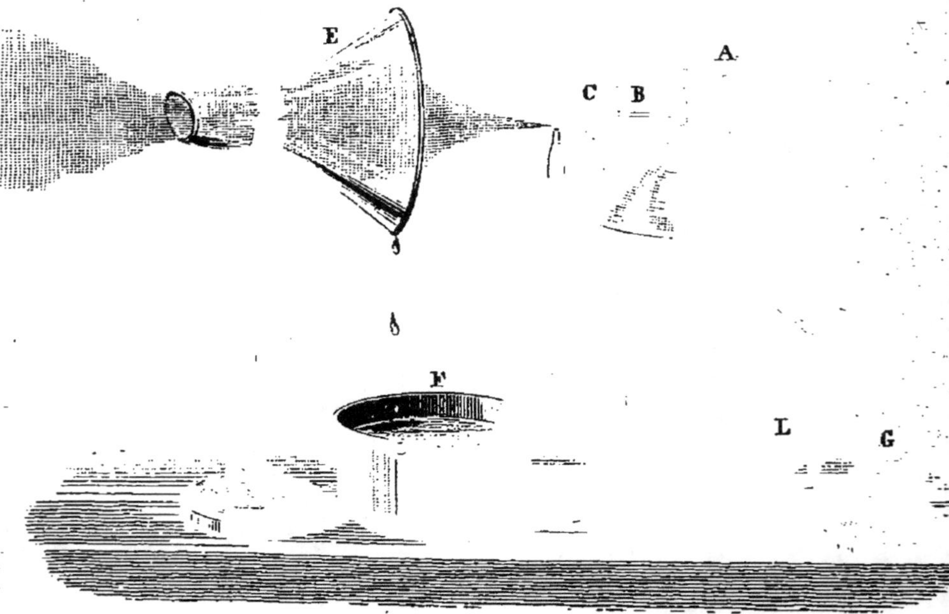

FIG. 145. — Pulvérisateur Lucas-Championnière.

niveau de l'orifice du tube de caoutchouc formé par un
cône métallique.

CHAPITRE XXXI

Chaleur latente ou de constitution. — Définition de l'unité
de chaleur ou calorie. — Calories absorbées pendant la
fusion et dégagées pendant la solidification. — Chaleur
latente de la glace, sa mesure. — Chaleur latente des
vapeurs. — Chaleur absorbée pendant la vaporisation,
dégagée pendant la liquéfaction.

Définition de l'unité de chaleur ou calorie. — Quand
la température d'un corps s'élève, cela est dû à ce qu'il a
absorbé une certaine *quantité de chaleur;* pour mesurer
celle-ci, il faut la comparer à une unité de chaleur qu'on
appelle *calorie* et qu'on définit : *la quantité de chaleur
nécessaire pour élever d'un degré la température d'un kilogramme d'eau.* La calorie ainsi définie est la *grande calorie;* celle qui est généralement usitée EN CHIMIE est la *petite
calorie; c'est la quantité de chaleur nécessaire pour élever
de un degré la température d'un gramme d'eau :* c'est donc
une quantité mille fois plus faible que la précédente.

**Calories absorbées pendant la fusion et dégagées
pendant la solidification.** — Nous avons vu, en étudiant
les lois de la fusion, que la température restait constante pendant toute la durée du passage de l'état solide
à l'état liquide; toute la chaleur fournie par le foyer
semble alors disparaître et nous lui donnerons le nom de
chaleur latente de fusion; mais en examinant le phénomène

de plus près, on a vu que ce changement d'état n'était autre chose qu'un travail et que, pour le produire, il fallait lui *fournir* une quantité de chaleur proportionnelle ; la solidification au contraire est un travail inverse qui se produit de lui-même et qui par conséquent *dégage* une quantité de chaleur égale à celle qui était nécessaire pour la fusion, et l'on a défini la *chaleur latente de fusion : la quantité de chaleur qu'il faut fournir à un kilogramme d'un corps solide pour le transformer en liquide à la même température*. Cette valeur s'exprime en calories et ne correspond absolument qu'à la chaleur dépensée pour le changement d'état, puisque nous supposons que la température du corps n'a pas augmenté.

Chaleur latente de fusion de la glace, sa mesure. — L'absorption de chaleur pendant la fusion est facile à mettre en évidence avec la glace ; en chauffant celle-ci, on voit la température rester constante et c'est à cause de ce fait qu'on a choisi la température où a lieu le phénomène, comme zéro du thermomètre. Black mélangeait deux poids égaux d'eau à 80° et de glace fondante ; celleci fondit complètement et la température finale de mélange était de zéro. Blak admit donc que la chaleur latente de fusion de la glace était 80 ; ce nombre, quoiqu'un peu trop fort, était très voisin de la vérité, bien plus voisin que celui qu'obtinrent Lavoisier et Laplace. Ces savants opéraient avec un appareil appelé *puits de glace* d'une manière analogue à celle que nous décrirons pour les chaleurs spécifiques. MM. de **La Provostaye** et **Desains** reprirent ces expériences. Ils prirent un calorimètre contenant un poids d'eau connu P à une température t voisine de la température ambiante, mais un peu supérieure, et ils y introduisirent un morceau de glace fondante bien pure, bien essuyée et séchée ; la tem -

pérature baissait à t'; une nouvelle pesée indiquait le poids p de la glace fondue et on pouvait calculer λ par la formule :

$$p\,\lambda = (P + P')\,(t - t')$$

en désignant par P' *les poids du calorimètre et du thermomètre réduits en eau.*

Le thermomètre pouvait indiquer le centième de degré; des expériences préliminaires avaient fait connaître les poids d'eau qui, dans les conditions de l'expérience, s'évaporent par minute; enfin on tenait compte des pertes de chaleur dues à cette évaporation et au rayonnement. Le nombre trouvé fut 79,25.

Person d'une part et Bunsen d'une autre opéraient d'une manière un peu différente et obtinrent des résultats un peu plus forts, l'un 80,02, l'autre 80,03.

La chaleur latente dés différents corps s'obtiendrait d'une manière identique; on prendrait un poids connu P du corps à l'état liquide, c'est-à-dire à une température T supérieure à son point de fusion t, et on l'introduirait dans un calorimètre de valeur P' à une température égale à $t'°$. L'eau de celui-ci se réchaufferait jusqu'à atteindre une valeur finale θ, et si nous désignons par c et c' les valeurs des chaleurs spécifiques du corps à l'état solide et à l'état liquide, nous aurons l'équation :

$$P\,c'\,(T - t) + P\,\lambda + P\,c\,(t - \theta) = P'\,(\theta - t')$$

d'où l'on pourra tirer facilement la valeur de λ. Si l'on ne connaissait pas c et c', on pourrait faire trois expériences qui fourniraient ainsi trois équations. Enfin, si le corps avait une action chimique sur l'eau, on l'enfermerait dans un vase où l'on opérerait avec un autre liquide.

Chaleur latente des vapeurs. — Chaleur absorbée pendant la vaporisation, dégagée pendant la liquéfac-

tion. — Les lois de l'ébullition nous ont montré que le changement d'état de liquide en vapeur se produisait avec absorption de chaleur; cette chaleur, qui disparaît pour ainsi dire, s'appelle chaleur latente de vaporisation, mais elle reparaît dans le travail inverse, c'est-à-dire lorsque la vapeur se transforme en liquide. On définit la chaleur latente de vaporisation : *quantité de chaleur qu'il faut fournir à un kilogramme de liquide à la température T pour le transformer en vapeur saturée à la même température*. On conçoit qu'il serait impossible de déterminer expérimentalement la chaleur absorbée par ce travail, mais comme on sait que cette chaleur se dégage intégralement par le travail inverse, on mesure la chaleur dégagée et on aura ainsi la valeur de celle qui avait été absorbée. Plusieurs méthodes ont été données pour arriver à des résultats plus ou moins exacts; nous ne décrirons que celles de Despretz et Berthelot.

Méthode de Despretz (fig. 146). — L'appareil se compose d'une cornue en verre C communiquant par son col avec un serpentin S plongé dans un poids d'eau connu : ce serpentin se termine par un espace un peu plus grand et fermé par un robinet R; c'est là que se réunit le liquide provenant de la condensation de la vapeur. Cette vapeur a abandonné sa chaleur latente au réfrigérant qui est un véritable calorimètre et qui est séparé du foyer par un écran pour éviter le rayonnement. Un thermomètre plonge dans le liquide de la cornue et en indique la température; un autre, dans le réfrigérant, indique les températures initiale et finale de l'eau qu'il contient; le col de la cornue est incliné, de façon que la vapeur seule se rende au calorimètre, le liquide qui aurait pu être entraîné retombant dans la cornue; enfin le poids de vapeur qui s'était formé est mesuré en pesant le liquide condensé, ce qui se fait en le recueillant par le robinet dans un vase taré et en le pesant ensuite; soit d le poids de cette vapeur, λ la chaleur latente, T la température d'ébullition du liquide, C la chaleur spécifique du liquide, P le poids de l'eau, du calorimètre qui la contient et du thermomètre réduits en eau, t la température initiale de ce calorimètre, t' sa température finale. On a :

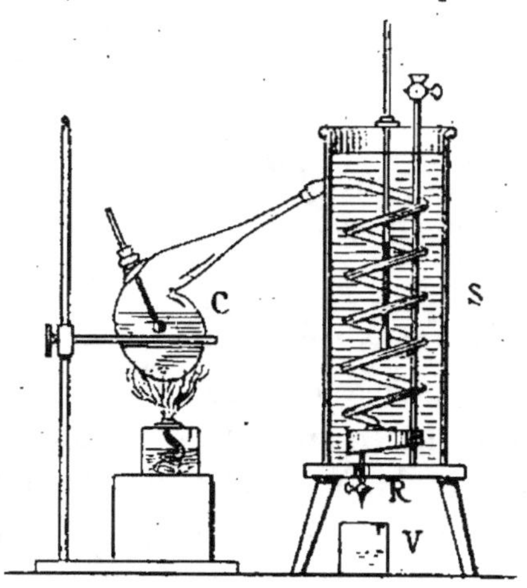

FIG. 146. — Appareil Despretz.

$$p\,\lambda + p\,C\,(T - t) = P\,(t' - t)$$

Cette méthode est sujette à des causes d'erreur assez considérables qu'on peut réduire en surchauffant la vapeur. Regnault a fait de nombreuses expériences sur la vapeur d'eau et il est arrivé à des résultats très rigoureux, grâce aux perfectionnements qu'il a donnés aux appareils et aux précautions dont il s'est entouré. Nous ne décrirons pas ces expériences, mais nous donnerons les résultats auxquels il a été conduit, à cause de leur importance. Il a démontré la fausseté des *lois de Watt et de Southern*, lois qui disaient : la première, qu'il fallait une quantité de chaleur constante et égale à 625 calories pour élever de zéro à T la température d'un kilogramme d'eau et le transformer en vapeur saturée à la même température; la seconde, que la chaleur latente de vaporisation ne varie pas avec la température et a une valeur unique et constante égale à 525 calories. Regnault a établi au contraire que la quantité de chaleur Q nécessaire pour élever le kilogramme d'eau de zéro à T et le transformer en vapeur saturée à cette température était représentée par la formule :

$$Q = 606,5 + 0,305 \, T$$

Quant à la valeur de λ, elle est Q — T, c'est-à-dire qu'on a :

$$\lambda = 606,5 - 0,695 \, T$$

On voit donc que la valeur de la chaleur latente diminue à mesure que la température s'élève et qu'elle pourrait devenir nulle à un certain moment c'est-à-dire lorsqu'on a 606,5 = 0,695 T, ou pour la température

$$T - \frac{606,5}{0,695} = 866°$$

Méthode de M. Berthelot (fig. 147). — L'appareil de M. Berthelot, d'un très petit volume, permet néanmoins d'obtenir en fort peu de temps des résultats d'une exactitude égale à ceux qu'obtenait Regnault. Il se compose d'un ballon à fond plat B d'environ 100 centimètres cubes dont le col a été fermé à la lampe. Le fond est traversé par un large tube vertical V qui est soudé et se prolonge d'une certaine longueur à la partie inférieure et à la partie supérieure. Ce tube vient s'adapter à un serpentin S plongé dans le calorimètre de Berthelot. Pour opérer on met une trentaine de grammes du liquide dans le ballon et on les chauffe au moyen d'une lampe à gaz LL' surmontée d'une toile métallique qui chauffe en même temps le tube V et empêche le liquide de s'y condenser. Pour éviter l'action du rayonnement sur le calorimètre, on recouvre celui-ci de feuilles de carton et de bois surmontées d'une lame et d'une toile métallique. Cet appareil, qui

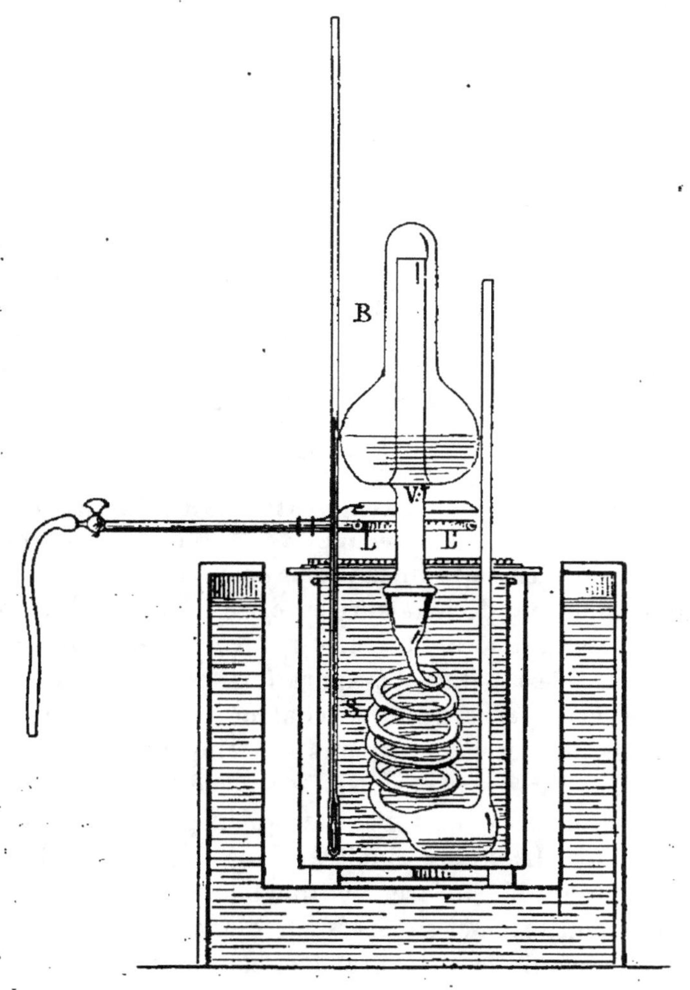

FIG. 147. — Appareil de Berthelot.

n'exige que peu de liquide, qui peut s'appliquer dans tous
les cas, donne des résultats très exacts.

CHAPITRE XXXII

Froid produit par l'évaporation ; alcarazas, congélation de
l'eau, du mercure, de l'acide carbonique. — Chaleur enlevée par l'évaporation aux végétaux, aux animaux et à
l'homme. — Fabrication artificielle de la glace. — Anesthésie locale produite par l'évaporation.

**Froid produit par l'évaporation : alcarazas, congé-
lation de l'eau, du mercure, de l'acide carbonique. —**
Les liquides en se réduisant en vapeur absorbent une certaine quantité de chaleur, et cette quantité est d'autant plus forte que la vapeur formée est plus considérable, c'est-à-dire l'évaporation plus rapide. On a
utilisé cette absorption de chaleur pour produire dans
certains cas des abaissements de température. Tels sont
par exemple les *alcarazas*. Ce sont des vases en terre
poreuse qu'on remplit d'eau et qu'on place dans un courant d'air. Le liquide infiltré dans les pores du vase
en maintient la surface continuellement humide, et par
conséquent, celle-ci sera le siège d'une évaporation continue qui maintient très fraîche l'eau contenue dans l'alcarazas.

Si les liquides ont un point d'ébullition très bas, tels que
l'acide sulfureux, le chlorure de méthyle, le froid produit
par leur évaporation est assez intense pour congeler certains liquides. Ainsi l'eau est congelée instantanément

quand on la verse dans du chlorure de méthyle liquide. L'acide sulfureux liquide produit le même effet, et, si l'on fait l'expérience sous une cloche où l'on a fait le vide et où l'on a placé de la potasse de façon à absorber la vapeur d'acide sulfureux aussitôt qu'elle s'est formée, l'absorption de chaleur est assez grande pour que la température s'abaisse au-dessous de — 40°, et on peut congeler le mercure. Enfin lorsqu'on reçoit, sur une paroi, de l'acide carbonique liquide; lapartie qui se réduit instantanément en vapeur produit un abaissement de température assez considérable pour solidifier le reste.

Chaleur enlevée par l'évaporation aux végétaux, aux animaux et à l'homme. — La surface des êtres organisés est de même le siège d'une continuelle évaporation qui a du reste des buts différents. L'évaporation de l'eau contenue dans les feuilles, outre qu'elle maintient toujours leur température dans certaines limites, produit aussi l'ascension de la sève par une sorte d'aspiration. Chez l'homme l'évaporation de la sueur et la transpiration insensible ont pour but de rafraîchir la surface du corps et empêcher la température de s'élever sous l'influence des diverses sources calorifiques : c'est ce qui se produit par exemple lorsqu'on est exposé à un soleil ardent; l'abaissement de température qui produit l'évaporation à la surface du corps est très sensible quand on sort du bain et qu'on n'a pas la précaution de se couvrir immédiatement.

Anesthésie locale produite par l'évaporation : appareil de Richardson (fig. 148). — Lorsque les tissus animaux sont soumis à un refroidissement suffisant ils perdent toute sensibilité : un moyen de produire ce refroidissement est de provoquer une évaporation rapide au point que l'on veut anesthésier. Tel est le but de l'appareil Richardson. Il se compose d'un flacon contenant de l'éther et surmonté d'un bouchon traversé par un tube métallique qui est recourbé à sa partie supérieure et très étroit

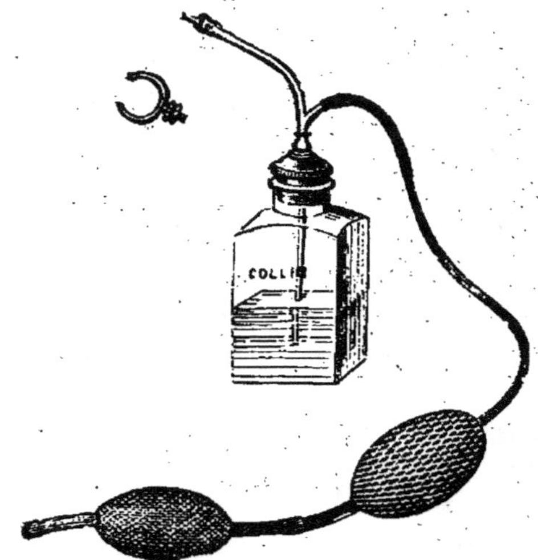

FIG. 148. — Appareil Richardson.

à son extrémité; l'axe de ce tube est formé par un autre d'étroit diamètre, ayant son extrémité supérieure un peu en arrière de l'orifice du tube métallique et son extrémité inférieure plongée dans le liquide. Le tube extérieur porte de plus un tube latéral fixé par un caoutchouc à un système d'insufflation que nous décrirons tout à l'heure et qui a pour but d'amener l'air, d'une part dans le flacon où, exerçant sa pression sur la surface de l'éther il le fait monter dans le tube intérieur, d'autre part dans l'espace annulaire compris entre les deux orifices : là cet air produit une évaporation très rapide du jet d'éther qui se trouve pulvérisé. La température peut ainsi être abaissée à — 15°.

20.

Voici maintenant comment on obtient le courant d'air. L'insufflateur se compose de deux poires en caoutchouc séparées par une soupape s'ouvrant de bas en haut ; la poire qui termine l'appareil est aussi munie à son extrémité d'une soupape s'ouvrant de l'intérieur à l'extérieur ; de cette façon quand on comprime cette poire l'air soulève la première soupape dont nous avons parlé et pénètre dans la poire correspondante puis s'échappe par le tuyau ; en cessant la compression l'air extérieur pénètre dans la poire terminale en soulevant la soupape qui s'ouvre de dehors en dedans. On obtient ainsi une alternative de masses d'air qui passent par les deux poires, dont la seconde a pour but de régulariser le jet en vertu de l'élasticité de ses parois.

Fabrication artificielle de la glace. — La fabrication artificielle de la glace peut s'opérer soit avec les mélanges réfrigérants, eau et nitrate d'ammoniaque, acide chlorhydrique et sulfate de soude, soit en utilisant la chaleur latente absorbée par la vaporisation. C'est ainsi que M. Pictet se sert de l'acide sulfureux et M. Carré du gaz ammoniac. Celui-ci se liquifie très facilement sous sa propre pression et absorbe une grande quantité de chaleur pour se vaporiser ensuite. L'appareil dont se sert M. Carré (fig. 149) se compose de deux parties en fer forgé A et B reliées par un tube : l'un des récipients A est la chaudière et contient une solution saturée d'ammoniaque ; l'autre B est le congélateur ; elle est également close et reçoit le vase D contenant l'eau à congeler. Pour opérer on chauffe la chaudière, une distillation s'établit en vertu de laquelle le gaz ammoniac de A passe dans le congélateur B où il se liquéfie ; en refroidissant ensuite la chaudière C une distillation s'effectue en sens inverse, le gaz ammoniac qui s'était liquifié en B reprenant sa forme primitive et retournant se dissoudre dans l'eau de A, mais cette distillation s'effectue avec un abaissement considérable de la

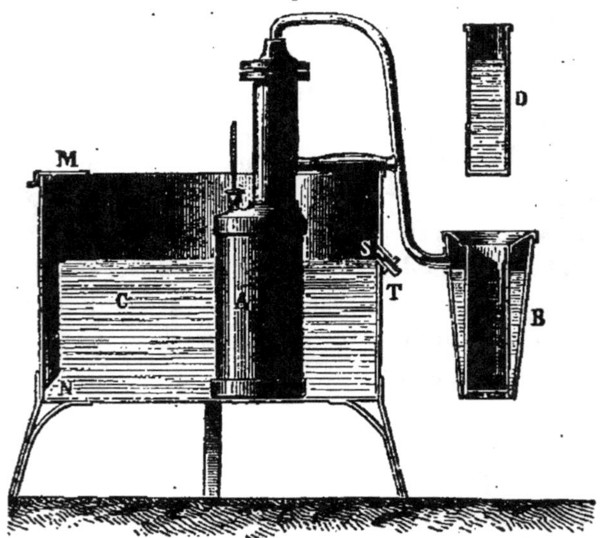

FIG. 149. — Appareil Carré.

température qui amène la transformation en glace de l'eau D qu'on avait placée dans le congélateur.

M. Edmond Carré, frère du précédent, a modifié cet appareil, et c'est cette seconde méthode qu'on emploie maintenant : le principe est l'expérience de Leslie et *la congélation de l'eau dans le vide en présence d'acide sulfurique*; le réservoir B est formé d'un alliage de plomb et d'antimoine et contient de l'acide sulfurique; il communique d'une part avec les carafes contenant l'eau à congeler, d'autre part avec une pompe pouvant faire le vide à $0^m,001$. On conçoit que dès que le vide est fait dans le réservoir l'eau de la carafe se volatilise avec une rapidité suffisante pour congeler le reste de sa masse (fig. 150).

Les avantages de ce procédé sont l'économie et la rapidité; les inconvénients sont les réparations dont l'appareil peut avoir besoin de temps en temps, et l'emploi

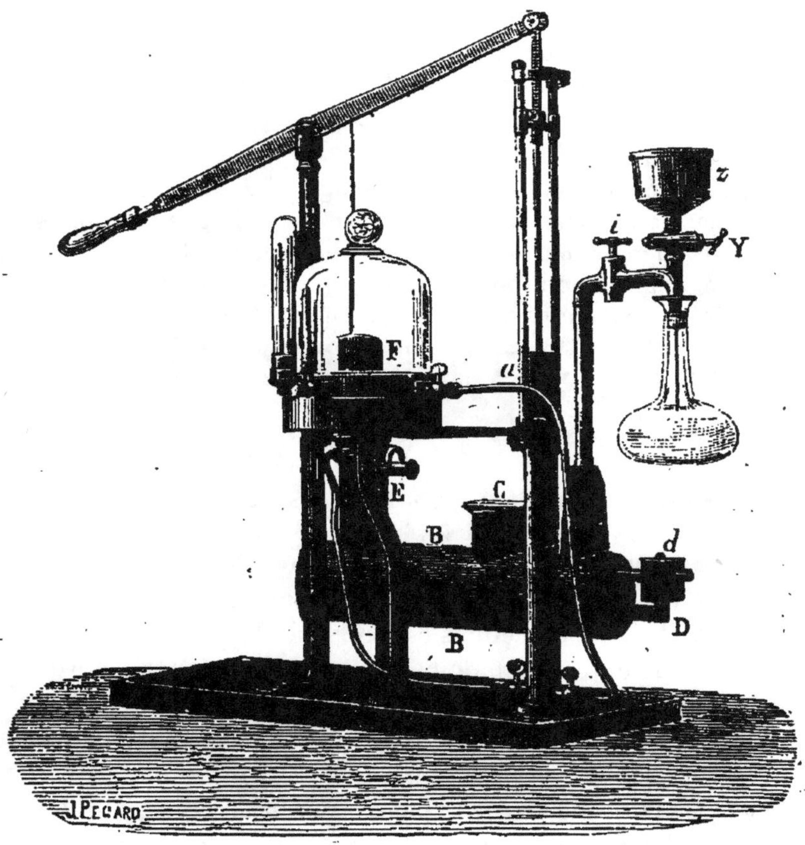

FIG. 150. — Appareil Edouard Carré.

d'un liquide aussi dangereux que l'acide sulfurique. Il est bien évident que celui-ci s'affaiblit rapidement et doit être renouvelé fréquemment.

CHAPITRE XXXIII

Thermo-dynamique. — Chaleur dégagée par la compression
des gaz et absorbée par la dilatation. — Opinions anciennes
sur ce phénomène. — Opinions modernes de Mayer, Joule,
V. Regnault, Thomson, Clausius. — Expériences de Joule.
— Froid des hautes régions de l'atmosphère. — Neige artificielle par le jet de gaz comprimé et saturé. — Refroidissement du jet de vapeur dans l'expérience de Papin. Briquet
à air.

**Thermo-dynamique. — Chaleur dégagée par la com-
pression des gaz et absorbée par la dilatation. —
Opinions anciennes. — Opinions modernes. — Expériences de Joule.** — La thermo-dynamique ou théorie
mécanique de la chaleur s'occupe d'établir les relations
qui existent entre la chaleur et le travail qu'elle produit.
C'est une science qui était tout à fait inconnue des anciens,
physiciens ; un des premiers, Lavoisier émit des vues justes
et rationnelles sur la chaleur, mais ce n'est guère que depuis
1840, sous l'impulsion des principes posés par Mayer, Joule,
Clausius, Thomson, que l'on commença à se rendre un
compte exact des phénomènes observés, et quoique la
nature de la chaleur soit loin d'être connue, les théories
modernes ont pu expliquer un grand nombre de faits
inexpliqués jusqu'alors, et prévoir des résultats que l'expérience est venue ensuite confirmer. Lorsque par exemple,
on comprime un gaz, de façon à ne lui faire occuper

qu'une très petite fraction de son volume primitif on voit la température de ce gaz s'élever et cela d'autant plus que la compression est plus forte, c'est-à-dire qu'on *dépense plus de travail pour la produire*. Si inversement, on laisse le gaz revenir à son volume primitif, il le fera *avec une absorption de chaleur égale* à la quantité qu'il avait dégagée quand on l'a comprimé, c'est qu'en effet *il produit alors un travail égal au précédent*. Joule et Thomson démontrent ces trois points par l'expérience suivante qui est aussi concluante qu'on puisse le désirer. Ils réunissent ensemble par un tuyau muni d'un robinet deux vases d'égale capacité dont l'un contient de l'air comprimé à 22 atmosphères et dont l'autre est vide. Chacun de ces vases plonge dans un calorimètre contenant un thermomètre. En ouvrant le robinet, la communication s'établit entre les deux vases et le gaz s'échappa de l'un dans l'autre jusqu'à ce que la pression devînt égale à 11 atmosphères ; or le thermomètre s'était échauffé du côté du vase vide et refroidi du côté du vase plein, c'est-à-dire que la contraction se fit avec dégagement de chaleur et la dilatation avec absorption. Pour prouver de plus que ces deux quantités sont égales, ils firent plonger les deux vases dans le même calorimètre : la température de celui-ci ne changea pas, ce qui prouve que la quantité de chaleur dégagée d'une part fut exactement absorbée d'autre part.

Ce fait nous permet d'expliquer une chose que nous observerons un peu plus tard en nous occupant des chaleurs spécifiques. Quoique nous ne devions entrer à ce moment que dans de minces détails pour la détermination des chaleurs spécifiques des gaz, nous verrons cependant qu'il y a *deux valeurs* pour cette chaleur spécifique : l'une C est la chaleur spécifique à pression constante et par conséquent *volume variable*, l'autre c'est la chaleur spécifique à *volume constant*. La valeur de la première est plus grande, car outre la chaleur absorbée par le gaz pour s'échauffer, elle renferme aussi celle qu'il a prise pour se dilater de sorte qu'on pourrait écrire

$$C\text{-}c = L$$

et appeler l, par exemple, *chaleur latente de dilatation*.

Froid des hautes régions de l'atmosphère. — Vent. — Détermination de sa vitesse.—Ces phénomènes thermiques nous rendent compte du froid qui règne dans les hautes régions de l'atmosphère, abstraction faite de la chaleur rayonnée par la terre. En effet, à l'équateur, l'air se charge de vapeur d'eau et s'échauffe sous l'influence de la haute température qui y règne.

Sa densité se trouvant plus faible, il s'élève et se dilate de plus en plus à mesure qu'il s'élève, par suite de la diminution de la pression atmosphérique; sous l'influence de ce double travail dû à son ascension et à sa dilatation sa température s'abaisse et forme dans les hautes régions où il est parvenu les *courants équatoriaux* qui se dirigent vers les pôles; mais arrivé aux latitudes moyennes, il redescend vers le sol à qui il restitue la chaleur qu'il avait prise à son départ aux régions équatoriales.

Les vents ne sont donc autre chose que le déplacement de masses d'air considérables, les plus chaudes et par conséquent les moins denses s'élevant, tandis que les plus froides se précipitent à leur place. Franklin rend très bien compte de ce fait par l'expérience suivante : deux chambres l'une chaude et l'autre froide sont séparées par une porte entre-bâillée; en plaçant une bougie allumée dans le haut de l'entre-bâillement on voit la flamme de celle-ci inclinée sous l'influence d'un courant d'air qui va de la chambre chauffée à celle qui ne l'est pas; si maintenant on place la bougie dans le bas, on la voit inclinée en sens inverse sous l'influence d'un courant contraire.

La direction du vent se reconnaît à l'aide des *girouettes* de diverses formes qu'on voit sur les maisons ; la vitesse se mesure au moyen de *l'anémomètre*, appareil formé d'un axe muni d'une vis sans fin qui fait marcher l'aiguille d'un compteur. Cet axe porte quatre ailettes obliques et semblables aux ailes des moulins à vent. Ces ailettes tournent sous l'influence du vent et le nombre de tours qu'elles exécutent est donné par le compteur.

Si celui-ci a été gradué, on obtient facilement la vitesse du vent. Cette vitesse est susceptible de grandes variations ; sa moyenne est de 1 à 5 mètres à la seconde, mais dans les grandes tempêtes, elle peut atteindre 30 mètres. On observe fréquemment ces grandes vitesses dans les savanes de l'Amérique.

On a divisé les vents en *vents réguliers* et *vents irréguliers*. Ceux-ci s'observent surtout aux latitudes élevées. Dans la partie occidentale de l'Europe, on observe souvent le vent du sud-ouest. C'est un puissant modificateur de la température des contrées où il souffle ; en effet, il s'est échauffé et saturé de vapeur au contact du Gulf-Stream et il abandonne ensuite au continent la chaleur qu'il avait ainsi emmagasinée.

Les *vents réguliers sont tantôt périodiques, tantôt constants*. — Ceux-ci comprennent les *alizés* et les *contre-alizés*. Les masses d'air qui s'élèvent à l'équateur, parvenues à une certaine hauteur prennent une direction horizontale et s'abattent peu à peu à la surface terrestre, quand elles sont arrivées aux régions polaires ; elles forment alors les vents appelés *contre-alizés*, dont la direction provient du sud-ouest dans l'hémisphère boréa et du nord-ouest dans l'hémisphère austral.

Mais pendant que ces masses d'air s'élevaient à l'Equateur, l'air plus dense et plus froid des pôles se précipitait vers les régions chaudes, et sa direction était modifiée par la rotation de la terre, dont la vitesse angulaire varie avec la latitude; de là les nouvelles directions dans les deux hémisphères de vents soufflant en sens inverse des contre-alizés et appelés *alizés*. Un exemple de vents périodiques est donné par les *moussons* qui règnent dans l'océan Indien et sont dus aux troubles que subissent les alizés sous l'influence du continent asiatique : ces vents soufflent pendant une moitié de l'année dans une direction, et dans une autre pendant le reste du temps. Enfin les espaces entourés d'eau sont soumis à des vents quotidiens appelés *brises*.

Depuis le matin, jusqu'à 4 heures du soir, l'île est soumise à la *brise de mer*, c'est-à-dire au vent qui se dirige de la mer vers la côte échauffée; la nuit, elle est soumise à la *brise de terre*, c'est-à-dire au vent de direction opposée soufflant de la terre vers la mer dont le refroidissement est plus lent [1].

Neige artificielle par le jet de gaz comprimé et saturé. — La dilatation subite d'un gaz ou sa *détente* est accompagnée d'une absorption de chaleur souvent assez considérable pour qu'une partie prenne l'état solide.

---

[1] CYCLONES-TROMPES. — Dans les régions tropicales, on observe le transport de masses gazeuses douées d'un *mouvement de rotation* toujours le même pour un même hémisphère : ce sont les *cyclones*. Leur diamètre va en croissant avec leur translation et ils présentent un *bord dangereux* et un *bord maniable*, suivant que sur ce bord les mouvements de rotation et de translation sont concordants ou contraires; au centre, on observe une grande dépression barométrique. Lorsque les cyclones s'appuient sur la mer, ils soulèvent des masses d'eau qu'ils laissent retomber ensuite : c'est ce qui constitue les *trompes*.

C'est ce qui arrive lorsqu'on a liquéfié l'acide carbonique avec l'appareil Thilorier. Si l'on reçoit sur une plaque le jet partie gazeux, partie liquide, la quantité d'acide gazeux qui se forme et prend un volume considérable est énorme à cause de la grande diminution de pression : le travail se fait alors avec un abaissement considérable de température suffisant pour solidifier une partie de l'acide carbonique qui se dépose sur la plaque avec un aspect neigeux.

Refroidissement du jet de vapeur dans l'expérience de Papin. — On observe un fait analogue avec l'autoclave de Papin. Dans cet appareil, l'eau dont la vapeur est soumise à une pression de plusieurs atmosphères entre en ébullition à une température bien supérieure à 100°.

Cependant si, à un moment donné, soulevant la soupape qui ferme l'appareil, cette vapeur se répand dans l'atmosphère, on peut y mettre impunément la main. En effet, la vapeur ainsi surchauffée était soumise à une pression plus ou moins considérable ; après avoir soulevé la soupape, elle se trouve à la pression atmosphérique, d'où augmentation de volume, ou détente, et cette détente ne peut se faire qu'aux dépens de la chaleur que la vapeur contenait. De là l'abaissement considérable de sa température.

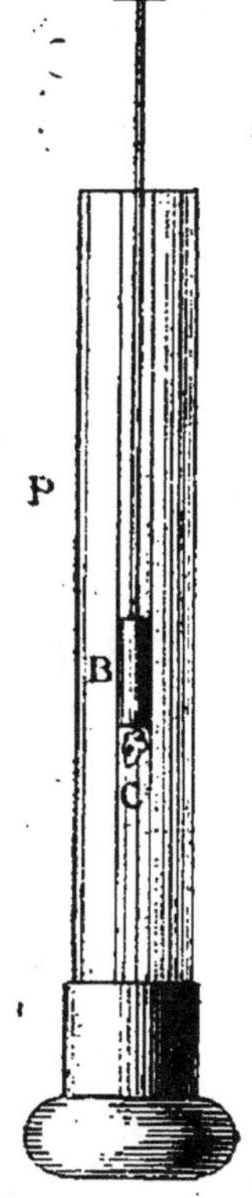

FIG. 151. — Briquet à air.

Briquet à air (fig. 151). — Nous trouvons une application du phénomène inverse ou du dégagement de chaleur produit par la compression dans le briquet à air. Il se compose d'un cylindre en verre à parois très épaisses contenant de l'air et dans lequel se meut à frottement très dur un piston. Cet air se trouve ainsi emprisonné entre un des fonds du cylindre et la base du piston. En abaissant celui-ci, la température du gaz comprimé s'élève et cet effet est sensible à la main. Si la compression se fait très rapidement et qu'on ait placé un morceau d'amadou au fond du tube, la température s'élèvera assez pour enflammer cet amadou; d'où le nom de briquet à air donné à l'instrument.

CHAPITRE XXXIV

Principes fondamentaux de la thermo-dynamique. — Principe de l'équivalence. — Principe de Carnot. — Expériences de Joule pour déterminer l'équivalent mécanique de la chaleur. — Rendement des machines. — Machines à vapeur, à gaz, etc., etc. — Températures absolues.

Principes fondamentaux de la thermo-dynamique : principe de l'équivalence. — L'*expérience* a démontré que le *travail dépensé* amène une *quantité de chaleur proportionnelle*, et qu'inversement le *travail produit* par une machine thermique *enlève* une quantité de chaleur proportionnelle. On a trouvé pour la valeur de ce rapport constant 425; ce nombre a été appelé *l'équivalent mécanique de la chaleur;* ce qui veut dire que, toutes les fois qu'on dépense une *calorie*, le travail produit est égal à 425 *kilogrammètres*, et on désigne ce nombre par E.

$$E = 425$$

L'inverse $A = \dfrac{1}{E} = \dfrac{1}{425}$ s'appelle l'*équivalent calorifique du travail.*

Le nombre E a été déterminé pour la première fois par le calcul par Mayer en 1842. Expérimentalement, il a été obtenu de différentes manières : *Hirn* force, à l'aide d'un piston P, l'eau à sortir par un tube capillaire d'un réservoir en fer et il observe l'élévation de température. Dans une autre expérience, il écrase un morceau de plomb par une force vive connue et mesure la quantité de chaleur qu'a gagnée ce plomb en le recevant dans un calorimètre. *Edlunt* étire un fil métallique par un poids et le laisse revenir à sa longueur primitive ; l'élévation de température est appréciée à l'aide d'une pince thermo-électrique. *Foucault*, puis récemment M. *Violle*, fait tourner un disque de cuivre entre les pôles d'un électro-aimant ; la force qu'il faut déployer pour produire la rotation du disque est considérable et le travail dépensé le porte à une très haute température. Dans tous les cas, lorsqu'on connaît le travail dépensé et la chaleur produite, on obtient toujours E par la relation.

$$E = \frac{T}{Q}$$

Expérience de Joule pour déterminer l'équivalent mécanique de la chaleur (fig. 152). — De toutes ces diverses méthodes, nous ne décrirons que celle de Joule, qui est tout à fait classique. Elle a pour principe de comparer la chaleur produite par le frottement au travail correspondant. L'appareil se compose d'un calorimètre contenant de l'eau ou du mercure. Au milieu de ce liquide se meut une roue à palettes autour d'un axe vertical. Pour la mettre en mouvement un double cordon, enroulé autour de l'axe, passe sur deux poulies qu'il fait tourner, grâce à la chute de deux poids égaux P qu'il porte à ses extrémités ; chacun de ces poids tombe devant une règle verticale divisée de façon qu'on peut toujours mesurer la hauteur de chute : en désignant celle-ci par H le travail sera 2 P H, ou plutôt 2 P H diminué de l'effet du choc des poids sur le sol et de l'effet des frottements extérieurs. Or, le travail est détruit intégralement par le frottement des palettes dans le liquide : il le mesure donc ; d'autre part,

Joule détermina à l'aide d'un thermomètre l'élévation de température du calorimètre et put, par conséquent,

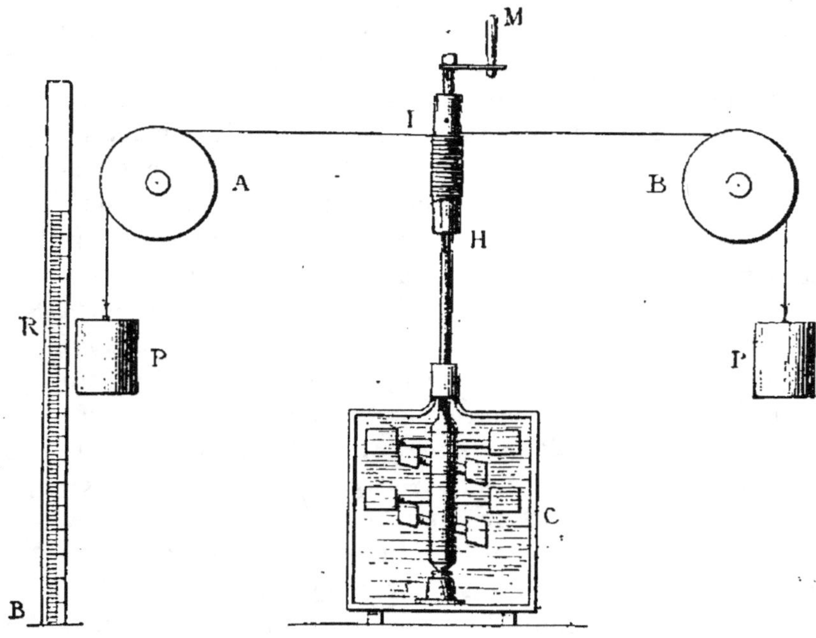

FIG. 152. — Appareil de Joule.

calculer la quantité de chaleur qu'il gagna : le résultat de ses expériences fut :

$$\frac{T}{Q} = E = 425$$

Ce nombre est sensiblement plus fort que celui qu'obtint Hirn en se mettant tout à fait dans les conditions de la pratique : il déterminait dans une machine à vapeur la chaleur apportée par celle-ci dans les cylindres, la chaleur cédée au condenseur et le travail produit ; la moyenne de ses résultats est environ 398.

Principe du rendement maximum. — Pour obtenir d'une machine thermique le maximum de rendement qu'elle puisse donner, il faut que les conditions d'*équilibre de mécanique thermique* soient remplies, c'est-à-dire qu'il faut qu'il n'y ait aucun contact d'un corps chaud à un corps moins chaud, ou du moins que la gradation soit insensible ; nous verrons dans la description de la machine d'Ericsonn comment on y parvient. Il faut, en effet, si nous considérons une masse de gaz dans certaines conditions de température et de pression, qu'elle revienne insensiblement, son travail effectué, aux mêmes conditions, c'est-à-dire à son point de départ après avoir parcouru ce qu'on appelle un *cycle*. Nous donnerons une idée du phénomène en appliquant le cycle de Carnot. C'est un quadrilatère à côtés parallèles deux à deux appelés *isothermes* et *lignes adiabatiques*. En effet, pendant un certain temps, le gaz *se dilate à température constante* T en empruntant de la chaleur à un foyer ; il parcourt donc une *ligne isotherme*, puis il continue à se *dilater à chaleur constante*, c'est-à-dire qu'il s'emprunte de la chaleur à lui-même, par conséquent, il se refroidit jusqu'à t^o et suit une *ligne adiabatique*, c'est-à-dire qui ne laisse pas passer de chaleur. Le gaz est ensuite comprimé à *température constante* t^o, c'est-à-dire qu'il abandonne de la chaleur à un réfrigérant et suit une nouvelle isotherme ; enfin, dans la quatrième phase, il est *comprimé à chaleur constante* jusqu'à ce qu'il soit arrivé à son point de départ, c'est-à-dire que sa température remonte de t à T, et il parcourt une *nouvelle adiabatique*.

Principe de Carnot. — Ce principe a été donné en 1824 par Sadi-Carnot, et peut s'énoncer ainsi : le *rendement d'une machine thermique réversible fonctionnant entre deux températures données est le même, quelle que soit la* *machine*. Ce qui veut dire que le rendement des machines thermiques dépend uniquement des températures entre lesquelles on les fait travailler, c'est-à-dire de la différence entre la température du foyer et celle du réfrigérant, et qu'il sera le même, si on remplace, par exemple, la vapeur d'eau par la vapeur de chloroforme et d'éther ou par de l'air chaud. La démonstration de ce principe que donnait Carnot a été modifiée par Clausius et mise en harmonie avec les idées modernes sur la chaleur, c'est-à-dire qui ne considèrent plus le *calorique* comme quelque chose de matériel.

Rendement des machines. — Coefficient économique. — Nous avons, dans ce qui précède, parlé de rendement des machines ; il convient de définir ce qu'on entend par ce mot et de développer ce que nous avons dit à ce sujet au commencement de cet ouvrage. Toute machine est mise en jeu par une force motrice dont le travail est positif et appelé *travail moteur* T_m ; d'autre part, la machine est employée pour produire un certain travail qu'on appelle *travail résistant* T_r. Lorsque la machine est arrivée à un mouvement uniforme ou bien que, comme dans la machine à vapeur, elle revient après une révolution complète à sa vitesse primitive, on dit que le travail moteur est égal au travail résistant.

$$T_m = T_r$$

Mais, en réalité, il n'en est jamais ainsi ; car, outre les ébranlements du sol, des supports, la machine subit des résistances de la part des pistons frottant dans les cylindres, des axes sur leurs tourillons, en un mot de ce qu'on appelle les *résistances passives* T_p. On a donc en réalité

$$T_r = T_u + T_p$$

en désignant par T_u les résistances vaincues utilement, c'est-à-dire le travail réellement obtenu. Or, le rendement d'une machine est le rapport qui existe entre le travail utile et le travail moteur

$$R = \frac{T_u}{T_m} = \frac{T_r - T_p}{T_m} = 1 - \frac{T_p}{T_m}$$

Mais le principe de l'équivalence nous a appris qu'à tout travail correspondait une quantité proportionnelle de chaleur; nous pouvons donc remplacer les expressions du travail par les quantités équivalentes de chaleur : en effet, le travail utile représente une certaine quantité de chaleur disparue; d'autre part, le foyer a fourni une quantité de chaleur plus grande et on appelle *coefficient économique* d'un moteur thermique le rapport qui existe entre la quantité de chaleur transformée en travail utile et la quantité empruntée au foyer :

$$U = \frac{Q_1 - Q_2}{Q_1}$$

en désignant par Q_1 la chaleur prise à la chaudière par exemple, et Q_2 la chaleur abandonnée au réfrigérant. Or, on peut mettre facilement cette égalité sous la forme

$$U = \frac{T_1 - T_2}{T_1}$$

en désignant par T_1, T_2 les *températures absolues* entre lesquelles fonctionne la machine, c'est-à-dire les températures comptées à partir de 273° au-dessous de zéro. Si donc nous supposons une machine fonctionnant suivant un cycle de Carnot, en prenant l'eau bouillante comme foyer de chaleur, et la glace fondante comme réfrigérant, son rendement sera :

$$u = \frac{(273 + 100) - (273 + 0°)}{273 + 100} = \frac{100}{373}$$

Températures absolues. — On donne ce nom aux températures comptées de 273° au-dessous de zéro et mesurées avec un gaz parfait comme substance thermométrique. Cette température de — 273° constitue le *zéro absolu*. Cependant les gaz parfaits n'existant pas, on peut remplacer cette définition par une autre qui est une intégrale exprimant le principe de Carnot :

$$\int \frac{d\,q}{T} = 0$$

On supprime ainsi l'emploi de toute substance thermométrique et on satisfait aux conditions exigées, c'est-à-dire, que quand deux corps sont à la même température, il ne peut y avoir passage direct de chaleur de l'un à l'autre, et s'ils sont à des températures différentes, le passage se fait toujours du plus chaud au plus froid.

Machines à vapeur. — Ce sont des instruments qui ont pour but de transformer la chaleur en travail mécanique par l'intermédiaire de vapeurs. C'est Denis Papin qui a, le premier, tenté d'arriver à un tel résultat, d'abord avec la *machine à poudre*, puis par l'emploi de *la vapeur d'eau*, et c'est en 1705 que Cawley, Newcomen et Savery construisirent la première machine à vapeur pour l'industrie ; ils avaient modifié la machine de Papin en séparant la vapeur de l'eau qui l'avait produite. *Watt* vint ensuite et donna le *condenseur*, qui permettait de liquéfier la vapeur dans un appareil spécial ; on était ainsi dispensé de refroidir le corps de pompe où cette condensation s'opérait auparavant. Voici le principe sur lequel est fondée la machine à vapeur : une chaudière fermée et à moitié remplie d'eau est chauffée à une haute température ; il se produit une grande quantité de vapeur dont la pression est plus ou moins considérable et qui au moyen d'un tuyau va se rendre sous la surface d'un pis-

ton mobile dans un corps de pompe ; sous l'influence de
cette vapeur le piston s'élève ; si alors on supprime toute
communication entre la chaudière et le corps de pompe,
mais que l'on fasse communiquer celui-ci avec le condenseur rempli d'eau froide, en vertu du principe de la paroi
froide, la vapeur va se condenser et le piston, en vertu de

son propre poids et de la
pression atmosphérique qui
agit sur sa face supérieure,
va se mouvoir et revenir à
son point de départ ; en faisant de nouveau arriver de
la vapeur sous le piston, le
mouvement recommencera
et ainsi de suite : c'est ce
qui se passe dans les *machines à simple effet*. Watt
donna la *machine à double
effet* dans laquelle on peut
faire arriver tour à tour la
vapeur sur chacune des
faces du piston. Le piston
se meut alors en vertu de la
différence entre la pression
de la vapeur dans la chaudière et la tension maxima
de la vapeur d'eau pour

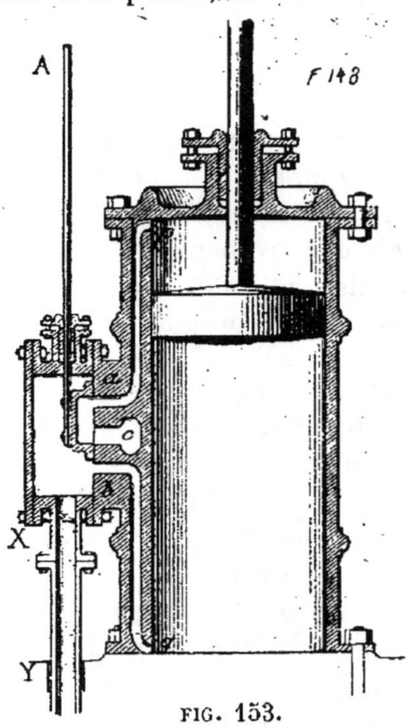

FIG. 153.

la température à laquelle se trouve le condenseur : c'est
la *machine à condensation* qu'on emploie surtout dans
les machines fixes ; pour les machines mobiles, locomotives par exemple, au lieu de produire cette condensation, on fait communiquer avec l'atmosphère la partie
du corps de pompe qui était, dans une machine à condensation, en communication avec le *condenseur*. On

arrive à produire ce double effet à l'aide des *tiroirs*. Au corps de pompe est fixée latéralement une boîte métallique de section verticale dans la cavité de laquelle arrive la vapeur; celle-ci peut se rendre sur chacune des faces du piston par un des canaux $a\,p$ ou $b\,q$, mais elle ne peut se rendre que sur une seule face à la fois, grâce à un tiroir maintenu par une tige et mis en mouvement par la machine et qui, d'une part, recouvre continuellement l'ouverture d'un troisième tuyau qui met en communication ce corps de pompe avec l'atmosphère et, d'autre part, recouvre alternativement les canaux (fig. 153).

De cette façon, lorsque le piston est presque au bas de sa course, le tiroir interrompt toute communication entre la partie supérieure du corps de pompe et la chaudière, de sorte que la vapeur ne trouvant d'issue que par le conduit $b\,q$, se rend seulement sous la face inférieure du piston qu'elle soulève; mais la tige et le tiroir s'abaissent lorsque le piston est arrivé presque au haut de sa course et que la vapeur que contenait la partie supérieure du corps de pompe s'est échappée dans l'atmosphère. C'est alors le tuyau $b\,q$ qui est fermé et la vapeur va de la chaudière à la surface supérieure du piston qu'elle fait redescendre et qui refoule à son tour la vapeur précédente qui s'échappe dans l'atmosphère, et ainsi de suite. La forme des tiroirs a été modifiée par Murdoch; ceux qu'on emploie actuellement sont dits *à coquille*.

On laissait d'abord la vapeur agir jusqu'à ce que le piston fût arrivé à l'extrémité de sa course; mais outre qu'il y avait, à cause de cela, détérioration rapide du corps de pompe, une partie de cette vapeur était inutile; on supprime à présent l'arrivée de la vapeur après une partie du trajet du piston, qui achève alors sa course sous l'influence de la *détente* de cette vapeur; l'arrivée de celle-ci a été réglée de manière qu'à la fin de sa détente, sa tension soit un peu supérieure à la pression de l'atmosphère qui agit sur l'autre face du piston. Les machines sont plus économiques et le rendement peut devenir quatre fois plus grand avec une même quantité de charbon employé.

La forme de la chaudière peut varier suivant l'usage auquel on destine la machine et la rapidité avec laquelle on veut chauffer l'eau qu'elle contient.

Injecteur Giffard. — Enfin, un perfectionnement dû à Giffard amène automatiquement l'eau dans la chaudière, à mesure que la vapeur se forme, de sorte que la chaudière ne se trouve jamais à sec : c'étaient autrefois des pompes qui étaient chargées de ce travail ; mais ces pompes mises en mouvement par la machine elle-même constituaient une dépense inutile de travail.

On a divisé les machines à vapeur en :

1° *Machines à basse pression*, où la vapeur est à une pression un peu supérieure à 1 atmosphère ;

2° *Machines à moyenne pression*, où cette pression peut atteindre 4 atmosphères ;

3° *Machines à haute pression*, pour les pressions supérieures ; ce sont celles qu'on trouve sur les locomotives.

Pour obtenir les différents mouvements avec une machine à vapeur, on n'a qu'à adapter au balancier une bielle qui transmet le mouvement à un arbre de couche : pour régulariser l'effet, on peut adjoindre un volant, c'est-à-dire une roue d'une masse assez considérable qui empêche le mouvement d'être trop rapide, et lui communique, lorsqu'il se ralentit, une nouvelle vitesse, en restituant une partie de la force vive qu'il avait emmagasinée.

Machine d'Ericsson à air. — Machines à vapeurs de différents liquides. — La machine d'Ericsson se compose

d'un foyer F chauffant un corps de pompe dans lequel se
meut un piston P formé de deux parties d'inégal diamètre comme le corps de pompe lui-même : la partie
inférieure p de ce piston est formée de briques pilées ou

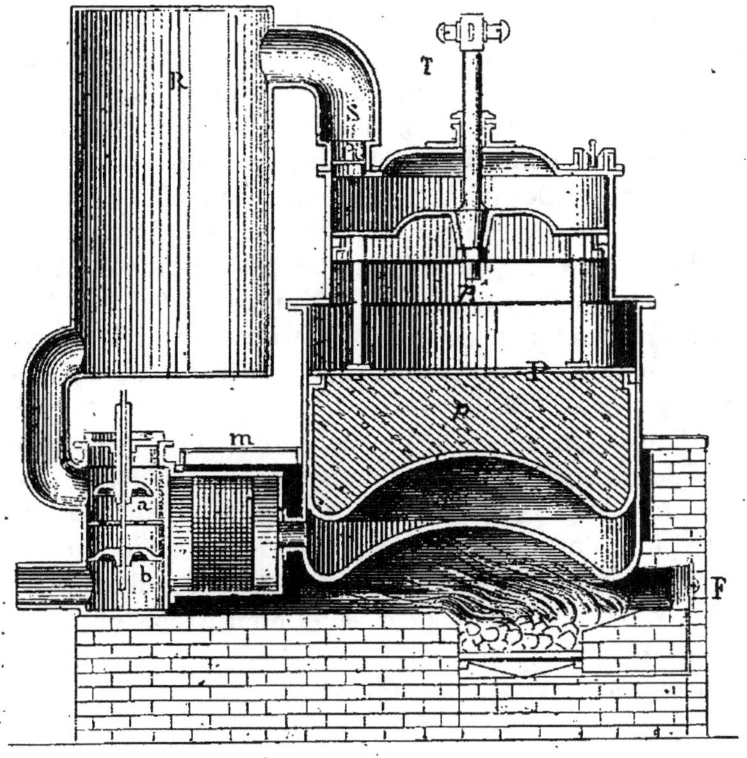

FIG. 154. — Machine à air.

autres substances imperméables à la chaleur; la partie p'
comprise entre les deux parties qui le constituent est en
libre communication avec l'atmosphère. Le corps de
pompe communique avec un réservoir R contenant de
l'air à une certaine pression et en est séparé par une

soupape S ; d'autre part, ce réservoir peut communiquer avec la partie inférieure du corps de pompe quand le piston se soulève : en effet, quand le piston commence à monter, l'air soulevant la soupape a passe à travers les toiles métalliques M chauffées et sa température s'élève de t à T' ; puis la soupape se ferme et le piston continue son ascension sous l'influence de la détente du gaz à température constante. Lorsque ensuite le piston redescend, l'air est refoulé à travers les mêmes toiles métalliques auxquelles il abandonne sa chaleur et s'échappe dans l'atmosphère en soulevant la soupape b ; pendant ce temps, la partie supérieure du corps de pompe s'emplit d'air qui vient de l'extérieur et qui, lorsque le piston remontera, sera refoulé dans le réservoir R par la soupape S (fig. 154).

Dans les machines de Woolf, la vapeur agit à pleine pression dans un premier corps de pompe, puis passe dans un second plus grand où elle agit par sa détente. Dans d'autres machines la vapeur, après avoir agi dans le corps de pompe, se répand dans une espace fermé, où l'on a plongé un vase contenant un liquide volatil, tel que éther, chloroforme, qui est vaporisé sous l'action de la chaleur latente de la vapeur d'eau et la vapeur d'éther ou de chloroforme ainsi formée va agir sur un piston, dont le mouvement se joint à celui du piston sur lequel agit la vapeur provenant de la chaudière.

CHAPITRE XXXV

Chaleur spécifique. — Définition de la chaleur spécifique
d'un corps. — Trois méthodes propres à sa détermination :
1º méthode de Lavoisier et Laplace ; 2º méthode des mélanges ; 3º méthode du refroidissement.

Loi de Dulong et Petit sur la chaleur spécifique des
atomes simples. — Extension de la loi de Dulong à certains composés, par MM. Neumann et V. Regnault.

Définition de la chaleur spécifique d'un corps. — On
appelle chaleur spécifique d'un corps *la quantité de chaleur
nécessaire pour élever d'un degré la température d'un kilogramme de ce corps.* On voit, d'après cette définition, que la
chaleur spécifique des corps est regardée comme indépendante de leur température, ce qui n'est pas rigoureusement
exact, d'autre part ; la valeur de cette chaleur spécifique
s'exprime en calories, c'est-à-dire en la comparant à la
chaleur spécifique de l'eau prise comme unité, mais dont
la valeur varie cependant avec la température, ainsi que
l'ont prouvé les recherches de MM. Jamin et Amaury.

**Trois méthodes propres à sa détermination : 1º Mé-
thode de Lavoisier et Laplace.** — La chaleur spécifique
d'un corps peut se déterminer principalement par trois
méthodes différentes : la première a été donnée par
Lavoisier et Laplace, c'est la méthode du puits de glace,

modification de la méthode de Black. L'appareil dont ils se servaient (fig. 155) se compose d'un vase en fer-blanc formé de plusieurs compartiments concentriques. L'enveloppe extérieure E contient des fragments de glace et a pour but d'empêcher la température ambiante d'agir sur l'enveloppe moyenne M qui contient aussi de la glace bien pure et est munie à sa partie inférieure d'un robinet R permettant de recueillir l'eau qui provient de la fusion de la glace. Enfin, l'enveloppe interne I est constituée par une sorte de grille ; c'est là qu'on introduit le corps après l'avoir pesé et porté à une température connue. Soit P le poids, t cette tem-

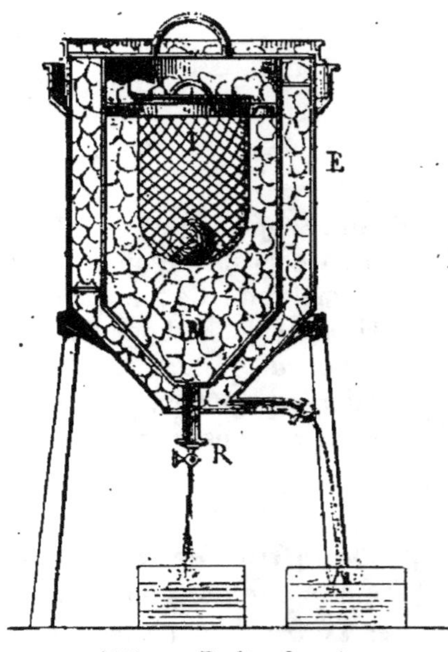

FIG. 155. — Puits de glace.

pérature et c la chaleur spécifique cherchée. Soit P' le poids de la grille réduit en eau et P'' le poids d'eau recueillie par le robinet R, en désignant par λ la chaleur latente de la glace, on a :

$$P\,t\,c + P'\,t = P''\lambda$$

qui exprime que la chaleur absorbée par la glace est égale à la chaleur perdue par le corps et la grille où il est contenu.

2° Méthode des mélanges.— Procédé de M. Regnault.

— Voici la description de l'appareil dont se servait M. Regnault (fig. 156) : La substance était portée à la température voulue par une étuve E chauffée à la vapeur,

formée de trois enveloppes de métal concentriques ; la
vapeur fournie par un alambic A circule continuellement

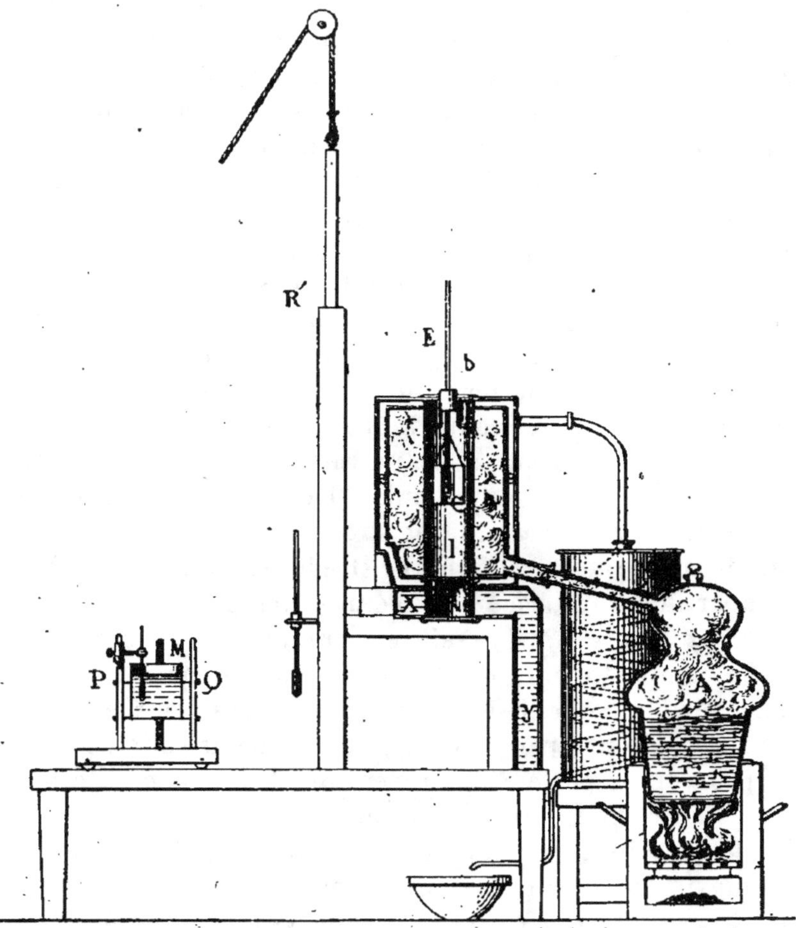

FIG. 156. — Appareil de Regnault.

dans l'espace annulaire aa ; le compartiment extérieur ce
forme un manchon d'air chaud qui empêche le refroidissement par l'atmosphère extérieure, le compartiment

intérieur I est fermé par un bouchon b à travers lequel
passe un thermomètre dont le réservoir est plongé au
milieu de la substance concassée et contenue dans une
corbeille C suspendue par des fils de soie. Ce cylindre est
fermé à sa partie inférieure par un registre creux R.
Les trois compartiments de l'étuve sont portés par une
enveloppe coudée X maintenue constamment par de l'eau
à la température extérieure de manière à mettre le calorimètre à l'abri des rayonnements dus à la chaudière et
à l'étuve. Ce calorimètre M est formé d'un vase cylindrique en laiton à parois très minces, reposant, à l'aide
de fils métalliques, dans une enveloppe P Q extérieure et
concentrique. De cette façon, l'air extérieur n'agit pas
sur le cylindre intérieur dont il est séparé par une
couche gazeuse. C'est dans le vase intérieur qu'on met
un poids connu d'eau dont un thermomètre indique la
température, et le tout est mis à l'abri du rayonnement
de l'étuve par un second registre vertical qui peut être
mû en même temps que le registre horizontal fermant le
compartiment intérieur de l'étuve. De plus, ce calorimètre se trouve sur des rails et peut arriver au-dessous
de ce compartiment, de manière qu'on y puisse faire
descendre la corbeille et retourner ensuite à la place qu'il
occupait. Pour opérer, on prend un poids connu P du
corps et on le porte à la température T, puis on note la
température t de l'eau du calorimètre et on y laisse tomber la corbeille ; la température s'élève jusqu'à atteindre
un maximum qu'on observe θ. Soit p le poids de l'eau,
p' le poids du calorimètre et de son thermomètre réduits
en eau, p'' le poids de la corbeille et de son thermomètre
également réduits en eau, on déduira la chaleur spécifique de l'équation qui exprime que la chaleur gagnée par
le calorimètre est égale à celle perdue par le corps :

$$P (T - \theta) C + p'' (T - \theta) = (p + p') (\theta - t)$$

Si le corps était liquide au lieu d'être solide, on modifierait ainsi le procédé : on substituerait ce liquide à l'eau dans le calorimètre et on mettrait dans la corbeille un poids connu d'un solide dont la chaleur spécifique a déjà été déterminée.

En réalité, pour avoir des résultats rigoureux par cette méthode, il faudrait faire les corrections relatives aux pertes par les supports et par rayonnement ; mais en opérant avec soin et avec un appareil où les pertes sont rendues le plus faibles possible, on obtient d'excellents résultats.

3° Méthode du refroidissement. — Procédé Dulong et Petit (fig. 157). — Cette méthode repose sur le principe suivant, établi par Newton :

La quantité de chaleur perdue par un corps dans un temps très court est proportionnelle :

1° *A sa surface ;*

2° *A son pouvoir émissif ;*

3° *A l'excès moyen de sa température sur celle de l'air ambiant.* Ce qui peut s'exprimer pour un temps x et un changement de température de θ à θ', tandis que l'air ambiant est à $t°$ par l'équation

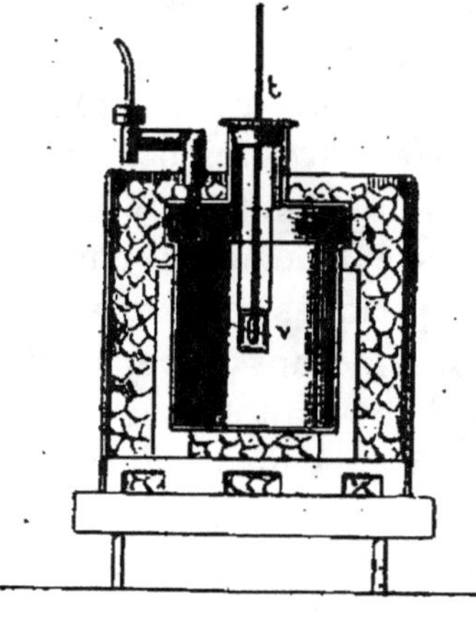

FIG. 157.

$$Q = S E \left(\frac{\theta + \theta'}{2} - t \right) x$$

Mais cette même quantité de chaleur a aussi pour expression :

$$Q = P C (\theta' - \theta)$$

En désignant par P le poids de la substance et par C sa chaleur pécifique, on a donc :

$$P\,C\,(\theta' - \theta) = S\,E\,x \left(\frac{\theta + \theta'}{2} - t \right)$$

et pour un autre corps qui aurait un poids et une chaleur spécifique différents, mais où S, E, t, θ et θ' resteraient les mêmes, on aurait :

$$P'\,C'\,(\theta' - \theta) = S\,E\,x' \left(\frac{\theta + \theta'}{2}\, t \right)$$

d'où

$$\frac{x}{x'} = \frac{P\,C}{P'\,C'}$$

c'est-à-dire que les *produits du poids de la substance par sa chaleur spécifique sont proportionnels aux temps qu'elle a mis pour se refroidir d'un même nombre de degrés.*

Pour réaliser ces conditions, Dulong et Petit réduisaient la substance en poudre et en emplissaient la partie annulaire d'un vase d'argent V à parois très minces formé de deux enveloppes concentriques, qui était toujours le même ; par conséquent, la surface et le pouvoir émissif restaient constants, moyennant quelques précautions : enfermer, par exemple, le vase d'argent dans une enceinte E enduite de noir de fumée et où l'on avait fait le vide ; cette enceinte était maintenue à zéro par des fragments de glace pilée dont elle était enveloppée. Pour opérer, on déterminait le poids de la poudre qu'on tassait fortement et on introduisait dans le tube central du vase d'argent un thermomètre très sensible t, on le portait ensuite à une certaine température, 40 degrés par exemple ; on l'introduisait alors dans l'enceinte et on attendait que le thermomètre marquât une température assez basse : 15 degrés par exemple ; à cet instant, on mettait en marche les aiguilles d'un compteur et on voyait le temps x qu'il fallait pour que la température s'abaissât à 10°.

On opérait ensuite de la même façon avec une autre poudre et l'on obtenait pour le même refroidissement de 15 à 10° un temps x', on avait donc :

$$\frac{x}{x'} = \frac{PC + K}{P'C' + K}$$

en désignant par K l'influence due aux vases et au thermomètre, quantité qu'on avait déterminée une fois pour toutes.

Cette méthode, très simple cependant, ne donne pas de bons résultats avec les solides, à cause des influences perturbatrices dues au tassement qui n'est pas toujours identique, au peu de conductibilité qui fait que la température du thermomètre est à chaque instant plus élevée que celle de la surface rayonnante. Mais on peut très bien l'employer pour les liquides qui ne sont pas susceptibles des mêmes reproches.

Loi de Dulong et Petit sur la chaleur spécifique des atomes simples. — Extension de la loi de Dulong à certains composés, par MM. Neumann et Regnault. — Les différentes expériences faites à ce sujet par MM. Regnault, Jamin et Richard, etc., etc., ont montré que la valeur de la chaleur spécifique varie avec la température et l'état physique des corps ; elle est plus forte pour les liquides que pour les solides et pour les gaz que pour les liquides. Cependant, en prenant les corps solides à une température assez éloignée du point de fusion, Dulong et Petit ont pu établir la loi suivante : *Pour les corps simples, le produit des poids atomiques par la chaleur spécifique est un nombre constant*, c'est-à-dire que, si nous supposons un corps simple dont le poids atomique soit A et la chaleur spécifique C, le produit AC sera le même que le produit A'C' que donneraient le poids atomique et la chaleur spécifique d'un autre corps simple. Quant à la valeur de ce produit constant, c'est environ 40 en prenant l'équivalent de l'oxygène égal à 100 et 3,32 en prenant 8 comme équivalent de l'oxygène.

Cette loi a été étendue par Neumann, puis par Regnault aux corps composés : alliages et sels. Pour les alliages, la loi peut s'énoncer ainsi : *le produit de l'équivalent moyen de l'alliage par la chaleur spécifique est un nombre constant*. La valeur de ce nombre est à peu près la même que dans le cas des corps simples, et l'équivalent moyen s'obtient en divisant la somme des poids des métaux constituant l'alliage par la somme des nombres d'équivalents : c'est-à-dire que si A, A', A" sont les poids atomiques, n, n', n'' le nombre d'équivalents employés, l'équivalent moyen sera $\dfrac{n\mathrm{A} + n'\mathrm{A}' + n''\mathrm{A}''}{n + n' + n''}$.

Si on applique la loi aux sels, on voit qu'elle est sensiblement vraie pour des composés de même formule, corps binaires ou des sels, mais la valeur du produit varie pour les diverses classes de sels : 71 par exemple pour les protoxydes MO, 170 pour les sesquioxydes M^2O^3. On peut l'énoncer ainsi : *pour une même classe de sels le produit de l'équivalent total par la chaleur spécifique est en nombre constant.*

Appliquée aux gaz, la loi subsiste encore, mais un peu modifiée, exacte pour les gaz simples et les gaz composés provenant *d'une combinaison sans changement de volume;* elle s'écarte de la vérité s'il y a eu condensation et la valeur du produit est *moitié moindre.*

On comprendra facilement l'importance de ces lois comme application à la chimie; elles permettront en effet de déterminer le poids atomique d'un corps dont on connaîtra la chaleur spécifique et, d'autre part, elles nous montrent, le nombre d'atomes contenu dans un même volume étant le même pour tous les corps, *qu'il faut la même quantité de chaleur pour élever de 1° la température d'un atome de tous les corps.*

Chaleur spécifique des gaz. — Pour les gaz, on distingue deux chaleurs spécifiques C et c : l'une à pression constante, l'autre à volume constant; la première plus grande que la seconde, puisque le volume s'étant accru a absorbé pour ce travail une certaine quantité de chaleur, de sorte qu'on a : $C = c + \lambda$, en désignant par λ la chaleur latente de dilatation. Nous ne décrirons pas les procédés employés pour ces déterminations; nous dirons seulement qu'ils sont dus à Delaroche et Bérard, Regnault, Clément et Désormes; le principe de la méthode était d'apprécier la chaleur cédée par le gaz à un poids d'eau connu, mais avec toutes les précautions nécessaires dans le cas actuel, vu la légèreté des gaz. Il est résulté de ces recherches, puis de celles de MM. Jamin et Richard que le rapport $\dfrac{C}{c}$ est sensiblement constant et égal à 1,41 pour les gaz non facilement liquéfiables, air et hydrogène, mais cette valeur change lorsque le gaz se liquéfie facilement : ainsi M. Jamin a trouvé 1,29 pour l'acide carbonique.

Théorie actuelle des gaz. — On admet aujourd'hui pour les gaz une théorie due à Bernouilli et perfectionnée par Clausius et Maxwell; voici en quoi elle consiste : On considère les gaz comme formés de molécules douées d'une certaine *force vive* décomposable en *force vive de translation* et *force vive de rotation*, expressions qui n'ont pas besoin d'être définies. Ces molécules sont fort petites par rapport à leur distance réciproque, animées de vitesse de translation considérable et de *direction quelconque*, en sorte que, dans une masse gazeuse, les choses se passent de même dans toutes les directions ; elles n'ont d'action les unes sur les autres qu'autant que leur distance devient excessivement petite et les chocs qu'elles subissent se font d'après le principe de la conservation de l'énergie ; la somme des forces vives de la masse gazeuse reste donc constante. En partant de ces principes, on peut retrouver par le calcul les lois que nous avons trouvées expérimentalement : lois de Mariotte, Gay-Lussac, Dalton. On peut calculer le nombre des molécules, leur force vive, leur vitesse de translation ; qu'il nous suffise de faire entrevoir ces résultats. (Voir Jamin, *Théorie des gaz.*)

CHAPITRE XXXVI

Conductibilité des corps pour la chaleur. — Corps bons conducteurs, corps mauvais conducteurs. —Conductibilité des
métaux, des sels cristallisés et des autres solides. — Conductibilité des liquides. —Mouvement des liquides chauffés.
— Chauffage à l'eau chaude. — Conductibilité des gaz.
— Application : construction des fourneaux, des poêles. —
Glacières; transport de la glace. — Théorie des vêtements.

**Conductibilité des corps pour la chaleur. — Corps
bons conducteurs, corps mauvais conducteurs**. — La
chaleur peut se propager et se faire sentir à une certaine
distance du foyer dont elle émane de deux manières différentes, tantôt à l'aide d'un milieu intermédiaire, tantôt
en l'absence de tout intermédiaire. Dans le premier cas,
le corps qui amène la chaleur s'appelle *conducteur* et le
phénomène se nomme *conductibilité*. Il consiste en ceci,
que les parties du corps en contact avec le foyer ou la
source de chaleur vont s'échauffer et céder immédiatement cette chaleur aux molécules voisines, qui la céderont
à leur tour aux molécules suivantes ; suivant les différents
corps, le temps que met le phénomène à se produire est
plus ou moins long, et le phénomène lui-même plus ou
moins manifeste. Ainsi on peut tenir à la main un morceau de bois enflammé à un bout, sans ressentir la
moindre impression de chaleur ; il en est de même d'un
morceau de charbon dont une des extrémités est incan-

descente ; mais on ne pourrait faire impunément la même expérience avec un métal ; la chaleur se répandrait alors instantanément dans toute la masse. Aussi a-t-on divisé les corps en deux groupes : *corps bons conducteurs*, métaux, et *corps mauvais conducteurs*, matières organiques, métalloïdes, gaz, liquides. Toutefois, un même corps peut quelquefois être bon conducteur dans certains cas, mauvais dans d'autres ; ce changement dans ses propriétés physiques provient de certaines actions, celle de chaleur par exemple ; c'est ainsi que le charbon est très mauvais conducteur de la chaleur, la braise des boulangers au contraire conduit très bien. Enfin, nous dirons que c'est à la conductibilité que l'on doit la sensation de froid que l'on ressent quand on touche certains corps, les métaux par exemple ; en effet, la chaleur de la main se communique instantanément à toute la masse. C'est aussi pourquoi un corps bon conducteur est plus difficile à enflammer, car on ne peut porter de suite la température d'un de ces points à la valeur voulue.

Coefficient de conductibilité. — Diverses méthodes employées pour sa détermination. — La théorie de la conductibilité n'est pas encore faite, mais Fourier est arrivé à expliquer un certain nombre de faits en s'appuyant sur des hypothèses qu'ont justifiées les résultats. Sans entrer ici dans les développements de ses calculs, nous chercherons néanmoins à en donner une idée.

1° *Cas d'un mur homogène indéfini dont les deux faces sont maintenues à des températures constantes, c'est-à-dire ne subissant pas de refroidissement des causes extérieures.* Fourier suppose un mur homogène dont l'épaisseur est e, les deux faces indéfinies maintenues à des températures différentes et constantes A et B. Il chercha ensuite à établir par le calcul la température à laquelle se trouvera un

plan parallèle aux faces du mur et mené dans son intérieur à une distance x de la face à température la plus
élevée. Il s'appuyait pour cela sur les deux hypothèses
suivantes : la quantité de chaleur qu'envoie une molécule
à une molécule voisine est fonction de la distance qui les
sépare, et elle est proportionnelle à la différence de température des deux molécules quand cette différence est
faible. Il a trouvé ainsi que, lorsque le *régime permanent*
est établi dans le mur, la température T de la tranche
considérée est donnée par la formule

$$T = A - \frac{A - B}{e}\, x$$

c'est-à-dire que les températures des différentes tranches
décroissent en progression arithmétique, quand leurs dis-
tances à la face extérieure la plus chaude croissent égale-
ment en progression arithmétique. En cherchant la valeur
de la quantité de chaleur qui passe pendant l'unité de
temps à travers une surface égale à s il a trouvé

$$Q = K\, \frac{A - B}{e}\, s$$

dans laquelle K est le coefficient de conductibilité ; c'est-
à-dire que $Q = K$ lorsque $s = 1$; $e = 1$ et $A - B = 1$;
on appelle donc *coefficient de conductibilité intérieure, la*
quantité de chaleur qui, pendant l'unité de temps, traverse
l'unité de surface d'un mur dont l'épaisseur est égale à
l'unité, et les deux faces maintenues à des températures
dont la différence est égale à 1°.

Il y a toutefois un fait dont nous n'avons pas tenu
compte, c'est le milieu où se trouve le mur. Supposons
que l'enceinte soit le vide à températures différentes des
deux faces auxquelles il est contigu, les faces vont alors
rayonner et il faudra établir un nouveau coefficient, qu'on
appelle *coefficient de conductibilité extérieure*, qui se con-

fondra avec le *pouvoir émissif* dans le cas du vide, et en différera dans le cas contraire, car alors, outre le rayonnement, il se produira un refroidissemeut de la face dû à la *convection* , c'est-à-dire au mouvement du fluide dont les molécules s'éloignent aussitôt après leur échauffement au contact de la surface chaude.

2° *Cas d'une barre allongée, c'est-à-dire subissant le refroidissement dû aux causes extérieures.* Le calcul indique et l'expérience confirme que si l'on chauffe l'extrémité d'une barre indéfinie, les excès de la température des différents points de cette barre sur la température de l'enceinte *décroissent en progression géométrique quand les distances de ces points au point chauffé augmentent en progression arithmétique.* C'est sur ce fait qu'on s'est appuyé pour déterminer et comparer entre elles les conductibilités des différents métaux. Considérons, en effet, l'appareil d'Ingenhouz : il se compose d'une caisse métallique allongée contenant de l'eau bouillante. Une des parois de cette caisse est traversée par des tiges horizontales formées des différents métaux que l'on veut étudier. Ces tiges ont la même forme, le même périmètre et, pour leur donner un pouvoir émissif identique, on les a recouvertes d'une mince couche de cire ; il est évident que les températures qui agissent sur elles sont identiques ; la température d'ébullition de l'eau à une extrémité, la température ambiante le long de la tige. En conséquence, la cire fondra à des longueurs inégales et dépendant uniquement de la conductibilité ; or, le calcul démontre que les coefficients de conductibilité sont proportionnels aux carrés de ces longueurs ; on n'aura donc qu'à mesurer celles-ci et

on aura
$$\frac{K}{K'} = \frac{l^2}{l'^2}$$

Péclet avait tenté de déterminer le coefficient de conductibilité intérieure des corps, mais son appareil, malgré les modifications qu'il lui fit subir, donnait des résultats assez différents de ceux qu'on obtint depuis. Fourier employait le *thermomètre de contact*. C'était une caisse où l'on faisait circuler de la vapeur d'eau bouillante, sur laquelle on plaçait un cône fermé à sa base par une peau de chamois, et contenant du mercure dont un thermomètre indiquait la température t, lorsque celle-ci était devenue stationnaire. Il interposait alors entre la caisse et la base du cône une plaque de la substance à étudier, et il notait la nouvelle température stationnaire t'.

Mais les recherches les plus récentes et les plus dignes de confiance, à cause des précautions qu'avaient prises leurs auteurs, sont celles de Wiedemann et Franz ; voici les résultats qu'ils ont obtenus :

Argent	100
Cuivre	73,6
Or	53,2
Laiton	23,6
Zinc	19
Etain	14,5
Fer	11,9
Acier	11,6
Plomb	8,5
Platine	8,4
Palladium	6,3
Bismuth	1,8

Ajoutons que ces coefficients, ainsi que l'ont fait remarquer Wiedemann et Franz, diffèrent peu des coefficients de conductibilité électrique.

Conductibilité des métaux, des solides et des corps cristallisés. — Nous venons de voir ce qui est relatif à la conductibilité des métaux, mais cette propriété n'est pas la même dans les solides ; les matières organiques en général conduisent très mal la chaleur ; le bois est dans ce cas et l'on peut même constater que la conductibilité est plus grande dans le sens des fibres que dans la direction perpendiculaire. On peut prévoir et l'expérience confirme que, dans un corps homogène et non cristallisé, la chaleur se propage également dans tous les sens ; de Sénarmont, et plus récemment M. Jannetaz, ont étudié cette conductibilité dans les cristaux. Pour cela, on prend des lames minces du cristal que l'on veut étudier et on les recouvre de cire ; puis dans un trou très étroit qu'on a percé au milieu de la lame on introduit soit un mince fil d'argent qu'on chauffe, soit les deux extrémités des conducteurs d'une pile ; la lame s'échauffe et la cire, après sa fusion, forme un bourrelet dont on examine la forme. C'est un cercle si le cristal appartient au système cubique, une ellipse dans le cas contraire ; c'est-à-dire que les surfaces isothermes obtenues en chauffant un point intérieur d'un cristal sont des sphères pour le système cubique, des ellipsoïdes pour les cinq autres, ellipsoïdes dont les axes dépendent généralement de la direction des axes cristallographiques.

Conductibilité des liquides. — Conductibilité des gaz. — Mouvements des liquides chauffés. — Lorsque l'on chauffe un liquide par sa partie inférieure, les couches chauffées, devenues moins denses, montent à la partie supérieure et il se fait un mouvement des molécules de bas en haut, les autres de haut en bas, comme on peut s'en assurer en mettant dans ce liquide du son par exemple qui participera à son mouvement. Ce mouvement qu'on retrouve dans tous les fluides (liquides et gaz) et qui consiste en éloignement des molécules qui viennent de toucher une paroi chaude, s'appelle *convection*, ainsi que nous l'avons déjà dit; il est évident qu'il augmente la conduc-

tibilité et qu'il faut l'annuler pour obtenir la valeur de
celle-ci. C'est pourquoi il faut opérer avec de grandes
précautions, ainsi que le faisait Despretz. L'appareil dont
il se servait se compose d'un cylindre en bois B conte-

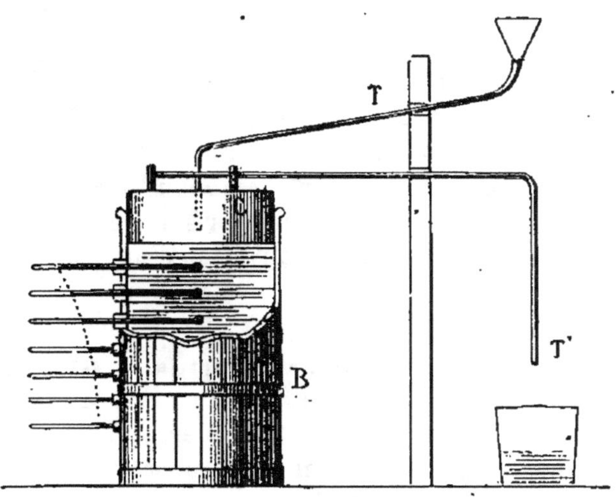

FIG. 158. — Appareil de Despretz.

nant l'eau ; à la partie supérieure se trouve un cylindre
C en cuivre contenant de l'eau chaude qui arrive par le
tuyau T et s'écoule par T'. Des réservoirs de thermomètres
sont placés dans l'eau à différentes hauteurs et on donne
à l'expérience le temps nécessaire pour que l'état stationnaire soit atteint ; Despretz vit alors les températures
données par ces thermomètres aller en décroissant depuis
le haut jusqu'en bas, ainsi que l'indique la loi de Fourier
(fig. 158).

La conductibilité des gaz est encore plus difficile à étudier ; car, outre la convection, il y a la difficulté d'obtenir la température d'un gaz ; enfin ce pouvoir conducteur
déjà très faible est considérablement altéré par la facilité

avec laquelle les gaz laissent passer la chaleur. Nous dirons seulement que cette conductibilité se déterminera plus facilement en étudiant le refroidissemeut des corps dans les gaz différents, qu'elle est en général excessivement faible, mais que pour l'hydrogène elle est notablement plus forte, ce qui rapproche encore ce gaz des métaux. On peut, du reste, mettre en évidence le faible pouvoir conducteur des gaz en remarquant combien le refroidissement d'un corps devient lent lorsqu'il est entouré de couches de gaz qui ne peuvent se renouveler : ainsi de l'ouate, de la laine, maintenant emprisonnée une couche d'air, protègent les surfaces recouvertes d'un refroidissement plus ou moins rapide.

Applications : Théorie des vêtements. — Glacières ; transport de la glace. — Chauffage à l'eau chaude. — La conductibilité de certaines matières, la propriété inverse d'autres ont reçu diverses applications. Ainsi la laine, l'édredon, le poil de lièvre sont, à cause de l'air qu'ils tiennent emprisonné dans leurs mailles, de mauvais conducteurs de la chaleur, aussi empêchent-ils les objets qu'ils recouvrent de subir un abaissement notable de température par perte de chaleur, et, d'autre part, s'opposent-ils au passage de la chaleur extérieure ; c'est ce qui fait employer ces substances comme vêtements, c'est-à-dire comme enveloppes emprisonnant des couches d'air autour du corps pour empêcher la température de varier sous l'influence des agents extérieurs. A ces effets vient encore s'en ajouter un autre également important : les vêtements s'opposent encore à une évaporation trop rapide à la surface du corps. De toutes les substances pouvant être employées comme vêtements, la moins conductrice est le poil de lièvre ; vient ensuite l'édredon, puis la soie, la laine, le coton, le chanvre.

Dans les vêtements, on cherche surtout à empêcher l'abaissement de température du corps; le but qu'on se propose est tout autre pour la conservation de la glace. Le toit des glacières est formé par du chaume, corps très mauvais conducteur qui empêche la chaleur extérieure de pénétrer et de produire la fusion de la glace. Quand on veut transporter celle-ci, il faut avoir recours à un procédé analogue et l'entourer de laine et de son ou de sciure de bois, de façon à éviter tout mouvement des couches d'air en contact.

On peut également utiliser la propriété inverse, c'est-à-dire la conductibilité de certaines substances, par exemple employer la braise de boulanger pour allumer du feu, les toiles métalliques dont Davy entoura les lampes dites de sûreté; par leur moyen, les flammes sont considérablement refroidies, les gaz carburés qui les traversent ne peuvent brûler, par conséquent le feu ne peut se produire dans la mine, le gaz carburé seul brûle, qui se trouve à l'intérieur de la lampe; c'est ainsi que se trouvent évitées les explosions de grisou.

Le chauffage à l'eau chaude, sur lequel nous aurons l'occasion de revenir, est basé sur les mouvements d'une colonne d'eau chauffée par le bas. Les parties en contact du foyer vont s'élever, grâce à leur légèreté spécifique, tandis que les couches froides vont tomber au fond. Il s'ensuivra un double courant, grâce auquel la chaleur se répandra dans tout le trajet de la colonne. De plus, celle-ci, grâce à la faible conductibilité de l'eau, mettra un temps très long à se refroidir.

C'est de même le peu de conductibilité de la faïence qui la fait employer dans la construction des poêles; ceux-ci sont, il est vrai, plus longtemps à s'échauffer, mais restent chauds longtemps après que le feu est éteint.

CHAPITRE XXXVII

Chaleur rayonnante. — Démonstration de l'existence de radiations calorifiques. — Lois de la réflexion et de la réfraction de la chaleur rayonnante à travers les corps. — Corps diathermanes et athermanes. — Thermochrose. — Pouvoir émissif. — Pouvoir réfléchissant. — Pouvoir absorbant. — Lois du refroidissement. — Théorie de la rosée, de la gelée blanche. — Fabrication de la glace dans l'Inde.

Chaleur rayonnante. — La conductibilité est un mode de propagation de la chaleur, qui se fait alors par l'intermédiaire d'un milieu quelconque solide, liquide et gazeux. Mais la chaleur peut se propager d'une autre façon qu'on appelle *rayonnement* et on la nomme alors *chaleur rayonnante*. C'est elle qui agit sur les corps situés à une certaine distance d'un foyer calorifique, et comme elle traverse le vide, on voit quelle différence existe entre son mode de propagation et celui qui caractérise la conductibilité. L'étude de la chaleur rayonnante, de ses lois de réflexion et de réfraction a montré sa parfaite identité avec la lumière. Nous verrons, en effet, qu'en laissant tomber un faisceau de lumière blanche sur un prisme, celle-ci sera décomposée et formera sur un écran ce qu'on appelle un spectre. Ce spectre est composé de sept couleurs, *rouge, orangé, jaune, vert, bleu, indigo, violet*, couleurs qui se sont séparées, parce qu'elles sont *inégalement réfrangibles*, c'est-à-dire qu'elles subissent des *déviations* *différentes* en traversant le prisme. On l'appelle *spectre de la lumière blanche*, et c'est un *spectre lumineux.*

Démonstration de l'existence de radiations calorifiques. — Si l'on promène dans ce spectre le réservoir d'un thermomètre très sensible, on verra la température accusée par celui-ci changer aux différents endroits; outre l'effet lumineux, il y a donc aussi un effet calorifique produit, et cet effet calorifique va paraître encore plus intense si l'on transporte le thermomètre dans la partie qui précède le rouge : en l'éloignant de plus en plus du rouge, on verra la température marquée s'élever, atteindre un certain maximum et redescendre ensuite plus lentement jusqu'à devenir nulle. Il y a donc, avant le spectre lumineux, un *spectre obscur* contenant uniquement des *radiations calorifiques*, c'est le *spectre calorifique* ou *infra-rouge.* En remplaçant le thermomètre par une plaque sensible recouverte de chlorure d'argent, on verrait celui-ci rester inaltéré dans le spectre calorifique et une certaine partie du spectre lumineux; mais, en arrivant au bleu, sa décomposition commencerait en s'accroissant pour atteindre un maximum au delà du violet. Il y a donc encore là un spectre doué de propriétés particulières, c'est encore un spectre obscur; on l'appelle *spectre chimique* ou *ultra-violet.*

Les deux premiers spectres sont seuls à étudier pour la chaleur rayonnante; nous allons le faire d'une façon très succincte, l'étude complète se trouvant développée en optique. D'après la théorie des ondulations donnée par Descartes, la lumière se propage par les vibrations qu'elle imprime à un fluide particulier répandu partout et qu'on appelle *éther.* Ce mouvement vibratoire se propage avec une rapidité extrême, mais l'étendue des vibrations n'est pas la même pour les différents rayons; c'est ce qui constitue l'*inégalité des longueurs d'onde*. Or, plus la longueur d'onde d'une radiation est courte, plus sa réfrangibilité est forte ; c'est pourquoi les rayons violets sont plus déviés que les rayons rouges. Or, l'étude comparée des radiations lumineuses, chimiques et calorifiques montre qu'elles suivent les mêmes lois et ne se séparent pas quand elles sont superposées, on peut donc admettre que les corps lumineux envoient des radiations d'indices de réfraction différents : les unes à indice faible sont calorifiques, d'autres à indice plus fort sont lumineuses, et enfin les troisièmes ou chimiques, ont un indice encore plus considérable. Si le corps est échauffé sans être lumineux, il enverra néanmoins des radiations, mais celles-ci ont un indice de réfraction faible et seront calorifiques ; si la température des corps augmente, l'indice des rayons formés sera plus considérable et atteindra la valeur de celui des rayons rouges lorsque la température du corps atteindra ce qu'on appelle le *rouge*, c'est-à-dire 525° ; on voit, d'après cela, qu'il serait rationnel d'étudier ensemble les trois genres de radiations ; mais on peut aussi, sans inconvénient, faire un chapitre spécial pour la chaleur rayonnante, et rendre ainsi complète l'histoire des phénomènes calorifiques.

Appareil thermoscopique de Leslie (fig. 159). — C'est un thermomètre différentiel. Il se compose d'un tube capillaire deux fois recourbé et terminé par deux boules remplies d'air et d'un volume aussi égal que possible. Ce tube contient de l'acide sulfurique coloré dont le niveau arrive vers le milieu des branches verticales, lorsque les boules sont à la même température. Mais si l'une des boules est à une température différente, supérieure par exemple, le niveau n'est plus le même dans les deux branches par suite de la dilatation de l'air ; il baisse dans la branche chauffée et s'élève d'une quantité égale dans l'autre. Si nous désignons par h la quantité dont le niveau s'est abaissé ou élevé, on a $h = K (T - t)$ où K est une constante de l'appareil, et $T - t$ l'excès de température de la boule chaude sur la boule froide. Cet instrument est donc un véritable *thermomètre différentiel* lorsqu'il a été gradué.

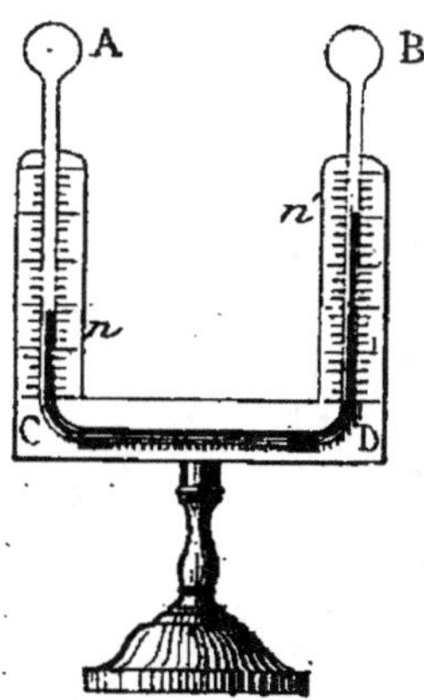

FIG. 159. — Thermo- mètre de Leslie.

Le thermomètre de Rutherford est à peu près identique au précédent ; mais le liquide s'y réduit à un index qui occupe le milieu du tube horizontal quand les deux boules sont à égale température, et qui se déplace dans un sens ou dans l'autre quand celle-ci varie; le volume liquide est donc moins considérable et l'appareil plus sensible.

Thermo-multiplicateur de Melloni (fig. 160). — Cet appareil est une forme perfectionnée de la pile de Nobili; il repose sur les deux principes suivants : 1° Si l'on forme un circuit fermé comprenant des barres métalliques de deux natures différentes (bismuth et antimoine, par exemple) soudées entre elles, il y aura production d'un courant toutes les fois que les soudures seront à des températures différentes, et ce courant sera d'autant plus intense que le nombre des soudures sera plus considérable et la différence de température plus grande ; 2° si un fil traversé par un courant est enroulé sur un cadre à l'intérieur duquel se trouve une aiguille aimantée, celle-ci sera d'autant plus déviée que le nombre de tours du fil sera plus considérable ; c'est le principe du galvanomètre. Pour construire sa pile, Nobili prenait vingt-cinq couples fermés chacun par un barreau de bismuth b et un barreau d'antimoine a soudés par leurs extrémités ; ces éléments avaient environ 25 millimètres de longueur et étaient réunis de façon à former un petit cube dont une face était formée par les soudures de rang pair et la face opposée par les soudures de rang impair. Nobili réunit toutes les premières à une extrémité d'un fil du galvanomètre, toutes les secondes à l'autre extrémité et obtint ainsi des déviations

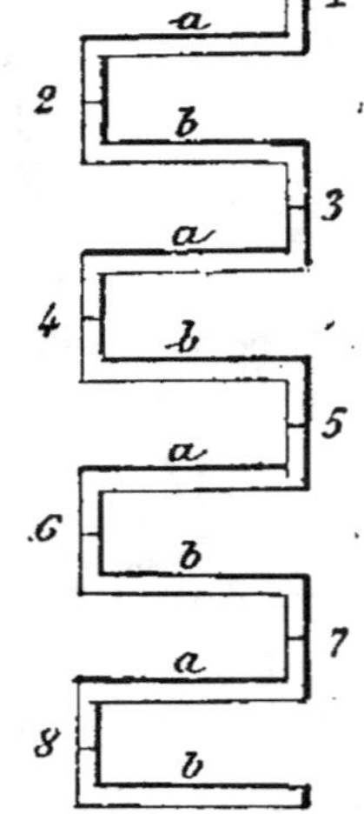

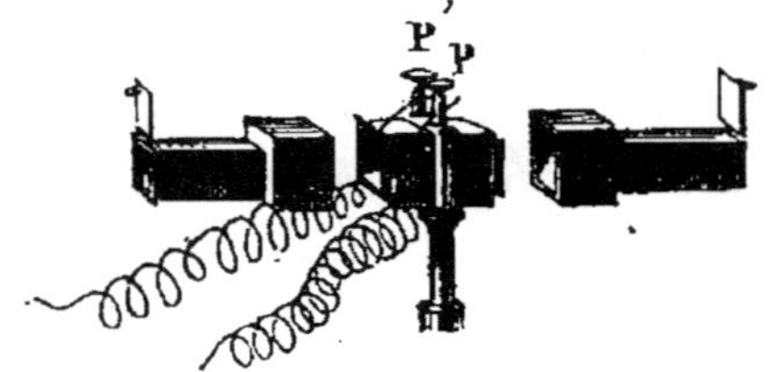

FIG. 160. — Pile de Melloni.

de l'aiguille du galvanomètre *proportionnelles à la différence de température des faces du cube tant que la déviation ne dépasse pas 20 degrés.* Melloni enferma la pile dans une sorte d'étui métallique et le munit de petites portes à ses extrémités. Enfin, pour les cas où l'on devait faire tomber sur le cube des rayons directs, puis des rayons réfléchis, il fixa sur la règle principale un pied portant un cercle divisé dont le centre est dans le plan vertical passant par l'axe de cette règle ; ce pied était surmonté d'une tige portant en haut une plateforme horizontale et à sa partie inférieure la barre sur laquelle se trouvait la pile ; cette barre était mobile autour du pied et on pouvait la faire tourner d'angles connus et mesurés sur le cercle gradué.

Lois de la réflexion de la chaleur rayonnante
(fig. 161).— Ces lois sont au nombre de deux et sont les
mêmes que pour la lumière :

1° *Le rayon incident et le rayon réfléchi sont dans un
même plan perpendiculaire à la surface réfléchissante;*

2° *L'angle d'incidence et l'angle de réflexion sont égaux.*
On appelle angles d'incidence et de réflexion les angles
formés avec la normale par le rayon incident et le rayon
réfléchi.

On pourrait démontrer expérimentalement ces lois avec
la pile de Melloni ; il est plus simple de montrer que les

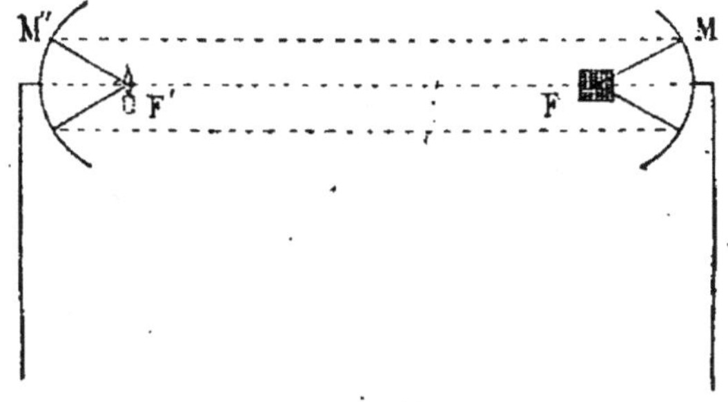

FIG. 161.

rayons calorifiques ne se séparent pas des rayons lumineux, et viennent converger au même point lorsqu'ils
sont réfléchis par une surface concave. Pour cela, on
place devant un miroir concave une source calorifique,
par exemple un cube de Leslie rempli d'eau bouillante,
et à une distance suffisante pour que les rayons puissent
être parallèles à l'axe du miroir ; au foyer de celui-ci on
met la boule du thermomètre différentiel et l'on voit sa
température augmenter par suite de la concentration des
rayons calorifiques ; si l'on place la boule à tout autre
endroit, on n'observe aucun changement de température,
ce qui prouve que c'est bien là, et là seulement, que se

concentrent les rayons calorifiques. L'expérience peut se faire autrement et l'effet est plus saisissant. On dispose vis-à-vis l'un de l'autre deux miroirs concaves M et M', de façon que leurs axes se confondent ; au foyer de l'un F on met quelques charbons allumés, et au foyer de l'autre F' une matière inflammable ; les rayons calorifiques confondus avec les rayons lumineux seront rendus parallèles à l'axe des miroirs par leur réflexion à la surface du premier M et ils viendront, après leur réflexion sur le second M', se concentrer au foyer de celui-ci et enflammer la substance qu'on y avait placée.

Lois de la réfraction de la chaleur rayonnante. — La réfraction est la déviation que subissent les rayons en passant d'un milieu dans un autre ; les rayons calorifiques se comportent encore dans ce cas comme les rayons lumineux, et les lois sont les mêmes :

1° *Le rayon incident et le rayon réfracté sont dans un même plan perpendiculaire à la surface réfringente;*

2° *Le sinus de l'angle d'incidence et le sinus de l'angle de réfraction sont dans un rapport constant pour deux mêmes milieux, et c'est ce rapport qui constitue l'indice de réfraction*

$$\frac{\text{Sin. I}}{\text{Sin. R}} = n$$

Transmission de la chaleur rayonnante à travers les corps : corps diathermanes, corps athermanes. — **Thermochrose.** — La chaleur rayonnante peut traverser le vide ; elle traverse aussi les corps transparents pour la lumière et quelquefois des corps opaques pour celle-ci. Il faut cependant faire ici une distinction entre les radiations calorifiques contenues dans le spectre lumineux et celles qui n'y sont pas, c'est-à-dire entre les *radiations*

brillantes ou chaleurs lumineuses, et les chaleurs obscures.
On appelle *corps diathermanes* ceux qui laissent passer les
radiations calorifiques, et *corps athermanes* ceux qui ne se
laissent pas traverser par elles. Les expériences les plus
récentes et les plus précises sur ce sujet sont celles de
M. Jamin que nous allons rapporter ainsi que les résultats
auxquels elles ont conduit. Il interposa dans le trajet de
radiations verte, jaune et rouge des lames d'égale épaisseur de verre, de sel gemme et d'alun et s'assura que
l'épaisseur de ces lames n'avait aucune importance ; il
trouva que les chaleurs lumineuses étudiées passaient en
presque totalité ; en conséquence, les *substances transparentes pour la lumière le sont aussi pour les chaleurs lumineuses.* Il n'en est plus de même des chaleurs obscures ;
le sel gemme laissa toujours passer la même quantité de
chaleur, environ 0,92, quoique, d'après MM. La Provostaye
et Desains, cette quantité aille en s'affaiblissant à mesure
que baisse la température de la source calorifique. Le sel
gemme et le chlorure de potassium (sylvine) sont jusqu'à
présent les seuls corps connus qui jouissent de cette propriété d'être diathermanes et *athermochroïques* ; on donne
le nom de *thermochrose* à la propriété que peuvent avoir
des *substances transparentes et incolores de se comporter
comme si elles étaient colorées vis-à-vis la chaleur obscure,*
et on appelle *athermochroïques* les corps incolores pour
toute espèce de chaleur, *thermochroïques* ceux qui jouissent
de propriétés inverses. Le *verre,* puis *l'alun* éteignent les
chaleurs obscures, et cela d'autant plus que les indices de
ces radiations sont plus faibles, et si l'on reçoit sur une
seconde lame de verre, puis sur une troisième le faisceau
qui a déjà traversé la première, on arrivera à avoir un
faisceau de chaleur lumineuse dépourvu de toute trace de
chaleur obscure.

Mais l'effet inverse peut aussi se produire : ainsi Tyn-

dall emplissait un petit ballon d'une solution concentrée
d'iode dans le sulfure de carbone et, l'exposant à la chaleur d'une lampe électrique, il concentrait en un point
tous les rayons obscurs complètement privés de rayons
lumineux ; la chaleur ainsi concentrée était assez forte
pour produire l'incandescence et la fusion des métaux.

Pour étudier la transmission des chaleurs provenant
de différentes sources, Melloni opéra avec la chaleur
solaire, la lampe de Locatelli, le platine incandescent, le
cuivre à 400 degrés et un cube rempli d'eau maintenue à
l'ébullition. Voici le tableau des résultats empruntés à
l'ouvrage de M. Jamin :

	LAMPE de Locatelli	PLATINE incandes-cent	CUIVRE à 400°	CUBE à 100°
Rayonnement direct.	100	100	100	100
Sel gemme.	92	92	92	92
Spath d'Islande. . . .	39	28	6	0
Verre de glace	39	24	6	0
Alun	9	2	0	0
Glace très pure. . . .	6	0	0	0

Quant à l'intensité des rayons transmis à travers les
différentes substances, elle diminue avec l'épaisseur des
lames de celles-ci, et le *coefficient de transmission* est
variable pour les différentes radiations. On utilise la propriété du verre de laisser passer les chaleurs lumineuses
et d'arrêter les autres pour la construction des serres, des
cloches qui servent à couvrir les plantes ; la chaleur solaire peut en effet pénétrer jusqu'aux plantes couvertes et,
comme là elle se transforme en chaleur obscure, elle ne
peut plus sortir.

M. Jamin a, de plus, étudié la transmission des *chaleurs lumineuses* à travers les substances colorées. Il vit qu'en éteignant la lumière, il éteignait en même temps les radiations calorifiques qu'elle contenait. En général, *un corps coloré, qui par conséquent ne transmet que certaines couleurs, transmettra aussi les mêmes chaleurs, et les proportions de radiations lumineuses et calorifiques transmises sont toujours égales.*

Pour terminer ce qui a rapport à la transmission de la chaleur, nous rappellerons les recherches de Magnus et Tyndall sur les gaz et les vapeurs ; leur pouvoir absorbant est très faible pour les chaleurs lumineuses, mais le contraire a lieu pour les radiations qu'ils sont susceptibles d'émettre ; quant à l'influence de la vapeur d'eau contenue dans l'air sur la transmission, elle est à peu près nulle.

Pouvoir émissif. — L'émission de la chaleur est le phénomène en vertu duquel une surface envoie des radiations calorifiques dans les différents sens. L'intensité de ces radiations varie avec la distance des objets qui les reçoivent et l'angle que fait le rayon avec la surface dont il émerge ; d'où les deux lois suivantes qui sont les mêmes que pour la lumière et qu'il faut connaître pour l'étude de l'émission, puisque les radiations émises sont mesurées et comparées par les effets qu'elles produisent :

1° *L'intensité de la chaleur est en raison inverse du carré de la distance;*

2° *La quantité de chaleur émise et par conséquent reçue est proportionnelle aux cosinus des angles que font les normales avec la surface qui envoie et celle qui reçoit les radiations.* (Loi de Lambert.)

En étudiant les chaleurs spécifiques et leur détermination par le procédé de Dulong, nous avons vu que le refroidissement des corps se faisait avec une vitesse dépendante d'un coefficient particulier : c'est le *pouvoir émissif absolu*. On appelle ainsi la *quantité de chaleur qu'une surface égale à l'unité rayonne pendant une seconde, quand elle est maintenue dans une enceinte dont la température est inférieure de 1 degré et où l'on a fait le vide.*

Toutefois, les nombres qu'ont données les différentes expériences expriment une toute autre chose ; on compare alors les divers pouvoirs émissifs à celui du noir de fumée pris comme unité et l'on appelle pouvoir émissif d'un corps *le rapport qui existe entre la quantité de chaleur émise par ce corps et celle qu'émet le noir de fumée dans les mêmes circonstances.*

Le premier de ces coefficients peut s'obtenir en étudiant la vitesse de refroidissement ; voici les procédés qui ont été employés pour obtenir le second :

Leslie prend un cube supporté par un pied vertical dont une des faces verticales est couverte de noir de fumée et les trois autres des substances qu'il veut étudier ; il le remplit d'eau bouillante et le place au foyer d'un miroir concave qui renvoie les rayons, parallèlement à son axe, sur un autre miroir qui les concentre à son foyer où se trouve une des boules du thermomètre différentiel recouverte de noir de fumée ; celle-ci va arriver à une température que nous supposerons t pour les rayons envoyés par l'une des faces. En recommençant l'expérience avec les rayons émis par le noir de fumée, le thermomètre indiquera une température T et l'on a :

$$\frac{e}{e'} = \frac{t}{T}$$

ou $e = \dfrac{t}{T}$ en prenant e' comme l'unité.

Melloni fit les mêmes expériences ; mais, au lieu de prendre le thermomètre différentiel comme instrument thermoscopique, il prenait la pile thermo-électrique et plaçait entre elle et le cube un diaphragme destiné à limiter le faisceau calorifique et par suite lui donner toujours la même surface. Mais ce diaphragme réfléchissait de la chaleur vers le cube, qui la renvoyait ensuite à la pile. Pour remédier à cette cause d'erreur, MM. de la Provostaye et Desains noircissaient le diaphragme du côté du cube et lui donnaient une surface polie du côté de la pile ; enfin, comme les pouvoirs émissifs ont des valeurs qui varient dans des rapports excessivement variés, pour produire sur la pile des effets qui fussent comparables, ils munissaient les diaphragmes de trous dont les sections variaient dans des rapports connus. Voici quelques-uns des résultats qu'ils obtinrent quand la source avait une température de 120° :

Noir de fumée	1
Argent vierge.	0,030
Argent mat chimiquement déposé.	0,054
Platine laminé	0,108
Argent chimiquement déposé bruni.	0,022
Platine bruni	0,095

On voit, d'après ces nombres, combien est faible le pouvoir émissif des métaux et comme il varie avec l'aspect de la surface : plus celle-ci est polie et moins elle émet de chaleur. En couvrant la surface de différentes substances on peut, comme l'ont fait ces savants, étudier la variation du pouvoir émissif avec la température ; ils trouvèrent qu'au-dessous de 100°, du noir de fumée et du borate de plomb, déposés successivement sur une lame de platine, avaient le même pouvoir émissif, mais qu'au-dessus, le pouvoir émissif du borate diminuait d'une façon assez considérable pour n'avoir plus que les 3/4 de sa valeur

Pouvoir réfléchissant. — Il est aisé de constater que, quand un faisceau de chaleur tombe sur une surface, il y est réfléchi, c'est-à-dire renvoyé dans le sens de la source. Cet effet se produit, que la surface soit polie ou mate ; mais, dans le premier cas, la chaleur n'est renvoyée que dans une seule direction, c'est la *réflexion régulière ;* dans le second, elle est renvoyée dans tous les sens ; c'est la *réflexion irrégulière* ou *diffusion*. Nous nous occuperons d'abord de la réflexion.

On appelle *pouvoir réflecteur* d'une surface, *le rapport qui existe entre la quantité de radiations que réfléchit cette surface et celle qu'elle reçoit.* Pour comparer ce pouvoir chez les différents corps, Leslie faisait tomber un faisceau de chaleur sur un miroir concave qui le concentrait à son foyer, mais, un peu avant ce foyer, il plaçait une lame de la substance qu'il voulait étudier, qui renvoyait les rayons dans une certaine direction ; il plaçait dans ce trajet la boule de son thermomètre différentiel et notait la température à laquelle elle arrivait ; puis il remplaçait la lame primitive par une d'un métal différent, ce qui lui donnait une nouvelle température ; il considérait les pouvoirs réflecteurs comme proportionnels à ces températures et donna le tableau suivant où il prenait le laiton comme unité à cause de sa plus grande valeur.

Tableau des pouvoirs réflecteurs d'après Leslie :

Laiton.	1,00
Argent	0,90
Etain en feuilles . .	0,85
Acier	0,70
Plomb.	0,60
Verre	0,10
Noir de fumée . .	0,00

MM. de La Provostaye et Desains déterminèrent pour

les métaux polis les pouvoirs réflecteurs sous une incidence de 50 degrés. Ils se servaient pour leurs expériences de la pile de Melloni, et prirent pour source de chaleur une lampe de Locatelli.

Voici les résultats auxquels ils arrivèrent (Desains, *Physique*) :

Noms des substances.	Pouvoirs réflecteurs absolus.
Argent	0,97
Or.	0,97
Cuivre	0,93
Laiton	0,93
Métal des miroirs.	0,86
Etain.	0,85
Acier.	0,83
Zinc	0,81
Platine poli.	0,80
Fer	0,77

En prenant les rayons solaires comme source calorifique, ils obtinrent des chiffres un peu plus faibles ; en général, *le pouvoir réflecteur des métaux polis est d'autant plus faible que la source a une température plus élevée* ; pour les chaleurs obscures, la quantité réfléchie est plus considérable, comme ils ont pu le vérifier pour l'acier, le laiton, le verre noirci. Quant à l'influence de l'incidence, elle est très faible, du moins tant qu'elle ne dépasse pas 70° ; toutefois, il n'en est pas de même pour le verre dont le pouvoir réflecteur augmente rapidement à partir de l'incidence normale.

La diffusion, avons-nous dit, diffère de la réflexion en ce qu'elle se produit dans tous les sens ; l'existence de ce phénomène fut démontrée par Herschell, en 1802, puis par Melloni ; mais c'est encore aux recherches de MM. de La Provostaye et Desains qu'on doit les connaissances qu'on a sur le sujet. Ces savants recevaient le faisceau solaire sur une lentille ; les rayons ainsi rassemblés étaient obligés de passer à travers une ouverture pratiquée dans un écran et la partie ainsi isolée venait tomber sur la substance diffusante ; toutefois, en mettant la pile dans la direction où l'on voulait opérer, l'effet des rayons diffusés était trop faible pour être mesurable, et il fallut interposer sur leur trajet une seconde lentille qui les rassemblait sur la pile. La surface sur laquelle ils opéraient était recouverte de poudre de différentes substances et le faisceau incident tombait normalement sur elle.

Voici le tableau qu'ils donnent pour la céruse pour les différentes directions des rayons diffusés :

DIFFUSION SUR LA CÉRUSE

INCIDENCE NORMALE

Angle de l'axe de la pile avec la normale à la plaque.	Intensités relatives des rayonnements diffusés.	Cosinus de l'obliquité.
0	1	1
20	0,946	0,94
25	0,917	0,906
35	0,806	0,819
45	0,68	0,707
60	0,48	0,50
75	0,24	0,259

Il résulte évidemment de ce tableau que les quantités de chaleur diffusées dans les différents sens, lorsque l'incidence est normale, sont proportionnelles au cosinus de l'obliquité.

MM. de La Provostaye et Desains firent ensuite le calcul de la somme des rayons diffusés dans les différentes directions et arrivèrent aux chiffres suivants pour différentes poudres :

	Diffusion totale.
Céruse	0,82
Chromate de plomb. .	0,66
Poudre d'argent . . .	0,76

La diffusion de la chaleur varie suivant les différents corps et la nature de la source ; le noir de fumée seul diffuse également tous les rayons, mais son pouvoir diffusif est très faible. Quant à l'influence de la source, elle est aussi très grande : ainsi la céruse diffuse beaucoup les rayons de grande réfrangibilité, mais cette puissance diminue avec l'indice des radiations, c'est-à-dire avec l'intensité de la source. Cette propriété a son importance et nous en trouverons l'application dans l'absorption.

Pouvoir absorbant. — On appelle *pouvoir absorbant le rapport qui existe entre la quantité de chaleur qu'absorbe un corps et celle qu'il reçoit.*

Supposons un corps athermane et soit Q la quantité de chaleur qu'il reçoit, r son pouvoir réflecteur, d son pouvoir diffusif et a son pouvoir absorbant, on aura évidemment :

$$Q = Qr + Qd + Qa$$

d'où
$$a = 1 - (r + d)$$

si d est nul, c'est-à-dire si la substance a un poli spéculaire parfait, on aura :

$$a = 1 - r$$

si, au contraire, la surface est absolument mate, elle ne réfléchira plus, mais diffusera seulement, et on a :

$$a = 1 - d$$

a est le pouvoir absorbant ; il s'applique à cette chaleur

qui, émanant d'une source quelconque, tombe sur la surface et y passe à un état tout différent ; sous son influence,
un nouvel état vibratoire de l'éther se manifeste, auquel
prennent part les molécules matérielles du corps ; au
rayonnement externe vient s'ajouter à l'intérieur un
rayonnement particulaire en vertu duquel la chaleur se
répandra par conductibilité dans toute la masse de la
substance, de façon à lui faire atteindre une température
déterminée ; le corps pourra alors rayonner à son tour
en vertu de l'excès de sa température sur la température
ambiante, mais les rayons ainsi émis ne seront pas de
même nature que ceux qu'envoyait la source : ils ont subi
une diminution dans leur indice de réfraction ; ils sont
obscurs si la source était lumineuse, et, si celle-ci était
obscure, ils appartiennent à une partie encore plus proche
du commencement du spectre infra-rouge. Nous avons,
dans les paragraphes précédents, montré comment on
avait déterminé r et d, nous pourrons, ceux-ci étant connus, calculer a. Celui-ci subira la même influence que
ceux-là de la part de l'incidence et de la nature de la
source, c'est-à-dire, par exemple, que le pouvoir absorbant diminuera avec l'obliquité des rayons, aussi
bien dans le cas des surfaces polies que des surfaces
mates.

Leslie et Melloni avaient essayé de comparer entre eux
des pouvoirs absorbants ; leurs expériences, que nous
allons seulement rappeler, étaient fautives, ou du moins
les conclusions qu'ils en tiraient n'étaient pas légitimes.
Leslie recevait sur la boule de son thermomètre différentiel des rayons calorifiques qu'envoyait son cube à eau
bouillante sur un miroir sphérique ; il avait recouvert la
boule de la substance à étudier et notait la température t
à laquelle arrivait cette boule ; il opérait de la même
façon en recouvrant ensuite la boule d'une autre subs-

tance et notait la nouvelle température t'; il en concluait que :

$$\frac{a}{a'} = \frac{t}{t'}$$

Melloni opérait d'une façon un peu différente, mais dont les résultats étaient erronés par la fausseté même du principe sur lequel ils s'appuyaient.

Aussi fallait-il avoir recours à une nouvelle méthode : c'est encore à MM. de La Provostaye et Desains qu'on la doit :

Ils prenaient une caisse fermée et noircie à l'intérieur, dans une des faces de laquelle était encastrée une lentille destinée à faire converger en un point les rayons calorifiques envoyés par la source. En ce point, ils plaçaient le réservoir d'un thermomètre très sensible qu'ils avaient recouvert de la substance dont ils voulaient déterminer le pouvoir absorbant. Soit Q la quantité de chaleur envoyée par la source, a le pouvoir absorbant, θ la température de l'enceinte et t la température qu'indiquait le thermomètre ; au moment de l'équilibre, c'est-à-dire quand t restait stationnaire, on pouvait exprimer que pendant l'unité de temps la chaleur gagnée et la chaleur perdue étaient égales, c'est-à-dire qu'on avait

$$Q\,a = K\,v$$

en désignant par K une constante dépendant de l'appareil et par v la vitesse de refroidissement. En couvrant le réservoir du thermomètre d'une autre substance, celui-ci arrivait à une autre température t' et l'on avait

$$Q\,a' = K\,v'$$

d'où
$$\frac{a}{a'} = \frac{v}{v'}$$

Il n'y avait donc qu'à déterminer les vitesses de refroidissement pour avoir la valeur des pouvoirs absorbants.

Voici un tableau représentant les résultats obtenus par ces expérimentateurs :

TABLEAU DES POUVOIRS ABSORBANTS

DÉTERMINÉS DIRECTEMENT

1° CHALEUR SOLAIRE

Noms des substances.	Pouvoirs absorbants.
Blanc de céruse . . .	0,19
Argent en feuilles . .	0,075
Or battu en feuilles . .	0,13

2° LAMPE D'ARGANT

Noir de platine . . .	1,00
Cinabre	0,285
Blanc de céruse . . .	0,21
Argent en poudre. . .	0,21
Or en feuilles	0,04

L'étude et la comparaison des pouvoirs émissif et absorbant ont conduit à la découverte du fait suivant sur l'importance duquel il n'y a pas à insister : *Le pouvoir émissif et le pouvoir absorbant sont égaux.* Ces deux pouvoirs varient, et dans le même sens, sous certaines causes ; ainsi, chez les corps pulvérulents, ces deux pouvoirs sont plus forts ; l'inverse a lieu pour les corps à surface polie et les métaux. La température de la source, c'est-à-dire la thermochrose des rayons qu'elle émet est aussi très importante ; ainsi la céruse, dont le pouvoir de diffusion croit avec la réfrangibilité des rayons, absorbera d'autant plus ces derniers que la chaleur sera plus obscure et son pouvoir absorbant pourra devenir égal à celui du noir de fumée, tandis que, si elle reçoit les rayons solaires, elle diffusera beaucoup et absorbera très peu ; il en est toujours de même pour les corps de couleur blanche, c'est ce qui explique l'usage des vêtements blancs pendant l'été.

Réflexion apparente du froid. — Equilibre mobile des températures. — Si l'on place un morceau de glace devant le réservoir d'un thermomètre, on voit bientôt la température de celui-ci s'abaisser comme si la glace rayonnait du froid vers lui ; si l'on met en regard deux corps, l'un à une température T, l'autre à une température plus basse t, le premier va se refroidir et le second s'échauffer ; il semblerait que le corps le plus chaud envoyât des rayons au corps le plus froid, mais cette explication est incomplète, car alors le corps à température plus basse semble avoir perdu la qualité de rayonner, ce qui est inexact ; aussi, d'après Prévost, de Genève, les deux corps rayonnent-ils l'un vers l'autre, mais les quantités de rayons envoyés de part et d'autre sont inégales et dépendent des températures, de sorte que le corps le plus chaud en envoie davantage et que la quantité de rayons échangés diminue avec les différences de température ; quand les deux corps sont arrivés à une même température, chacun d'eux envoie à l'autre une quantité de chaleur égale à celle qu'il en reçoit. C'est à cette hypothèse que son auteur a donné le nom d'*équilibre mobile des températures*.

Lois du refroidissement. — Lorsqu'un corps à une température T se trouve dans une enceinte, dont la température t est inférieure, il rayonne vers cette enceinte et perd une certaine quantité de chaleur pendant l'unité de temps et cette quantité dépend de sa surface, de son pouvoir émissif et de l'excès de température $T - t$ du corps sur l'enceinte ; mais cette perte de chaleur amène un abaissement dans sa température et peut s'exprimer aussi par le produit de cet abaissement multiplié par le poids du corps et sa chaleur spécifique. Or, on nomme *vitesse de refroidissement* d'un corps *le rapport qui existe entre un abaissement très petit de sa température et le temps qu'a demandé cet abaissement* ; en désignant par p le poids du corps, c sa chaleur spécifique, E son pouvoir émissif, s sa surface et θ l'excès de sa température sur celle de l'enceinte, on aura :

$$v = - \frac{E\,s}{p\,c}\,\theta = - K\,\theta$$

en désignant par K une constante caractéristique de l'instrument, et en posant $\theta = \left(T - \frac{t + t'}{2} \right)$, t température initiale de l'enceinte, t' température finale, d'où la loi de Newton : *à un instant quelconque, la vitesse de refroidissement d'un corps est proportionnelle à l'excès de la température sur la température de l'enceinte.*

Cette loi peut encore se mettre sous une autre forme. Si l'on désigne par θ_0 l'excès de la température à l'origine des temps, l'excès θ au bout du temps x sera donné par la formule

$$\theta - \theta_0 \, c - K\,x$$

c'est-à-dire *que les excès de température décroissent en progression géométrique quand les temps croissent en progression arithmétique.*

Ces lois sont-elles complètes, sont-elles toujours exactes et s'appliquent-elles à toutes les températures ? Si l'on prend un thermomètre porté à une certaine température dont l'excès soit θ sur celle de l'enceinte et qu'on note, de minute en minute, le décroissement de cet excès, on trouve qu'il suit la loi précédente tant qu'il ne dépasse pas 50°. Mais lorsque l'excès de température est plus grand, la loi s'applique d'autant moins que l'excès est plus considérable. On doit, pour ce cas, des formules compliquées à Dulong et Petit ; ces physiciens ont cherché quelles étaient, d'une part, les influences sur le corps qui se refroidit, de sa surface, de sa substance, de son volume, de sa température, et, d'autre part, celles de l'enceinte, d'après le gaz qu'elle contient, sa température, sa pression, etc., etc. Les formules auxquelles ils sont arrivés répondent bien à l'ensemble des résultats qu'ils obtenaient dans les circonstances où ils s'étaient placés, mais elles ne sauraient être généralisées et ont en somme un caractère empirique.

Théorie de la rosée, de la gelée blanche. — La rosée consiste en ces nombreuses gouttelettes d'eau que l'on trouve aux extrémités de l'herbe ou à la surface des corps exposés au rayonnement nocturne, pendant la fin de l'automne et au commencement du printemps. En effet, lorsque le ciel est pur et sans nuage, la terre rayonne vers les espaces planétaires et la température des corps situés à sa surface diminue d'une quantité assez considérable et par conséquent l'air ambiant se refroidit aussi. Or, cet air contient de la vapeur d'eau, en proportion, il est vrai, insuffisante pour le saturer pendant la journée, lorsque la température était plus élevée, mais atteignant sa tension maxima pour la température à laquelle s'abaissent les corps par suite du rayonnement ; le maximum de tension une fois atteint est bientôt dépassé, et la vapeur d'eau se condensant à mesure se dépose à la surface de ces corps. Plus le pouvoir émissif de ces corps est élevé et plus le rayonnement est considérable ; plus grande sera alors la proportion de vapeur condensée.

Lorsque le rayonnement amène la température au-dessous de zéro, la rosée se congèle ; c'est le phénomène de la *gelée blanche*. La rosée et la gelée blanche ne se produisent pas quand le ciel est couvert et que les nuages empêchent le rayonnement ; aussi, pour empêcher leur production par des moyens artificiels, on recouvre de vitres, de paillassons, les surfaces qu'on veut garantir du rayonnement.

Fabrication de la glace dans l'Inde. — C'est sur ces principes qu'est fondée la fabrication de la glace dans l'Inde, où l'on soumet de larges surfaces d'eau à l'évaporation et au rayonnement nocturne ; on comprend l'importance d'une telle application dans un pays où l'industrie n'est pas suffisamment généralisée.

CHAPITRE XXXVIII

Notions générales sur les causes du développement ou de la disparition de la chaleur :

Causes physiques : changements d'état, élasticité, etc.

Causes mécaniques : choc, frottement, compression. — Thermochimie : phénomènes thermiques dus aux actions chimiques. — Mesure des quantités de chaleur mises en jeu pendant ces phénomènes. — Procédé de Lavoisier et de Laplace. — Calorimètre à eau de Rumford. — Méthode de Dulong et Despretz.

Méthodes de MM. Fabre et Sibermann ; appareil pour les combustions vives ; appareil pour la mesure des quantités de chaleur dégagées pendant les combinaisons par voie humide. — Calorimètre à mercure ou thermomètre à calories. — Méthodes et résultats de M. Berthelot. — Allotropie. — Tension de transformation. — Dissociation.

Notions générales sur les causes du développement ou de la disparition de la chaleur. — Causes physiques : changements d'état, d'élasticité, etc. — Les notions que nous avons données sur la thermodynamique permettent de se rendre un compte exact des causes de production ou de disparition de la chaleur. Celle-ci, comme le dit M. Gavarret, n'est elle-même que la force vive de vibration des molécules et sa production résulte de la transformation d'un mouvement dans un autre. En effet, « tous les phénomènes physiques semblent n'être au

fond que des manifestations d'un seul et même agent pri-
mordial » (de Sénarmont). Par conséquent, dans l'étude
des manifestations thermiques, il faut toujours chercher
en premier lieu les causes primordiales, c'est-à-dire le
travail, lequel peut se présenter d'ailleurs sous les formes
les plus diverses.

L'étude de la chaleur nous a montré comment un corps
pouvait se présenter sous des états différents et les phénomènes thermiques qui accompagnaient ces changements d'état : dégagement de chaleur pendant la condensation, la solidification, absorption au contraire
pendant la fusion et la vaporisation. Ce sont là des causes
physiques. Il en est de même de l'élasticité et des
changements de température amenés dans un corps qu'on
étire ou qu'on laisse revenir à sa forme primitive :
absorption de chaleur dans le premier cas, dégagement
dans le second. Certains corps cependant font exception ;
tel le caoutchouc qui s'échauffe quand on l'étire, se
refroidit en reprenant sa longueur première.

Causes mécaniques : choc, frottement, compression.
— Dans un autre ordre de choses, le même fait peut se
constater ; un mouvement d'ensemble devient mouvement
moléculaire dans les changements de température dus à
des causes mécaniques. Le choc produit des dégagements
de chaleur parfois considérables. Qu'un boulet de poids
P soit lancé avec une vitesse V, sa forme vive sera $\dfrac{P}{g} V^2$
et à un moment donné, s'il vient frapper un obstacle qui
l'arrête, le travail qu'il recèle et qui est $\dfrac{1}{2} \dfrac{P}{g} V^2$ va se
transformer en une quantité équivalente de chaleur

$$\frac{1}{2} \frac{P}{g} V^2 = Q E$$

Exprimons cette quantité Q en fonction du poids du boulet P, de sa chaleur spécifique C et de la température x à laquelle il se trouve alors porté, on a :

$$\frac{1}{2}\,\frac{P}{g}\,V^2 = P\,C\,x\,E$$

formule qui montre que la température ainsi produite est indépendante du poids du projectile et soumise uniquement à sa nature et à sa vitesse. Pour une vitesse de 500 mètres par seconde, le plomb atteindra une température de 800°, c'est-à-dire qu'il subira la fusion ; c'est pourquoi les balles sont aplaties quand elles se trouvent arrêtées.

Considérons les étoiles filantes et nous trouverons là également la cause de leur production : masses métalliques se mouvant avec des vitesses énormes : lorsqu'elles plongent dans notre atmosphère, le frottement qu'elles éprouvent ralentit cette vitesse et le travail se trouvant en partie transformé en chaleur rend l'air lumineux autour du météore qui se volatilise presque aussitôt.

La chaleur dégagée par le frottement n'est pas moins considérable. Rumford l'avait constaté en forant les canons et, répétant l'expérience analogue au milieu d'un vase contenant de l'eau, celle-ci se trouva au bout d'un certain temps portée à l'ébullition. N'est-ce pas par une semblable application des phénomènes thermiques accompagnant le frottement que Joule a mesuré l'équivalent mécanique de la chaleur ? Et qui ne connaît l'échauffement des roues tournant autour de leurs essieux ? Enfin les changements de volume de la matière, quel que soit son état, ont des phénomènes thermiques concomitants. Rappelons seulement l'expérience du briquet à air et celle qui a servi à Hirn pour déterminer l'équivalent mécanique de la chaleur par l'écrasement du plomb.

Thermochimie : phénomènes thermiques dus aux actions chimiques. — Une des causes de phénomènes thermiques est l'action chimique qui peut s'exercer entre les différents corps doués d'*affinité* les uns pour les autres ; on constate en effet, *généralement*, quand on met en présence deux corps ayant de l'affinité l'un pour l'autre, qu'il s'en forme un troisième et que cette combinaison est accompagnée d'un changement de température, augmentation le plus souvent, et cette quantité de chaleur pour la formation d'une molécule est proportionnelle à l'affinité, c'est-à-dire à la *quantité d'énergie qui s'est dégagée*.

Avant d'entrer plus avant dans la question, il importe de définir ce terme d'*énergie :* on l'emploie pour exprimer une chose indestructible comme la matière, susceptible de se présenter sous les formes les plus différentes et de se manifester par ses effets. Considérons, par exemple, un poids d'un kilogramme : il n'a aucune énergie par lui-même ; mais élevons-le à une hauteur de 10 mètres, il nous faudra pour cela dépenser un travail de 10 kilogrammètres ; le poids semblera alors n'avoir rien gagné, cependant il a acquis une énergie égale au travail dépensé et si on le laisse tomber il la manifestera dans sa chute. On a donné le nom d'*énergie potentielle* à celle qu'un corps renferme avant d'entrer en action ; ainsi, dans le cas précédent, le poids de 1 kilogramme soulevé et maintenu à 10 mètres a une énergie potentielle de 10 kilogrammètres. Si on le laisse tomber de 5 mètres, par exemple, il restituera une partie de cette énergie potentielle, soit 5 kilogrammètres, et on donne le nom d'*énergie actuelle* à celle qu'il possédera au moment où on l'a arrêté. On voit donc que, lorsqu'on soulève un corps à une certaine hauteur, on lui communique une énergie potentielle ; si on le laisse ensuite tomber en chute libre, en arrivant à son point de départ, il aura restitué cette énergie et il possédera une énergie mécanique actuelle égale à sa demi-force vive. C'est Heilbronn qui a donné le principe de la conservation et de la transformation de l'énergie.

L'affinité produit un effet identique : en déterminant l'union de deux corps, elle développe une force vive qui se manifeste sous forme de chaleur lors de la combinaison ; l'énergie que possèdent les corps avant leur union est l'*énergie potentielle ;* celle qu'ils possèdent après est *actuelle.* Elle est en réalité équivalente au travail que l'affinité a effectué pendant cette combinaison. Comment s'est produit le dégagement de chaleur ou plutôt la *disparition d'énergie* qui lui a donné naissance ? Il faut se rappeler ici que les molécules des corps sont douées de 3 mouvements : rotation, vibration, translation. Or, lorsque deux corps sont en présence, au moment de la combinaison, les molécules se précipitent les unes sur les autres avec une grande vitesse ; et le dégagement de chaleur est dû à ce choc qui amène une perte d'énergie, c'est-à-dire la destruction ou la transformation des mouvements des molécules. Il y a, en même temps, changement dans la distance qui sépare ces molécules et dans l'action qu'elles exercent les unes sur les autres. On voit donc que la question des réactions chimiques se trouve ramenée à l'étude de la thermodynamique, et la thermochimie qu'à créée M. Berthelot a pour but d'appliquer l'*équivalence* aux changements de force vive moléculaire et aux travaux des dernières particules des corps.

En regardant les choses de plus près, on voit qu'en réalité le phénomène thermique n'est pas aussi simple qu'on pourrait le supposer *a priori* et qu'il est soumis à des causes multiples ; il y a ici, en effet, à considérer deux chaleurs : l'une, la *chaleur physique*, est due aux énergies physiques, c'est-à-dire aux changements d'état, de volume, de chaleur spécifique, de tension de vapeur et fluidité, en un mot toutes les différences entre les propriétés du composé et celles des composants. L'autre chaleur est due aux *énergies chimiques*; on l'attribuait jadis aux changements de chaleur spécifique; mais cette explication ne saurait être admise dans le cas des gaz formés sans condensation. La véritable cause se trouve dans les transformations de mouvement, les changements d'arrangement relatif, enfin dans cette perte de force vive qui a lieu lorsque les molécules hétérogènes se précipitent les unes sur les autres pour se combiner et donner naissance à des corps nouveaux.

Ce rapide aperçu permettant de se faire une idée de la nature des travaux chimiques et des phénomènes thermiques qui les accompagnent, est le résumé de l'exposition qu'en fait M. Berthelot. Voici maintenant l'énoncé textuel des principes fondamentaux de la thermochimie tel que ce savant les a donnés:

« 1° *Principe des travaux moléculaires*. La quantité de chaleur dégagée dans une réaction quelconque mesure la somme des travaux chimiques et physiques accomplis dans cette réaction, c'est-à-dire le travail de l'affinité;

« 2° *Principe de l'équivalence calorifique des transformations chimiques*. Si un système de corps simples ou composés pris dans des conditions déterminées éprouve des changements physiques ou chimiques capables de l'amener à un nouvel état sans donner lieu à aucun effet mécanique extérieur au système, la quantité de chaleur dégagée ou absorbée par l'effet de ces changements dépend uniquement de l'état initial et de l'état final du système; elle est la même, quelles que soient la nature et la suite des états intermédiaires. »

Ne retrouvons-nous pas là le principe de Carnot qui nous apprend que le rendement d'une machine réversible ne dépend que des températures entre lesquelles elle fonctionne ?

« 3° *Principe du rendement maximum*. Tout changement chimique accompli sans l'intervention d'une énergie étrangère tend vers la production du corps ou du système de corps qui dégage le plus de chaleur;

« 4° Toute réaction chimique susceptible d'être accomplie sans le concours d'un travail préliminaire et en dehors de l'intervention d'une énergie étrangère à celle des corps présents dans le système, se produit nécessairement si elle dégage de la chaleur. »

Nous avons tenu à citer textuellement ces principes, à cause de leur concision et de leur clarté qui dispensent de les accompagner de tout développement.

Nous n'avons rien dit jusqu'ici de la nature du phénomène thermique; est-il toujours le même ? Est-ce un dégagement ou une absorption de chaleur qui accompagne la combinaison ? Le phénomène thermique observé est, en réalité, la résultante de plusieurs effets de sens différents ; on conçoit donc que, suivant que tel effet l'emportera sur les autres ou sera plus faible, cette résultante change elle-même de sens. Pour fixer les idées, prenons l'exemple d'une molécule de chlore Cl^2 et d'une molécule d'hydrogène H^2 dont la combinaison produit $2\,HCl$. Pour que cette combinaison se produise, il faudra fournir à Cl^2 et H^2 des quantités de chaleur Q' et Q'' nécessaires pour les dissocier et donner $2\,Cl$ et $2\,H$; puis la combinaison de $2\,Cl$ avec $2\,H$ dégagera une quantité de chaleur Q''', de sorte que finalement on a pour résultat :

$$Q = -\,Q' - Q'' + Q'''$$

formule qui prouve que Q peut être positif, négatif ou nul, suivant que Q''' est plus grand ou plus petit que $Q' + Q''$, ou qu'il lui est égal.

On appelle *combinaisons exothermiques* celles qui se

font avec dégagement de chaleur. Il y a alors perte d'énergie en passant des composants au composé. Par conséquent, pour revenir à l'état initial, c'est-à-dire décomposer le corps formé, il faudra lui restituer son énergie perdue, c'est-à-dire lui *fournir de la chaleur ; ce qui prouve que les corps les plus stables sont ceux qui dégagent le plus de chaleur dans leur formation.* Pour les gaz, nous augmentons en les chauffant leurs vitesses moléculaires. Il en résulte des chocs de plus en plus violents, devenant, à un moment donné, capables de séparer la molécule composée de ses éléments composants.

On appelle *combinaisons endothermiques* celles qui se produisent avec absorption de chaleur. Inversement de ce qui avait lieu dans le cas précédent, il y aura *perte d'énergie* dans *le passage du composé aux composants ;* car il y a dans ce cas une *certaine énergie latente*, puisque le composé en renferme plus que la somme des composants (ainsi le cyanogène, l'acétylène). Ces corps endothermiques constituent la série des *corps explosifs*, à cause des explosions auxquelles donne lieu, chez certains d'entre eux, la perte de l'énergie au moment de la décomposition ; les effets de cette perte seront en effet d'autant plus considérables que la décomposition sera plus instantanée. On conçoit que, l'énergie ne pouvant se créer, les corps endothermiques ne peuvent se former directement ; cette formation exige le concours d'une énergie étrangère, lumière, électricité, etc., capable d'effectuer le travail nécessaire.

Avant d'aborder les procédés de mensuration qui ont été employés, nous dirons que M. Thompsen a fait entrer la thermochimie dans une voie nouvelle en l'appliquant à la recherche de la formule de constitution des corps. Il se fonde sur ce fait que la chaleur dégagée dans une combinaison mesure le nombre des affinités perdues par les éléments.

Mesure des quantités de chaleur mises en jeu pendant les phénomènes. — Procédé de Lavoisier et Laplace. — Lavoisier et Laplace ont employé, dans les différentes expériences qu'ils ont effectuées pour l'étude des dégagements de chaleur, l'appareil qui leur a servi à déterminer la chaleur latente de fusion de la glace, et qu'on appelle généralement calorimètre de glace. Pour l'employer dans le cas des réactions chimiques, ils mélangeaient les corps, exactement pesés dans un vase placé dans la cavité centrale du calorimètre, et recueillaient l'eau qui s'écoulait et représentait le poids de glace fondue.

Calorimètre à eau de Rumford (fig. 162).—Rumford a

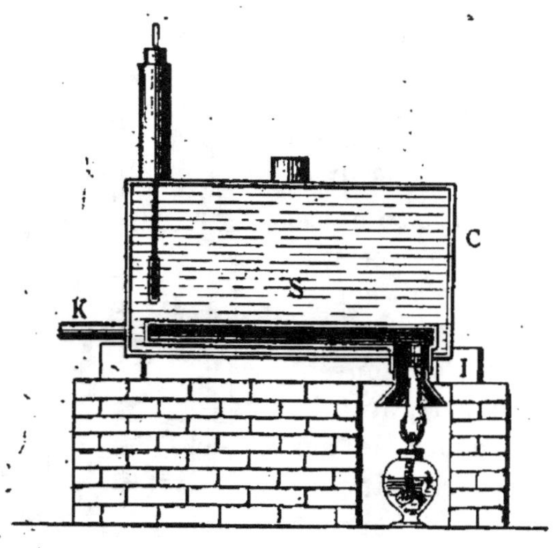

FIG. 162. — Calorimètre de Rumford.

cherché à déterminer les chaleurs de combustion de différents corps. Son appareil se composait d'une caisse métallique C contenant de l'eau et traversée par un serpentin représenté partiellement en S, dont chacune des extrémités se trouvait à une face de la caisse. L'extrémité inférieure I était évasée en forme d'entonnoir ; il y faisait brûler le corps à essayer ; les gaz de la combustion, entraînant avec eux la chaleur dégagée, traversaient le serpentin, échauffaient l'eau qu'il avait mise dans le calorimètre et s'échappaient par l'autre extrémité K où se trouvait un thermomètre indiquant leur température à la sortie. La quantité de chaleur que gagnait le calorimètre était égale à celle qui s'était dégagée pendant la combustion. Les causes d'erreur étaient nombreuses ; Rumford cherchait à les corriger en partie en refroidissant d'abord l'appareil à t^o au-dessous de la température ambiante, et arrêtant l'opération quand la température du calorimètre se trouvait supérieure de t^o à celle de l'enceinte.

Méthode de Dulong et Despretz (fig. 163). — L'appareil dont se servit d'abord Despretz, puis Dulong, se compose d'une enceinte E où s'opérait la combustion et qui était contenue dans un calorimètre à eau C ; deux parties s'y trouvent annexées : d'une part, un tube T destiné à amener le gaz comburant ; d'autre part, un serpentin S qui va déboucher dans un gazomètre où se trouvent ainsi amenés les gaz provenant de la combustion et l'excès du gaz comburant, après qu'ils ont abandonné

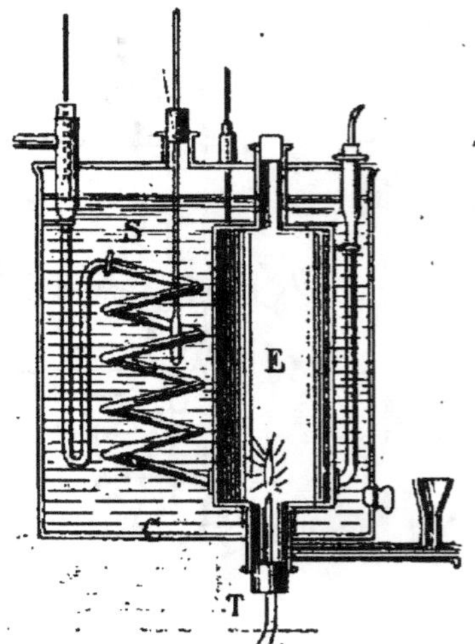

FIG. 163.—Appareil de Despretz.

leur chaleur à l'eau du calorimètre. La température de cette eau était rendue aussi uniforme que possible au moyen d'agitateurs et on l'appréciait à l'aide de thermomètres sensibles.

Nous ne croyons pas que des détails plus complets soient nécessaires pour des méthodes qui ont plutôt une valeur historique, les premières recherches rigoureuses étant dues à MM. Fabre et Silbermann.

Méthodes de MM. Fabre et Silbermann. — Appareil pour les combustions vives. — Appareil pour la mesure des quantités de chaleur dégagées pendant les combinaisons par voie humide. — Calorimètre à mercure ou thermomètre à calories. — MM. Fabre et Silbermann ont déterminé les chaleurs de combustion dans les conditions les plus différentes et ont construit à cet effet 2 calorimètres, l'un à eau et l'autre à mercure.

Calorimètre à eau (fig. 164). — Il se compose d'une chambre à combustion C en cuivre doré où le gaz comburant arrive par le tuyau AB. Les produits gazeux et l'excès de gaz comburant se rendent à travers un serpentin dans un gazomètre où on peut

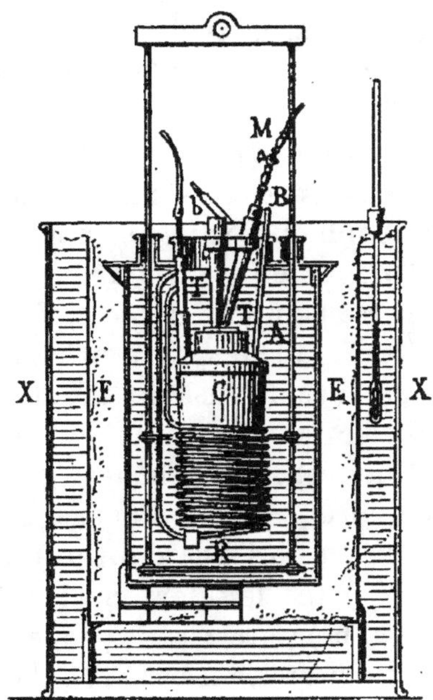

FIG. 164. — Calorimètre à eau.

les analyser; de plus, un renflement R du serpentin

permet de recueillir les liquides provenant de la condensation des gaz. Cette chambre de combustion se trouve dans une enceinte polie extérieurement EE contenant de l'eau, entourée elle-même de duvet de cygne et plongée dans une dernière enceinte remplie d'eau XX. Malgré toutes ces précautions pour diminuer les pertes de chaleur par rayonnement, on calculait le refroidissement produit par la formule de Newton. Le couvercle de la chambre à combustion présente deux tubulures, l'une pour livrer passage au tube qui amène le gaz combustible, l'autre T' contient un tube terminé par la glace G, permettant de voir ce qui se passe à l'intérieur. Pour faire l'expérience, les corps à brûler sont introduits rapidement après avoir été enflammés au dehors ; s'ils sont solides, on les introduit dans un récipient approprié ; s'ils sont liquides, on les met dans des lampes à mèche d'amiante ; s'ils sont gazeux, on les fait arriver par un tube que.l'on voit en TM.

Calorimètre à mercure ou thermomètre à calories (fig. 165). —L'appareil précédent sert, comme on le voit, dans les combustions vives ; pour les actions chimiques par voie humide, MM. Fabre et Silbermann ont donné un nouvel appareil, qui est en réalité un thermomètre composé d'une tige et d'un réservoir. Celui-ci R est formé d'une sphère en verre ou en métal dans laquelle s'enfoncent plusieurs moufles métalliques M destinés à recevoir les fioles où s'opèrent les combinaisons. La tige TU qui est *horizontale* est graduée et le tout contient du mercure qu'on fait affleurer au zéro de la graduation, par exemple, à l'aide d'un piston P qu'on enfonce plus ou moins dans le réservoir. Il est évident que les températures du mercure seront proportionnelles aux quantités de chaleur qu'il recevra, et qu'on les connaîtra en suivant les déplacements de la colonne mercurielle dans le tube thermométrique. L'appareil peut du reste être gradué une fois pour toutes, de façon que l'on sait le nombre de divisions correspondant à une

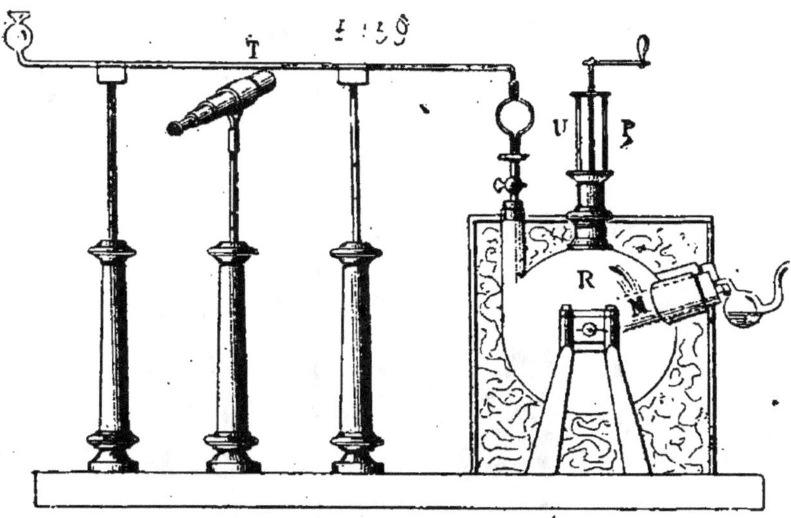

FIG. 165. — Appareil de Fabre et Silbermann.

calorie. Il n'y a donc qu'à placer dans le moufle M la fiole où doit se passer la réaction, en ayant soin de remplir avec du mercure l'espace compris entre les parois de cette fiole et celle du moufle. On introduit alors vivement les corps qui doivent réagir en ayant la précaution de munir l'appareil de tube abducteur s'il doit se dégager des gaz.

Méthodes et résultats de M. Berthelot (fig. 166). — M. Berthelot, dans les nombreuses déterminations qu'il a faites, a porté les appareils calorimétriques au plus haut degré de perfection. Son calorimètre C est en platine, et contenu dans une enceinte argentée A A. Le système du calorimètre et de l'enveloppe est lui-même renfermé dans une double enveloppe de fer-blanc E E contenant de l'eau. Le tout est accompagné de thermomètres sensibles au $\frac{1}{200^e}$ de degré, de couvercles et d'agitateurs T, et l'appareil est alors assez parfait pour rendre inutiles les corrections

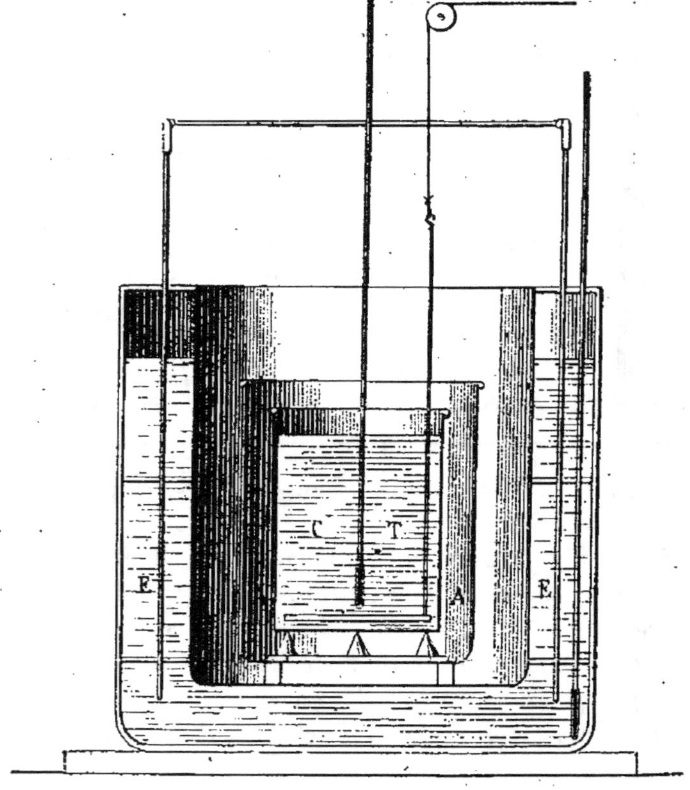

FIG. 166. — Calorimètre de M. Berthelot.

quand l'expérience ne dure pas plus de deux minutes. Pour obtenir cette rapidité d'opération, on place dans le calorimètre les fioles contenant les liquides qu'on veut faire réagir et dont la température est à peu près égale à celle de l'air ambiant; on les mélange rapidement et on lit la température qu'indique le thermomètre.

Nous avons supposé jusqu'ici que l'on pouvait mesurer directement la chaleur de combinaison, mais il est des cas où la chose est impossible ; M. Berthelot a appliqué à ces cas le deuxième principe de la thermochimie de la façon suivante : Soit le formène dont on ne peut déterminer directement la chaleur de formation x, mais on peut oxyder le formène pour le transformer, en vertu de la réaction

$$CH^4 + O^4 = CO^2 + 2\,H^2O$$

et mesurer la quantité de chaleur dégagée dans cette réaction, et qui est égale à 210,000 calories.

Si, au contraire, nous unissons directement le carbone à l'oxygène pour former CO^2 et l'hydrogène à l'oxygène pour avoir $2\,H^2O$, et la chaleur dégagée qu'on peut aussi mesurer directement sera 232,000 calories. Or, les quantités de chaleur devraient être égales puisqu'on part d'un même état initial C, O^4, H^4 pour arriver au même état final $f\,O^3 + 2\,H^2O$.

On aura donc : $232,000 = 210,000 + x$, c'est-à-dire que la chaleur de formation du formène est égale à la différence des valeurs obtenues dans les deux cas.

Allotropie. — Les quantités de chaleur dégagées pour la formation de corps organiques ayant même formule brute peuvent être fort différentes et l'on a là un moyen d'étudier les isoméries. Pour les corps minéraux, simples ou composés, on peut constater que la chaleur produit des effets analogues et qu'un même corps peut se présenter sous des états divers avec des propriétés physiques souvent fort différentes. C'est le phénomène de l'*allotropie*, et l'on dit alors que le corps peut se présenter sous divers *états allotropiques*. Ainsi le soufre sera tantôt

octaédrique, tantôt prismatique, tantôt mou, tantôt
amorphe et il possédera dans ces formes des propriétés physiques différentes ; de plus, il pourra passer
d'une forme à une autre lorsqu'on l'abandonne à lui-
même ; c'est ainsi que le soufre prismatique devient octaédrique au bout d'un certain temps.

On dit alors qu'il a perdu sa chaleur latente ; c'est qu'en
effet ces corps peuvent avoir leurs molécules physiques
arrangées dans des ordres variant avec la chaleur qui a
servi à les former ; il se forme alors entre les molécules
un état d'équilibre instable qui se rompra à un moment
donné pour revêtir la forme la plus stable, c'est-à-dire
celle qui correspond au plus grand dégagement de chaleur ; c'est pourquoi dans ces transformations on constate
des dégagements de chaleur et même de lumière comme
cela arrive pour l'acide arsénieux, qui lui aussi, peut se
présenter sous trois formes ; amorphe, octaédrique et
prismatique. La transformation peut se faire aussi dès
que la température varie ; ainsi l'iodure mercurique est
rouge au-dessous de 230°, jaune au-dessus, et luit sous
l'influence du simple frottement ; c'est ainsi que l'iodure
mercurique jaune frotté redevient rouge, le protoxyde
rouge d'étain reprend la couleur olive, etc., etc.

Tension de transformation. — Lorsqu'un corps se
modifie ainsi pour se transformer en un autre dont les
propriétés physiques sont différentes, il peut se faire qu'à
la température de l'expérience ce corps ou son état allotropique prenne la forme gazeuse : c'est ce qui arrive
pour la transformation du phosphore blanc en phosphore
rouge. Le phosphore blanc liquide se transforme intégralement à 285°, mais la transformation de sa vapeur
est limitée et s'arrête dès que cette vapeur exerce une
pression P sur le phosphore transformé.

Cette pression est inférieure à la tension maximum de la vapeur de phosphore blanc à cette température et on la nomme *tension de transformation*. On trouve donc ici quelque chose d'analogue à ce qui se passe dans la vaporisation d'un liquide dans un espace défini ; la vaporisation s'arrêtant dès que les vapeurs exercent sur le liquide restant une pression égale à la tension maximum pour cette température. La dissociation que nous allons étudier brièvement est tout à fait identique à la vaporisation.

Dissociation. — La dissociation a été découverte par Sainte-Claire Deville, c'est la décomposition partielle d'un corps en ses éléments, décomposition limitée par la pression qu'exercent sur le corps les produits qu'il a formés. Ainsi mettons du carbonate de chaux dans un espace fermé et communiquant avec un manomètre, puis portons-le à 1,040°, il sera décomposé en chaux vive et acide carbonique, mais la décomposition s'arrêtera lorsque la tension de l'acide carbonique produit, indiquée par le manomètre, sera de 520 ^{mm}. C'est la *tension de dissociation* du carbonate de chaux pour la température de 1,040°. Si, comme l'a fait M. Debray, on opère à 860° la décomposition s'arrêtera pour une pression de 85^{mm} ; la tension de dissociation est donc 85^{mm} à 860°, elle diminue donc et augmente avec la température ; si celle-ci devenait assez élevée, on pourrait dissocier le carbonate de chaux dans une atmosphère d'acide carbonique.

Il est bon de remarquer que dans certains cas la dissociation ne varie pas complètement dans le sens de la température. Ainsi, d'après les recherches de MM. Troost et Hautefeuille, le sesquichlorure de silicium commence à se dissocier à 350° et sa tension de dissociation *augmente jusqu'à 700° pour diminuer ensuite et devenir nulle vers 1,200°.*

On a beaucoup étendu les applications de la dissociation dans les décompositions chimiques. Ainsi l'on admet l'existence du phénomène dans l'*efflorescence des sels. Ceux-ci se déshydratent* et par conséquent *se dissocient tant que la tension de la vapeur d'eau de l'air n'est pas supérieure à celle de l'eau de cristallisation du sel.*

Enfin un corps peut se dissocier lorsqu'on le traite par une quantité d'eau suffisante, comme cela arrive pour les sels formés d'une base forte et d'un acide faible ; c'est ainsi que le borate de soude dissous se dissocie en soude et acide borique et cela d'autant plus que la solution est plus étendue.

Module des métalloïdes. — On appelle *équivalent calorifique* d'un composé la quantité de chaleur dégagée dans la combinaison d'un équivalent de chacun des composants. Ainsi l'équivalent calorifique de l'eau est 34,462, parce que ce nombre représente les calories dégagées par la combinaison de 1 kilogramme d'hydrogène avec 8 kilogrammes d'oxygène.

Fabre et Silbermann ont vu de plus, que les métaux ont des équivalents calorifiques variant d'une quantité constante, dans leurs combinaisons avec les divers métalloïdes. Ainsi en désigeant par C_k, C_{na}, C_{fe} les chaleurs de combustion du potassium, du sodium et du fer, nous aurons pour équivalents calorifiques de leurs chlorures

$$C_k + M_{cl}, \ C_{na} + M_{cl}, \ C_{fe} + M_{cl}$$

M_{cl} étant une constante propre au chlore et appelé *module* de ce métalloïde. Pour les sulfures en aurait de même

$$C_k + M_s, \ C_{na} + M_s, \ C_{ca} + M_s$$

M_s étant une autre constante appelée *module du soufre*. Il en est de même pour les différents métalloïdes, qui dans leur combinaison avec les métaux ont un module caractéristique.

CHAPITRE XXXIX

Applications de l'étude de la chaleur à l'hygiène et à la physiologie. — Température du corps : ses causes, sa détermination. — Des climats. — Du chauffage : cheminées,
fourneaux, poêles. — Chauffage à l'eau chaude. — Chauffage à la vapeur, calorifères à vapeurs, à air chaud.—Principaux combustibles. — Bains de vapeur.

**Applications de l'étude de la chaleur à l'hygiène et
à la physiologie. — Température du corps.** —Tous les
corps dans lesquels se manifestent à un degré quelconque
des phénomènes vitaux ont une température différente de
celle du milieu où ils se trouvent, différence d'ailleurs qui
peut être assez forte ou presque nulle. Ainsi, les plantes
dégagent de la chaleur aux différentes époques de leur
développement, pendant la germination, la floraison, la
végétation et leur température est constamment supérieure à celle de l'air ambiant. On peut de même constater dans une ruche un excès de température dû à la
chaleur qu'y dégagent les abeilles. Nous n'avons à nous
occuper ici que de la *chaleur animale* et surtout de celle
de l'homme.

On peut distinguer deux valeurs pour exprimer l'état
calorifique d'un animal : sa *température* telle que l'indique un thermomètre introduit, par exemple, dans le
rectum, et sa *température propre*, qui est l'excès de la
première sur celle du milieu ambiant.

Les animaux peuvent être à *sang chaud* ou à *sang froid*, à *température constante* ou à *température variable*. Les animaux à sang chaud ou à température constante sont les mammifères et surtout les oiseaux. Leur température est toujours supérieure d'un certain nombre de degrés à celle du milieu où ils vivent, et reste sensiblement constante malgré les variations de cette dernière. Ainsi la température de l'homme est la même, qu'il se trouve dans les régions tropicales où aux environs du pôle nord : elle a été trouvée pour l'homme en bonne santé de 36°,5 à 37°,5. Les oiseaux ont une température plus élevée et variant entre 40 et 42°.

Les animaux à *sang froid* ou *température variable* sont ceux dont la température diffère peu de celle du milieu où ils vivent, mais *lui est cependant toujours supérieure ;* tels sont les poissons, les serpents, etc., et les invertébrés. Ils ne peuvent dégager que peu de chaleur et sont soumis aux mêmes variations que l'élément qui les contient.

Entre ces deux manières d'être on en a établi un troisième où rentrent plusieurs mammifères qu'on appelle *hibernants*, parce qu'ils passent généralement l'hiver dans une sorte de léthargie, comme les marmottes. Ces animaux, en effet, ne peuvent maintenir leur température au delà de 15° au-dessus de l'air ambiant ; celle-ci se trouve donc très basse l'hiver et amène leur engourdissement.

Détermination de la température du corps. — La température du corps s'obtient avec des thermomètres très sensibles et d'un petit volume. On les place en certains endroits déterminés et toujours les mêmes, si l'on veut avoir des résultats comparables, car le degré varie dans certaines parties du corps : on peut les introduire soit dans la *bouche*, soit dans le *rectum*, mais on les place généralement dans l'*aisselle*, comme le conseille M. Gavarret. Là, en effet, il est facile d'appliquer parfaitement le réservoir sur la peau, d'opérer la lecture du degré marqué par l'instrument, mis à l'abri des influences extérieures.

On peut remplacer le thermomètre à mercure par un élément thermo-élecritque, des *aiguilles thermo-électriques* comme l'a fait Becquerel. Ces aiguilles sont des fils de fer et de cuivre soudés de manière à former un circuit fermé dans lequel est interposé un galvanomètre. Pour opérer avec un tel instrument et prendre, par exemple, la température d'un muscle, on enfoncera une des aiguilles dans celui-ci et l'on plongera l'autre avec un thermomètre très sensible dans de l'eau qu'on chauffera *jusqu'à ce que l'aiguille du galvanomètre reste au zéro*, ce qui indique que les deux soudures sont à la même température : le degré indiqué par le thermomètre qui est dans l'eau sera donc alors exactement celui de l'autre aiguille qui est dans le muscle.

La précision des instruments de mesure a permis en outre de comparer les températures des différentes parties du corps. Les muscles ont un degré supérieur à celui du tissu sous-cutané ($1°,57$ pour le biceps); les veines jugulaires un degré inférieur à la carotide ; les veines sus-hépatiques un degré supérieur à celui de l'aorte dans les mêmes limites. Le point du corps le plus chaud est la réunion des veines sus-hépatiques et de la veine cave. Le sang se refroidit toujours en passant dans l'appareil pulmonaire, et la différence de température entre le cœur droit et le cœur gauche peut aller jusqu'à $2°$ en faveur du premier; il se réchauffe au contraire dans l'appareil digestif et les reins.

Quantités de chaleur dégagées par les animaux. — Les premières déterminations de la quantité de chaleur dégagée par les animaux datent de Lavoisier qui, après avoir montré que la *respiration est une véritable combustion*, y voyait la cause unique de cette production de chaleur. Le phénomène de la respiration, disait-il, transforme le carbone et l'hydrogène en acide carbonique et eau, comme le fait une bougie allumée. Il chercha à comparer la chaleur que dégageraient réellement le carbone et l'hydrogène à celle que produit un animal et trouva que la première est les 96 centièmes de la seconde.

Pour Lavoisier cette oxydation et par conséquent le dégagement de chaleur se faisait dans les poumons; les recherches de Lagrange, Spallenzani, etc., ont prouvé qu'en réalité la combustion se fait dans les capillaires et qu'il ne se passe dans le poumon qu'un échange gazeux. En effet, des animaux plongés dans une atmosphère d'hydrogène ou d'azote y exhalent de l'acide carbonique; de plus en faisant l'analyse des gaz du sang, on trouve que celui de la veine fémorale contient plus d'acide carbonique et moins d'oxygène que celui de l'artère fémorale. Dans son trajet entre ces deux canaux, il est donc évident qu'une combustion s'est faite dans le sang.

La chaleur animale a été étudiée depuis et avec plus de précision, soit par la *méthode directe* soit par la *méthode indirecte*. La première consiste à déterminer d'une part la chaleur perdue par l'animal, d'autre part celle que produirait l'oxygène qu'il a respiré pour brûler du carbone et de l'hydrogène.

Dulong et Despretz enfermaient l'animal dans un calorimètre formé d'une caisse métallique C contenue dans une autre C' plus grande et pleine d'eau : on connaissait la température initiale du calorimètre et sa valeur en eau. Un tube A B amenait l'air pris dans un gazomètre, un autre D E faisant suite au serpentin S, entraînait au moyen d'un aspirateur à eau les produits de la combustion qui abandonnaient ainsi leur chaleur au calorimètre (fig. 167). L'analyse de ces gaz indiquait la quantité d'oxygène absorbée, d'acide carbonique dégagée, et cette dernière fut toujours

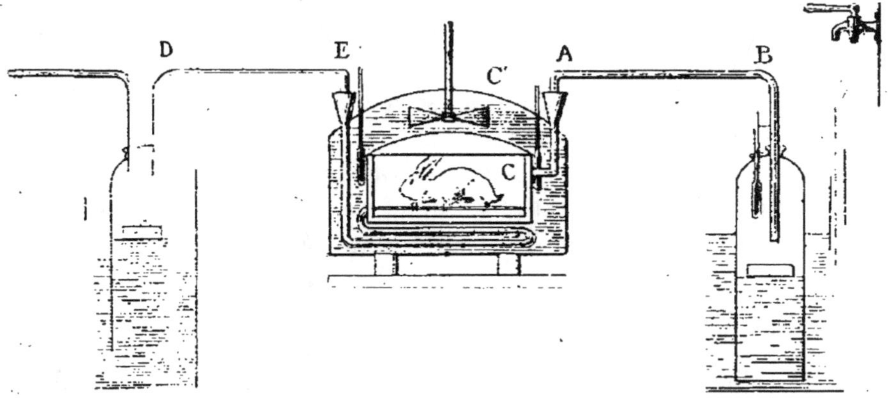

FIG. 167. — Appareil Dulong et Despretz.

trouvée plus faible; or comme l'aide carbonique contient son volume d'oxygène on en concluait que la différence avait servi à former de l'eau; on calcula les chaleurs correspondantes et en les comparant à celle que le calorimètre avait gagnée réellement on trouva qu'elles y entraient pour une part d'environ 92 à 90 calories pour 100. Il y aurait donc presque égalité, mais on ne saurait admettre une telle simplicité dans les réactions, les combustions qui se passent au fond des capillaires n'étant pas une oxydation directe de l'hydrogène et du carbone, mais des produits intermédiaires; car outre l'acide carbonique et l'eau, il se forme des corps d'oxydation incomplète tels que la créatine et surtout l'urée; de plus, nous avons vu dans le thermochimie que les corps en se combinant perdaient une partie de leur énergie, par conséquent on ne saurait appliquer aux composés organiques qui s'oxydent dans l'organisme les chaleurs de combustion des corps simples qui les forment.

Employant le même principe, mais cherchant à rendre les opérations aussi précises que possible, Regnault et Reiset déterminaient avec la plus grande rigueur l'oxygène absorbé et l'acide carbonique produit. Ils arrivèrent en faisant en outre l'analyse des gaz expirés aux conclusions suivantes : tous les animaux absorbent une quantité d'oxygène susceptible de varier avec les changements d'individus et d'état physiologique ; ils exhalent de même de l'acide carbonique et une quantité très faible d'azote. Enfin la combustion est généralement d'autant plus forte, que le poids de l'animal est plus faible.

M. Andral et Gavarret ont déterminé la quantité d'acide carbonique que l'homme expirait et par suite le poids de carbone qu'il était susceptible de brûler par heure. Leur appareil se composait de trois ballons d'une contenance d'environ 150 litres dans lesquels on avait fait le vide. A ces ballons était adapté un tube de caoutchouc muni d'un robinet et portant un masque de cuir à son extrémité. Un homme s'appliquait le masque sur la bouche et respirait pendant quelques minutes ; l'air lui arrivait par un tube latéral muni d'une soupape destinée à empêcher les gaz expirés de s'échapper de ce côté ; ceux-ci se rendaient dans les ballons, une fois le robinet ouvert, et là on déterminait leur température, leur pression, puis en absorbait l'eau par l'acide sulfurique et l'acide carbonique par de la potasse dont on connaissait le poids : l'augmentation du poids de la potasse indique l'acide carbonique qu'elle a absorbé, est par conéquent le poids de corbone qui a été brûlé. D'après les résultats obtenus un enfant du sexe masculin brûlerait à 12 ans 8^{gr}, 30 de carbone par heure ; un homme de 36 ans en brûlerait 14,1, mais à 60 ans, il n'en brûlerait que 13,6 et la respiration

continue à diminuer d'intensité à mesure que l'âge augmente. Chez la femme la respiration a été trouvée moins
active que chez l'homme.

La méthode indirecte paraît conduire à des résultats
plus rigoureux encore; elle est due à Boussingault et repose sur le principe suivant : un animal complètement
développé et soumis à la ration d'entretien, c'est-à-dire à
une ration qui n'augmente ni ne diminue son poids,
expulse par la surface respiratoire et par la masse excré-
mentielle des éléments dont le poids total représente
exactement la somme des matières alimentaires et de
l'oxygène absorbé. Les expériences de Boussingault por-
tèrent sur une tourterelle, un cheval et une vache. Il détermina rigoureusement le poids des matières ingérées
par ces animaux et des éléments qu'ils contiennent :
eau, sels, carbone, azote, hydrogène; il fit de même pour
les excréments et les excès des premières quantités sur
les secondes représentaient la portion exhalée par la
peau.

Les sels furent trouvés en égal poids dans les aliments
et les excréments. Il fut possible ensuite, connaissant les
poids de carbone et d'hydrogène disparus; et celui d'oxygène pris aux matières ingérées de calculer le poids d'oxygène extérieur qui avait servi à former l'acide carbonique
et la vapeur d'eau exhalés. M. Barral a répété cette expérience sur l'homme et arrive à des résultats analogues.
M. Gavarret a trouvé qu'un homme de 29 ans, du poids
de 47 kilogrammes brûlait en 24 heures et à la température de 10° :

Carbone..... 289ᵍʳ,005

Hydrogène.. 18 ,559

Cet homme perd, sous forme de vapeur d'eau à 37°,
12,29ᵍʳ,649; la quantité de chaleur produite par kilo-

gramme et par heure pour cet homme est de 2°,609 ; la quantité perdue par évaporation 0°,615 ; il lui reste donc 1°,994 pour maintenir sa température au degré voulu (Gariel).

Enfin il convient d'ajouter que la quantité du carbone et de l'hydrogène brûlés augmente quand la température ambiante baisse.

La connaissance des principes de thermodynamique a permis de compléter l'étude de la chaleur animale en faisant entrer en ligne de compte le travail effectué ; on voit alors la respiration devenir plus active et la température s'élever, mais le second effet est loin d'être égal au premier. Voici l'expérience que faisait Hirn : une roue à palettes se mouvait dans une guérite de sapin fermée ; un homme enfermé dans cette guérite pouvait y *rester inactif*, ou *effectuer un travail* en montant sur les palettes qui tournaient en sens inverse, ou enfin dégager un *travail positif* en descendant d'une palette à l'autre pendant que celles-ci montent. Il puisait l'air qu'il devait respirer dans un récipient jaugé, tandis que les gaz expirés étaient recueillis dans un gazomètre où on pouvait les mesurer et les analyser. La guérite, qui n'est autre chose qu'un véritable calorimètre, parvenait bientôt à une certaine température t^o. Pour mesurer la chaleur dégagée par le patient, on le remplace par un bec de gaz qu'on règle de manière à produire la même température t^o et on connaît par un compteur la quantité de gaz brûlée.

L'expérience prouva que la consommation d'oxygène était de 30 grammes par heure, dégageant 150 calories, pendant le repos, mais de 150 grammes pendant le travail ; la production de chaleur aurait dû être alors de 750 calories et cependant on n'en trouva que 250 ; il y avait donc 500 calories qui avaient été transformées en travail. L'expérience où l'on dégage un *travail positif* est encore plus concluante ; la quantité d'oxygène absorbée est moindre et la chaleur dégagée plus considérable.

Causes de la chaleur et de la force animales. — En résumant ce qui précède, comparant les résultats des diverses expériences, la température des différents animaux ; on arrive à cette conclusion que la température du corps varie dans le même sens que l'activité de la respiration, et que celle-ci varie en raison directe du travail effectué. Tout travail du corps doit donc élever sa température, mais on ne saurait jamais retrouver la quantité de chaleur équivalente à l'oxygène absorbé. Pourquoi ? C'est que cette chaleur se divise en deux parties : l'une est *sensible*, c'est celle qui produit la calorification ; l'autre est *insensible*, c'est celle qui a disparu *en se transformant en travail mécanique* lorsque les muscles travaillent. Ceux-ci en effet en se contractant subissent une variation dans leur température. Pour mettre en évidence les variations de température des muscles avec le sens du travail exécuté, M. Béclard applique le réservoir d'un thermomètre sensible sur les muscles du bras : quand ceux-ci soulèvent un poids, la chaleur dégagée par leur contraction est diminuée ; quand ils *abaissent* ce poids, elle est augmentée.

Au point de vue thermique le corps est donc une véritable machine ; son coefficient économique serait d'environ $\frac{1}{5}$ d'après Hirn, qui a évalué à 78 unités de chaleur le travail utile effectué en une heure d'ascension, et à 447 calories la quantité de chaleur dégagée ; et le cœur, d'après Helmholtz, serait doué d'une puissance motrice 8 fois plus forte que les locomotives les mieux construites. Ajoutons enfin que ce muscle, pour se mouvoir emprunte de la chaleur au système interne, mais que le sang lui restitue par son frottement contre les parois des vaisseaux.

Calorification pathologique. — La température normale du corps est de 36°,5 à 37°,5, mais elle est susceptible de varier sous l'influence d'un état pathologique, et la température est alors souvent caractéristique de la maladie. La chaleur peut alors agir comme agent toxique sur l'organisme et produire sur des muscles une action destructive. Cette chaleur est attribuée à des causes différentes : pour les uns, il y a augmentation dans la calorification ; pour les autres, modification dans la distribution de la chaleur. On considère en général, la calorification pathologique comme due aux mêmes causes que la calorification normale ; et, d'après les expériences de Leyden et Liebermeister, il y aurait dans la fièvre une perte de chaleur plus grande qu'en temps normal.

Des moyens physiques ont été proposés pour combattre ces élévations de température : ce sont les compresses d'eau froide, renouvelées toutes les dix minutes ; les bains froids, qui consistent à plonger le malade dans de l'eau à 22° qu'on refroidit ensuite à 10°. Brand arrose de plus la tête du malade avec de l'eau à 6 ou 8°. Les lavements froids produisent le même effet.

Terminons cette question en rappelant qu'on peut aussi constater des effets d'*algidité centrale*, c'est-à-dire des cas où la température diminue au lieu de s'élever.

Des climats : leurs causes. — L'atmosphère se trouve aux différents points de la surface terrestre dans des conditions diverses de température, d'état hygrométrique, etc., etc.; chaque état particulier à une zone assez étendue reçoit le nom de climat, mais peut recevoir du vent les plus grandes perturbations. La chaleur est développée à la surface de la terre sous différentes causes : les *chutes d'eau*, telle est la chute du Rhin capable de fondre par an 12,000 kilogrammes de glace ; les *marées*, où l'eau forme une sorte de frein en deux points de la terre, ralentissent un peu sa vitesse, d'où dégagement de chaleur ; la *chaleur solaire* qui est la plus importante. La quantité de calories que cet astre nous envoie a été déterminée par Pouillet au moyen du pyrhéliomètre et depuis par M. Violle au moyen d'actinomètres. On en a déduit la température du soleil qu'on suppose être d'environ 2,000°.

On a attribué à cette source de chaleur des causes bien différentes ; nous rappellerons les principales hypothèses émises ; on a d'abord considéré le soleil comme un corps chauffé à une très haute température, ou bien encore un foyer de combustion, ce qui est inadmissible. Pour Mayer, l'origine de cette chaleur serait la chute sur le soleil de matière cosmique et d'un grand nombre d'aérolithes ; la perte de force vive de ces corps dont la vitesse est considérable produirait la chaleur solaire ; mais dans ce cas la masse du soleil serait augmentée et sa vitesse diminuée, ce qui n'est pas. On a modifié l'explication précédente en admettant, la chute à un moment donné d'une immense planète sur le soleil ; mais alors la température serait bien plus considérable qu'elle ne l'est en réalité. M. Faye a donné une autre théorie basée sur la dissociation ; d'après lui, les corps se dissocieraient au centre du soleil où la température est plus considérable, et leurs éléments parvenus à la surface extérieure dont la température est plus faible, se recombineraient et dégageraient de la chaleur ; puis le corps reformé retomberait dans l'intérieur de la masse où il serait de nouveau dissocié, et ainsi de suite. Les taches qu'on aperçoit dans la photosphère seraient les trous par lesquelles retombent les corps reformés.

Deux causes font varier l'échauffement produit par le soleil à la surface de la terre : l'incidence de ses rayons, et la durée de son action. Plus les rayons sont obliques, comme c'est le cas le matin, et moins l'échauffement est fort ; c'est pouquoi la température du jour se trouve à sa valeur maximum de midi à deux heures, les rayons étant alors plus rapprochés de la verticale et traversant une couche d'air moins épaisse. La *température moyenne du jour* est la moyenne des différentes déterminations faites dans une journée : le mieux est de faire ces déterminations à 4 heures et 10 heures du soir et du matin. On obtient d'une manière analogue les températures moyennes du mois, de l'année. Outre ces moyennes, il est bon aussi de déterminer les *températures extrêmes* aux différents endroits; ainsi à Paris la plus haute température observée a été 38°, la plus basse, 23°.

On peut dire qu'en général la température d'un lieu dépend de sa latitude et de son altitude, et varie en sens inverse de ces deux valeurs. On appelle *lignes isothermes*, celles qui passent par les points où la température moyenne est la même. Il est bien évident que ces lignes ne tiennent aucun compte des températures extrêmes. On appelle *lignes isothères* celles qui passent par les points ayant même *moyenne estivale* et *lignes isochimènes* par ceux qui ont même moyenne hivernale.

Ce qui est surtout à considérer dans un climat, et ce qui le caractérise, ce sont les variations qu'on y observe dans la température, les vents, l'humidité. Aussi distingue-t-on généralement trois sortes de climats :

1° Les *climats constants*, dans lesquels les températures moyennes de l'été et de l'hiver ne subissent pas d'écart supérieur à 7° ;

2º Les *climats variables*, comme celui de Paris, où la différence peut atteindre 16º;

3º Les *climats excessifs*, qu'on observe dans le nord de la Russie où la différence peut s'élever à 25º.

A l'intérieur de la terre, la température va en s'élevant d'environ 1º tous les 30 mètres. On peut le constater facilement sur les eaux qui viennent de diverses profondeurs, ainsi l'eau du puits de Grenelle a 27º,6, l'eau de Vichy marque 41º,8 et l'eau de Carlsbad, 73º.

Du chauffage : Cheminées, braseros. — Le chauffage a pour but de maintenir dans les lieux habités une température convenable ; celle-ci doit être d'environ 15º dans les hôpitaux quand la ventilation est peu active, et peut s'élever à 18 ou 20º quand le renouvellement de l'air se fait suffisamment. Le chauffage peut être soit *direct* soit *indirect ;* dans le premier mode rentrent les braseros, cheminées et poêles ; dans le second, les calorifères. Un brasero est une sorte de fourneau dans lequel on allume du charbon ; lorsque celui-ci est bien allumé, on porte le brasero dans la chambre que l'on veut chauffer. C'est un moyen contraire aux lois de l'hygiène, car les gaz de la combustion, l'acide carbonique et surtout l'oxyde de carbone, restent dans l'appartement où n'a lieu aucune ventilation.

Les cheminées, dont la construction date du moyen âge, sont des cavités de forme et de dimensions diverses, creusées dans l'épaisseur des murs où elles se continuent par le coffre et un tuyau débouchant dans l'atmosphère à une hauteur suffisante. La partie qui se trouve dans la chambre constitue le *foyer* et a été munie d'un *rideau* qu'on peut à volonté élever ou abaisser. Le combustible, bois, coke ou charbon est brûlé par l'oxygène de l'air et les gaz de la combustion sont entraînés dans le tuyau, pourvu que le *tirage* soit suffisant ; ce tirage provient de ce que les gaz chauds deviennent plus légers en se dilatant et tendent alors à s'élever ; mais il faut pour cela qu'ils puissent être remplacés par l'air de la chambre ; on a bien en effet deux colonnes gazeuses, l'une froide extérieure, l'autre chaude intérieure à la cheminée, et la poussée de bas en haut de la première sur la seconde, c'est-à-dire le tirage, variera en raison directe de la différence de poids des deux colonnes, c'est-à-dire de la hauteur du tuyau. Le rideau mobile a pour effet de fermer plus ou moins, selon qu'on le désire, l'ouverture de la cheminée, de façon à ne laisser qu'un petit espace par lequel l'air est attiré avec force. Malheureusement, toute cette masse d'air qui s'échappe par le tuyau enlève la plus grande partie de la chaleur du foyer ; elle s'échappe en effet avec une vitesse de $1^m,50$ par seconde et une température de 100° ! De sorte que l'enceinte où se trouve la cheminée n'est chauffée que *par rayonnement*, provenant soit du foyer, soit de plaques polies chauffées par le foyer, et la chaleur ainsi utilisée ne saurait dépasser 15 p. 100. Aussi, si les cheminées sont très recommandables par la ventilation qu'elles produisent, à cause de la grande masse d'air qui les traverse, elles laissent à désirer du côté de la chaleur qu'elles utilisent. On peut, il est vrai, augmenter le rendement en entourant la cheminée d'un tuyau dont une ouverture est au dehors et l'autre dans la pièce ; ce tuyau s'échauffe et produit à l'extérieur un appel d'air qui, s'échauffant à son contact, atteint déjà une certaine température en arrivant dans la chambre ; ce n'est donc plus ainsi de l'air froid, mais de l'air échauffé qui remplace celui qu'entraîne le tuyau de la cheminée.

Lorsque, pour une raison quelconque, le tirage de la cheminée ne se fait plus, celle-ci se met à *fumer* ; outre les causes intérieures du défaut de ventilation qui empêche le tirage, il faut encore admettre des causes extérieures et entre autres, l'influence du vent, qui par sa vitesse, supérieure à celle de la fumée, empêche celle-ci de sortir. On remédie à cet inconvénient en terminant le tuyau, par exemple, par un capuchon mobile muni d'une girouette qui protège son ouverture contre le vent, quelle que soit la direction de celui-ci.

Fourneaux. — Les fourneaux sont surtout destinés à chauffer les corps qu'on soumet à leur flamme. Le com-

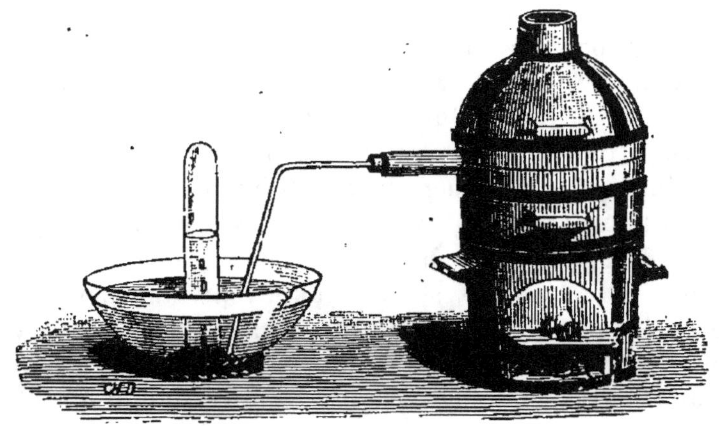

FIG. 168. — Fourneau à réverbère.

bustible employé est généralement le charbon, il se dégage donc des gaz plus ou moins toxiques suivant leur richesse en oxyde de carbone. En conséquence, la ventilation doit être produite avec soin, et le fourneau surmonté d'une hotte. Le tirage se fait avec l'activité voulue, au moyen de portes d'appel. On peut obtenir avec les fourneaux des températures bien différentes suivant leur disposition et la quantité de charbon qu'ils peuvent recevoir. Les fourneaux de coupelle, qu'on emploie dans les laboratoires, peuvent atteindre un degré énorme. Les fourneaux à réverbère permettent aussi de produire des températures supérieures au rouge blanc (fig. 168).

Poêles. — Les poêles sont formés d'un foyer environné de parois et surmonté d'un tuyau par où s'échappent les gaz de la combustion. Ils chauffent *par rayonnement, par la chaleur qu'ils transmettent à travers leurs parois*, et celle de l'air qui se déverse dans la chambre après s'être échauffé autour du foyer. Enfin, on peut utiliser presque toute la chaleur produite en forçant les gaz à suivre un assez long parcours pendant lequel ils se refroidissent complètement, tandis que l'air ambiant s'échauffe au contact des tuyaux. On peut obtenir un rendement de 85 à 90 p. 100 ; mais aussi la quantité d'air attirée est très faible, par conséquent la ventilation défectueuse. De plus, la température est plus forte dans les parties supérieures de la pièce que dans le bas, et la différence peut atteindre 8°. L'air est sec et tend à reprendre son état hygrométrique au détriment des liquides de notre organisme, et de plus il a quelquefois une odeur particulière due aux particules solides que l'air contient et qui ont été carbonisées au contact du tuyau. C'est pour entretenir toujours un état hygrométrique convenable, qu'on place sur les poêles des vases contenant de l'eau. Enfin, on ne saurait trop s'élever contre l'emploi des poêles en fonte, celle-ci, à une certaine température, devenant perméable à l'oxyde de carbone qui vient empoisonner l'atmosphère.

L'air qui doit servir à la combustion devrait toujours être pris au dehors, ce qui est possible au moyen de ventouses et produirait en même temps une certaine ventilation. Disons enfin quelques mots d'un système mixte et tenant du poêle et de la cheminée ; c'est la *cheminée à la prussienne*. L'appareil se compose d'une caisse en tôle ou en fonte, contenue dans un massif en briques et représentant une cheminée ; il est surmonté d'un tuyau par lequel se dégagent les gaz, et ce tuyau peut déboucher dans une cheminée ou traverser verticalement la chambre, en abandonnant une certaine quantité de chaleur pendant son parcours.

Les poêles mobiles sont destinés à être transportés facilement d'une pièce à une autre ; ils sont munis d'un tuyau qu'on introduit dans une cheminée et par lequel s'échappe la fumée.

Chauffage à l'eau chaude. — Chauffage à la vapeur. — Calorifères à vapeur, à air chaud. — On appelle *calorifères* des appareils de chauffage dans lesquels la chaleur n'est pas produite par le foyer dans l'endroit même où elle est utilisée, mais amenée d'une certaine distance par des intermédiaires différents.

Le *calorifère à air chaud* ou calorifère de cave, consiste en une vaste chambre à air où se trouve un foyer de houille. Les produits de la combustion sont entraînés dans un tuyau qui, replié un certain nombre de fois sur lui-même échauffe considérablement l'air de cette chambre ; celle-ci est en communication, d'une part avec l'extérieur par des bouches d'appel, d'autre part avec les différents appartements par des tuyaux qui vont y distribuer l'air chaud. Le tirage se fait comme pour les cheminées. L'inconvénient de ce mode de chauffage est de donner un *air sec et brûlé*, c'est-à-dire ayant une odeur particulière due aux particules solides qui se sont carbonisées au contact des parties rougies du calorifère. Cet air occasionne toujours des maux de tête, car il est plus ou moins vicié par des traces de fumée et d'oxyde de carbone ; sans cela le procédé se recommanderait par son économie.

Le *calorifère à vapeur* se compose d'une chaudière ou générateur, de tuyaux pourvus d'enveloppes peu conductrices pour ne pas perdre de chaleur pendant leur trajet, et d'appareils divers disposés dans les chambres, où vient se condenser la vapeur amenée par les tuyaux. Par cette condensation, la vapeur abandonne sa chaleur latente, c'est-à-dire celle qui a servi à la former et qui se trouve ainsi transportée du foyer qui l'a produite à la chambre où elle est utilisée. Un système convenable de tuyaux ramène au générateur l'eau produite et refroidie. Ce mode de chauffage est facile à établir et peut porter où l'on veut une chaleur modérée sans vicier l'air des pièces chauffées : les réservoirs où la vapeur vient se condenser représentent en effet des poêles rayonnant leur chaleur dans tous les sens.

Le *chauffage à l'eau chaude* a été imaginé par Bonnemain ; il repose sur ce fait que, si l'on chauffe par le bas une colonne d'eau, les parties échauffées devenues moins denses, tendront à s'élever et transporter la chaleur en haut de la colonne, tandis que les parties froides plus denses viendront s'échauffer à leur tour. Le calorifère de Bonnemain se composait d'un foyer sur lequel était installée une chaudière. De celle-ci s'élevait un tuyau vertical qui, arrivé au plus haut point du circuit se coudait et, après avoir traversé les différents étages, ramenait à la chaudière l'eau refroidie ; l'eau était, au sommet de l'appareil, en contact avec l'atmosphère ; c'est-à-dire qu'on avait là un *calorifère à eau chaude et à air libre*. Ce calorifère fonctionne d'autant mieux que les colonnes ascendante et descendante ont des différences de température, et par conséquent de poids, plus considérables.

La disposition n'est pas toujours la même, et l'on supprime quelquefois la communication avec l'atmosphère, comme dans l'appareil de Perkins. Le système des tuyaux est alors hermétiquement clos, et on a ménagé à la partie supérieure, un espace clos contenant de l'air pour éviter les ruptures, infaillibles sans cela sous l'action de la dilatation de l'eau. La pression qui s'exerce sur cet air peut aller jusqu'à 200 atmosphères. L'économie est plus grande avec ces calorifères fermés, qu'on appelle encore *à haute pression*, pour les distinguer des premiers qui fonctionnent *à basse pression*. Dans les deux cas, il y a dans les différentes pièces, sur le parcours de la colonne d'eau, des réservoirs qui transmettent leur chaleur dans les pièces par rayonnement.

Le *chauffage mixte* à l'eau chaude et à la vapeur consiste à échauffer l'eau, non plus directement par le foyer, mais à l'aide de serpentins dans lesquels circule la vapeur; celle-ci se condense, abandonne sa chaleur latente, et l'eau résultant de la condensation est ramenée à la chaudière génératrice. Ce système, dû à Philippe Grouvelle, a été appliqué à Mazas et à l'hôpital Lariboisière. Dans le premier de ces établissements, l'eau chaude résultant du passage de la vapeur, est conduite dans les différents points qu'elle doit échauffer; dans le second, on ne trouve pas, à proprement parler, les appareils à circulation d'eau chaude; mais avant de se rendre dans les réservoirs d'eau qui remplacent les poêles, les tuyaux où circule la vapeur traversent les salles dans leur longueur, enveloppés dans un conduit recouvert de plaques de fonte au niveau du parquet; ces plaques s'échaufferont donc par le passage de la vapeur. Ce système paraît être celui qui a donné les meilleurs résultats.

Principaux combustibles. — Nous ne saurions terminer cette trop rapide étude sans dire quelques mots des principaux combustibles employés pour le chauffage des appartements ; ce sont le bois, la houille, le coke.

Le bois est celui qui donne les foyers les plus gais ; mais son emploi est limité par son prix de revient. Il est formé de carbone, d'hydrogène et d'oxygène, dans les proportions voulues pour former de l'eau, d'hydrogène libre et de cendres ; c'est la combustion seule du carbone et de l'hydrogène libre qui fournit la chaleur. Le bois sec doit toujours être préféré au bois humide qui brûle moins bien et absorbe une grande quantité de chaleur pour vaporiser l'eau qu'il contient. D'après Beaufort, un kilogramme de bois dégagerait 3,000 calories.

La houille ou charbon de terre contient environ 85 p. 100 de carbone et d'hydrogène libres. Elle dégage 6,000 calories par kilogramme, mais elle a l'inconvénient de produire des gaz rayonnant peu de chaleur, et répandant souvent une mauvaise odeur.

Le coke dégage 7,000 calories par kilogramme ; il brûle sans flamme puisqu'il n'émet pas de vapeur combustible, et son rayonnement est considérable. C'est un des combustibles les plus employés ; son plus grand défaut est de s'éteindre brusquement.

Bains de vapeur.— Ces bains se prennent généralement dans des chambres fortement chauffées par des tuyaux passant dans les parois ; c'est ce qu'on nomme des *étuves*. Ces étuves peuvent être *sèches* ou *humides* ; dans les deux cas il se produit une excitation des fonctions de la peau et de la transpiration, mais dans le second cas seulement on a de véritables bains de vapeur. L'action de ceux-ci est beaucoup plus énergique et, pour produire les mêmes effets avec une étuve sèche, il est nécessaire d'élever bien davantage sa température ; de plus, dans ce dernier cas, la sueur s'évapore rapidement à mesure de sa production.

On se sert encore de semblables étuves pour tuer les germes qui peuvent rendre des substances septiques ; il faut porter celles-ci à 200° dans l'étuve sèche pour tuer les microbes et les spores. Mais beaucoup de substances ne sauraient supporter une telle température sans s'altérer ou se détruire. Voici alors ce que conseille Tyndall : maintenir la substance pendant plusieurs heures à 70° dans l'étuve humide, les microbes seront détruits, mais non pas les spores ; on attendra quelques heures que celles-ci soient en partie écloses et on recommencera la même opération. Au bout d'un certain nombre de fois, la stérilisation complète sera obtenue.

CHAPITRE XL

Du mouvement vibratoire : vibrations transversales et longitudinales. — Réflexion du mouvement vibratoire, avec ou sans changement de signe. — Superposition de deux mouvements vibratoires : Interférence. — Nœuds et ventres.— Objet de l'acoustique : toute sensation sonore a pour cause un état vibratoire d'un solide, d'un liquide ou d'un gaz. — Nécessité d'un milieu gazeux pour transmettre les sons à notre oreille.

Du mouvement vibratoire. — Vibrations transversales et longitudinales. — En se reportant à ce que nous avons dit du mouvement pendulaire, il est facile de se rendre compte du mouvement vibratoire, vibration étant synonyme d'oscillation. C'est l'état d'un point ou d'une série de points revenant, en vertu de leur élasticité, à leur position d'équilibre dont ils ont été écartés. Considérons un point O situé à l'intérieur d'un *corps isotrope* et supposons qu'il se trouve un instant écarté de sa position d'équilibre ; (fig. 169) il va transmettre son mouvement également, dans tous les sens, à tous les points qui l'environnent, de sorte que ce mouvement se trouvera propagé au bout de l'unité de temps à la surface d'une sphère S qui aurait ce point pour centre et un rayon égal à V ou vitesse de propagation; à ce moment chacun des points de la surface S va également entrer en vibration et donner naissance à autant de sphères qui auront pour enveloppe commune la surface E d'une sphère ayant O comme centre et pour

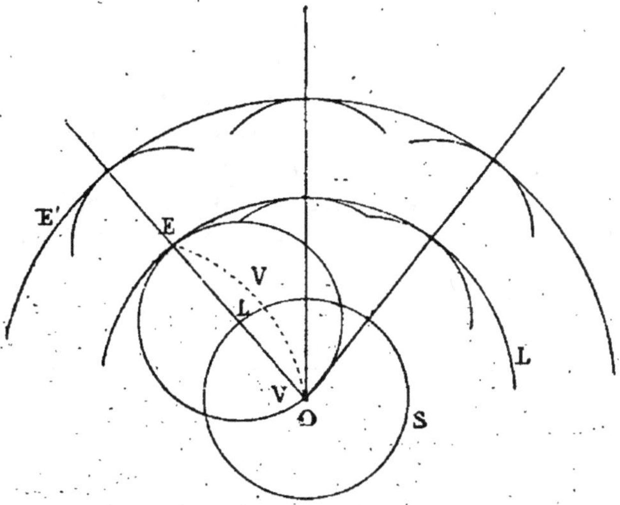

FIG. 169.

rayon 2 V. C'est là que sera parvenu le mouvement au bout de deux unités de temps, et la propagation se continuera de la même façon. C'est-à-dire que dans un milieu isotrope le mouvement vibratoire se propage suivant des surfaces sphériques.

Considérons maintenant une nappe d'eau, sa surface est parfaitement horizontale; laissons-y tomber une pierre; celle-ci va s'enfoncer verticalement et nous pourrons voir à la surface se former des cercles de plus en plus grands, alternativement saillants ou déprimés. L'explication du fait est très simple. Le corps en tombant a entraîné avec lui une file verticale de molécules liquides, de sorte que le point A de la surface s'est abaissé en A', en attirant avec lui son voisin B, qui entraîne aussi son voisin C, etc. Mais pour se propager de A en C, par exemple, il a fallu au mouvement vibratoire un certain temps, pendant lequel A a quitté la position A' pour revenir à sa place primitive et la dépasser jusqu'en A'' grâce à la vitesse acquise. Il en sera de même pour tous les autres points B, C, D, etc., situés sur un même plan vertical, et dans ce plan qui n'est autre chose que l'intersection des cercles dont nous parlions, on verra une courbe représentée par la figure 170. Les vibrations se font donc alors verticalement, c'est-à-dire perpendiculairement

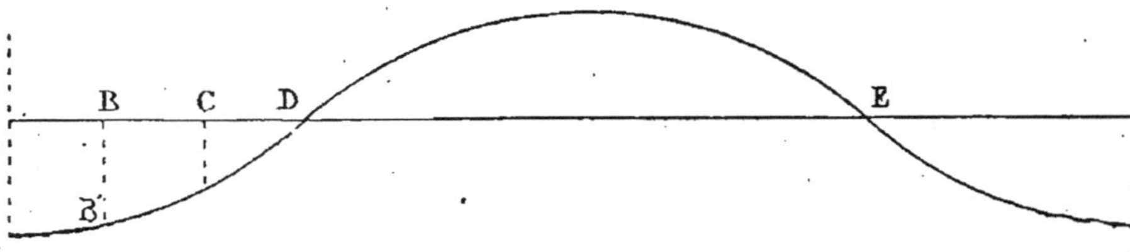

FIG. 170.

à la surface du liquide qui est horizontale; or nous voyons bien que le mouvement vibratoire se propage ici horizontalement; on donne à ces vibrations le nom de *transversales, c'est-à-dire qui se font perpendiculairement à la direction de propagation*. La figure 171 représente la surface

FIG. 171.

à un moment donné et on appelle *amplitude* A la perpendiculaire P P' abaissée du point le plus élevé de la protubérance sur l'axe xy. A un moment quelconque les *différents points vibrants sont à des distances différentes de leur position d'équilibre; c'est ce qui constitue leur phase.* L'espace A C parcouru par une vibration complète s'appelle *longueur d'onde* et on le représente par λ; la durée de cette vibration s'appelle la *période* et on la représente par T. C'est le quotient de l'unité par le nombre N de vibrations exécutées en une seconde :

$$T = \frac{1}{N}$$

quant à la vitesse de propagation V elle est évidemment égale au produit de la longueur d'onde par le nombre de vibrations N

$$V = N\lambda$$

Les *vibrations longitudinales sont celles qui se font dans le sens de la propagation du mouvement* (fig. 172). Soit une

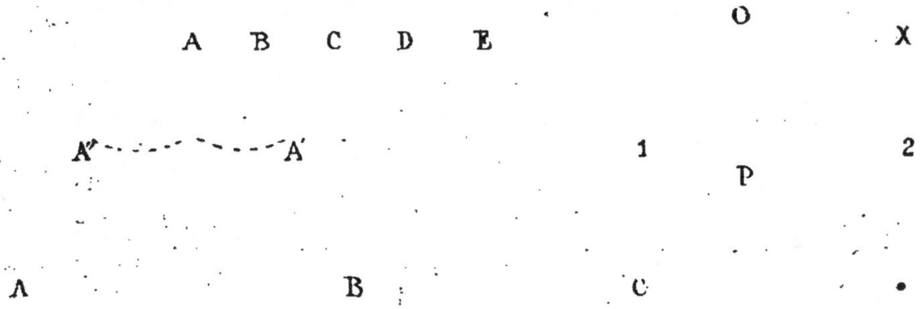

FIG. 172.

tranche d'air A en un point d'un tuyau, poussons-la avec un piston, elle sera écartée de sa position d'équilibre et poussera à son tour la tranche B, qui agira de même sur C et ainsi de suite; mais l'action du piston étant supprimée A reviendra de A' en A'' grâce à sa vitesse acquise, pendant que le mouvement se transmettra aux autres tranches du tuyau ; il y aura donc une série de compressions et de dilatations et les différentes tranches seront dans un état vibratoire de *phase différente*, état qu'on peut encore représenter graphiquement ; il n'y a qu'à élever et à abaisser sur un axe des perpendiculaire égales au déplacement de la tranche considérée et à réunir les extrémités de ces perpendiculaires ; la demi-onde *positive ou condensante* sera située au-dessus de l'axe ; la demi-onde *négative ou dilatante* au-dessous. La différence de cette courbe avec celle des vibrations transversales, c'est qu'elle n'est pas la reproduction de l'aspect que présente à l'œil la surface vibrante ; mais pour avoir à un moment donné la phase d'une tranche, il n'y a qu'à considérer la longueur de la perpendiculaire correspondante.

Pour représenter la propagation, il n'y a qu'à faire avancer la courbe sur l'axe ; ce déplacement montre bien que les ordonnées des différents points de l'axe varient avec le moment où on les considère, et sa vitesse est celle de la propagation. Il ne faut non plus pas perdre de vue que *c'est le mouvement ondulaire lui-même qui se propage et non les molécules matérielles qui reviennent toujours à leur position primitive après avoir communiqué à leurs voisines l'impulsion dont elles étaient animées.*

Réflexion du mouvement vibratoire avec ou sans changement de signe. — Considérons les vibrations longitudinales de l'air dans un cylindre indéfini, elles s'y propagent indéfiniment ; mais si ce cylindre est limité par une membrane, il se produira un second mouvement vibratoire dirigé dans un sens contraire au premier et qu'on appelle *onde réfléchie*.

Cette réflexion peut se faire de deux manières ; soit un tuyau (fig. 172) contenant une membrane O P ; les portions A *o* et O *x* sont supposées formées de milieux différents 1 et 2 : si le milieu 2 est plus résistant, lorsque le mouvement arrivera de A, la tranche de 1 en contact avec O P sera comprimée, puis se détendra en donnant naissance à une onde réfléchie qui se propagera de O vers A et telle serait une onde se propageant de O vers A, si O P exécutait des vibrations de signe contraire à celles qu'elle que reçoit du mouvement de A vers O. *C'est la réflexion avec changement de signe.*

Si le milieu 2 est moins résistant, la membrane O P lui communiquera le mouvement qu'elle reçoit du milieu 1 et qui se propagera ainsi sans changer de direction ; mais la dilatation de la tranche finale de 1 en contact avec O P n'en amènera pas moins un mouvement réfléchi dirigé de O vers A et le même que celui qui serait dû à la membrane O P exécutant des vibrations de même signe que celles qu'elle reçoit du mouvement de A vers O : *c'est la réflexion sans changement de signe.*

Ajoutons aussi que dans la réflexion avec changement de signe *il y a perte d'une demi-longueur d'onde* pour que l'onde réfléchie puisse être considérée comme la continuation de l'onde incidente.

Superposition de deux mouvements vibratoires : Interférence (fig. 173). — Les courbes qui représentent les mouvements vibratoires harmoniques sont des sinusoïdes (fig. 173). Pour construire celle des vitesses, nous prendrons les temps comme abscisses, les vitesses comme ordonnées ; la partie au-dessus de l'axe correspond aux compressions, la partie inférieure aux dilatations ; la valeur de la convexité est l'amplitude A. La vitesse d'un point au temps *t* est donnée par la formule

$$V = A \text{ Sin. } 2\pi\frac{t}{T}$$

En se déplaçant sur l'axe cette courbe peut occuper toutes les positions possibles, celle qui est pointillée par exemple.

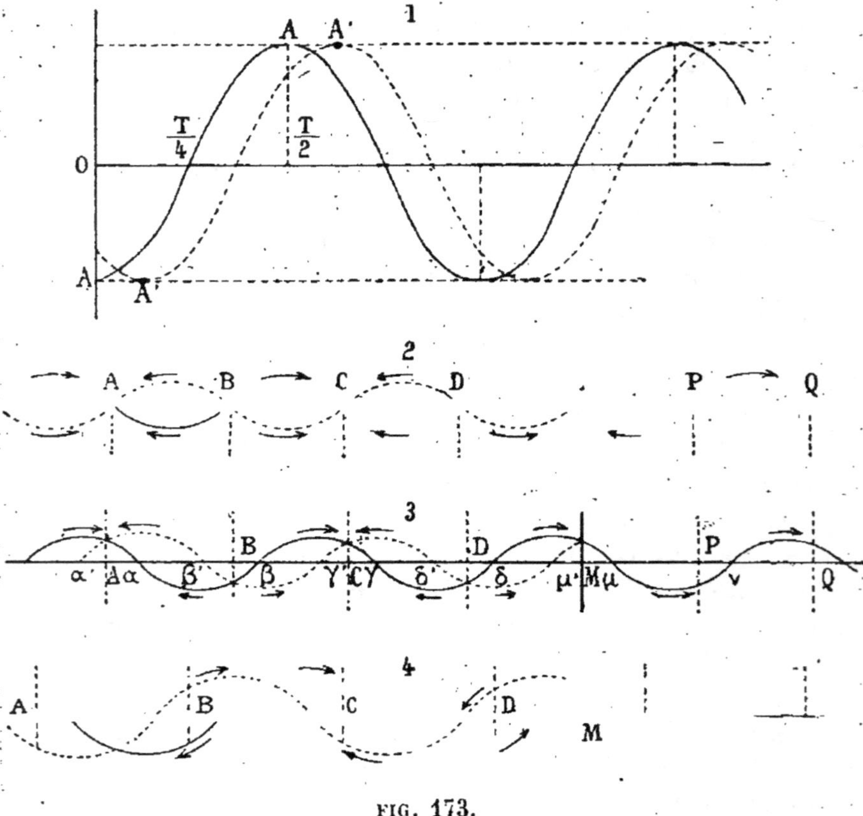

FIG. 173.

Dans la réflexion avec changement de signe, nous aurons[2] l'onde directe représentée en traits pleins, l'onde réfléchie en pointillé pour le temps 0; à un moment *t quelconque*, on aurait l'aspect [3]. Dans la réflexion sans changement de signe, on aurait la représentation[4].

Deux sinusoïdes peuvent s'ajouter et donner naissance à une nouvelle sinusoïde; c'est ce qui arrive dans la su-

perposition de deux mouvements vibratoires; si un point
quelconque est soumis à l'influence de deux vitesses vibratoires v, et v', il prendra la vitesse V égale à leur *somme
algébrique;* c'est-à-dire que si on a les 2 courbes correspondant à v, et v' pour avoir la courbe correspondant à V,
on ajoutera ou on retranchera entre elles les ordonnées de v et v' aux différents points de l'axe suivant
qu'elles seront supérieures ou inférieures à cet axe.

La formule de cette vitesse sera :

$$V = v + v' = A \sin 2\pi \frac{t}{T} + A' \sin 2\pi \frac{t'}{T}$$

Nœuds et ventres.—Quand les vitesses vibratoires se
composent comme le feraient deux forces, la résultante
est égale à leur somme algébrique ; on conçoit donc que
si les vitesses du point vibrant sont de même sens, leur

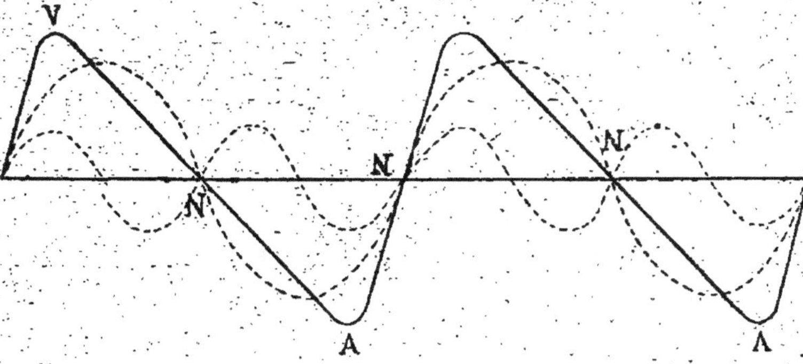

FIG. 174.

résultante pourra aller en croissant et passer par un maximum représenté sur la courbe par le point V ; on appelle
ventres les points ou la vitesse vibratoire est ainsi maxima.
Mais si les vitesses sont de sens contraire, elles se retran-
cheront et la résultante passera par un mimimum qui
est nul et la courbe se confondra alors avec l'axe comme

en N; on appelle *nœuds les points ou la vitesse vibratoire est nulle* (fig. 174).

Les nœuds et les ventres jouissent encore d'une autre propriété relative à la pression; en effet le calcul démontre, et il est facile de comprendre qu'au moment où une tranche transmet son mouvement à la voisine il y a une compression, tandis qu'une dilatation maxima se trouve au ventre; on peut donc dire que la pression varie dans le sens contraire à la vitesse et que les *nœuds sont les points ou la densité devient maxima tandis que les ventres sont ceux où elle ne varie pas et reste minima*. On peut vérifier expérimentalement, ainsi que nous le verrons bientôt, l'existence de ces nœuds et de ces ventres.

Objet de l'acoustique. Toute sensation sonore a pour cause un état vibratoire d'un solide, d'un liquide ou d'un gaz. — Il était nécessaire de donner ces quelques notions sur le mouvement vibratoire en général, avant d'aborder l'étude de l'acoustique. *Celle-ci est la partie de la physique qui s'occupe de l'étude des sons.*

Ces sons sont dus à des mouvements vibratoires très rapides dont sont animés les corps solides, liquides ou gazeux. L'œil en effet, constate facilement qu'un corps solide auquel on fait rendre un son subit des mouvements alternatifs, qu'on peut mettre davantage en évidence en mettant en contact une petite boule suspendue à un fil qui se trouvera choquée à intervalles répétés.

Nécessité d'un milieu gazeux pour transmettre les sons à notre oreille. — En appliquant notre oreille à la surface du corps vibrant nous percevons facilement le son qu'il rend, même si celui-ci est faible; en nous éloignant nous le percevons encore; il faut donc que ces vibrations nous aient été transmises par un *milieu matériel* qui a été lui-même soumis à leur impulsion ; ce milieu est l'air, à qui le corps vibrant communique ses vibrations ; cet air vibrant à son tour arrivant à notre oreille, nous donne la sensation du son. L'action de ce fluide est tellement nécessaire que si l'on met un petit grelot sous la cloche d'une machine pneumatique, on verra les sons s'affaiblir à mesure que le vide se fait sous la cloche et devenir bientôt nuls, pour reparaître ensuite quand on laissera s'opérer la rentrée de l'air.

CHAPITRE XLI

Mesure du nombre de vibrations : Sirène de Cagniard — Latour. — Qualités du son : Hauteur, timbre, intensité. — Limites des sons perceptibles. — Appareils enregistreurs. — Roues dentées de Savart. — Accords des sons. — Gammes. — Logarithmes acoustiques. — Vibrations longitudinales. — Vibrations des gaz, des liquides, des solides. — Instruments à vent : Tuyaux sonores. — Son fondamental : Harmoniques. — Vibrations longitudinales des liquides et des solides. — Démonstration expérimentale de la présence et des propriétés des nœuds et des ventres.

Mesure du nombre de vibrations. Sirène de Cagniard-Latour. — Le son que rendent les corps étant dû à des vibrations, il est nécessaire de mesurer le nombre de celles-ci pour étudier le son lui-même. On y arrive au moyen de la sirène de Cagniard-Latour (fig. 175). C'est un tambour A B placé au-dessus d'un tuyau vertical T par lequel arrive l'air d'une soufflerie. Dans ce tambour se trouvent deux plateaux horizontaux superposés; l'inférieur est fixe, le supérieur est mobile et entraîne dans son mouvement l'axe vertical C D qui le surmonte. Ces plateaux sont percés d'un même nombre de trous équidistants et faisant chacun un angle de 45°, mais en sens inverse pour les deux plateaux, avec l'horizon; *de cette façon le trou MN du plateau inférieur est perpendiculaire à celui P Q du plateau supérieur et lorsque l'air arrive suivant Xy il agit* *normalement pour faire tourner celui-ci.* Il est évident que, pendant que le plateau supérieur fait un tour, tantôt les

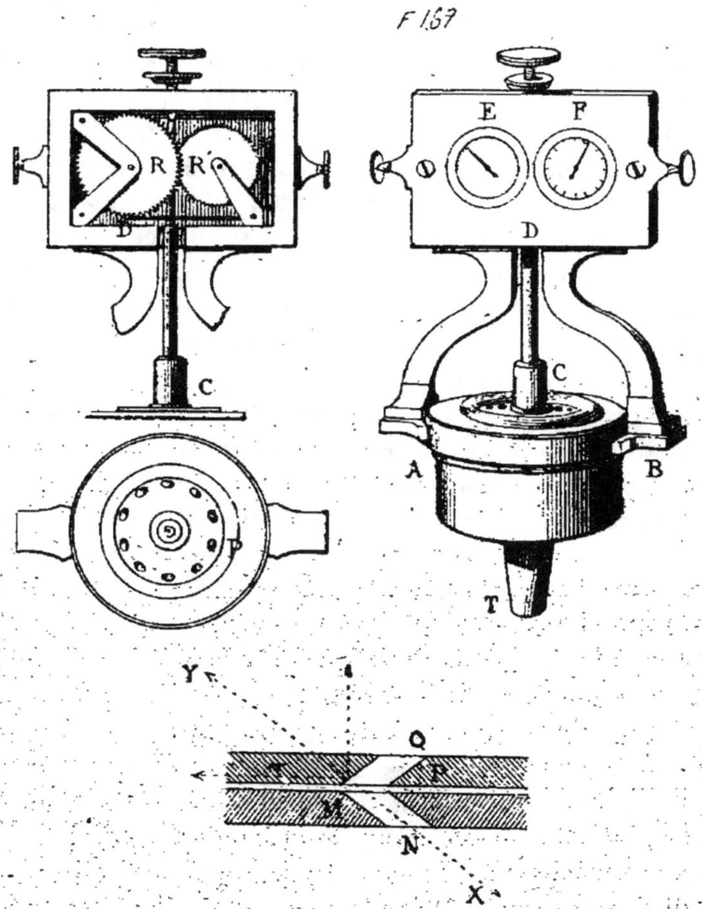

FIG. 175. Sirène.

trous sont superposés, tantôt ils ne le sont pas, *et il y a par chaque tour autant de vibrations complètes ou d'impulsions imprimées à l'air extérieur, suivies de repos, qu'il y a de trous au plateau mobile;* c'est-à-dire que si celui-ci est percé de douze trous il y aura par chaque tour douze contacts *avec un même trou du plateau inférieur* et par conséquent douze vibrations : on pourrait donc *sans changer le nombre de vibrations, ne percer qu'un seul trou au plateau inférieur;* mais lorsqu'un même son est rendu simultanément un certain nombre de fois, son intensité varie dans le même rapport ; or dans la sirène que nous avons supposée munie de douze trous, il y a simultanément douze contacts et douze interruptions et l'intensité est rendue douze fois plus grande; ainsi le nombre de vibrations correspondant à un tour de disque est égal au nombre de trous et l'intensité du son est proportionnelle à ce nombre de trous.

Pour enregistrer le nombre de tours, l'appareil est muni d'un compteur E F formé de deux aiguilles se mouvant chacune devant un cadran et accusant la marche de deux roues dentées R et R'. L'une de ces roues R est munie de cent dents dont l'une porte un taquet pouvant s'introduire à chaque révolution entre les dents de R' et faire avancer celle-ci d'une dent; la roue R reçoit ses mouvements d'une vis sans fin portée par la tige verticale C D et avec laquelle elle engrène ; de sorte que à chaque tour du plateau mobile la roue R avance d'une dent, et pour cent tours elle a fait un tour complet et le taquet engrenant R' fait avancer celle-ci d'une dent; le mouvement se continuant de la sorte, la roue R' indique les centaines de tours et la roue R les tours qui sont une fraction de cent. Pour déterminer le nombre de vibrations d'un son on fait marcher la soufflerie qu'on règle de façon à reproduire ce son exactement avec la sirène ; ce résultat obtenu on le produit pendant un certain nombre de secondes indiqué par un compteur à secondes, et on lit alors les nombres de tours et centaines de tours exécutés ; soit n le nombre des centaines de tours, n' le nombre de tours, 12 le nombre de trous du plateau, T le nombre de secondes ; le nombre total de vibrations sera $(n \times 100 + n') \times 12$ et le nombre de vibrations par secondes sera :

$$\frac{(n \times 100 + n') \times 12}{T}$$

Qualités du son. — Lorque le son est brusque, instantané, on l'appelle *bruit ;* s'il est prolongé, mélodieux, c'est un *son musical.*

Limites des sons perceptibles. — La hauteur d'un son exprime la note musicale à laquelle il correspond : *c'est le nombre de vibrations que donne ce son ;* quand ce nombre est faible on dit que le son est *grave ;* quand il est grand on dit que le son est *aigu.*

L'*intensité* d'un son dépend de l'amplitude des vibrations et non de leur nombre, c'est-à-dire qu'elle est indépendante de la hauteur ; elle augmente ou diminue selon qu'on s'approche ou qu'on s'éloigne de la source sonore ; ou bien que le même son est reproduit simultanément par plus ou moins d'instruments.

Le *timbre* est une propriété des sons, indépendante de leur hauteur et de leur intensité, mais caractéristique de leur origine ; la voix des différentes personnes par exemple.

Les limites qu'on admet pour la perceptibilité des sons sont en général les suivantes ; pour les sons graves 32 vibrations, et pour les sons aigus 36,000.

Appareils enregistreurs (fig. 176). — Une méthode graphique due à Duhamel permet de déterminer la hauteur d'un son, ou le rapport qui existe entre les nombres de vibrations de deux sons donnés. L'appareil se compose

d'un cylindre vertical A B entouré d'une feuille de papier et
tournant avec une vis sans fin X Y qui forme son axe. Le
corps vibrant VV' est placé horizontalement devant lui et
porte une plume à son extrémité, de manière à inscrire

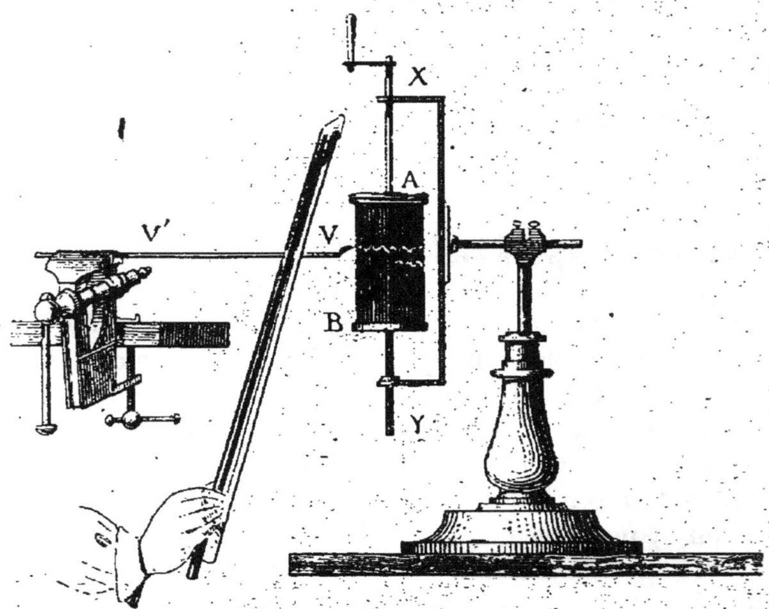

FIG. 176. — Appareil enregistreur.

ses vibrations sur la feuille de papier. Si le corps vibrait,
le cylindre restant immobile, le trait produit serait
unique et vertical; si le cylindre tournait, le corps ne
vibrant pas, la courbe serait une hélice parallèle à celle
du pas de vis; mais si les mouvements s'exécutent en
même temps, l'hélice est tremblée et le nombre de sinuosités ou de dents qu'elle porte est le nombre de vibrations cherché. Pour comparer deux diapasons par
exemple, on leur ferait décrire à chacun une courbe, et
l'on compterait les nombres n et n' de sinuosités qu'a

tracées chacun *entre deux mêmes génératrices* du cylindre :
le rapport des hauteurs des deux sons sera $\dfrac{n}{n'}$.

Roue dentée de Savart (fig. 177). — Un autre appareil
destiné à déterminer le nombre de vibrations est la roue

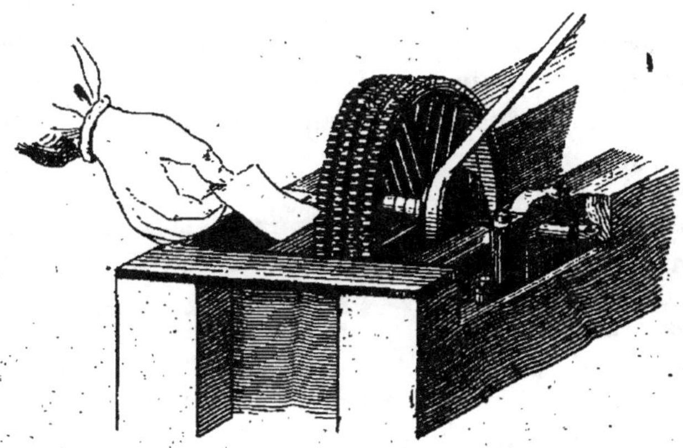

FIG. 177. — Roue dentée de Savart.

dentée de Savart ; c'est une roue ou un système de roues portant un certain nombre de dents N, contre lesquelles vient
appuyer une carte ; en faisant tourner la roue la carte
passant rapidement d'une dent à l'autre rend un son dont
le nombre de vibrations est égal au nombre de tours T
de la roue, donnés par un compteur, multipliés par le
nombre de dents.

Accords des sons. — Quand deux sons produits simultanément impressionnent agréablement l'oreille et
ont même hauteur, on dit qu'ils *sont à l'unisson*; si les
deux sons n'ont pas même hauteur *leur accord est égal au
rapport* $\dfrac{n}{n'}$, *de leurs nombres de vibrations*, et cet accord

est d'autant plus consonnant que le rapport $\dfrac{n}{n'}$ est plus simple.

Avec plusieurs notes on pourrait de même avoir des accords multiples, tels que *l'accord parfait majeur* et *l'accord parfait mineur*.

Gammes. — On appelle *gammes des échelles de sons permettant de réaliser tous les intervalles consonnants.* La gamme harmonique qui est celle dont nous nous servons a sept notes.

```
Noms des notes. . . . . .   ut ré mi fa sol la si ut . . . . ut
Nombre  des vibrations.   24 27 30 32 36 40 45 48. . . . 96
Rapports d'une note  }  1  9  5  4  3  5 15  2. . . .
    à la précédente.   }      8  4  3  2  3  8
```

On appelle *intervalles de seconde* les rapports d'une note à la précédente, par exemple :

$$\frac{ré}{ut} = \frac{9}{8} \qquad \frac{mi}{ré} = \frac{10}{9} \text{ ou } \frac{9}{8} \times \frac{80}{81}$$

Les *intervalles de tierce* sont les rapports de deux notes séparées par une autre, par exemple :

$$\frac{mi}{ut} = \frac{5}{4}$$

et ainsi de suite pour les quartes dont la valeur est $\dfrac{4}{3}$, les quintes $\dfrac{3}{2}$ et les octaves 2.

En effet la gamme se continue par une autre, cette seconde par une troisième, etc., commençant toutes par l'ut qui finit la précédente ; la note porte en indice le numéro de la gamme à laquelle elle appartient : ut_3, fa_5, etc.

On donne le nom de *ton majeur* au rapport $\dfrac{9}{8}$

—   de *ton mineur*   — $\dfrac{10}{9} = \dfrac{9}{8} \times \dfrac{80}{81}$

—   de *demi-ton majeur* — $\dfrac{16}{15}$

—   de *demi-ton mineur* — $\dfrac{25}{24}$

La fraction $\dfrac{80}{81}$ s'appelle *comma*; l'intervalle de deux sons différant d'un comma est presque inappréciable.

La gamme harmonique est la suite de deux tons, d'un demi-ton, de trois tons et d'un demi-ton; lors donc qu'on voudra transposer un air, il faudrait avoir une gamme nouvelle qui présentât les mêmes intervalles, sans quoi l'air serait changé; pour y arriver on altère un peu la valeur de certaines notes de la nouvelle gamme en les *diésant* ou *bémolisant*; on appelle diéser une note, la multi-plier par le rapport $\dfrac{25}{24}$; la bémoliser c'est le multiplier par $\dfrac{24}{25}$.

La *gamme tempérée* a pour but d'éviter la complication qui se présenterait, si l'on devait munir les instruments à sons fixes de cordes correspondant à toutes les notes qu'on veut leur faire donner. Elle se compose *de 12 demi-tons moyens, partageant l'octave en intervalles rigoureuse-ment égaux.* La valeur de ces demi-tons est $\sqrt[12]{2} = 1,060$.

Logarithmes acoustiques. — Au lieu d'exprimer les intervalles musicaux par des rapports, on peut consi-dérer la différence de leurs logarithmes; ainsi l'inter-valle de seconde sera:

$\dfrac{9}{8}$ ou log. 9 — log. 8 = 0,05115

C'est à de telles valeurs qu'on donne le nom de logarithmes acoustiques; il n'y a pas lieu d'y insister ici.

Vibrations longitudinales. Vibrations des gaz, des liquides et des solides. Instruments à vent. Tuyaux sonores. Son fondamental. Harmoniques. — Nous pouvons à présent aborder l'étude des vibrations auxquelles sont dus les sons; nous les considérerons dans les gaz, les liquides et les solides en leur appliquant les principes généraux que nous avons développés au sujet des mouvements vibratoires. Les vibrations peuvent être tantôt longitudinales, tantôt transversales, mais pour que ce dernier effet se produise, il faut que les corps vibrants aient assez de cohésion pour qu'une tranche entraine la suivante dans son mouvement; or les gaz ne jouissent pas de cette cohésion et leurs molécules glissent les unes sur les autres : *il n'y a donc à considérer dans les gaz que des vibrations longitudinales;* les solides et les liquides jouissent des deux modes de vibrations; mais nous ne parlerons en ce moment que des vibrations longitudinales.

Les instruments produisant des sons sous l'influence des vibrations d'un gaz s'appellent *instruments à vent,* ce sont des *tuyaux sonores ;* ils se composent d'une embouchure et d'un tuyan droit ou contourné de longueur constante ou variable.

L'embouchure est destinée à mettre en vibration l'air de l'instrument; on distingue les *embouchures de flûte,* à *anche* et à *bocal.*

L'embouchure de flûte se compose d'une fente appelée *lumière,* et d'un biseau sur lequel arrive la lame d'air qui est rejeté à l'extérieur ou pénètre à l'intérieur, par suite des vibrations de ce biseau.

L'embouchure à- anche est munie d'une lame solide

appelée anche, libre à une extrémité, fixée à l'autre; les tuyaux d'orgue, par exemple, sont des embouchures à anche ; en surmontant l'embouchure d'un porte-vent, on force l'air à s'échapper du tuyau; celle-ci tombe ensuite en vertu de son élasticité pour être de nouveau soulevée et ainsi de suite, ce qui produit le mouvement vibratoire. Si l'anche ferme presque complètement l'orifice où elle est placée elle est dite *battante* et une rasette permet de régler la longueur de la partie vibrante; si l'anche ne ferme pas complètement le conduit, elle est dite *libre*, et le son rendu est alors beaucoup plus pur.

L'embouchure à bocal est celle où l'anche est formée par les lèvres qui produisent le mouvement vibratoire, comme dans le clairon, le cor, etc.

Dans tous les instruments le son est produit par l'embouchure, et le tuyau qui fait suite à celle-ci n'a pour but que de le renforcer quand il peut vibrer à l'unisson du son de l'embouchure.

Les parois du tuyau ne doivent prendre qu'une part très faible à la vibration et leur section ne doit pas être trop grande; de cette façon la hauteur des sons est indépendante de la matière dont est formé le tuyau et celle-ci n'a d'influence que sur le timbre.

Ces tuyaux peuvent être *ouverts* ou *fermés*. Dans le premier cas il y a *un ventre à chaque extrémité, puisqu'il n'y a pas en ces points changements de densité, et la réflexion se fait sans changement de signe.* Le nombre des vibrations des sons produits est donné par la formule :

$$N = \frac{n\,V}{2\,L}$$

dans laquelle n est le nombre de demi-longueurs d'onde en lesquelles se trouve divisée la double longueur du tuyau, distance qu'ont parcouru les vibrations pour aller de l'embouchnre à l'extrémité et revenir à cette embouchure V est la vitesse du son dans l'air, et L la longueur du tuyau.

On appelle *son fondamental* le son le plus grave que peut rendre un instrument; les autres s'appellent les *harmoniques;* on aura ces différentes valeurs en faisant varier *n* depuis l'unité ce qui donnera :

$$N_1 = \frac{V}{2\,L}; \quad N_2 = 2\,\frac{V}{2\,L}; \quad N_3 = 3\,\frac{V}{2\,L}; \quad N_4 = 4$$

C'est-à-dire que *dans les tuyaux ouverts les harmoniques se suivent comme la série des nombres.*

Dans un tuyau fermé il y aura *un ventre à l'embouchure, un nœud à l'extrémité et la réflexion s'y fera avec changement de signe.* En conservant les mêmes notations que précédemment il vient :

$$N = \frac{(2\,n-1)\,V}{4\,L}$$

$$\text{d'où } N_1 = \frac{V}{4\,L}; \quad N_2 = 3\,\frac{V}{4\,L}; \quad N_3 = 5\,\frac{V}{4\,L}; \quad N_4 = 7$$

C'est-à-dire que *dans les tuyaux fermés les harmoniques se suivent comme la série des nombres impairs.* De plus en comparant la valeur N_1 dans les deux cas on voit que dans le second, elle est moitié moindre, c'est-à-dire *qu'un tuyau fermé a le même son fondamental qu'un tuyau ouvert de longueur double.*

Démonstration expérimentale de la présence et des propriétés des nœuds et des ventres. — Les ventres sont les points où la densité ne change pas; par conséquent, si un point d'un tuyau sonore est un ventre, on doit pouvoir le mettre en communication avec l'atmosphère sans altérer le son; en effet, l'expérience a démontré que le son ne change pas en perçant le tuyau aux endroits où sont situés les ventres.

Mais les ventres sont les points où la vitesse vibratoire est maxima; si donc on place en ces points des membranes élastiques couvertes de sable, celui-ci doit être projeté et dessiner certaines figures permanentes; c'est ce que l'expérience démontre encore.

Les nœuds sont les points où la vitesse vibratoire est nulle, et le sable répandu à la surface des membranes placées aux nœuds ne subit aucun déplacement. Mais c'est

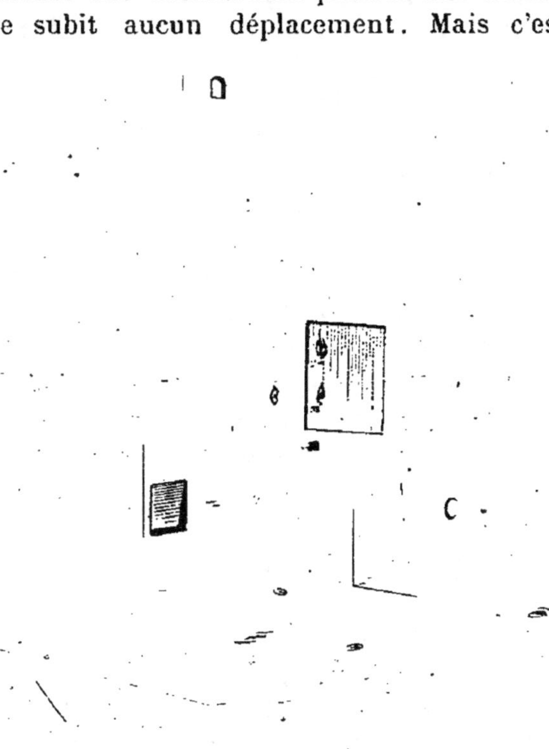

FIG. 178.

aux nœuds que les changements de densité sont maxima; si l'on perce le tuyau à ces points, le son se trouve alors changé ; les capsules manométriques de Konig donnent une image frappante du phénomène ; ce sont des capsules placées aux différents points du tuyau dont on a remplacé la paroi par une membrane très élastique ; on fait passer un courant de gaz dans les capsules et on l'enflamme. Les nœuds, sièges de compressions et de dilatations, amèneront des changements de volume de la capsule et par suite des élévations et des diminutions de la flamme ; aux ventres il n'y aurait aucun changement. L'apparence du phénomène devient plus manifeste encore si l'on place devant les flammes un miroir tournant qui en donnera comme images des lignes sinueuses où elles seront alternativement élevées et raccourcies, le miroir tournant est formé d'un prisme triangulaire dont l'axe est vertical ; sa vitesse de rotation est réglée de manière qu'une face prenne la place de la précédente au moment où la flamme subit une variation ; on ne voit ainsi des flammes qu'à intervalles déterminés, ce qui permet de voir leurs différentes dimensions ; chose qu'on ne pourrait distinguer sans cela qu'avec une extrême difficulté, à cause de la persistance des images sur la rétine, les changements se produisant avec une extrême rapidité (fig. 178).

Vibrations longitudinales des liquides et des solides. — Les lois des vibrations longitudinales des liquides sont les mêmes que celles des tuyaux sonores, puisque ceux-ci plongent dans l'eau, au lieu d'être remplis d'air. Quant aux solides, pour les faire vibrer longitudinalement on leur donne la forme de verges et *on les frotte dans le sens de leur longueur.*

1° Si la verge est libre à *ses deux extrémités*, les lois sont les mêmes que pour un tuyau ouvert ; il en est de même si elle est fixée à *ses deux extrémités* qui deviennent des nœuds où la réflexion se fait avec changement de signe.

2° Si la verge est *libre à une extrémité, fixée à l'autre,* elle se comporte comme un tuyau fermé.

CHAPITRE XLII

Vibrations transversales des cordes. — Sonomètre : Lois de Bernouilli. — Vibrations transversales des verges : Diapason. — Caisses de résonnance, Résonnateurs. — Superposition des vibrations parallèles de même période et de période inégale. — Battements. — Sons résultants. — Vibrations des plaques. — Superpositions des vibrations rectangulaires : Vibrations elliptiques. — Mesure de la vitesse du son dans l'air et dans les gaz. — Vitesse du son dans l'eau, dans les solides.

Vibrations transversales des cordes. Sonomètre : Lois de Bernouilli. — Les vibrations transversales n'ont pas lieu dans les gaz ; comme exemple de solides nous pouvons considérer les cordes ; pour les faire vibrer transversalement il n'y a qu'à les fixer par leurs deux extrémités et les écarter légèrement de cette position d'équilibre. Ces deux extrémités seront les nœuds et l'intervalle qui les sépare formera un ou plusieurs internœuds ; c'est-à-dire que la corde se divisera en une ou plusieurs demi-longueurs d'onde. Pour rendre manifeste aux yeux l'existence des nœuds et des ventres, on placera aux différents points, des chevalets de papier qui seront projetés aux ventres où la vitesse vibratoire est maxima et resteront immobiles aux nœuds où elle est nulle. Quand la corde ne forme qu'un seul internœud *elle donne le son fondamental ; les harmoniques* correspondent à la série des internœuds qui peuvent se produire, c'est-à-dire *qu'ils suivent la série des nombres;* de plus ils se superposent toujours au son fondamental quand on fait vibrer la corde.

Pour étudier les lois des vibrations transversales des cordes, on se sert du *sonomètre;* c'est une caisse vide à parois minces et élastiques sur laquelle on place les

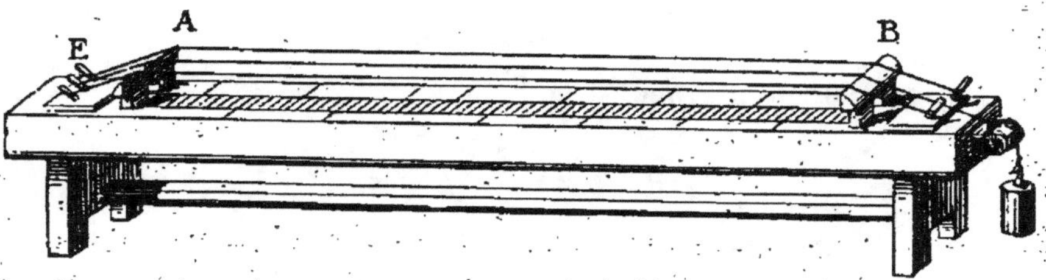

FIG. 179. — Sonomètre.

cordes, dout elle renforcera le son en vibrant à l'unisson. Cette caisse est disposée horizontalement et porte à sa partie supérieure une graduation en millimètres; les cordes sont fixées à une de leurs extrémités E, et portent à l'autre un poids P. La longueur vibrante est celle *comprise entre les portions fixées* A et B; on obtient ainsi le son fondamental; pour avoir les harmoniques on fixe un des points qui devra devenir un nœud, et la division de la corde en internœuds se fait d'elle-même. On conçoit donc qu'il est facile de faire varier *la longueur, la section, la nature des cordes, le poids qui les tend, et d'obtenir avec une sirène ou un appareil enregistreur le nombre des vibrations des sons rendus.* C'est ce qu'a fait Bernouilli, et voici les lois auxquelles l'expérience l'a conduit (fig. 179).

Première loi. — *Le nombre de vibrations du son fondamental ou d'un harmonique de même ordre est en raison inverse de la longueur de la corde.*

Deuxième loi. — *Il est en raison inverse du rayon de la corde.*

TROISIÈME LOI. — *Il est en raison inverse de la racine carrée de la densité du corps dont est formée la corde.*

QUATRIÈME LOI. — *Il est proportionnel à la racine carrée du poids tenseur.*

Ces lois peuvent se mettre sous la forme

$$N = \frac{1}{2\,R\,L}\sqrt{\frac{g\,P}{\Pi\,D}}$$

pour le son fondamental et

$$N_n = \frac{n}{2\,R\,L}\sqrt{\frac{g\,P}{\Pi\,D}}$$

pour l'harmonique de rang n, formules dans lesquelles N est le nombre de vibrations; R le rayon et L la longueur de la corde, P le poids tenseur, D la densité, Π le nombre 3, 14 159 et g l'accélération de la pesanteur à l'endroit considéré (9,088 à Paris).

Il est bon de remarquer que nous n'avons tenu aucun compte de la rigidité de la corde; celle-ci a cependant une influence, légère il est vrai, qui consiste à produire le même effet que si au lieu d'employer le poids tenseur P on employait P$+p$; le poids p, représente la valeur de la rigidité..

Vibrations transversales des verges : Diapason. Caisses de résonnance. Résonnateurs. — Sans nous appesantir sur les vibrations des verges, nous dirons seulement qu'elles dépendent de *l'épaisseur et de la longueur;* le nombre de vibrations est dépendant de la longueur, de sorte qu'en désignant par K une constante, on a :

$$N = K\,\frac{e}{l^2}$$

Le diapason est une verge métallique en forme de fourchette qu'on supporte à l'aide d'une tige métallique fixée au ventre moyen; la longueur du diapason est réglée de manière à donner le la_3 de 425 vibrations. Mais l'intensité du son produit est faible; pour le renforcer, on place le diapason sur une caisse analogue.à celle du sonomètre, mais de dimensions plus petites, c'est ce qu'on nomme une *caisse de résonnance*. *Dans de telles caisses les parois et l'air renforcent les sons à l'unisson desquels elles peuvent se mettre* et les rendent ainsi très intenses. Il ne faut pourtant pas perdre de vue que la force vive du diapason vibrant n'est pas augmentée et que par conséquent la vibration durera moins longtemps : *ce que l'on gagne en intensité, on le perd en durée.*

Le *résonnateur*, imaginé par Helmoltz, est une petite boule creuse et munie de deux ouvertures, l'une plus large, dirigée vers la source sonore, l'autre étroite et allongée qu'on s'introduit dans l'oreille. Cet instrument est susceptible de se mettre à l'unisson de certains sons; si donc ceux-ci se trouvent produits au milieu d'un mélange de sons différents, le résonnateur vibrera sous leur influence; il restera au contraire en repos s'il n'y a que des sons différents.

Superposition des vibrations parallèles de même période et de période inégale. Battements, Sons résultants. Vibrations des plaques. — Lorsque deux vibrations parallèles se produisent simultanément, elles se composent pour en donner une troisième correspondant à la somme de leurs effets. Supposons que la période soit la même, mais que l'amplitude et la phase soient différentes, c'est-à-dire qu'on ait pour valeurs des deux vitesses vibratoires:

$$V = a \, \sin 2\,\pi \left(\frac{t}{\tau} - \varphi \right)$$

$$V' = a' \, \sin 2\,\pi \left(\frac{t}{\tau} - \varphi' \right)$$

Il en résultera une vibration dont la vitesse sera :

$$V'' = A \sin 2\,\pi \left(\frac{t}{\tau} - \varphi'' \right)$$

vitesse qui pourra passer par différentes valeurs ainsi que la phase et l'amplitude ; il y aura donc dans cette superposition des maxima et des minima, et la composition des deux sons pourra donc donner du silence : c'est le phénomène des interférences. On peut s'en rendre compte en mettant l'oreille au-dessus d'une plaque vi-

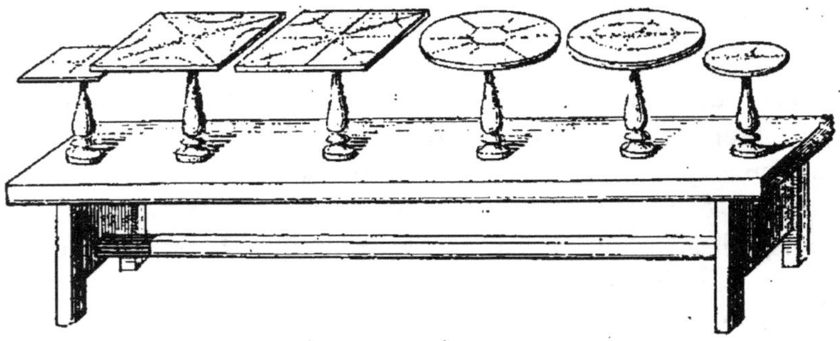

FIG. 180.

brante ; celle-ci se divise en *concamérations* ou secteurs en nombre pair tels que deux concamérations adjacentes aient des mouvements discordants ; il en résulte un affaiblissement qu'on fait disparaître en surmontant la plaque d'un carton formé d'un nombre moitié moindre de secteurs, de façon à ne laisser passer que les vibrations concordantes ; le son devient aussitôt beaucoup plus intense.

En mettant du sable à la surface d'une plaque vibrante, on voit qu'il se rassemble en lignes formant des figures géométriques ; ces lignes sont des *lignes nodales ou de repos*. Sans entrer dans l'étude des lois qui régissent les plaques, nous dirons seulement que ces figures sont dues à la superposition de deux mouvements vibratoires parallèles et de même période. En effet, supposons que deux verges d'égale épaisseur soient à l'unisson quand chacune comprend un certain nombre de nœuds, nous pouvons former, avec ces verges une plaque rectangulaire, et celle-ci admettra par conséquent dans chacun de ses sens les divisions de la verge correspondante. Les figures produites sont les lignes qui passent par les différents nœuds (fig. 180).

Ce qui précède s'applique aux vibrations de même période, c'est-à-dire à des sons de même hauteur ; lorsque les sons n'ont plus même période, c'est-à-dire même hauteur, ils se superposent encore, mais dans des conditions différentes, soit en effet N et N' les nombres de vibrations de deux sons vibrant à la fois, ceux-ci se trouveront tantôt en accord et tantôt en discordance et les alternatives se reproduisent un certain nombre de fois par secondes. La courbe des vitesses correspondantes présentera des maxima et des minima ; il y a donc des renforcements et des affaiblissements du son : c'est ce qu'on appelle des *battements* ; leur nombre sera N — N' par seconde ; par conséquent ils seront d'autant moins nombreux que les deux sons différeront moins de hauteur ; si au contraire la différence est assez considérable, N — N' sera assez grand pour produire un *son continu de* N — N' vibrations et qu'on appelle *son résultant*. En réalité, il peut se faire encore d'autres sons résultants, correspondant à la somme des nombres de vibrations N + N' ; on les appelle sons additionnels. Le phénomène des battements constaté entre deux instruments fonctionnant simultanément indique évidemment qu'ils ne sont pas d'accord.

Superposition des vibrations rectangulaires. Vibrations elliptiques. — Quand deux vibrations parallèles se composent, la vibration qui en résulte leur est encore parallèle, et par conséquent rectiligne ; mais lorsque les mouvements vibratoires sont rectangulaires, le point soumis à leur action et qui doit toujours se trouver à leur intersection ne suit un trajet rectiligne que dans des cas tout à fait particuliers, c'est-à-dire au commencement et à la fin de la phase, et à tous les autres instants sa trajectoire est une ellipse : de là le nom de *vibrations elliptiques donné à celles qui résultent de la superposition de deux vibrations rectangulaires*, dont l'amplitude et là phase peuvent du reste être tout à fait différentes, mais dont la *période est la même ;* si la période varie on obtient des courbes, qui ne sont plus des ellipses, mais des courbes plus ou moins compliquées assujetties seulement à présenter un certain nombre de points de tangence avec un rectangle, dans lequel elles sont inscrites.

Mesure de la vitesse du son dans l'air et dans les gaz. — Pour mesurer la vitesse du son dans l'air les membres de l'Académie des sciences mesurèrent rigoureusement en 1,738 les distances comprises entre certaines stations : l'Observatoire, Montmartre, Fontenay et Montlhéry, et y tirèrent des coups de canon ; les coups de canon tirés à Montlhéry étaient entendus à l'Observatoire 1′ 7″ 1/2 après l'apparition de la lumière ; la vitesse de celle-ci étant considérable, le temps qu'elle avait mis à parcourir la distance comprise entre les deux stations était négligeable ; et pour avoir la vitesse du son, il n'y avait qu'à diviser cette distance par le temps 1′ 7″ 1/2 qu'il avait mis à la parcourir. Ils trouvèrent 337 mètres par seconde. Les expériences furent reprises depuis, en 1822 par le bureau des longitudes et en 1864 par Regnault au polygone de Satory. Regnault faisait inscrire par l'onde sonore elle-même sur des enregistreurs électriques son départ et son arrivée; la moyenne de ses expériences le conduisit à 330,75 pour l'air supposé sec et à la température de zéro.

La pression ne paraît pas avoir d'effet sur la vitesse du son; cette vitesse augmente avec la température selon la formule :

$$V_t = V_o \sqrt{1 + 0,00367\,t}.$$

La vitesse du vent s'ajoute à la vitesse du son ou s'en retranche suivant que les deux propagations sont dans le même sens ou dans des sens opposés.

Pour les gaz on les enferme dans des tuyaux de longueur connue et l'on opère comme pour l'air; mais il vaut mieux calculer cette vitesse indirectement en faisant vibrer un tuyau sonore, ainsi que l'ont fait Bernouilli et Dulong. Nous avons dit en effet, en traitant des tuyaux sonores, que la hauteur des sons produits dépendait de la vitesse du son dans le gaz vibrant. La *vitesse du son dans les gaz est en raison inverse de la racine carrée de leur densité;* ainsi elle est près de quatre fois plus grande dans l'hydrogène que dans l'air, et celui-ci est environ seize fois plus dense que l'hydrogène.

Vitesse du son dans l'eau, dans les solides. — Sturm et Colladon ont exécuté sur le lac de Genève les expériences relatives à la vitesse du son dans l'eau. Un bateau situé à l'une des stations était muni d'une poutre à laquelle était suspendue une cloche plongée dans l'eau, et d'un marteau formant un levier coudé qui enflammait un tas de poudre par l'extrémité supérieure au moment même où l'autre frappait la cloche. A l'autre station, à la hauteur de la cloche se trouvait une caisse métallique remplie d'air et surmontée d'un tuyau contre lequel l'observateur plaçait l'oreille; la distance des deux stations était exactement connue, et l'on n'avait qu'à déterminer le temps qui s'écoulait entre le moment où l'on voyait la flamme de la fusée et celui où l'on percevait le son transmis par la caisse. La vitesse trouvée fut 1,435 mètres à la seconde.

Pour les solides, les vitesses trouvées furent encore plus grandes. Nous ne ferons que citer l'expérience de Biot, qui opéra sur la fonte des tuyaux de l'aqueduc d'Arcueil; il produisait un son à une extrémité en frappant le tuyau et un timbre dont il était muni. Un second observateur placé à l'autre extrémité du tuyau notait les moments d'arrivée des deux sons transmis, le premier par la paroi du tuyau, le second par l'air qu'il contenait.

CHAPITRE XLIII

Réfraction du son. — Réflexion du son : Echos. — Cornet
acoustique. — Porte-voix. — Tubes acoustiques. — Téléphones : Téléphone de Bell, Téléphone d'Edison. —. Microphone. — Photophone. — Phonographe.

Réfraction du son. Réflexion du son : Echos. — Le
son n'ayant pas la même vitesse dans les différents milieux doit *se réfracter* en passant de l'un dans l'autre,
c'est-à-dire qu'il doit changer de direction, se rapprocher
de la normale s'il se meut moins vite dans le second milieu que dans le premier, s'en éloigner dans le cas contraire : c'est ce que l'expérience a vérifié. Mais ce phénomène présente ici une importance beaucoup moins grande
qu'en optique.

Lorsqu'une onde sonore vient frapper un obstacle, elle
y est réfléchie, comme nous l'avons vu pour les radiations
calorifiques, comme nous le verrons pour les ondes lumineuses ; elle suit aussi les mêmes lois et on peut la concentrer avec des miroirs, comme on concentre des faisceaux de chaleur ou de lumière. C'est une concentration
et une direction convenables des sons produits en un
point de la scène que doit permettre la forme des salles
de spectacles. Lorsque l'onde sonore frappe normalement
l'obstacle, elle revient à son point de départ, et y arrive
après un certain temps proportionnel à la distance de ces
deux points ; si celle-ci est suffisante, le son direct a cessé

lorsque le son réfléchi se fait entendre ; on entend donc deux fois le même son, c'est ce qu'on nomme un *écho*. L'écho est monosyllabique quand il ne permet que la perception d'une syllabe ; si la distance devient 2, 3, 4, 5, etc. fois plus grande l'écho sera de 2, 3, 4, 5 syllabes ; en effet, il faut environ 1/5 de seconde pour prononcer une syllabe et pendant ce temps le son parcourt 66 mètres, c'est-à-dire qu'il peut aller jusqu'à un obstacle situé à 33 mètres et en revenir ; par conséquent l'écho pourra répéter autant de syllabes que la distance de l'obstacle contiendra de fois 33 mètres.

Cornet acoustique. — Cet instrument permet de concentrer tous les sons produits sur une assez grande surface et de les diriger sur le tympan. C'est donc un instrument muni, pour remplir le but qu'il doit atteindre, de deux extrémités, l'une évasée, dirigée vers l'espace sonore ; c'est le pavillon ; l'autre, de forme conique dont le sommet étroit est introduit dans l'oreille. Après des réflexions successives, les vibrations se trouvent amenées au tympan, ayant gagné en énergie ce qu'elles ont perdu en étendue.

Porte-voix (fig. 184). — Le porte-voix a une disposition tout à fait inverse ; il a pour but de concentrer les sons émis par la bouche, et de les envoyer dans *une seule direction* ; l'énergie, de cette façon, ne s'affaiblira pas en donnant naissance à des sphères sonores de rayon croissant : pour donner une idée *visible* du phénomène, nous comparerons l'effet des porte-voix, à celui des phares sur les lampes placées à leur foyer. Les porte-voix ont des formes plus ou moins variables et appropriées au résultat qu'on en veut obtenir ; celui de Hase présente la disposition la plus rationnelle. L'embouchure CD est un cône tronqué, et se trouve suivie d'un ellipsoïde dont le foyer antérieur **A** coïncide avec le point qu'occuperait le sommet du cône s'il existait; l'autre foyer **P** est confondu avec celui d'un

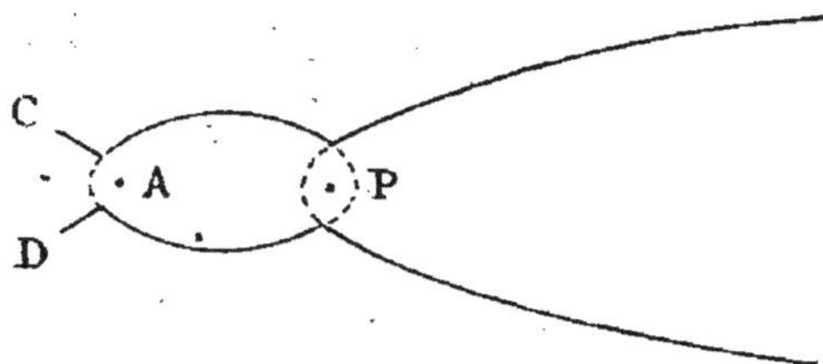

FIG. 181. — Porte-voix.

paraboloïde formant le pavillon. De cette façon les sons de la voix sont concentrés par l'embouchure au 1er foyer de l'ellipsoïde et réfléchis ensuite par celui-ci au 2e foyer. Les ondes sonores partant de ce foyer vont frapper les parois du pavillon et conformément aux propriétés des paraboloïdes sont réfléchies suivant l'axe de celui-ci de façon à former un *faisceau cylindrique contenant l'onde totale* et qu'on peut diriger sur le point où on veut la faire entendre.

Tubes acoustiques. — Ils permettent aux sons d'arriver à une seule oreille située à une certaine distance, et cela avec toute leur intensité. Ils se composent de tubes cylindriques en caoutchouc terminés à une extrémité par un embout en ivoire qu'on s'applique sur l'oreille, et à l'autre par un embout identique dans lequel on parle. De cette façon la dispersion des ondes sonores est empêchée complètement, et, les parois élastiques ajoutant leur élasticité, les sons parviennent tels qu'ils ont été émis. Toutefois la longueur des tuyaux acoustiques est soumise à des limites.

Téléphones : Téléphone de Bell (fig. 182). — Les téléphones au contraire ne sont pas soumis à ces limites et
peuvent transmettre la voix, répéter les paroles prononcées
à une extrémité, à la seconde de leurs extrémités quelle

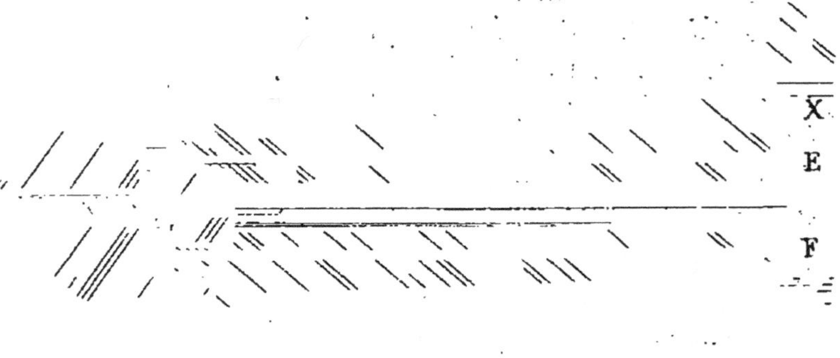

FIG. 182. — Téléphone de Bell.

que soit la distance de séparation ; ils se composent de
trois parties : une partie devant laquelle on parle c'est
le *transmetteur ;* une partie contre laquelle on applique
l'oreille : c'est le *récepteur* et une *ligne* intermédiaire qui
réunit les deux extrémités. Dans le jouet appelé *téléphone
à ficelle,* le récepteur et le transmetteur sont identiques et
formés par deux cornets de fer-blanc dont le fond est
constitué par une membrane très élastique ; les centres
de ces membranes sont reliés par une ficelle, de sorte que
si l'on parle devant le transmetteur, sa membrane entre
en vibration ; les vibrations se communiquent à la ficelle
qu'on a soin de bien tendre et qui les communique elle-
même à la seconde membrane, de sorte que les vibrations
du récepteur sont identiques à celles du transmetteur qui

vibrait lui-même à l'unisson des paroles émises, et que celles-ci se trouvent ainsi transportées, pour ainsi dire, d'une extrémité à l'autre.

Le téléphone de Bell a aussi un transmetteur et un récepteur identiques. Chacun se compose d'une rondelle de tôle P Q, maintenue entre deux pièces de bois; derrière la rondelle de tôle se trouve un aimant rectiligne A B dont une extrémité E F est entourée d'une bobine d'induction; le fil de celle-ci xyz se continue jusqu'au récepteur qui peut être situé à telle distance qu'on veut; devant la plaque du récepteur et du transmetteur, se trouve une partie évasée V destinée à concentrer les ondes sonores pour celui-ci et presque inutile pour celui-là. Il est facile de comprendre ce qui va se passer; qu'on parle devant le transmetteur, la plaque de tôle va vibrer à l'unisson et ses déplacements produisent autant de changements dans le champ magnétique de l'aimant et par suite le fil sera parcouru par autant de courants induits qui feront vibrer le récepteur d'une façon identique. En réalité, ce n'est pas seulement le mouvement vibratoire de la lame du récepteur qui produira le son, ce sont encore et *surtout* les vibrations moléculaires de l'aimant dues à la série de courants interrompus qui traversent celui-ci. On voit donc que le principe du téléphone est très simple : *Parler devant un transmetteur qui vibrera à l'unisson de la voix, communiquer les vibrations à un récepteur, qui, vibrant à son tour d'une manière identique, reproduira exactement les sons primitifs qui n'ont besoin que d'être renforcés convenablement.*

Téléphone d'Edison (fig. 183). — Le téléphone d'Edison repose sur les mêmes principes; le récepteur est analogue à celui de Bell, mais le transmetteur en diffère notablement. Il se compose notamment d'un *disque de charbon* C D qui

remplace l'électro-aimant ; ce disque de charbon est maintenu entre deux lames de platine et traversé par un courant ; il est de plus en contact avec une plaque de tôle P Q

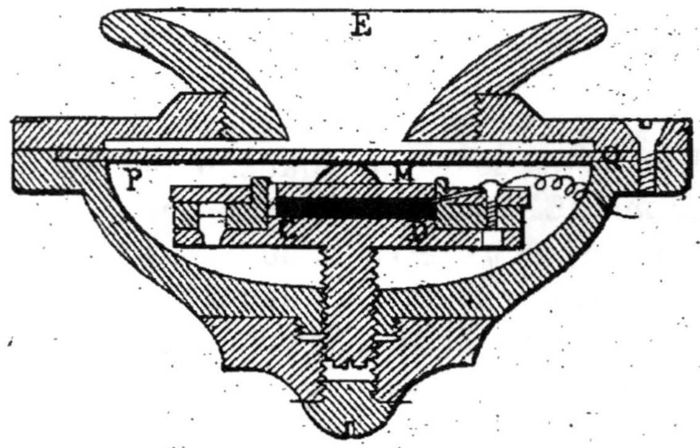

FIG. 183. — Téléphone d'Edison,

qui lui transmet les vibrations qu'elle reçoit : or, ces vibrations sont à l'unisson du son émis devant l'embouchure ;
il s'ensuit qu'à chaque vibration correspond une variation
dans l'intensité du courant qui traverse le charbon, et
qui agit comme inducteur sur une bobine qui envoie le
courant induit au récepteur, où l'électro-aimant vibre à son
tour et fait entendre les sons prononcés à l'autre extrémité.

Microphone (fig. 184). — Les microphones sont destinés
à rendre sensibles des bruits qui sans leur aide pourraient
être imperceptibles. L'appareil de Hugues se compose de
trois morceaux de charbon de cornue, deux horizontaux
munis de cavités A et B dans lesquelles se trouvent les
extrémités taillées en pointe du troisième charbon qui est
vertical ; ce système est adapté à une planche verticale V,
fixée elle-même sur une planche horizontale H reposant
sur des traverses de caoutchouc destinées à soustraire le
tout aux trépidations des appareils servant de supports. Les

charbons sont intercalés sur le trajet d'un courant de pile xyz, qui comprend également un téléphone. Quant aux bruits qu'on veut observer, on s'arrange de manière qu'ils

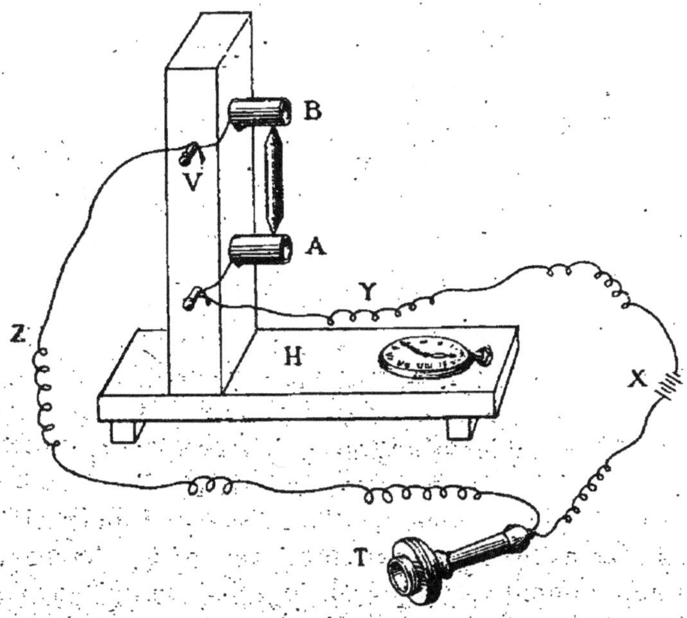

FIG. 184. — Microphone.

se produisent sur la planche horizontale ; les moindres vibrations amènent alors des déplacements du charbon vertical, par suite, des variations correspondantes de l'intensité du courant, et en conséquence la production dans le téléphone de sons répondant à ces vibrations. On comprend l'importance de telles applications à l'auscultation. M. Boudet a construit sur ces principes un stéthoscope microphonique, mais nous ne saurions insister ici sur des appareils d'un usage restreint et qui n'ont pas encore atteint le degré de perfection qu'on est en droit d'attendre d'eux.

Photophone. — Cet appareil est fondé sur la singulière propriété que possède le sélénium d'être d'autant moins résistant au passage de l'électricité qu'il est plus éclairé. Supposons donc un barreau de sélénium interposé dans un circuit qui traverse également un téléphone, et un miroir qui réfléchisse les rayons lumineux sur ce sélénium ; dès que l'on parlera derrière le miroir, la surface de celui-ci vibrera et prendra des courbes variables qui modifieront l'intensité des rayons réfléchis ; il s'ensuivra donc dans le sélénium autant de variations correspondantes de sa conductibilité électrique, et par conséquent autant de variations de l'intensité du courant qui feront parler le téléphone.

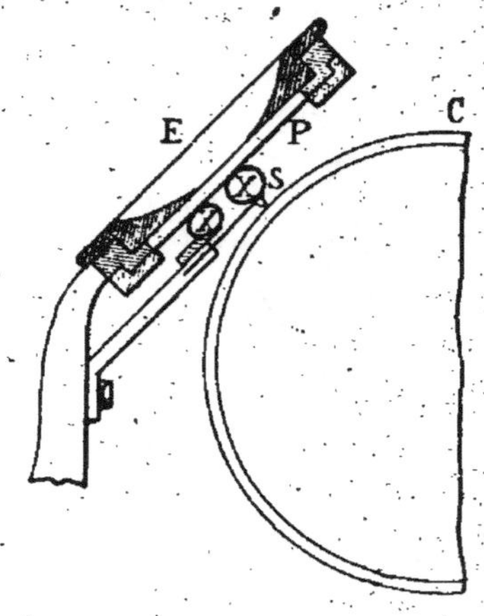

Phonographe (fig. 185). — Le phonographe se compose

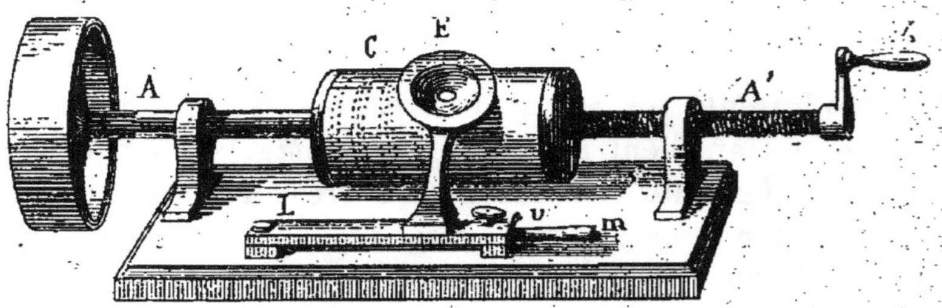

FIG. 185. — Phonographe.

d'une sorte de porte-voix E dont le fond est constitué par une membrane métallique très mince ; sous cette membrane se trouve un style mécanique rigide et court S, ne communiquant avec la membrane que par l'intermédiaire de deux appuis en caoutchouc X et porté à l'extrémité d'un ressort. Sous le style se trouve un cylindre en laiton entouré d'une feuille d'étain et creusé d'une rainure en hélice dont le pas est le même que celui de la vis AA' munie d'une manivelle et destinée à faire tourner le cylindre qui s'avancera en même temps, les montants étant fixes. Il est donc aisé de voir que si l'on parle devant l'embouchure en même temps qu'on fait tourner le cylindre, la membrane métallique entrera en vibrations; les vibrations se transmettront au style qui formera sur le papier d'étain des gaufrages caractéristiques des sons émis; *la parole se trouvera donc ainsi écrite et pourra se conserver indéfiniment* jusqu'au moment où l'on voudra la reproduire; pour cela, il n'y a qu'à soulever le style et ramener le cylindre à sa position initiale, puis le faire tourner comme précédemment, après avoir abandonné le style à lui-même; celui-ci va donc repasser sur les gaufrages qu'il avait tracés et par conséquent recommuniquer à la membrane les vibrations qu'elle avait reçues de la voix; les phénomènes primitifs seront donc reproduits dans l'ordre inverse et l'appareil répétera les paroles qu'on avait prononcées; on pourrait théoriquement les lui faire répéter autant de fois qu'on le voudrait, mais le gaufrage s'émousse assez rapidement; enfin le timbre est altéré et aigre.

CHAPITRE XLIV

Théorie physique de l'audition : description succincte de l'oreille. — Parties différentes qui la constituent : leur rôle. — L'audition a pour but de nous faire percevoir les ondes sonores produites dans les milieux différents sous l'influence des vibrations des corps qui y sont contenus. L'organe de l'audition est l'oreille, qui se compose de trois parties principales : *l'oreille externe, l'oreille moyenne* et *l'oreille interne.* Les deux premières parties n'existent que chez les animaux à vie aérienne; en effet, pour être perçues les vibrations de l'air ont besoin d'un milieu solide qui les transmette au liquide contenu dans l'oreille; car les vibrations ne se transmettent que difficilement d'un gaz à un liquide. Chez les animaux qui vivent dans l'eau, ces parties n'existent pas, car alors les vibrations se transmettent directement de liquide à liquide, ce qui ne souffre aucune difficulté. C'est ce qu'on peut observer chez les poissons.

L'oreille est formée par le *pavillon de l'oreille ou conque* et le *conduit auditif externe.* La conque se compose d'un cartilage plus ou moins contourné et offrant quelque saillies, mais à peu près insensible par lui-même. Son rôle paraît donc être celui de *collecteur*, c'est-à-dire qu'il concentrerait les sons pour les diriger ensuite vers l'axe du conduit auditif externe. Il permettrait donc de juger de la direction des sons, probablement suivant la manière dont ceux-ci viennent le frapper et se réfléchir ensuite. C'est aux saillies et anfractuosités du pavillon que ce rôle serait dévolu. Quant au conduit auditif externe, son rôle est plus important; il amène jusqu'au tympan les ondes sonores dont les vibrations se transmettent par les parois du conduit auditif lui-même d'une part, et de l'autre au moyen de l'air qu'il contient.

L'oreille moyenne se compose de la caisse, espace rempli d'air creusé dans le *rocher* portant plusieurs ouvertures dont l'une fait communiquer par la *trompe d'Eustache* la caisse avec le pharynx. Ce canal fermé, en temps normal par la juxtaposition de ses parois, s'ouvre sous l'influence des mouvements de déglutition, et la caisse se trouvant alors, grâce aux fosses nasales, en communication avec l'air extérieur, l'air qu'elle contient est renouvelé et sa tension changée; c'est pourquoi l'on constate une augmentation dans la fréquence des mouvements de déglutition pendant l'ascension d'une montagne élevée, et des accidents de surdité pour les changements de pression qui s'exercent sur le tympan, soit dans les ascensions aérostatiques, soit dans l'immersion dans l'eau à de grandes profondeurs. L'ouverture antérieure de la caisse est fermée par le *tympan*, membrane qui se trouve à l'extrémité du canal auditif dont elle reçoit les ondes sonores. Mais elle reçoit celles-ci *obliquement* grâce à son inclinaison; de plus elle n'est pas absolument plane, mais convexe vers l'intérieur, et cette convexité ainsi que la tension varient sous l'influence du muscle du marteau et de la *pression de l'air contenu dans la caisse :* si celle-ci

diminue la convexité et la tension augmentent sous l'action de la pression extérieure. Or, plus la tension sera
grande et plus les vibrations seront nombreuses, c'est-à-
dire, qu'on pourra percevoir les sons qui exigent le plus
d'attention; d'autre part, l'amplitude des vibrations est
diminuée. Quand la membrane du tympan se relâche,
l'oreille interne se trouve défendue contre les ébranlements trop brusques et trop intenses; dans le premier
cas la membrane vibrerait plus facilement à l'unisson des
sons aigus, dans le deuxième à l'unisson des sons graves.

La caisse est encore munie de deux ouvertures égale-
lement fermées : la *fenêtre ronde* et la *fenêtre ovale;* la
première correspond à une des ouvertures du limaçon et
semble destinée à permettre au liquide du labyrinthe
d'effectuer les vibrations qui lui sont transmises par la
seconde ou fenêtre ovale; en effet, le liquide ne saurait
entrer en vibrations s'il était enfermé de toutes parts dans
un milieu tel que le rocher.

Le tympan est relié à la fenêtre ovale par la *columelle*
ou série d'osselets qui traversent la caisse; ce sont le
marteau, l'enclume, l'os lenticulaire et *l'étrier.* C'est par
l'intermédiaire surtout de ces osselets que les vibrations
du tympan se communiquent à l'oreille interne, la parti-
cipation de l'air de la caisse étant très faible, car les solides
transmettent le son avec beaucoup plus de facilité que
les fluides. Il ne faut pas non plus négliger le rôle important, au point de vue de la transmission, des parois elles-
mêmes de la caisse.

Enfin, on trouve comme annexes de l'oreille moyenne
des cellules irrégulières creusées dans l'apophyse mas-
toïde du temporal et qu'on appelle *cellules mastoïdiennes.*
Quel est leur rôle? On les a considérées comme tenant
lieu de caisse de renforcement, mais l'opinion de Longet
est plus probable; elles seraient destinées à agrandir la

cavité tympanique et à y rendre moins sensibles les variations de pression.

C'est dans l'oreille interne que se passe la partie la plus complexe et la plus importante du phénomène. Cette partie se compose du *vestibule*. On y trouve des poches membraneuses munies de fibres nerveuses en rapport avec la base de soies raides contre lesquelles viennent frapper les *otolithes* ou cristaux microscopiques de carbonate de chaux, dont le rôle est inconnu. Vient ensuite le limaçon, divisé en trois compartiments par deux membranes; c'est dans le compartiment moyen que se trouvent les *fibres de Corti*. Au limaçon font suite les *canaux semicirculaires* et toute l'oreille interne est remplie d'un liquide, *eau du labyrinthe*, en communication avec la caisse du du tympan par les fenêtres rondes et ovales.

Fibres de Corti; analyse et synthèse des sons. — L'organe de Corti est formé par des piliers qui se réunissent par leur extrémité libre et dont la base repose sur la *membrane basilaire*. Cette partie doit être en communication avec les divisions nerveuses du nerf acoustique. Voici comment se produit l'audition : les ondes sonores viennent frapper le tympan et leurs vibrations se transmettent, comme nous l'avons vu au liquide du labyrinthe qui les communique aux fibres de Corti. Le nerf acoustique se trouve alors impressionné et l'on a la sensation du son. Les fibres de Corti manquent cependant chez certains animaux, les oiseaux par exemple. Aussi Hemlholtz a-t-il modifié sa théorie de la façon suivante : les fibres, quand elles existent, auraient pour rôle de faire varier la tension des différentes parties de la *membrane basilaire*, et c'est celle-ci qui jouerait le rôle de résonnateur, se comportant ainsi comme une réunion de cordes susceptibles d'entrer en vibration sous l'influence des différents sons.

Les fibres de Corti sont au nombre de 3 ou 4,000. Quand un son simple se produit, il fait entrer en vibration les 2 ou 3 fibres cortiques susceptibles de vibrer à l'unisson ; mais quoique plusieurs fibres soient entrées en jeu, l'impression sensorielle n'en est pas moins unique, puisque si le son est complexe il est décomposé et ses différents sont simples, les fibres de Corti vibrant chacune sous l'effet de celui qui lui est propre. Mais sous l'influence d'un phénomène psychique ces différentes impressions se trouvent ensuite réunies en une seule, de manière à nous procurer en réalité la perception du son complexe, tel qu'il était produit : ainsi se trouvent réalisées l'analyse et la synthèse du son ; ainsi est permise la perception du timbre.

Consonnances. — Dissonances. — Vibrations transmises par les os du crâne. — Quand des sons différents parviennent à notre oreille, ils peuvent produire sur elle un effet agréable ou désagréable : dans le 1er cas on dit qu'il y a *consonnance*, et *dissonance* dans le 2°. Voici comment Helmholtz explique ces phénomènes :

Quand deux sons voisins se rapprochent, si l'un par exemple est le fondamental et l'autre un de ses harmoniques, les vibrations se composent et il se produit un son continu *sans battement :* il y a alors consonnance.

Si les sons superposés donnent naissance à des battements, il y a disssonance, et celle-ci sera d'autant plus considérable que le nombre de battements des deux notes sera plus fort. Il y aura dans ce cas une série périodique de maxima et de minima produite par la série des mouvements vibratoires dont l'intensité augmentera et diminuera alternativement, et les fibres de Corti produiront une série de sensations au lieu d'une sensation continue ; telle serait la cause de l'impression désagréable.

Dans la propagation des ondes sonores nous n'avons

considéré que les parties constitutives de l'oreille ; mai
la communication peut aussi se faire par les os du crâne
les deux voies pouvant d'ailleurs fonctionner isolément,
ou simultanément. Si l'on place une montre dans la
bouche et qu'on laisse celle-ci ouverte, on ne percevra
aucun son ; mais qu'on vienne ensuite à serrer l'anneau
de la montre avec les dents, les vibrations seront transmises par les os du crâne, et ce moyen si simple peut
être employé pour reconnaître si la surdité est due à une
lésion de l'oreille moyenne ou externe, ou bien à des alté-
rations des nerfs correspondants.

Notions d'auscultation et de percussion. — Nous ne
pouvons donner ici que des détails rudimentaires sur les
différents bruits perçus à l'aide de la percussion et de
l'auscultation. Dans le premier cas on applique le médius
gauche sur une région du corps et on frappe légèrement
dessus avec la main droite ; les espaces percutés agissant
comme caisse de résonnance donnent lieu à des sons
différents suivant leur contenu :

Le son *mat* est faible et instantané ; il se produit dans
les parties solides ou contenant des liquides entrant difficilement en vibration : la cuisse par exemple, le thorax
en cas d'épanchement. Le son *plein* ou *clair* a de la force
et de la durée ; il est donné par le thorax sain et dû à
l'air que celui-ci contient.

Le son *obscur* ou *creux* est faible et court, mais non
instantané comme le son mat ; il est dû à des masses
gazeuses dont les vibrations sont éteintes par les parties
solides qu'elles contiennent : ainsi lorsque les poumons
sont occupés en partie par des exsudats.

Le son *tympanique* se produit dans le cas où des masses
gazeuses assez considérables donnent aux sons une forte
résonnance : telle une accumulation de gaz dans l'intes-

tin produit le son intense et sonore des parois abdominales.

On peut encore opérer la percussion à l'aide du *plessi-mètre*, petite plaque d'ivoire qu'on applique sur les parties à explorer et sur laquelle on frappe.

Dans la percussion on produit les sons et ceux-ci sont plus ou moins modifiés par les milieux considérés : dans l'auscultation on applique l'oreille sur une partie du corps et on écoute les bruits qui s'y produisent naturellement ; il faut avoir soin toutefois de ne pas oblitérer le conduit auditif externe par un contact trop hermétique, sans quoi l'on entendrait les bourdonnements du tympan.

Le *murmure vésiculaire* s'entend à l'état normal sur les différentes parties de la cage thoracique à la hauteur des poumons : ce murmure paraît dû au frottement des gaz contre les parois des ramifications bronchiques. C'est un *souffle* fin, c'est-à-dire le bruit d'un gaz traversant une ouverture assez large : si l'ouverture est étroite le souffle devient *sifflement* ou *sibilance*. Le *souffle bronchique ou tubaire* s'entend bien davantage quand les parois des bronches se trouvent épaissies par les exsudats qui les tapissent. Les *râles* sont des bruits dus à la succession rapide des ébranlements aériens dans les bronches dont le diamètre se trouve rétréci et les parois de celles-ci tapissées de mucosités ; ces râles sont *crépitants* lorsque les mucosités occupent les petites bronches, *humides* quand l'air se trouve obligé de traverser des liquides fluides, *secs* si ces liquides sont très visqueux.

Tels sont les principaux bruits respiratoires.

Les bruits de *roulement*, de *bourdonnement* n'ont pas besoin de définition ; le bruit de *gargouillement* est dû à des bulles gazeuses traversant le liquide contenu dans un tube.

L'auscultation s'applique aussi à l'appareil circulatoire : celui-ci se compose des vaisseaux où l'on peut constater des bruits de *souffle* dans certains cas, par exemple pour le cœur qui présente à examiner deux bruits : le premier et le second. Le *premier bruit* est le plus long, c'est aussi le plus musical ; il se produit pendant la systole du ventricule et paraît dû à la fermeture des valvules auriculo-ventriculaires. Le *second bruit* est plus instantané et plus sec : il est dû aux valvules sygmoïdes qui se redressent brusquement sous l'influence de l'ondée de reflux qu'elles arrêtent.

Stéthoscope. — Cet instrument permet l'auscultation sans application directe de l'oreille sur la partie explorée. Il se compose d'un cylindre creux en bois terminé d'un côté par une plaque de bois percée et sur laquelle on

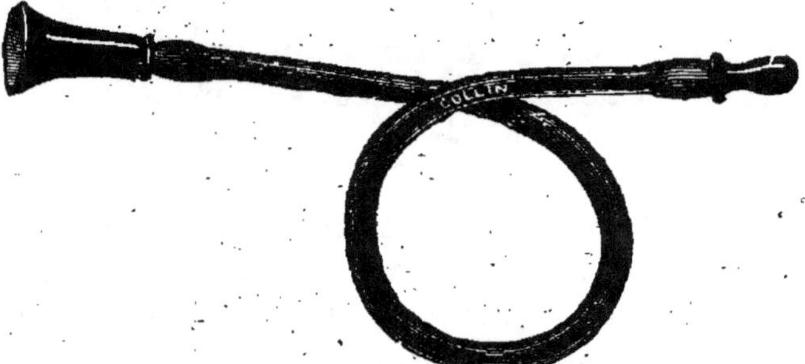

FIG. 186. — Stéthoscope.

applique l'oreille, de l'autre côté par une sorte d'entonnoir également en bois qu'on place sur la partie considérée dont les sons se trouvent ainsi transmis à l'oreille par la colonne d'air et surtout par les parois de l'instrument. Dans le stéthoscope de Giraud (fig. 186) le cylindre de bois est remplacé par un tuyau acoustique portant une partie évasée à une extrémité, et à l'autre un embout que le médecin s'introduit dans l'oreille. On peut donner plus de sensibilité au stéthoscope en le munissant comme celui de Kœnig d'une lentille en caoutchouc remplie d'air qu'on applique par une de ses faces sur la surface à examiner.

Description succincte du larynx. — Le larynx est situé en avant du pharynx dont la paroi postérieure le sépare de la colonne vertébrale ; il se continue en bas avec la trachée, en haut il est fixé à l'os hyoïde et à la base de la langue ; il est formé de trois cartilages impairs : l'épiglotte, le cricoïde et le thyroïde et de trois pairs : cartilages aryténoïdes, de Wisberg et de Santorini. A la hauteur du cartilage thyroïde se trouve l'organe essentiel de la phonation, c'est-à-dire la *glotte* formée par l'interstice des cordes vocales et celui qui sépare les cartilages aryténoïdes ; le premier ou *glotte ligamenteuse* sert à la phonation, le second ou *glotte cartilagineuse* à la respiration ; les cordes vocales se distinguent en *inférieures* et *supérieures*, mais les premières seules, plus rapprochées que les secondes, méritent véritablement ce nom ; de chaque côté de la glotte, entre les cordes vocales supérieures et inférieures du même côté on trouve une cavité appelée *ventricule de Morgagni* et se prolongeant en haut entre la corde vocale supérieure et la face postérieure du cartilage thyroïde ; la cavité du larynx est tapissée par une membrane jaunâtre formée de tissu élastique et de tissu fibreux et recouverte d'une muqueuse à épithélium cylindrique stratifié à cils vibratils, excepté sur la face libre des cordes vocales inférieures où il est pavimenteux. Ces différents cartilages sont articulés entre eux et mobiles au moyen des muscles du larynx ; ces muscles sont l'ary-aryténoïdien, les crico-thyroïdiens, les crico-aryténoïdiens postérieures, les crico-aryténoïdiens latéraux et les thyro-aryténoïdiens ; ceux-ci sont en rapport avec les cordes vocales inférieures ; les crico-arythénoïdiens postérieurs servent à la respiration en écartant les cordes vocales ; les véritables phonateurs sont les crico-thyroïdiens et surtout les thyro-aryténoïdiens *tenseurs des cordes vocales*. Le sang de cette partie du corps est fourni par les laryngées et les nerfs viennent du pneumogastrique et du spinal : le laryngé externe anime le crico-thyroïdien, le laryngé inférieur ou *recurrent* anime tous les autres muscles.

De la voix. — La voix est constituée par les sons que fournit l'appareil de la phonation ; elle est formée par la réunion du son glottique et des sons bucco-naso-pharyngés.

Le son laryngé est produit par le courant d'air des poumons à travers les cordes vocales inférieures ; à l'état de repos, la glotte, qui est modérément ouverte, s'ouvre davantage sous l'influence de l'inspiration ; veut-on faire entendre un son, il y a rapprochement des cartilages aryténoïdes, plissement de la muqueuse interaryténoïdienne, et l'orifice glottique se trouve à peu près clos dans toute son étendue par suite du rapprochement des cordes vocales, dont les états de longueur, tension, épaisseur, varient avec le son qu'on veut produire ; puis, pendant l'émission du son, la glotte s'ouvre et l'air qui la traverse fait vibrer les cordes vocales ; celles-ci, pressées de bas en haut par le courant d'air, vibrent tant que dure ce courant d'air : la corde vibre tout entière et c'est le muscle qui vibre avec le plus d'énergie. Le son se forme au niveau de la glotte et l'instrument qui le donne se comporte comme un *instrument à anche vibrante*. Les différents degrés de tension de la corde amènent les différents degrés de l'échelle de la voix humaine, différence dont la valeur ne dépasse pas deux octaves et demie. Les cordes en vibrant donnent un son très faible, mais qui est considérablement renforcé par les vibrations de l'air alternativement comprimé et dilaté en traversant la glotte. Le muscle thyro-aryténoïdien, en faisant varier à notre gré la contraction, la tension et la densité des cordes vocales, permet les changements de tonalité de la voix. L'intensité de ce son, proportionnelle à l'amptitude des vibrations, est en rapport avec les dimensions du larynx, de la poitrine et le développement des muscles expirateurs. La hauteur dépend de la rapidité des vibrations; dans le langage ordinaire les sons ont même hauteur, et c'est à des changements de ton qui, d'ailleurs, ne dépassent pas une demi-octave, qu'est dû l'accent.

Les sons que l'homme peut émettre varient entre des limites très étendues; certaines basses profondes ont donné le fa_1 de 85 vibrations, certaines voix de femmes le fa_5 de 2,730; les limites ordinaires sont comprises entre fa_1 et ut_5.

Chez l'homme on trouve des voix de :

basse-taille	baryton
(fa_1 à $ré_3$; 170 à 570)	(la_1 à fa_3; 213 à 682)

ténor
(ut_2 à la_3; 256 à 853).

Chez la femme on trouve des voix de :

contralto	alto
(mi_2 à ut_4; 370 à 1,024)	(sol_2 à mi_4; 384 à 1,280)

soprano
(si_2 à sol_4; 480 à 1,536)

La voix est d'autant plus aiguë que les cordes vocales sont moins larges.

On a distingué le *registre de poitrine* et le *registre de tête* ou de fausset : dans le premier se trouvent les sons produits quand la glotte est ouverte dans toute sa longueur et leur hauteur est déterminée par la tension de la corde vocale; dans le second se trouvent les sons produits quand la glotte n'est ouverte que dans sa partie interligamenteuse. L'élévation progressive du son est due à la tension de la corde vocale et à l'action des replis supérieurs qui, réduisant l'étendue de la partie vibrante, agissent comme la rasette des anches des tuyaux d'orgue.

Une fois le son glottique produit, il subit un renforcement en passant par les cavités pharyngienne et buccale; la voix se trouve alors produite et l'homme a ainsi l'organe du langage; la voix sert à l'homme à exprimer sa pensée et constitue le *langage parlé*; il est formé de mots, ceux-ci de syllabes ou *sons composés* résultant de la réunion des lettres.

Les lettres se divisent en *voyelles et en consonnes;* les voyelles sont des *sons glottiques* appelés *vocables qui ne deviennent voyelles que par l'addition d'harmoniques se formant dans la cavité bucco-pharyngienne qui prend pour cela différentes formes caractéristiques de chacune;* les consonnes sont dues aux obstacles contre lesquels vient frapper le courant d'air s'échappant de la glotte : suivant la situation de l'obstacle le son varie et l'on divise les consonnes en *gutturales, linguales, labiales.*

CHAPITRE XLV

Objet de l'optique. — Diverses sources de lumière. Théorie de l'émission, théorie des ondulations. — L'optique est la partie de la physique qui s'occupe de l'étude des phénomènes lumineux. Tout corps lumineux est une source de lumière, que ce corps soit lumineux par lui-même comme le soleil, les étoiles, un fer rouge, ou qu'il ne le soit que par l'éclairement qu'il reçoit d'un autre corps, comme la lune et les planètes éclairées par le soleil. Dans les deux cas l'objet nous envoie sa lumière; c'est ce qui nous permet de le voir; mais comment cette lumière nous arrive-t-elle? Deux théories étaient en présence : celle de Newton ou de l'émission, celle de Descartes et Huyghens ou des ondulations. La première consiste à supposer qu'un corps lumineux envoie dans tous les sens des particules lumineuses excessivement ténues, qui se meuvent en ligne droite avec une extrême vitesse et produisent la sensation de lumière partout où elles parviennent; il y aurait là un phénomène identique à l'émission des odeurs par les corps odorants. La théorie des ondulations suppose un *fluide impondérable*, appelé éther, répandu partout et susceptible d'entrer en vibration sous l'influence d'une source lumineuse; les vibrations de l'éther sont *transversales*, excessivement rapides et produisent la sensation de lumière partout où elles se sont propagées. Le phénomène est donc identique à la propagation des sons, les ondes lumineuses se propageant par des surfaces sphériques, comme les ondes sonores, et présentant comme elles une phase, une période, une longueur d'onde et une amplitude pour lesquelles nous n'aurions qu'à répéter ce que nous avons dit au début de l'acoustique, malgré l'extrême différence des valeurs dans les deux cas.

La théorie des ondulations, la seule admise aujourd'hui, ne s'est pas imposée sans peine; les admirables travaux de Biot, de Fresnel montrant qu'elle seule pouvait expliquer les phénomènes d'interférence, de diffraction, de polarisation, avaient porté un coup considérable à la théorie de Newton; le coup final fut donné par Foucault qui, parvenant comme nous le verrons bientôt, à prouver que la vitesse de la lumière est plus grande dans l'air que dans l'eau, montra par cela même que la théorie de l'émission était erronée puisqu'elle conduisait à des résultats faux; en effet la réfraction expliquée par la théorie des ondulations veut comme conséquence que la vitesse de la lumière soit plus grande dans l'air que dans l'eau; la théorie de l'émission conduit à une conséquence inverse : il appartenait donc à l'expérience de trancher définitivement cette importante question.

Disons enfin que M. Monoyer s'est élevé contre l'existence des fluides impondérables, qu'il considère comme une hypothèse « entièrement vaine et gratuite ». C'est la matière pondérable elle-même qui vibrerai d'après ce physicien, qui ajoute qu'il n'est nullement démontré que la lumière traverse le vide, celui-ci n'étant pas connu à l'état de vide absolu, et l'état radiant de la matière qui l'emplit pouvant posséder les propriétés qu'on attribue à l'éther.

Propagation de la lumière. — Rayon lumineux. — Ombre. — Pénombre. — Absorption. — Opacité. — Transparence. — *La lumière se propage en ligne droite;* l'expérience qui le démontre est des plus simples; il suffit de considérer l'ombre portée par un écran. On appelle *rayon lumineux, chacune des directions isolées que suit la lumière dans sa propagation.*

Si l'on interpose une lame entre l'œil et une source lumi-

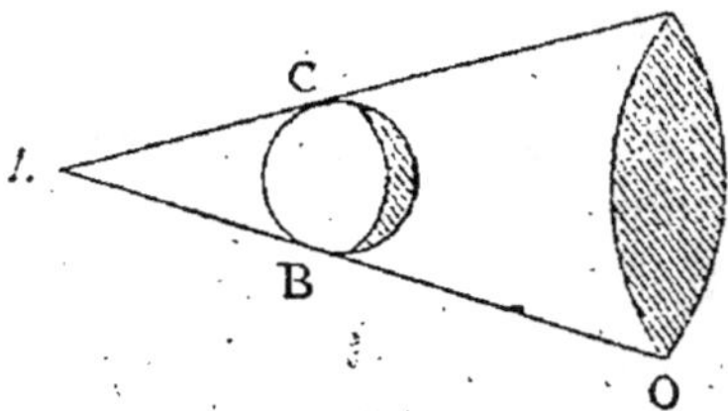

FIG. 187.

neuse, il peut se faire que la lumière ne soit pas interceptée; on dit alors que le corps est *transparent.* Si la lumière était interceptée on dirait que le corps est *opaque:* il peut arriver toutefois que ce dernier cas ne se présente que pour une *grande épaisseur* de la lame, qui est alors transparente si elle est mince, opaque si elle est épaisse; cela tient à une propriété qu'elle possède d'*absorber* les rayons lumineux, comme certaines substances absorbent les rayons calorifiques.

On appelle *translucides* les corps qui, ne laissant passer qu'une faible quantité de lumière, ne permettent de distinguer ni la forme ni la couleur des objets placés derrière eux.

Si un corps opaque B se trouve (fig. 187) devant un point lumineux A, il interceptera une portion des rayons que celui-ci envoie ; si le corps est sphérique l'ombre pro

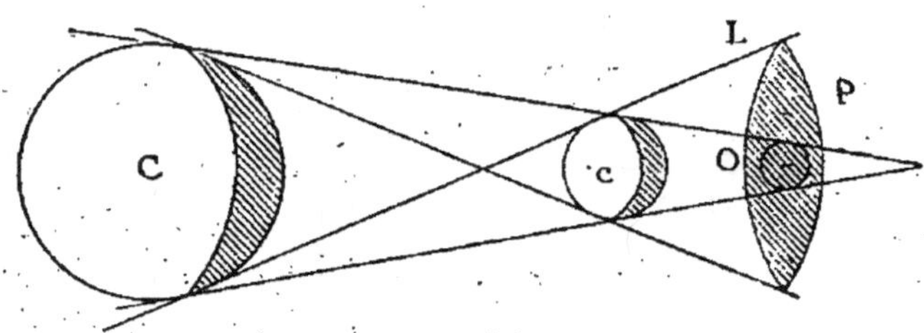

FIG. 188.

duite sera le prolongement du cône A BC et si l'on place un écran en O on y verra une partie obscure entourée de lumière ; c'est l'image ou ombre du corps B. On voit donc que pour avoir l'ombre d'un corps éclairé par un *point lumineux* il n'y a qu'à mener de ce point les tangentes au corps. Si au lieu d'un point lumineux nous avions un corps lumineux C éclairant un corps c, il faudrait mener les tangentes intérieures et extérieures aux deux corps : on aurait alors sur un écran l'ombre O du corps, puis, entre cette ombre et la lumière L, un espace P où l'ombre va en décroissant : c'est la *pénombre ou espace compris entre les tangentes intérieures et les tangentes extérieures* (fig. 188).

Vitesse de la lumière : procédé astronomique de Ræmer (fig. 189). — Ce procédé est fondé sur la détermination du temps que met la lumière à parcourir le diamètre de l'orbite terrestre. Soit S le soleil, T T l'orbite terrestre, J J' J'' l'orbite de Jupiter, J une position de cette planète avec le cône d'ombre qu'elle projette derrière elle, M M' l'orbitre que décrit un de ses satellites en quarante-deux heures et demie; ce qui veut dire que ce satellite plonge dans le cône d'ombre toutes les quarante-deux heures et demie pour en sortir ensuite; mais si on observe le phé-

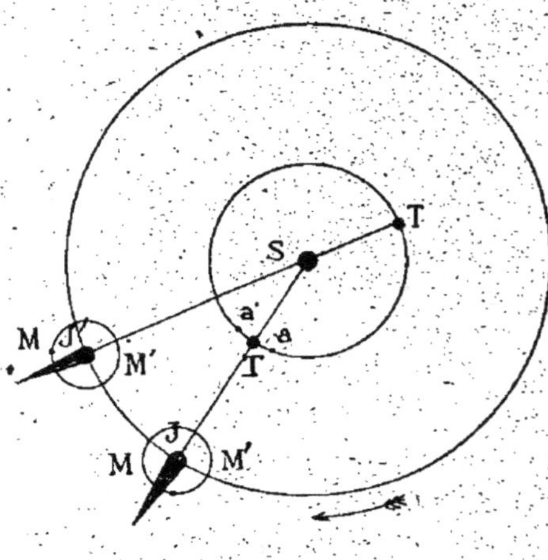

FIG. 189.

nomène de la terre, on voit en réalité que l'intervalle entre les immersions ou les émersions du satellite subissent des retards qui vont en augmentant pendant une partie de l'année, pour diminuer dans l'autre. Supposons donc les astres en conjonction, c'est-à-dire la terre en **T** et Jupiter en **J** et notons le moment de l'émersion de satellite; les deux planètes continuent alors leur mouvement indiqué par les flèches pour se trouver en opposition la terre en **T'** et Jupiter en **J'** puisque le temps de la révolution de Jupiter est environ douze fois plus grand. Or on trouve qu'à ce moment l'émersion du satellite subit un retard de 16',26", retard dû évidemment à la différence de distance à laquelle se trouvent les deux planètes et au *temps que la lumière a mis à la parcourir.* Or, dans le premier cas la distance était **T J**, dans le deuxième elle est T' J', c'est-à-dire que la différence est égale au diamètre de l'orbite terrestre dont la valeur est 76,461,000 lieues; on a donc :

$$V = \frac{76,461,000}{16'26''} = 77,000 \text{ lieues par seconde.}$$

Procédés physiques : méthode Fizeau. — Cette méthode a l'avantage de faire parcourir à la lumière un espace exactement mesuré, mais comme le temps est infiniment court il faut pouvoir l'apprécier : voici comment y parvient Fizeau : le point lumineux était à Suresne; un système de lentilles envoyait ses rayons rendus parallèles sur un miroir placé à Montmartre; là ils étaient réfléchis et revenaient parallèlement à leur point de départ après avoir parcouru 17,266 mètres. Devant le point lumineux se trouvait une roue munie de 720 dents rigoureusement égales et séparées par des intervalles égaux. Supposons que cette roue soit animée d'une vitesse connue et qu'un intervalle creux se trouve devant la lumière ; pour une certaine vitesse de rotation, la dent suivante aura pris la place du creux pendant le temps qu'a mis le rayon lumineux à parcourir son double trajet, et il sera intercepté à son retour ; en tournant deux fois plus vite, les rayons retrouveront à leur retour un intervalle creux, etc., etc. Or le disque est muni d'un compteur qui indique le nombre de tours effectué par seconde; soit n ce nombre : la fraction de seconde que met une dent à prendre la place d'un intervalle creux sera : $\dfrac{1}{n \times 2 \times 720}$; c'est le temps que met la lumière à parcourir 17,266 mètres.

Vitesse de la lumière dans différents milieux : procédé Foucault (fig. 190). — Ce procédé permet de comparer, dans une chambre, la vitesse de la lumière dans des mi-

lieux différents, air, eau, gaz, renfermés dans des tubes que
sont obligés de traverser les rayons lumineux. L'appareil se
compose d'un système de miroirs dont l'un est plan et est
animé d'une vitesse de rotation considérable ; les rayons
lumineux de la source tombant sur ce miroir y sont réflé.

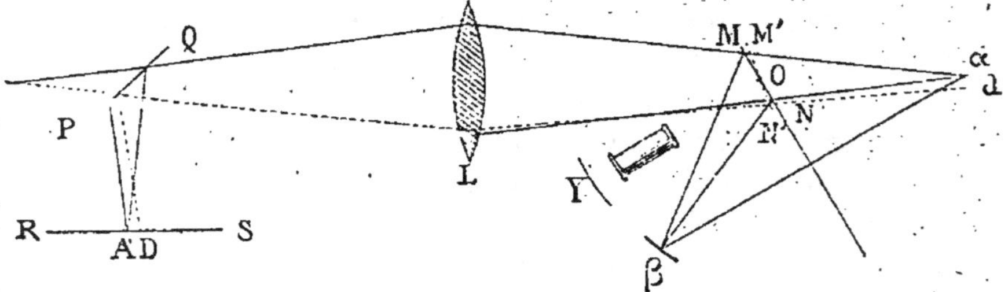

FIG. 190. — Procédé Foucault.

La figure montre en A le point lumineux ; en M N le miroir tournant, en
B et Y des miroirs concaves de même rayon ayant O pour centre : les traits
pleins représentent la marche que suivraient les rayons si le miroir M N
était fixe ; les lignes pointillées, le retour quand le miroir M N se trouve
en M' N' ; P Q est une glace sans tain, inclinée à 45° et réfléchissant les
rayons sur un micromètre.

chis et renvoyés sur un miroir concave, qui les réfléchit à
son tour dans leur direction primitive ; mais ces rayons
ne trouveront plus le miroir tournant dans la même position que primitivement et feront leur image en un certain
point noté sur un micromètre. On conçoit donc que si
sur le trajet que suivent les rayons entre les deux miroirs
on a placé un tube contenant de l'air, et un autre contenant de l'eau, les rayons qui auront traversé les tubes
trouveront le miroir tournant dans des positions différentes, et donneront deux images sur le micromètre,
images permettant de déterminer leur vitesse respective.
Foucault vit ainsi que le rayon qui avait traversé l'eau
était en retard sur l'autre : la vitesse de la lumière est
donc plus grande dans l'air que dans l'eau.

Intensité de la lumière : procédés photométriques.
— Il est facile de concevoir que l'intensité de la lumière
peut passer par toutes les valeurs possibles : nous savons
que celle-ci se propage par ondes sphériques, de rayons,
R, R', R'', etc.; par conséquent, la source ne changeant
pas, tandis que les surfaces éclairées augmentent proportionnellement aux carrés des rayons R^2, R'^2, R''^2, il s'ensuit que pour chacune *de ces sphères l'intensité de la
lumière sera en raison inverse du carré de son rayon;* autrement dit : *la quantité de lumière reçue par l'unité de
surface est en raison inverse du carré de la distance au
point lumineux.*

Procédé Rumford (fig. 191). — Soit à comparer l'éclaire-

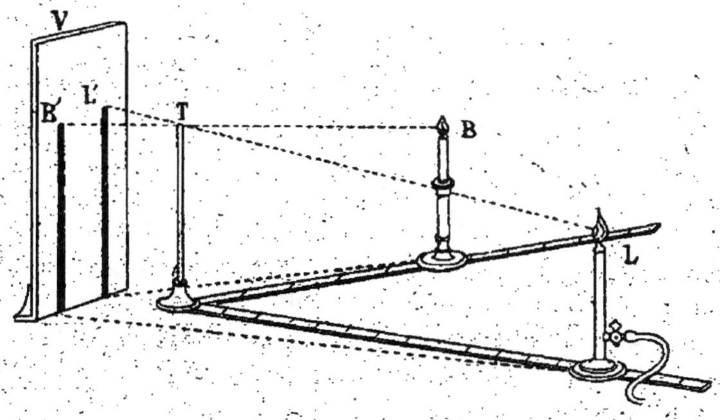

FIG. 191. — Procédé Rumford.

ment B d'une bougie à l'éclairement C d'une lampe à gaz,
on se sert du photomètre de Rumford qui se compose d'un
écran blanc vertical V devant lequel se trouve une tige
verticale opaque T : on place alors les deux luminaires
devant cette tige et on fait mouvoir l'un d'eux jusqu'à ce
que les deux ombres B' et L' produites sur l'écran soient
identiques : on mesure alors les distances de chaque

lumière à l'ombre qu'elle éclaire, et on en déduit le rapport des éclairements qui est en raison inverse du carré des distances.

Photomètre de Bouguer (fig. 192). — Il se compose d'un

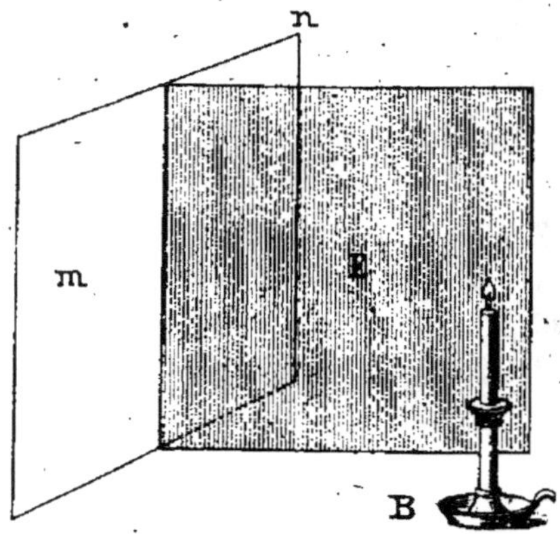

FIG. 192 — Procédé Bouguer.

écran vertical en verre dépoli, et d'une lame de carton noirci, également verticale et perpendiculaire au milieu de l'écran. On a ainsi deux compartiments séparés dans chacun desquels on place une des lumières, et on fait mouvoir celles-ci jusqu'à ce que les deux moitiés de verre dépoli soient également éclairées, ce que distingue facilement l'œil placé derrière cet écran.

CHAPITRE XLVI

Réflexion de la lumière. — Lois de la réflexion. — Intensité de la lumière réfléchie. — Réflexion sur les surfaces planes : Miroirs plans. — Réflexion sur les surfaces courbes : Miroirs sphériques, concaves, convexes. — Goniomètres de Malus, de Wollaston, de Babinet.

Réflexion de la lumière. — La lumière se propage par sphères concentriques; mais il peut arriver que celles-ci rencontrent des corps qui leur présentent un obstacle et les forcent à revenir du côté de la source lumineuse, comme nous l'ayons vu en acoustique pour les échos; c'est à ce phénomène qu'on donne le nom de réflexion, et si un œil reçoit ces rayons réfléchis il verra sur leur prolongement l'image du point qui leur a donné naissance. Mais pour que les rayons soient ainsi réfléchis, il faut que la surface qui les renvoie soit polie, sinon il se produit un autre phénomène appelé *diffusion*, qui n'est autre chose qu'une réflexion dans tous les sens possibles en vertu de laquelle le corps se trouvera alors éclairé.

Lois de la réflexion (fig. 193). — Ces lois sont au nombre de deux.

1re *loi*. — *Le rayon incident et le rayon réfléchi sont dans un même plan perpendiculaire à la surface réfléchissante.*

2e loi. — L'angle d'incidence et l'angle de réflexion sont égaux.

Soit M M' une surface réfléchissante plane, A O B un *rayon incident* envoyé par le point lumineux A, O N la

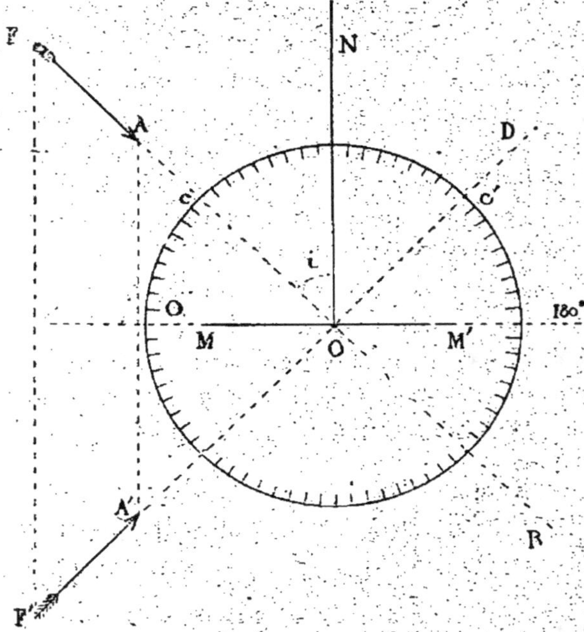

FIG. 193.

normale ou miroir, on appelle plan d'incidence le plan passant par le rayon incident et cette normale ; l'angle A O N que font ces deux lignes est l'angle d'incidence et l'angle N O D est l'angle de réflexion.

Pour démontrer les lois précédentes, le principe est le suivant : placer un cercle gradué coïncidant avec le plan d'incidence dont la ligne 0°180° passe par le miroir, et lire sur le limbe gradué les degrés C et C' devant lesquels passent le rayon incident A O et le rayon réfléchi O D ; on verra alors que tout se passe comme si le point lumineux A était placé en son symétrique A', et que les angles incidents et réfléchis sont égaux et dans le même plan, celui du cercle gradué.

Intensité de la lumière réfléchie. — Cette question, sauf certains cas particuliers, est assez complexe. Lorsqu'en effet un faisceau de lumière tombe sur un corps, une partie le traverse, une autre partie est absorbée, et le reste est réfléchi ou diffusé ; si la surface réfléchissante n'absorbe rien et ne laisse rien passer, la lumière est réfléchie en totalité ; dans le cas contraire, dans le verre par exemple, une partie de la lumière est réfléchie et l'autre réfractée. Il est possible de calculer la valeur de chacune de ces parties suivant l'incidence, en considérant la lumière naturelle comme formée de deux parties égales polarisées parallèlement et perpendiculairement au plan d'incidence. La formule employée à cet effet est :

$$R = \frac{1}{2} I \left(\frac{sin^2 (i - r)}{sin^2 (i + r)} + \frac{tg^2 (i - r)}{tg^2 (i + r)} \right)$$

dans laquelle R est la lumière réfléchie, I la lumière incidente, i l'angle incident et r l'angle réfracté.

Réflexion sur les surfaces planes : miroirs plans. — *Les miroirs sont des surfaces réfléchissantes.* Ils sont plans ou courbes. Dans le premier genre rentre le miroir M M' que nous avons pris pour déterminer les lois de la réflexion : en se reportant à cette figure on voit que le point A de l'objet A F fait son image en A' et le point F en F', de sorte que A'F' est l'image de A F. Mais cette image est placée de *l'autre côté du miroir* que l'objet, et par conséquent *virtuelle* c'est-à-dire qu'elle est située non pas sur les rayons réfléchis, mais sur leur prolongement, ce qui tient à ce que la lumière partie de l'objet arrive en divergeant sur le miroir; les rayons réfléchis divergent donc aussi comme s'ils partaient d'un point situé derrière le miroir. Il est facile de voir que dans le cas présent l'objet et son image sont symétriques, c'est-à-dire situés à égale distance du miroir, égaux et non superposables. On peut donc dire que les miroirs plans donnent des *images virtuelles, droites et égales aux objets* : il n'y a qu'à se regarder dans une glace pour être convaincu de l'évidence de cette loi.

Il faut remarquer toutefois que les miroirs plans peuvent aussi donner des images réelles, si la lumière arrive sur eux en convergeant, si l'objet par exemple est virtuel.

Si un point lumineux **A** se trouve placé entre *deux miroirs parallèles* (fig. 194), on apercevra de chaque côté des

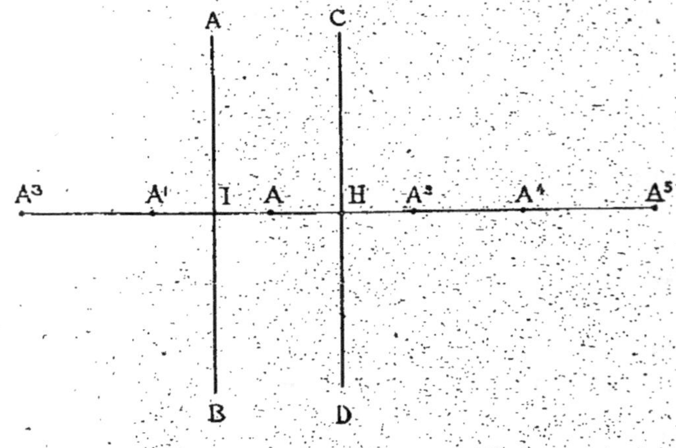

FIG. 194.

miroirs sur la perpendiculaire commune passant par A une infinité d'images successives A_1, A_2, A_3, A_4. L'explication du phénomène est simple. Le point A donne deux images, une derrière l'un des miroirs, la deuxième derrière l'autre, mais ces deux images se réfléchissent aussi, chacune derrière l'autre miroir, et ainsi de suite.

Si un point lumineux est placé dans l'angle de deux *miroirs perpendiculaires entre eux*, on verra trois images, une derrière chacun des miroirs et l'autre derrière leur intersection. En général soit A l'angle formé par deux miroirs plans, et tel que $\dfrac{360}{A} = n$, le nombre d'images possibles sera $n - 1$.

Réflexion sur les surfaces courbes : miroirs sphériques. — Au lieu d'être planes, les surfaces réfléchissantes peuvent être courbes; c'est-à-dire sphériques, paraboliques, cylindriques et convexes. En réalité, les plus importantes sont les surfaces sphériques que l'on divise en miroirs concaves et en miroirs convexes, suivant qu'elles présentent aux rayons lumineux leur concavité ou leur convexité.

Miroirs concaves (fig. 195). — Soit M M' un miroir con-

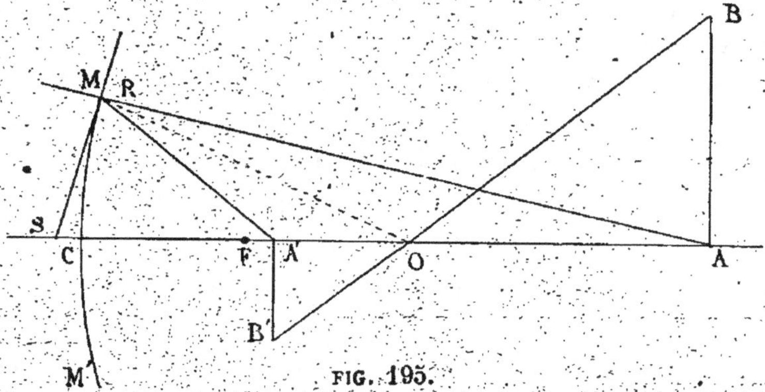

FIG. 195.

cave, C son centre de figure, O le centre de courbure, c'est-à-dire le centre de la sphère à laquelle il appartient. On appelle *axe principal* la ligne passant par ces deux points ; tout rayon passant seulement par le centre de courbure est un axe secondaire. Considérons un point A situé sur l'axe principal au delà du centre de courbure, et soit A R l'un des rayons qu'il envoie sur le miroir. Pour construire le rayon réfléchi, nous n'aurons qu'à mener la normale au miroir en R et tracer une ligne R A' faisant l'angle A' R O = ARO : dans les miroirs sphériques la normale en un point n'est autre chose que le rayon de la sphère correspondant ; la ligne OR est donc bissectrice de l'angle ARA' ; de même la tangente RS est la bissectrice de l'angle extérieur ; on a donc :

$$\frac{A'R}{AR} = \frac{OA'}{OA} = \frac{A'S}{AS} = \frac{OS - OA'}{OS + OA}$$

d'où l'on tire ; OA', OS + 2 OA'. OA = OA. OS

$$\text{d'où} \quad \frac{AO'}{OA} + \frac{2\,OA}{OS} = 1$$

$$\text{d'ou} \quad \frac{1}{OA} + \frac{2}{OS} = \frac{1}{OA}$$

Mais vu les petites dimensions supposées à l'ouverture du miroir, la tangente se confond sensiblement avec la circonférence et le point S avec le point C ; en désignant alors par R le rayon de courbure, p la distance A C de l'objet au miroir, p' celle de l'image A', il vient :

$$\frac{1}{p} + \frac{1}{p'} = \frac{2}{R}$$

C'est la *formule des miroirs* permettant de déterminer l'une des trois valeurs p, p', R, quand on connait les deux autres. Cette formule montre que si p est infini, p' devient égal à $\frac{R}{2}$; c'est-à-dire que les rayons envoyés d'un point situé à l'infini sont réfléchis en un point

F situé au milieu du rayon OC : ce point s'appelle *le foyer principal*. On peut le définir le point où viennent se réfléchir les rayons parallèles à l'axe.

Nous avons vu que le point A faisait son image en A', de même le point A' ferait son image en A : ces deux points sont dits *conjugués ;* en un mot on appelle *foyers conjugués deux points tels que si l'objet est situé à l'un d'eux son image est à l'autre.*

Si au lieu du point A nous considérons la ligne AB, il

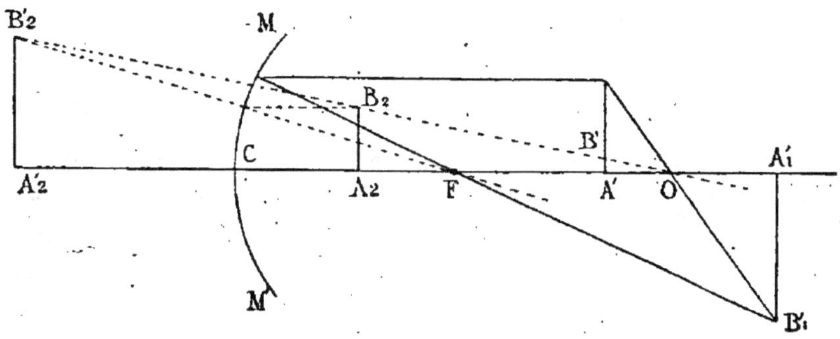

FIG. 196.

est facile de voir que son image serait A' B' ; dans le cas présent nous aurons donc une image *réelle, renversée* et *rapetissée.* Si l'objet était en A_2 B_2 son image serait en A'_2 B'_2 c'est-à-dire *virtuelle, droite* et *agrandie* (fig. 196).

On peut donc établir les trois lois suivantes relatives aux miroirs concaves :

1º *Les objets situés au delà du centre de courbure ont des images réelles, plus petites et renversées.*

2º *Les objets situés entre le centre de courbure et le foyer principal ont des images réelles agrandies et renversées.*

3º *Les objets placés entre le miroir et le foyer principal ont des images virtuelles, droites et agrandies*

Quant à la relation entre les grandeurs de l'objet et de son image, elle est :

$$\frac{I}{O} = -\frac{p'}{p}$$

On donne le signe négatif à l'image renversée, le signe positif à l'autre ; en effet, appliquons cette formule aux trois cas des miroirs concaves, nous voyons que p' est alors négatif, puisqu'il est situé derrière le miroir et la formule devient :

$$\frac{I}{O} = -\frac{P'}{P}, \text{c'est-à-dire} = \frac{p'}{p}$$

l'image est donc droite comme nous l'avons établi.

Miroirs convexes. — La formule que nous avons établie pour les miroirs concaves est générale et pour l'appliquer aux miroirs convexes il n'y a qu'à considérer le rayon comme négatif ; ce qui donne

$$\frac{1}{p} + \frac{1}{p'} = -\frac{2}{R}$$

d'où $\frac{1}{p} = -\frac{2}{R} - \frac{1}{p'}$

formule qui indique que p' est négatif, c'est-à-dire que l'image est toujours située derrière le miroir. On peut donc dire que les *miroirs convexes donnent des images virtuelles, droites et rapetissées.*

On peut remarquer de plus des déformations quand l'ojet est très près du miroir.

Aberrations. — Caustiques par réflexion. — Pour établir la formule des miroirs nous avons supposé l'ouverture du miroir assez petite, de façon que tous les rayons réfléchis vinssent se croiser au même point de l'axe principal ; un objet lumineux A envoie en effet des rayons dans toutes les directions, et si l'ouverture du miroir est faible, ceux que celui-ci reçoit se confondent sensiblement avec l'axe et on les appelle *rayons centraux*. Ils se réfléchissent en un point A' appelé foyer conjugué du point A ; si l'ouverture est plus grande les bords du miroir recevront aussi des rayons dits *marginaux* qui seront réfléchis en un point voisin de A' mais différent, c'est la distance de ces foyers pour un même objet qui constitue l'*aberration* qui peut être *longitudinale* ou *latérale*.

On appelle *caustique par réflexion*, la surface sur laquelle se trouvent toutes les intersections des rayons réfléchis par une sphère ou un cylindre, rayons qui étaient primitivement issus d'un point unique. La construction de cette surface devient particulièrement simple dans certains cas.

Goniomètre de Wollaston (fig. 197).—Les goniomètres sont des instruments servant à mesurer les angles des cristaux: celui Wollaston a son *cercle vertical* gradué sur son pourtour en degrés et demi-degrés et muni d'un vernier *e*. Ce cercle est mis en mouvement par un gros bouton C terminant un axe creux perpendiculaire au cercle et ayant lui-même pour axe une tige passant par le centre du cercle, dont une des extrémités *a c* est destinée à recevoir le cristal et l'autre *b*, formée par un bouton; les deux axes peuvent être à volonté, au moyen de vis *d*, reliés ou indépendants, de sorte qu'on peut faire tourner ensemble le cristal et le cercle, ou seulement l'un des deux. Pour employer le goniomètre de Wollaston, il faut d'abord disposer le cristal *de façon que l'arête de l'angle a mesurer passe par le centre du cercle et lui soit perpendiculaire;* pour cela on place l'instrument sur une table devant une fenêtre, et on prend pour point de repère une ligne horizontale, l'arête d'un toit par exemple : celle-ci donne une image fixe dans un petit miroir qu'on voit au pied de

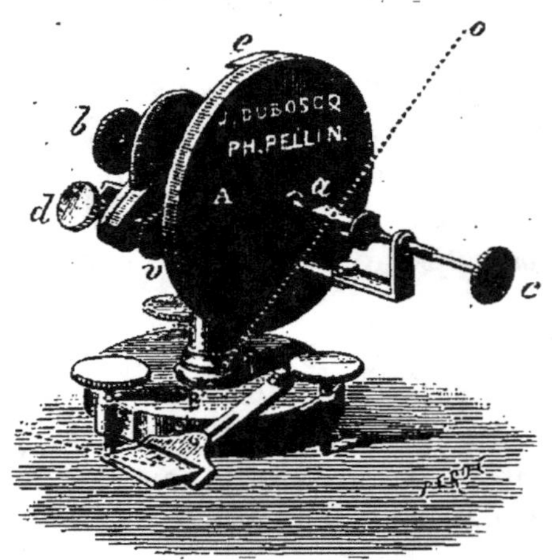

FIG. 197. — Goniomètre de Wollaston.

l'appareil et que l'œil placé en *o* peut facilement aperce-voir ; d'autre part l'œil voit en même temps une seconde image du toit, réfléchie par la face de cristal et mobile avec lui ; en faisant mouvoir celui-ci on amène les deux images à coïncider, et quand on a agi de même pour la seconde face de l'angle à mesurer, si la coïncidence persiste dans les deux cas, l'appareil est réglé. Pour effectuer la mesure, on fait mouvoir le cercle seul jusqu'à ce que son zéro coïncide avec celui du vernier ; on s'assure que la coïncidence des deux images a bien lieu pour l'une des faces et on relie les deux axes par la vis *d* ; on fait ensuite à l'aide du bouton C tourner à la fois le cercle et le cristal, jusqu'à ce que les deux images se retrouvent super-posées sur la seconde face de l'angle à mesurer, et on lit le nombre de degrés dont le cercle a tourné. Soit N ce nombre de degrés, la valeur de l'angle cherché est :

$$A = 180° — N$$

Goniomètres de Malus et de Babinet (fig. 198). —
Ceux-ci sont à limbe horizontal ; on emploie généralement
celui de Babinet auquel on donne quelquefois d'autres

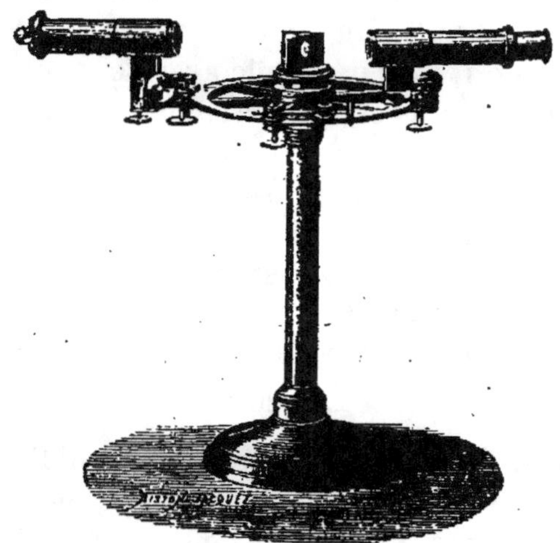

FIG. 198. — Goniomètre de Babinet.

noms à la suite de légères modifications qu'on lui a fait
subir. Il se compose d'un cercle gradué horizontal monté
sur un support vertical, et dont le centre porte une petite
plate-forme horizontale pouvant tourner sur elle-même
soit seule, soit en entraînant un vernier qui se meut sur le
bord divisé du limbe. En L est un collimateur qui fournit
comme mire lumineuse une fente éclairée par une lampe
à gaz. En L' est une lunette mobile autour du cercle,
mais dont l'axe passe toujours par le centre de celui-ci ;
elle est aussi munie d'un vernier. Pour opérer on place le
cristal au centre de la plate-forme de façon que l'arête de
l'angle à mesurer soit verticale, et on fait mouvoir le
système jusqu'à ce qu'une des faces du dièdre réfléchisse
l'image de la fente lumineuse dans l'axe de la lunette L'
placée en un point convenable de cercle, d'une manière

fixe et invariable ; s'assurer en faisant tourner la plate-
forme que l'autre face pourra produire le même effet, et
que dans les deux cas l'image coïncide avec le réticule de
la lunette : l'appareil est alors réglé. Pour effectuer la
mesure il n'y a qu'à lire à quelle division du limbe correspond le zéro du vernier mobile avec le cristal et la plate-
forme quand il y a coïncidence pour une face de l'image
réfléchie avec le réticule de la lunette; faire mouvoir alors
le cristal et son vernier jusqu'à ce qu'on ait la même
coïncidence pour l'autre face et lire la nouvelle division
du limbe à laquelle il correspond ; on connaîtra ainsi le
nombre N de degrés dont le cristal a tourné et l'angle
cherché sera comme précédemment

$$A = 180° - N.$$

Il est facile de se rendre compte pourquoi l'angle cherché
est le supplément de l'angle de rotation ; en effet, pour que
la coïncidence des images ait lieu sur les deux faces, il
faut évidemment que la seconde ait pris exactement la
place de la première ou soit située sur son prolongement;
or, qu'on construise deux angles adjacents, et l'on verra
immédiatemont qu'il faut que le côté commun tourne du
supplément de l'autre pour se trouver sur le prolongement de l'autre côté.

CHAPITRE XLVII

Phénomènes et lois de la réfraction : Lois de la réfraction. — Indice de réfraction. — Indice absolu ou indice principal : puissance réfractive, pouvoir réfringent. — Discussion de la formule des indices de réfraction ; angle limite, réflexion totale. — Marche de la lumière monochromatique dans les prismes. — Déviation minimum. — Mesure de l'indice de réfraction des solides et des liquides. — Indice de réfraction des gaz : Méthodes de Dulong, Leroux.

Réfraction. — Lois de la réfraction. — Les expériences de Fizeau ont montré que la vitesse de la lumière n'était pas la même dans les différents milieux et Foucault est parvenu à déterminer cette vitesse de propagation dans chaque cas particulier. Supposons deux milieux séparés par la surface Xy, la vitesse de la lumière étant V dans le milieu supérieur, V' dans le milieu inférieur, V étant supposé plus grand que V' (fig. 199); soit un rayon incident AI et AM le front de l'onde lumineuse au moment où le point A vient rencontrer la surface; ce point va faire vibrer le milieu inférieur et, au bout d'une seconde, ce mouvement vibratoire, c'est-à-dire la lumière elle-même venue du point A se trouvera sur une sphère décrite avec un rayon $AE = V'$; mais pendant qu'une partie du front de l'onde AM s'avançait dans le milieu inférieur avec une vitesse V', l'autre qui n'avait pas encore atteint la surface Xy se mouvait dans le milieu supérieur avec une vitesse **V**, de sorte que le point **M**, par exemple, se trouvera en **B** après avoir parcouru **MB = V**. Il est donc évident que le front de l'onde qui serait BD si la vitesse n'avait changé en aucun point est devenue BE,

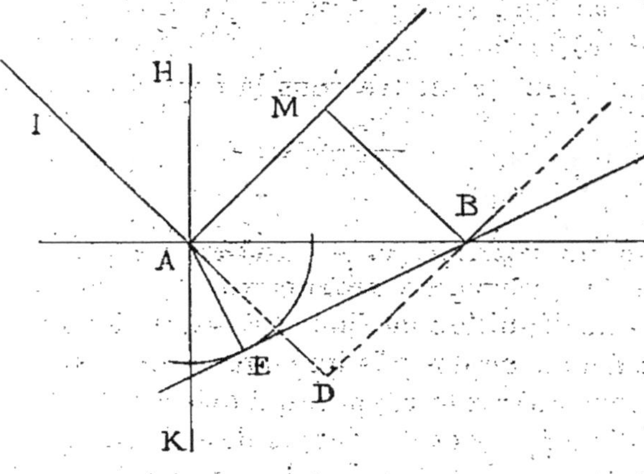

FIG. 199.

c'est-à-dire que le rayon **AI**, au lieu de se prolonger en ligne droite suivant AD, a été dévié de sa direction primitive pour prendre celle de AE'. C'est là le phénomène de la réfraction, *c'est le changement de direction d'un rayon lumineux passant d'un milieu dans un autre*. L'angle HAI est l'angle d'incidence, l'angle KAE l'angle de réfraction. Le *milieu où la vitesse est moindre est le plus réfringent*, comme ici le milieu inférieur, le rayon réfracté *s'approche alors de la normale*. Il s'en éloigne au contraire quand le rayon incident passe du *milieu le plus réfringent dans l'autre*. On considérait autrefois non cette réfringence, mais la densité des milieux, inexactitude que nous ne saurions trop conseiller d'éviter.

Les lois auxquelles est soumise la réfraction sont au nombre de deux ; elles sont dues à Descartes :

1º *Le rayon incident et le rayon réfracté sont dans un*

même plan perpendiculaire à la surface de séparation des milieux ;

2° *Pour deux mêmes milieux le sinus de l'angle d'incidence, et le sinus de l'angle de réfraction sont dans un rapport constant,* qu'on désigne par n et qu'on appelle indice de réfraction.

Cette loi peut se mettre sous la formule

$$\frac{\text{Sin. } i}{\text{Sin. } r} = n$$

Indice de réfraction. — Indice absolu ou indice principal ; puissance réfractive. — Pouvoir réfringent. — La définition de l'indice de réfraction est contenue dans la deuxième des lois que nous avons énoncées, c'est pour deux milieux le rapport qui existe entre les sinus de l'angle d'incidence et de l'angle de réfraction d'un rayon qui les traverse. En général, on rapporte l'indice de réfraction à l'air, c'est-à-dire qu'on suppose le rayon passant de l'air dans le milieu considéré.

L'*indice absolu* ou *indice principal* serait la valeur que prendrait l'indice *si le rayon passait du vide dans le milieu considéré.*

On admettait autrefois que tous les corps de la nature avaient un indice de réfraction lié à la densité par la formule suivante :

$$\frac{n^2 - 1}{d} = \text{constante}$$

Ce rapport $\dfrac{n^2 - 1}{d}$ s'appelait *pouvoir réfringent* ; on voit que dans ce cas la quantité $n^2 - 1$ serait proportionnelle à la densité ; on donnait à $n^2 - 1$ le nom de *puissance réfractive.*

En réalité, ces idées inexactes en général cessent de l'être quand on considère les variations de densité et de

température que subit *un même milieu* : ainsi M. Jamin a
a montré que pour l'eau le rapport $\dfrac{n^2 - 1}{d}$ était
invariable.

L'exactitude de cette formule est assez grande pour les
gaz pour qu'on l'applique à la détermination de leurs
indices de réfraction.

**Discussion de la formule des indices. — Angle
limite. — Réflexion totale.** — La formule $\dfrac{\sin. i}{\sin. r} = n$
peut se mettre sous la forme :

$$\sin. r = \frac{\sin. i}{n}$$

qui permet de calculer les différentes valeurs de l'angle

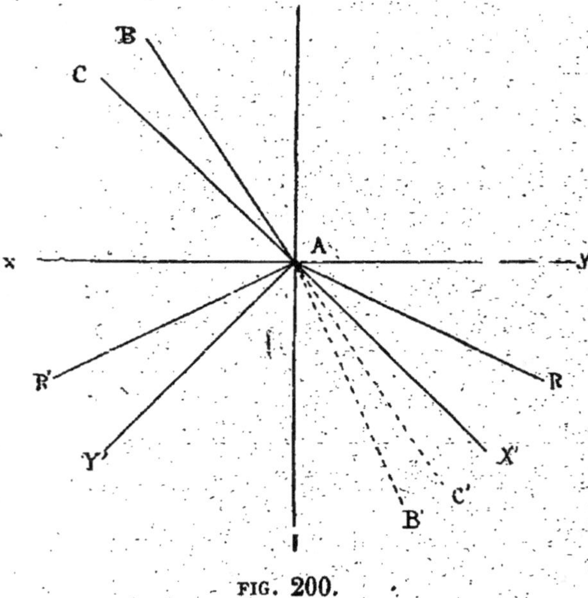

FIG. 200.

de réfraction, quand on connaît l'angle d'incidence et
l'indice de réfraction. Or, le rayon incident peut occuper

toutes les positions (fig. 200) depuis la normale ; c'est-à-dire que l'angle d'incidence peut varier depuis 0° jusqu'à 90°, valeur atteinte quand le rayon lumineux se confond avec la surface de séparation Xy des deux milieux que nous supposerons ici l'air et l'eau, c'est ce qu'on nomme l'*incidence rasante*. On aura donc :

1° Incidence normale : $\sin. r = \dfrac{o}{n}$, pas de réfraction.

2° Incidence rasante : $\sin. r = \dfrac{1}{n}$

3° Incidence quelconque : $\sin. r = \dfrac{\sin. i}{n}$

On en conclut que lorsqu'un rayon lumineux *tombe normalement sur la surface, il ne se réfracte pas* ; que l'angle de réfraction croit en même temps que l'angle d'incidence, pour atteindre *un maximum au moment de l'incidence rasante*, c'est-à-dire que tous les rayons passant de l'air dans l'eau au point A seront contenus après leur réfraction dans un cône dont l'angle est $X'Ay'$. On appelle *angle limite* l'angle IAX', c'est-à-dire l'angle de réfraction correspondant à l'incidence rasante et dont la valeur est :

$$\sin. r = \dfrac{1}{n}$$

On peut conclure enfin qu'il y a toujours réfraction si $\sin. r$ est plus petit que l'unité, c'est-à-dire si $n > 1$, ce qui arrive toutes les fois que le rayon lumineux passe du milieu le plus réfringent dans l'autre.

Si dans notre figure le rayon suivait une marche inverse, c'est-à-dire passait de l'eau dans l'air, les lois de la réfraction resteraient les mêmes mais l'indice prendrait la valeur inverse $\dfrac{1}{n}$ et l'on aurait

$$\dfrac{\sin. i}{\sin. r} = \dfrac{1}{n}$$

Nous avons vu que des rayons incidents BA, CA passant de l'air dans l'eau se réfractaient en AC', AB', ; inversement si AC', AB' étaient des rayons incidents passant de l'eau dans l'air, ils s'y réfracteraient suivant AC, AB et les rayons Ax', Ay', confondus avec l'angle limite seraient réfractés suivant la surface xy. Mais ici l'angle de réfraction sera toujours plus grand que l'angle d'incidence puisque le rayon passe d'un milieu plus réfringent dans un qui l'est moins, et nous voyons que cet angle de réfraction est de 90° lorsque le rayon incident se confond avec l'angle limite : qu'arrivera-t-il donc pour un rayon AR par exemple compris en dehors de l'angle limite ? La formule sin. $r = \dfrac{\sin. i}{n}$ devient > 1 ; or, un sinus ne pouvant être > 1, il *n'y a pas de réfraction*, et voici ce qui arrive : tous les rayons passant du milieu le plus réfringent dans l'autre et *compris dans l'angle limite* se divisent au point A en deux parties, l'une qui traverse et se réfracte, l'autre qui ne traverse pas et est réfléchie dans le milieu ou se trouve le rayon incident ; mais dès que le rayon incident AR *sort de l'angle limite, il ne se divise plus à la surface de séparation, il ne se réfracte pas, et ne sort pas du milieu où il est réfléchi totalement suivant AR'*. Le phénomène de la réflexion totale est donc celui que présentent les rayons incidents situés en dehors de l'angle limite de ne pouvoir émerger du milieu le plus réfringent pour passer dans le milieu moins réfringent et de *subir les lois de la réflexion.*

Marche de la lumière monochromatique dans les prismes (fig. 201). — Nous étudierons d'abord le cas de la lumière simple ou monochromatique, celle par exemple produite par la flamme de l'alcool salé. Soit xAy la section droite moyenne d'un prisme et S un foyer lumineux en-

voyant des rayons simples parallèles à SB ; ceux-ci font un
angle incident i avec la normale O'B et sont réfractés suivant BC en faisant l'angle de réfraction r ; arrivés en C, les

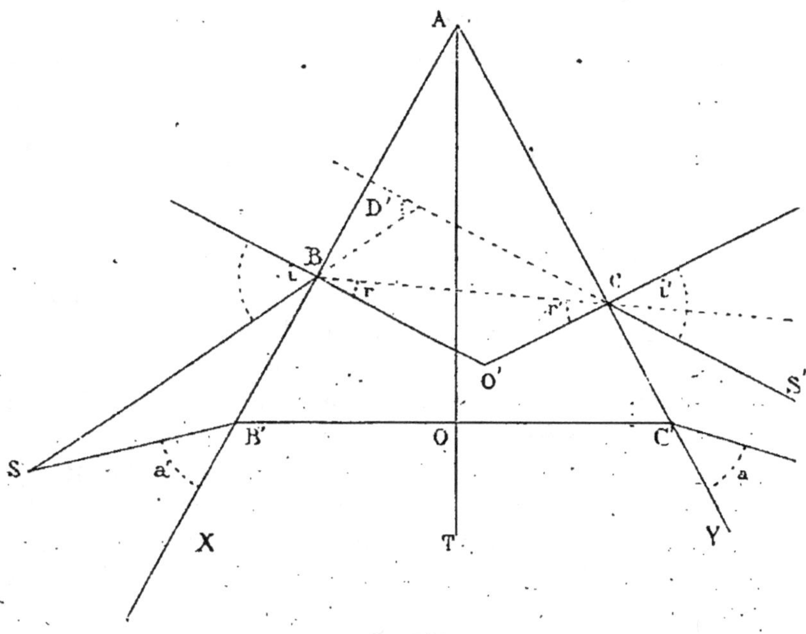

FIG. 201.

rayons qui font un angle d'incidence r' avec la normale
sont réfractés suivant CS' et sortent en faisant l'angle i'.
En sorte que les rayons lumineux partis de S dont la direction primitive était SB, ont maintenant la direction
CS' qui rencontre la première en D' ; l'angle D' que forment les deux directions s'appelle la *déviation*. Cherchons
la valeur de celle-ci. Le quadrilatère AO'BC montre que
l'angle O' = 180° — A, en désignant par A l'angle du
prisme xAy ; dans le triangle O'BC on a de même
$r + r' = 180° — O' = A$.

dans le triangle BCD', on a :
$$D' = D'BC + D'CB = (i - r) + (i' - r')$$
donc
$$D' = i + i' - (r + r')$$
$$D' = i + i' - A.$$

C'est-à-dire que la déviation est égale à la somme des angles d'incidence et d'émergence diminuée de l'angle du prisme.

Déviation minimum. — En considérant la formule précédente
$$D' = i + i' - A$$

il est facile de voir qu'elle est formée de deux parties, l'une constante A, l'autre variable $i + i'$. La déviation D' peut donc passer par des valeurs diverses, et il y en a une en particulier *plus petite que toutes les autres et qu'on appelle déviation minimum*. Elle a lieu quand l'angle $i = i'$ et alors $r = r'$; on le désigne en général par la lettre D ; pour l'obtenir, il faut faire tourner le prisme sur lui-même de façon que l'angle d'incidence des rayons lumineux varie, jusqu'au moment où elle devient SB', *telle que leur direction B' C' dans le prisme soit perpendiculaire à la bissectrice AT de l'angle A.*

Mesure de l'indice de réfraction des solides et des liquides. — La formule des indices est :
$$\frac{\sin. \ i}{\sin. \ r} = n$$

Or, nous venons de voir que dans le cas de la déviation minimum on avait : $i = i'$; $r = r'$, d'où
$$D = 2 i - A$$
$$i = \frac{A + D}{2}$$

et $\sin. \ i = \sin. \dfrac{A + D}{2}$

d'autre part, $r + r' = A$ et dans le cas de la déviation minimum $2\,r = A$

$$r = \frac{A}{2}$$

$$\sin.\ r = \sin.\ \frac{A}{2}$$

de sorte que l'on a :

$$\frac{\sin.\ \dfrac{A + D}{2}}{\sin.\ \dfrac{A}{2}} = n$$

formule qui permet de déterminer n dès qu'on connaît les valeurs de A et de D.

On voit que pour prendre l'indice de réfraction d'un solide on en fait un prisme dont on détermine l'angle A et la déviation minimum D. Ces mesures s'effectuent à l'aide du goniomètre de Babinet ou de Fraüenhofer ; on place le prisme de façon que l'arête réfringente soit verticale au centre de la plate-forme mobile et on fait arriver sur l'une des faces de l'angle A un faisceau de *lumière jaune* par le collimateur ; on opère ensuite comme il a été dit aux goniomètres. L'angle du prisme connu, il s'agit de déterminer la déviation minimum ; pour cela on fixe la lunette en un point du limbe de façon à y recevoir le *rayon réfracté* et non plus le rayon réfléchi, comme dans la mesure de l'angle A ; en faisant tourner le prisme dans un sens ou dans l'autre, on voit la déviation augmenter ou diminuer ; on continue à tourner le prisme dans le sens où la déviation diminue, tout en faisant tourner la lunette en même temps, de manière qu'elle reçoive toujours le rayon réfracté : on est arrivé à la déviation minimum quand l'angle de réfraction qui diminuait jusqu'alors s'arrête pour rétrograder ensuite.

On a alors l'indice par la formule :

$$n_j \text{ ou } n_D = \frac{\sin. \dfrac{A + D}{2}}{\sin. \dfrac{A}{2}}$$

On accompagne la valeur de l'indice de la lettre *j* ou D pour exprimer qu'elle correspond à *la lumière jaune ou à la raie D du spectre ;* la valeur de *n* change en effet avec la lumière dont on s'est servi : car toutes les couleurs n'ont pas le même indice de réfraction comme nous le verrons en étudiant le spectre ; disons seulement pour le moment, que pour un même prisme la déviation que subit le rayon incident varie avec la couleur de ce rayon, c'est ce qu'on exprime en disant que les couleurs sont *inégalement réfrangibles.* Quant aux valeurs des indices données pour les diverses substances, elles se rapportent toujours à la raie D du sodium, sauf indication spéciale.

L'indice de réfraction des liquides se mesure d'une manière identique : on fait un prisme de verre creux et on y introduit le liquide ; il n'y a plus qu'à déterminer, comme précédemment, l'angle du prisme et le minimum de déviation.

Indice de réfraction des gaz : Méthode de Biot et Arago. — Biot et Arago employaient comme prisme un tube de verre rodé, coupé à ses deux extrémités suivant deux plans faisant entre eux un angle de 145° ; ce tube était fermé au moyen de glaces à faces bien parallèles, muni d'un robinet permettant l'entrée et la sortie du gaz; d'un baromètre indiquant la pression de celui-ci et monté sur un tube vertical autour duquel il pouvait tourner. Il visait un paratonnerre et observait une déviation *p* ; en retournant le prisme de 180°, les nouveaux rayons émergents faisaient avec les précédents un angle double ou $2p$ qu'il était facile de mesurer et qui est le double de la déviation minimum ; on avait donc :

$$K = \frac{\sin. \dfrac{145° + p}{2}}{\sin. \dfrac{p}{2}}$$

K est l'indice de passage, c'est-à-dire qu'on a

$$K = \frac{n'}{n}$$

n' et n représentant les indices de réfraction du gaz contenu dans le prisme et de l'air ambiant, indices pris tous deux dans les conditions de température et de pression de l'expérience. Or, nous pouvons appliquer ici la formule du *pouvoir réfringent* :

$$\frac{n'^2 - 1}{d'} = \frac{n_o^2 - 1}{d_o}$$

en désignant par n_o et d_o les indices et densité à 0°, n_o étant bien entendu l'indice absolu, c'est-à-dire qui correspond au passage du vide dans l'air à 0° et 760^{mm}.

On en déduit pour le gaz contenu dans le prisme, et que nous supposons à $t°$ et une pression h

$$n'^2 = 1 + \left(\frac{n_o^2 - 1}{d_o}\right) d'$$

on aura de même pour l'air ambiant

$$n^2 = 1 + \frac{(n_o^2 - 1)\, d}{d_o}$$

d'où $\quad \dfrac{n'}{n} = K = \sqrt{\dfrac{1 + \dfrac{(n_o^2 - 1)\, d'}{d_o}}{1 + \dfrac{(n_o^2 - 1)\, d}{d_o}}}$

formule qui permet de calculer n_o qui est la seule inconnue. Pour un gaz quelconque contenu dans le prisme on aurait :

$$K = \frac{N}{n} = \sqrt{\frac{1 + \dfrac{(N_o^2 - 1)\, d'}{d_o}}{1 + \dfrac{(n_o^2 - 1)\, d}{d_o}}}$$

formule dans laquelle N est la seule inconnue, puisque l'indice n_o de l'air est connu une fois pour toutes.

Méthodes de Dulong et Leroux. — Dulong mettait le gaz dans un prisme de porcelaine muni de glaces et y introduisait de l'air ; il obtenait, comme précédemment, un certain indice de passage K donné par une formule identique aux précédentes ; il introduisait ensuite le gaz

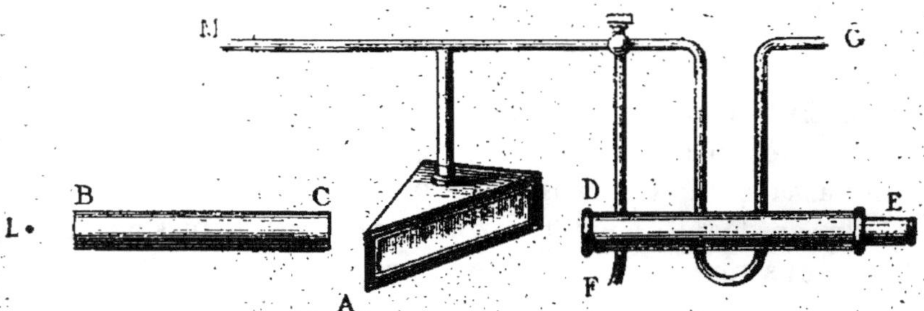

[FIG. 202. — Appareil de Dulong.

qu'il voulait étudier et dont l'indice de passage était K_1 ; mais en diminuant la pression du plus réfringent on pouvait toujours arriver à ce que

$$K = K_1$$

égalité permettant de déterminer l'indice cherché en remplaçant K et K_1 par leurs valeurs respectives dans chaque cas (fig. 202.

M. Le Roux base sa méthode sur ce principe très

approximatif sinon rigoureux, que le rapport des indices de réfraction de deux vapeurs ne varie pas avec la température. En conséquence, il compare dans un prisme analogue à celui de Dulong, les déviations produites par l'air et par le corps étudié, soufre, phosphore, etc., réduit en vapeur. Le rapport obtenu multiplié par n_o, c'est-à-dire l'indice absolu de l'air, donne la valeur de l'indice de réfraction cherché à 0° et 760^{mm}. C'est dans le cours de ces recherches que M. Le Roux a constaté la dispersion anormale de l'iode qui présente *un spectre renversé*, c'est-à-dire où le rouge est plus dévié que le violet.

CHAPITRE XLVIII

Théorie des lentilles. — Axe principal. — Axes obliques ou axes secondaires. — Foyer principal. — Foyers obliques. — Distance focale. — Foyer réel. — Foyer virtuel. — Foyers conjugués. — Points nodaux. — Points principaux. — Les lentilles *sont des instruments de réfraction*, c'est-à-dire qu'elles sont constituées par un milieu de *substance quelconque* à surfaces courbes, que traversent les rayons lumineux. Il est absolument nécessaire de se rappeler dans leur étude cette différence essentielle avec les miroirs; dans ceux-ci les rayons lumineux sont réfléchis et doivent, à moins de certaines conditions, retourner dans le milieu d'où ils viennent; dans les lentilles au contraire la loi générale est que le rayon traverse et passe dans l'autre milieu; il s'ensuit que, tandis que *dans les miroirs les images sont virtuelles lorsqu'elles sont situées derrière le miroir; dans des lentilles, au contraire, elles sont virtuelles lorsqu'elles sont situées du même côté que l'objet.*

Il est très difficile de donner brièvement une théorie
satisfaisante des lentilles, de définir les différentes expressions caractéristiques et d'établir les formules consacrées ;
le seul moyen d'y parvenir est de ne s'avancer qu'en s'appuyant sur des définitions rigoureuses et, après avoir
établi les conventions relatives aux signes en procédant
du simple au composé. En conséquence nous distinguerons d'abord trois cas :

PREMIER CAS. — L'objet est dans le milieu M moins

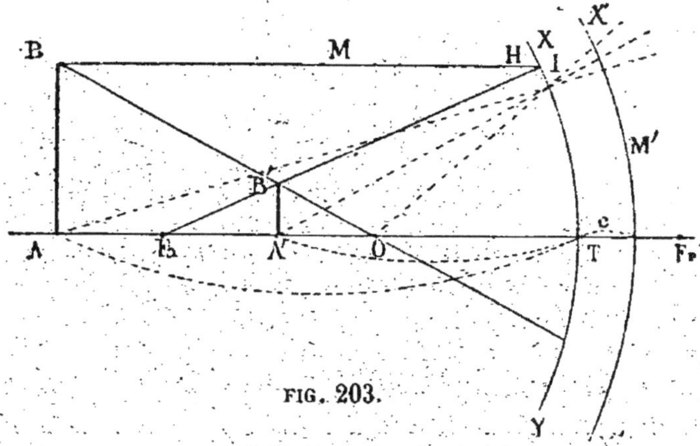

FIG. 203.

réfringent, et le second milieu M′ dont la surface est
sphérique, concave par exemple, est indéfini (fig. 203).

Soit AB l'objet perpendiculaire à l'axe principal (les
mots axe principal et axe secondaire ont la même signification que pour les miroirs), XY la surface concave du
second milieu M′ dont l'indice est n ; soit O le centre de
la sphère à laquelle appartient cette surface, R, le rayon,
p la distance A T, en convenant *de les considérer comme
positifs lorsqu'ils regardent la concavité, comme négatifs
lorsqu'ils sont du côté de la convexité*, cherchons à quelle
distance x se fait l'image A′ B′, c'est-à-dire déterminons

la position du point A'. Soit A I un rayon lumineux quelconque parti de A, O I la normale en I, c'est-à-dire le rayon de la sphère, la direction de A I changera en pénétrant dans le deuxième milieu et prendra la nouvelle direction A' I et l'on trouve que la distance A' T $= x$ sera telle qu'on ait :

$$\frac{n}{x} - \frac{1}{p} = \frac{n-1}{R}$$

Si p devient infini, c'est-à-dire si l'objet est très éloigné et les rayons parallèles à l'axe principal, on voit que

$$\frac{n}{x} = \frac{n-1}{R}$$
$$\text{d'où } x = \frac{n\,R}{n-1}$$

Cette distance focale antérieure correspond à un foyer particulier F a.

Il existe de même une distance focale postérieure pour un second foyer Fp tel que les rayons qui passent par ce point dans le milieu M' sont parallèles à l'axe dans le milieu M. Cette seconde distance focale est donnée par la formule

$$x' = -\ \frac{R}{n-1}$$

Pour construire l'image B' d'un point quelconque B, connaissant le foyer F a, *il n'y a qu'à mener le rayon B H parallèle à l'axe principal et joindre H à F a. Mener ensuite le rayon sans déviation c'est-à-dire passant par le centre O de la sphère, et le point B' se trouvera à la rencontre de ces deux lignes.*

DEUXIÈME CAS. — Le milieu M' est limité par une seconde surface X' Y' située à une distance e ; mais le milieu M est le même des deux côtés de cette lentille.

Soit R' le rayon de la sphère à laquelle appartient X' Y',

n, l'indice de réfraction de la lentille, p la distance de l'objet à *la face antérieure*, p' la distance de l'image à *la face postérieure*, celle-ci sera donnée par la formule

$$\frac{1}{p'} - \frac{1}{p} = (n - 1)\left(\frac{1}{R} - \frac{1}{R}\right)$$

Si nous supposons l'épaisseur de la lentille assez faible pour être négligée ; si comme dans le cas précédent nous supposons p égal à l'infini, il vient :

$$\frac{1}{p'} = \frac{1}{F} = (n - 1)\left(\frac{1}{R} - \frac{1}{R'}\right)$$

Cette distance F est *la distance focale de la lentille, et le foyer principal d'une lentille est le point où viennent converger après réfraction les rayons parallèles à l'axe principal*. Il y a deux foyers principaux, situés chacun d'un côté de la lentille et *les deux distances focales sont égales*, ce qui diffère du cas précédent.

Une lentille est *divergente*, lorsque son foyer principal est *virtuel*, c'est-à-dire situé du même côté que les rayons incidents.

Une lentille est *convergente* lorsque son foyer principal est réel, c'est-à-dire situé derrière la lentille.

On dit encore que la distance focale est positive dans le premier cas et négative dans le second.

Les lentilles *divergentes* sont les lentilles *bi-concaves, plan-concaves* et le *menisque divergent*.

Les lentilles *convergentes* sont les lentilles *bi-convexes, plan-convexes* et le *ménisque convergent*

On appelle *foyers secondaires* l'image des points situés sur des *axes secondaires*.

On appelle *foyers conjugués*, deux points tels que si l'objet est situé à l'un d'eux, son image est à l'autre. *On appelle axe secondaire tout axe passant par le centre optique.*

Le centre optique remplace dans les lentilles le centre

de courbure que nous avions considéré dans le premier cas. Soit en effet une lentille biconvexe dont les faces appartiennent à des sphères ayant pour centres O et O', un rayon tel que O I émergerait suivant I X, et un autre

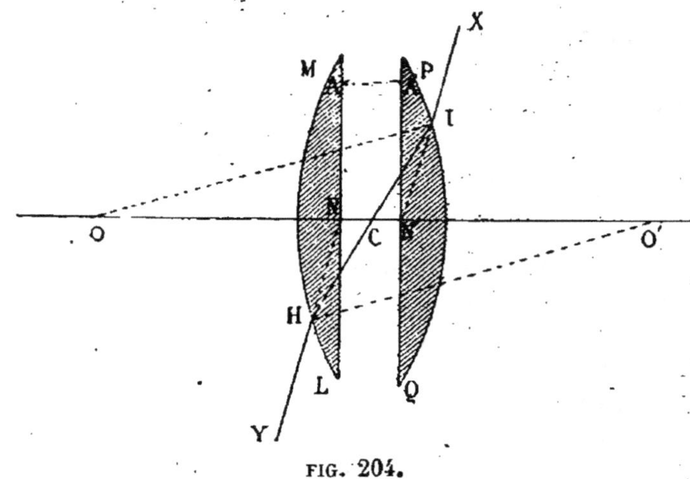

FIG. 204.

rayon O'H parallèle à O I émergerait suivant H Y; or, H Y sera parallèle à I X et le point C sera constant; on l'appelle *centre optique* ; c'est *un point tel que tout rayon qui coïncide avec lui dans la lentille, a, en sortant de celle-ci, une direction parallèle à celle qu'il avait avant d'y entrer.* Et si la lentille est assez mince on peut considérer les deux directions comme le prolongement l'une de l'autre (fig. 204)[1].

Si la lentille a une épaisseur sensible dont on veut tenir compte, on peut constater que les rayons I X et H Y pro-

[1] Pour effectuer la construction de l'image que l'objet A B fournirait après son passage à travers les deux faces X Y et X' Y', il suffit de remarquer que X Y' donne l'image A'B' et d'opérer dans ce cas pour cette image A' B' et la face X' Y' comme on l'a fait pour l'objet A B et la face X Y (fig. 203).

longés viennent rencontrer l'axe en deux points N et N'
qu'on appelle *points nodaux* et dont la position est fixe
aussi. On appelle *plans nodaux*, les plans perpendiculaires
à l'axe et passant par les points nodaux. Lorsque les
deux faces de la lentille plongent dans le même milieu,
les plans nodaux ne sont autres que les *plans principaux*,
c'est-à-dire tels qu'à tout rayon incident rencontrant
le premier plan en un point A correspond un rayon
divergent passant par A' tel que $A N = A'N$; autrement dit pour les deux plans le grossissement est égal à
l'unité.

Troisième cas. — Les deux faces de la lentille sont
plongées dans des milieux différents, comme le cristallin
nous en fournit un exemple. Dans ce cas, au sujet duquel
nous n'entrerons dans aucun détail, les *points principaux*
ne coïncident plus avec les points nodaux; on appelle
points principaux, les intersections de l'axe principal avec
les plans principaux.

Construction des images dans les lentilles (fig. 205).
— Pour construire les images données par les lentilles le
procédé est très simple; on peut considérer deux cas,
suivant que la lentille est mince ou épaisse :

1° *Lentille mince.* Soit à chercher l'image que la lentille
L donne de l'objet A B perpendiculaire à son axe principal; soit F et F' les deux foyers principaux et C le centre
optique. Le rayon B C ne subissant pas de déviation
l'image B' sera sur son prolongement; considérons
d'autre part le rayon B I parallèle à l'axe principal, il doit
après réfraction passer par le foyer principal F'; le point
B' sera donc à l'intersection de I T et B C, c'est-à-dire que
pour avoir *l'image d'un point B, on mène par ce point
deux lignes, l'une passant par le centre optique C, l'autre
parallèle à l'axe, qui rencontre la lentille en un point I*

qu'on joint au foyer F ; *l'image* B' *cherchée est l'intersection de* B C *et* I F *prolongées.*

2° *Lentille épaisse.* Il n'y a dans ce cas qu'à prendre
les points nodaux N et N' et y mener les plans perpendiculaires à l'axe. On joindra le point B au point N et

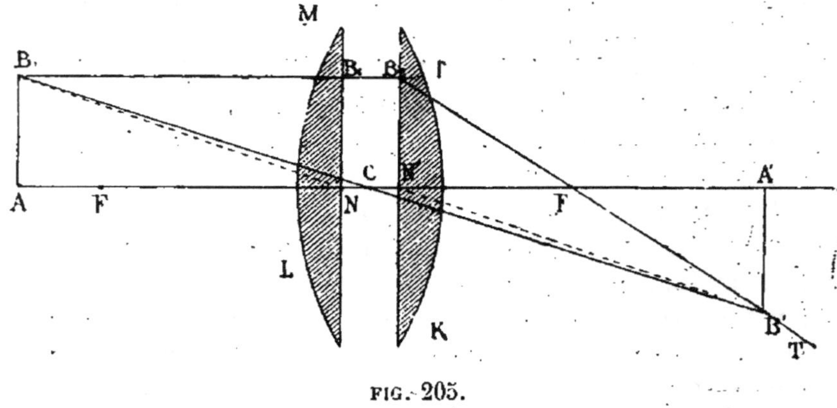

FIG. 205.

par N' on mènera une parallèle à B N ; d'autre part, on
mènera la parallèle à l'axe qui rencontrera le plan principal antérieur en B_1 et le plan postérieur en B_2 ; on joindra
B_2 à F' et le point B' cherché sera l'intersection de B_2 F'
avec N' B'.

**Image d'un point. — Image d'un système de points.
— Formation des images. — Lentilles convergentes.
— Lentilles divergentes.** — Nous venons de voir comment on obtient dans le cas général l'image d'un point ;
pour avoir l'image d'un objet on n'aura qu'à construire
celle de deux de ses points, s'il est rectiligne, de plusieurs
si cela est nécessaire. On peut énoncer au sujet de ces
images les lois générales suivantes :

Lentilles convergentes. — 1° *Quand l'objet est situé à
une distance de la lentille plus longue que le double de la*

longueur focale, l'image est réelle, renversée et plus petite que l'objet.

2° Quand l'objet est situé à une distance plus petite que le double de la distance focale, mais plus grande que cette distance, l'image est réelle, plus grande et renversée. Elle serait égale à l'objet si celui-ci se trouvait au double de la distance focale;

3° Quand l'objet est situé entre la lentille et le foyer principal, l'image est virtuelle, droite et agrandie,

LENTILLES DIVERGENTES. — *Dans tous les cas les images sont virtuelles, droites et rapetissées.*

Centrage des systèmes de lentilles. — Nous avons, dans tout ce qui précède, supposé que nous avions affaire à une seule lentille; mais l'image fournie par cette lentille pourra être reçue par une seconde qui se comportera vis-à-vis d'elle comme la première lentille vis-à-vis de l'objet; le système optique peut être plus compliqué encore et nous pouvons avoir un système de lentilles centrées, c'est-à-dire, dans le cas le plus général de lentilles séparées par des milieux différents, mais dont tous les foyers principaux se trouvent sur une même ligne. On emploie de pareils systèmes dans les instruments d'optique pour obtenir un grossissement qu'une seule lentille ne saurait fournir, mais on peut toujours *théoriquement* remplacer l'ensemble de ces lentilles par une seule, dont la méthode de Gauss permet de calculer les points cardinaux, c'est-à-dire de déterminer les plans focaux et principaux. Dans la pratique, pour la construction des objectifs de microscopes par exemple, on détermine expérimentalement le rayon des lentilles et l'espace qui doit les séparer.

Aberration de sphéricité. — Nous ne saurions terminer ce sujet sans faire remarquer que les rayons réfractés par une surface sphérique ne peuvent concourir au même foyer qu'autant qu'ils s'éloignent moins de l'axe, c'est-à-dire qu'en réalité il y a deux foyers principaux, l'un fourni par les *rayons centraux*, l'autre par les *rayons marginaux;* c'est l'aberration de sphéricité. On y obvierait théoriquement en donnant à la surface une forme elliptique ou parabolique ce qui est très difficile dans la pratique. On se contente en général de placer devant la lentille un écran percé d'un trou; on n'utilise ainsi que les rayons centraux et on *élimine* ainsi les rayons marginaux, ce qui diminue d'autant l'intensité de la lumière transmise. Aussi convient-il de prendre des lentilles dont l'aberration de sphéricité est minima. On appelle *aplanétiques* celles qui sont complètement dépourvues d'aberration de sphéricité.

CHAPITRE XLIX

Analyse de la lumière blanche. — Différence de réfrangibilité
des divers rayons. — Spectre solaire. — Recomposition de
la lumière blanche. — Construction empirique de Newton
pour la composition des teintes. — De la couleur des
teintes. — Aberration de réfrangibilité. — Achromatisme.
— Etude perfectionnée du spectre solaire. — Raies fixes de
Frauenhofer. — Les raies caractérisent les diverses sources
de lumière. — Applications de MM. Bunsen et Kirchoff. —
Analyse spectrale : Spectroscope. — Spectres d'absorption :
spectres de l'hémoglobine et de la chlorophylle. — Atmosphère solaire. — Indice de réfraction par rapport à une
raie fixe. — Radiations lumineuse, calorifique, chimique,
phosphogénique. — Daguerréotype. — Photographie. —
Dispersion de la lumière, coefficient de dispersion. — Du
dichroïsme. — Transformation des radiations : phosphorescence, fluorescence.

**Analyse de la lumière blanche. — Différence de
réfrangibilité des divers rayons. — Spectre solaire**
— En faisant passer un faisceau de lumière monochromatique à travers un prisme, nous avons vu qu'il était dévié
de sa direction primitive ; soit par exemple (fig. 206) le
prisme A B C à arête verticale et S une source de lumière
rouge, les rayons tels que S A prendront une direction
A L comme s'ils venaient d'un point R ou foyer virtuel du
prisme ; mais si la source S est une lumière blanche, au
lieu d'un foyer R il s'en formera plusieurs tels que I, V,

ayant chacun une couleur différente ; c'est que la lumière
blanche n'est pas simple ; elle
est formée par la superposition
de *sept couleurs différentes* dont
chacune donne lieu à un foyer
virtuel ; chacune de ces couleurs,
en effet, a un indice de réfraction
bien différent, et par conséquent
le prisme aura pour but de l'isoler
des autres en lui donnant une direction spéciale. L'étude de la réfraction
nous a montré que les déviations étaient
dues aux différences de vitesse de la
lumière dans les différents milieux ; ces
vitesses comme nous avons eu occasion
de le voir, sont intimement liées aux
longueurs d'onde, de sorte que l'on peut
constater que les déviations varient en
sens inverse des longueurs d'onde. Si
nous supposons que le rayon SA soit un
rayon solaire horizontal, il donnera
naissance à sept foyers virtuels compris
de R à V ; or nous pourrons toujours
placer convenablement une lentille L de
manière à faire converger en un point
les rayons partis de ces différents foyers,
et si nous interposons sur le trajet de
ceux-ci, au sortir de la lentille, un écran
qui les coupe en R', B, V', nous verrons
sur cet écran de R' en V' une bande
horizontale composée de sept couleurs
qui sont les *couleurs du spectre.* Ce sont :
violet, indigo, bleu, vert, jaune, orangé,

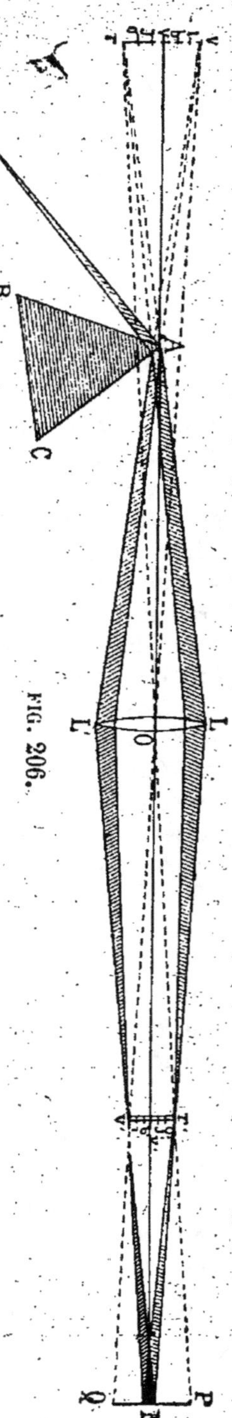

rouge, dans lesquelles le violet est le plus dévié, et le rouge le moins dévié, de sorte que si le prisme avait ses arêtes horizontales, le spectre serait vertical et le rouge serait en haut et le violet en bas.

Newton, à qui est due la découverte de ce phénomène, a constaté en outre que chacune de ces couleurs ne pouvait plus se décomposer en passant dans un second prisme, et il en a conclu que ces couleurs étaient *simples*, tandis que la couleur blanche était *composée*.

Recomposition de la lumière blanche. — Après avoir fait l'analyse de la lumière blanche, Newton en fit la synthèse, et cela de différentes façons. Reportons-nous à la lentille convergente et examinons le point M où viennent se concentrer les rayons du spectre ; nous verrons que ce point est constitué par de la lumière blanche ; donc les couleurs du spectre redonnent de la lumière blanche par leur superposition. On pourrait de même reconstituer la lumière blanche en juxtaposant au premier prisme un second disposé en sens inverse. Newton opère encore la recomposition des couleurs du spectre, d'une façon plus frappante : il mélange des poudres ayant chacune une couleur du spectre et le mélange a une couleur sensiblement blanche ; d'autre part il fait tourner rapidement un disque divisé en segments représentant les couleurs du spectre, et grâce à la persistance des impressions sur la rétine le disque paraît blanc.

On appelle *couleurs complémentaires*, deux couleurs dont la superposition reproduit du blanc ; ainsi le vert et le rouge mélangés donnent du blanc ; le jaune et le violet, le bleu et l'orangé donnent de même du blanc. Ces couleurs sont dites complémentaires les unes des autres.

La couleur d'un corps est constituée par l'ensemble des rayons que ce corps diffuse c'est-à-dire réfléchit dans tous les sens : ainsi un corps rouge est celui qui diffuse les rayons rouges et absorbe les autres; un corps blanc est un corps qui diffuse toutes les couleurs de spectre, puisque l'ensemble de ces couleurs est blanc; un corps noir est un corps qui absorbe tous les rayons sans en diffuser.

Lorsque l'intensité de la couleur est faible, on dit qu'elle est sombre; si elle est forte, on dit que la *teinte* est *claire*.

Construction empirique de Newton pour la composition des teintes. De la couleur des teintes (fig. 207). — Newton a indiqué le moyen suivant auquel il donne le nom de *cercle chromatique*, permettant d'obtenir avec

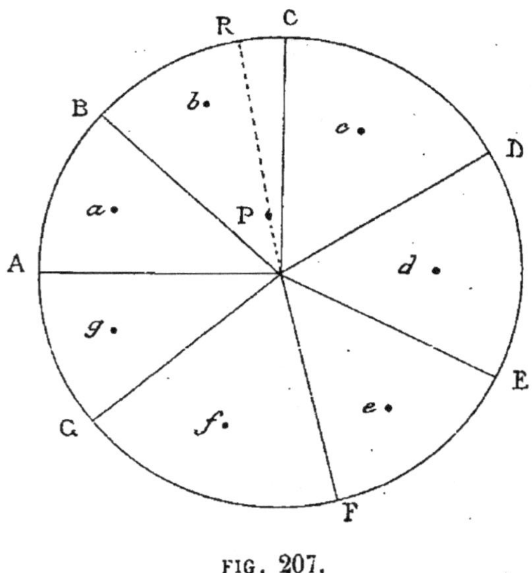

FIG. 207.

assez d'exactitude la teinte résultant de la composition d'un mélange de couleurs : la construction de ce cercle est tout à fait empirique. On décrit une circonférence et on la partage en 7 arcs A B, B C.., etc., tels que :

$$AB = \frac{1}{9}; \; BC = \frac{1}{16}; \; CD = \frac{1}{10}; \; OE = \frac{1}{9}; \; EF = \frac{1}{10};$$

$$FG = \frac{1}{16}; \; et \; GA = \frac{1}{9};$$

Chacun de ces arcs de cercle représente une couleur du spectre en commençant par le rouge; on détermine les centres de gravité a, b, c, d, e, f, g, i des secteurs correspondants et lorsque l'on veut connaître la couleur résultant par exemple d'un mélange de m parties de rouge, n de jaune et K de bleu, on suppose appliqués aux centres de gravité a, c, e, correspondants à ces couleurs, des poids proportionnels à m, n et K et on détermine le nouveau centre de gravité P de ce système. En joignant ce point au centre du cercle on obtient un rayon qui coupe la circonférence en point R : la teinte sera celle du secteur dans lequel se trouve ce point R en se rapprochant de celle du secteur suivant ou précédant, suivant que le point R est plus proche du premier ou du second.

Aberration de réfrangibilité; achromatisme. — Quand on fait tomber un faisceau de lumière blanche sur un prisme, il est décomposé en 7 couleurs, semblant venir chacune d'un foyer correspondant : il en est de même des lentilles et de tous les instruments de réfraction, chaque couleur est déviée suivant son indice et donne naissance à un foyer particulier. Avec une lentille convergente on pourra constater facilement que le foyer principal des rayons violets est plus rapproché que celui des rouges; c'est ce qui constitue l'aberration de réfrangibilité et on appelle *achromatiser* un instrument, le corriger de cette aberration, c'est-à-dire amener tous les foyers à se faire

en un même point pour éviter cette décomposition de la
lumière et ne pas voir les images *irisées*. En réalité, on
n'achromatise en général que par rapport à deux couleurs, c'est-à-dire qu'on ne cherche à confondre que
deux foyers, celui du rouge et du violet par exemple : on
ajoute pour cela à la lentille défectueuse une seconde
lentille dont la nature et les rayons de courbure dépendent des indices des couleurs à superposer : le système
achromatique se compose en général d'une lentille biconvexe en crown, et d'une seconde en flint destinée à
fonctionner comme biconcave ; pour qu'il soit achromatique par rapport au rouge et au violet, il faut qu'on ait
la relation suivante :

$$\frac{n_v - n_r}{n'_v - n'_r} = \frac{\dfrac{1}{r'} + \dfrac{1}{r''}}{\dfrac{1}{r} + \dfrac{1}{r'}}$$

ou r et r' sont les rayons de la lentille convexe.

r' et r'' —   —   concave.

n_v et n_r sont les indices du violet et du rouge dans
la première.

n'_v et n'_r —   —   dans la
deuxième.

Pour achromatiser par rapport à trois couleurs, il faudrait un système de trois lentilles.

**Etude perfectionnée du spectre solaire. Raies fixes
de Frauenhoffer. Les raies caractérisent les diverses
sources de lumière.** — A première vue le spectre solaire
est formé de sept couleurs se fondant les unes dans les
autres. Wollaston cependant en examinant avec soin et à
l'œil nu le spectre virtuel fourni par un prisme, y découvrit
un certain nombre de raies obscures très fines, inégale-

ment distribuées, mais présentant une position invariable pour chacune. Frauenhoffer les observant à l'aide d'une lunette parvint à en compter 600 ; le prisme était placé dans la position du minimum de déviation pour fournir un spectre plus pur; Brewster put compter 2,000 de ces raies et on en connaît aujourd'hui 3,000 : on les appelle *raies du spectre solaire.* En résumé on peut observer à l'œil nu des groupes de position constante pour un même système d'éclairage et caractérisant la source lumineuse; ces groupes furent désignés par Frauenhoffer sous le nom des grandes lettres de l'alphabet, A, B, C, dans le rouge, D entre le jaune et l'orangé, E dans le jaune, F dans le vert, G entre le bleu et l'indigo, et H, bande très large, termine le violet: pour les observer, il faut être plongé dans la plus profonde obscurité, et si on les considère avec une lunette, on les divise en une infinité de raies obscures. Les groupes A, B, C, D, E, F, G, H portent le nom de raies de Frauenhoffer.

Application de MM. Kirchoff et Bunzen. — Quand on chauffe un corps solide, on constate à l'aide de thermomètres ou de thermoscopes qu'il émet des radiations, radiations obscures, mais lorsque la température du corps atteint 500°, il devient rouge et donne naissance à un *spectre continu;* puis, à mesure que la température croît, le spectre s'enrichit de nouvelles couleurs de manière à les contenir toutes jusqu'au delà de H à 1165°. Ainsi les *spectres fournis par les solides et les liquides incandescents sont continus et ne présentent aucune trace de raie obscure.* Il n'en est plus de même avec *les gaz incandescents,* ils donnent naissance à des spectres très pâles *coupés par des raies extrêmement brillantes et qui les caractérisent.* Ainsi l'alcool salé donne en brûlant une raie jaune D, on peut produire cette incandescence en mettant le gaz dans

un tube de Gessler et y faisant passer l'étincelle électrique
ou bien en se servant du *brûleur de Bunsen*. Dans le brûleur la combustion est rendue complète par le courant
d'air, et la flamme est incolore, aussi ne donne-t-elle lieu
qu'à un spectre très pâle ; si l'on introduit dans cette
flamme un fil de platine trempé dans une solution saline,
elle va se colorer et le spectre sera sillonné d'une ou de
plusieurs raies extrêmement brillantes ; toujours les mêmes
pour le même sel, en caractérisant par conséquent la base,
et n'exigeant pour se produire que la moindre trace de
métal. MM. Kirchoff et Bunsen purent ainsi soupçonner
par l'existence de raies particulières, l'existence de corps
non encore isolés : telle est l'origine de la découverte du
rubidium (métal rouge), du thallium (métal vert), du
cœrium (métal bleu), et enfin du gallium par Lecoq de
Boisbaudran.

Analyse spectrale. Spectroscope. — Il est inutile d'insister sur l'importance des recherches de Kirchoff et Bunsen, les horizons nouveaux qu'elles ont ouverts ; toute la
portée en sera mieux comprise en considérant l'application à laquelle elles ont donné lieu, c'est-à-dire *l'analyse
spectrale*, ou moyen de reconnaître la nature des corps
par l'étude de leurs spectres ; tout en effet concourt à
augmenter le prix de cette méthode d'investigation : facilité d'exécution, rapidité, sensibilité, etc.

L'instrument dont on se sert s'appelle *spectroscope* (fig.
208). Il se compose d'une plate-forme portant un système de
prismes placés dans la position du minimum de déviation ;
à la hauteur de cette plate-forme sont trois lunettes
A, B, C, ; en face de la dernière C, on a mis une bougie
destinée à éclairer un micromètre finement divisé que
porte cette lunette ; en face de la lunette B, se trouve un
brûleur Bunsen dans lequel on introduira la solution sa-

line. La lumière fournie par ce brûleur passe dans la lu,. nette 'B, traverse un système de lentilles convergentes-

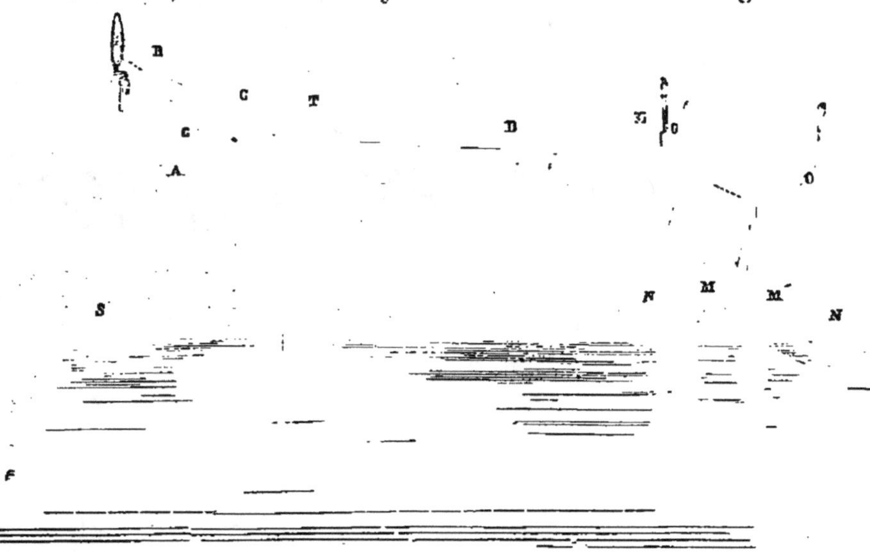

FIG. 208. — Spectroscope.

puis l'ensemble des prismes qui la décomposent; le spectre produit se dirige alors vers la lunette A où est placé l'œil et qui en donne une image virtuelle et agrandie. Des vis de rappel F, G, H, K, permettent de superposer l'image de ce spectre à celle du micromètre et de régler l'appareil; supposons en effet que le micromètre porte 250 divisions, on introduit dans la flamme une trace de sel de soude, on voit aussitôt apparaître la raie D, jaune et très brillante, on le fait coïncider avec la division 100 du micromètre et le spectroscope est alors réglé. Pour faire l'analyse d'une substance minérale, il n'y aura plus qu'à la dissoudre dans l'acide chlorhydrique, plonger un fil de platine dans la solution, introduire ce fil dans la flamme et regarder à quelles divisions du micromètre correspondent les raies brillantes produites.

Le potassium donne une raie rouge 68 et une violette 202.

Le sodium donne une raie jaune 100.

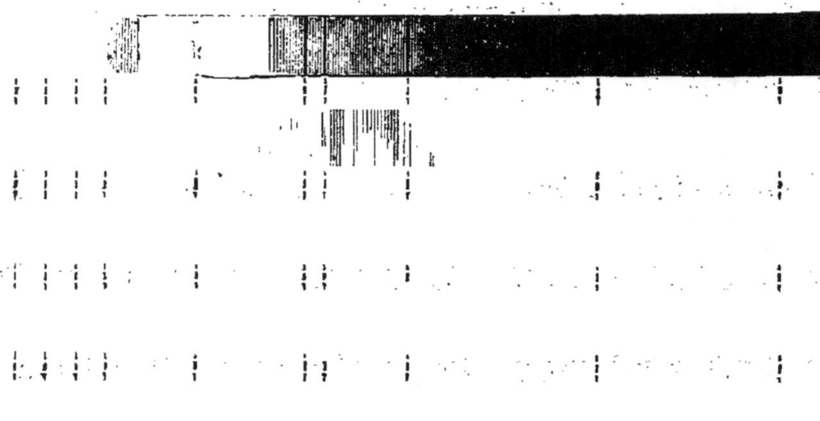

FIG. 209. — Spectres de métaux terreux.

Le rubidium donne deux raies rouges 66,67 deux violettes 188, 189,

Voici les spectres des métaux alcalins et alcalino-terreux (fig. 209).

Spectres d'absorption: spectres de l'hémoglobine et de la chlorophylle. — Les corps se présentent à nos yeux avec des couleurs différentes, et cette différence tient à la qualité des rayons lumineux que peuvent absorber, diffuser ou laisser passer ces corps dans les conditions de l'expérience. Il est donc évident que si un faisceau de lumière blanche traverse une substance colorée avant de tomber sur un prisme, le spectre obtenu sera privé d'une ou de plusieurs de ses couleurs qui seront remplacées par des *bandes noires;* ce sera un spectre d'absorption : ainsi un verre bleu de Cobalt produira un spectre ne présentant que le rouge et le bleu. Une solution de chlorophylle interposée sur le trajet d'un faisceau de lumière blanche fournira un spectre avec sept bandes d'absorption, une dans le rouge, trois dans l'orangé, le jaune et le vert, trois dans le bleu et le violet. Le spectre d'absorption de l'hémoglobine ou du sang artériel est caractérisé par *deux bandes d'absorption dans le vert;* mais si l'on opère sur du sang veineux ou sur de l'hémoglobine réduite par l'hydrogène sulfuré ou du sulfure d'ammonium les deux bandes se confondent et prennent le nom de *bande de réduction de Stokes.* Ceci est très important, car le sang chargé d'oxyde de carbone donne un spectre analogue au sang artériel normal, mais *on ne peut y produire la bande de Stokes* en l'additionnant d'agents réducteurs.

Atmosphère solaire. — L'étude perfectionnée du spectre solaire montre qu'il est sillonné d'une infinité de raies obscures; les gaz en effet jouissent de la propriété d'absorption qu'ils soient ou non incandescents, et pour ces derniers l'on peut dire que tout gaz incandescent capable de rayonner une raie brillante est aussi capable de l'absorber, tandis qu'il est sans action sur les autres. Que l'on fasse, par exemple, tomber sur un prisme un faisceau de lumière Drummond, le spectre sera continu; mais que l'on interpose la flamme jaune du sodium entre le prisme et la lumière Drummond, et l'on verra dans le spectre une *raie noire* au lieu de la raie jaune du sodium. Il en est de même pour le soleil, toutes les raies noires qu'on observe dans le spectre solaire sont des raies d'absorption, occupant exactement la place de raies brillantes caractéristiques des différents métaux que nous connaissons sur la terre ; il devient donc évident que le soleil n'est pas un corps brillant, comme le serait un boulet chauffé au rouge. car alors son spectre serait continu, mais qu'il est formé d'un noyau central en ignition entouré d'une atmosphère formée des gaz incandescents qui s'en échappent, et cette atmosphère rend obscures en les absorbant les raies brillantes que donneraient, sans leur interposition, les gaz incandescents de la masse centrale ; la proportion d'hydrogène dans cette photosphère est très grande, et l'on peut considérer les couches les plus extérieures de l'atmosphère solaire comme formées exclusivement d'hydrogène libre.

Indice de réfraction par rapport à une raie fixe. — Les raies de Frauenhoffer présentent aussi un point de repère précieux pour la détermination des indices de réfraction ; en traitant ceux-ci nous avons vu qu'ils variaient avec les différentes couleurs et qu'il fallait toujours spécifier la nature de celle-ci, le jaune moyen par exemple, en opérant par rapport à la raie E ; grâce aux raies de Frauenhoffer on peut employer la lumière solaire en choisissant une raie d'ordre connu ; l'indice se trouve alors déterminé par rapport au numéro de cette raie.

Radiations lumineuse, calorifique, chimique, phosphogénique. — En décomposant par un prisme la lumière blanche du soleil nous avons obtenu un spectre lumineux, mais est-ce le seul qui se produise, et n'en existe-t-il pas d'autres qui échapperaient à l'imperfection de nos sens ? Hershell avait remarqué que la chaleur est moins intense au violet qu'au rouge, et qu'elle s'étend bien au delà de celui-ci. Melloni décomposa la lumière solaire par un prisme de sel gemme et fit mouvoir sa pile dans les différentes parties du spectre : il constata que les déviations galvanométriques augmentent du violet au rouge, ne deviennent sensibles qu'au jaune et présentent leur maximum au delà du rouge. Il y a donc entre les rayons *lumineux* des rayons *calorifiques* moins réfringents. Il existe aussi des rayons plus réfringents ou *rayons chimiques* dont on doit la découverte à Scheele ; on constate leur effet en les recevant sur du chlorure d'argent qui noircit aussitôt. Une source lumineuse émet donc des radiations de trois sortes, les unes moins réfrangibles sont calorifiques et leur intensité d'abord nulle redevient nulle après avoir présenté un maximum ; viennent ensuite les rayons lumineux et enfin les rayons chimiques les plus réfrangibles de tous, présentant également un maximum ; le premier de ces spectres constitue l'infrarouge ; le dernier, l'ultra-violet, et l'un et l'autre, si nous considérons la lumière solaire, présentent des raies inactives, analogues à celle de Frauenhoffer dans la partie lumineuse. L'étude du spectre calorifique se confond avec celle de la *chaleur rayonnante*, qui ainsi que l'avons dit alors, n'est qu'un chapitre de l'optique, l'étude des rayons chimiques est due à M. Edmond Becquerel, qui se servait d'un instrument appelé *actinomètre*. Ce sont deux lames d'argent poli recouvertes d'iode sur une de leurs faces ; on les plonge dans une solution saline, en plaçant en dehors les faces iodées et on les réunit aux extrémités d'un fil de galvanomètre. On fait alors tomber sur une de ces faces les différents rayons du spectre et on constate des déviations proportionnelles à leur action chimique. M. Becquerel vit ainsi que de A à F la courbe des actions chimiques se confond sensiblement avec celle des actions lumineuses, mais qu'au delà elle s'élève rapidement, devient maximum, puis nulle à une certaine distance du violet.

De même que certaines substances arrêtent les radiations calorifiques, l'essence de térébenthine, le sulfate de quinine, l'esculine, absorbent les rayons ultra-violets. Il se produit alors dans certains cas de la fluorescence; d'autres fois de la phosphorescence, et le corps semble doué du pouvoir d'émettre des radiations spéciales auxquelles on donne le nom de *phosphogéniques*.

On croyait autrefois que le soleil envoyait trois genres d'agents distincts, donnant lieu chacun à un spectre spécial se superposant en partie aux deux autres : on admet aujourd'hui que tout corps chaud envoie des vibrations toutes de même nature, d'abord lentes puis s'accélérant à mesure que la température s'élève, c'est-à-dire devenant de plus en plus réfringentes; il y a là quelque chose d'analogue à la gamme musicale, les notes inférieures correspondant aux rayons calorifiques sont décélées par le thermomètre, les moyennes par notre œil, les plus aiguës par les plaques sensibles à l'action chimique.

Daguerréotype. — Photographie. — L'importance de l'action chimique des rayons solaires n'est plus à démontrer, c'est elle qui produit dans les feuilles la fonction chlorophyllienne, et c'est aux rayons chimiques que sont dues les images photographiques. En 1826, Niepce et Daguerre s'étaient associés pour appliquer un procédé de photographie à l'aide du bitume de Judée, puis Daguerre en inventa un nouveau auquel il a donné son nom. Il exposait une lame d'argent à la vapeur d'iode et quand elle était devenue jaune il la plaçait dans la chambre obscure au foyer de l'objectif; l'image de la personne qui posait se formait sur cette plaque qu'on soumettait alors aux vapeurs du mercure à 80°. Celui-ci se portait sur les parties qui avaient été impressionnées par la lumière et en lavant ensuite la plaque avec une solution d'hyposulfite de soude on enlevait l'iode qui n'avait pas subi l'action de la lumière, Mais l'image formée sur la plaque avait besoin d'être fixée : on y parvenait en recouvrant la plaque d'une couche d'or métallique déposée chimiquement Ce procédé barbare fut bientôt remplacé par le collodion à l'iodure de potassium qu'on étend sur une plaque de verre et qu'on plonge dans une solution de nitrate d'argent avant qu'il ne soit complètement sec ; la plaque est devenue alors *sensible* grâce à l'iodure d'argent dont elle s'est recouverte et on la place au foyer de l'objectif dans la chambre noire ; il s'y formera une image réelle, plus petite et renversée des objets placés devant l'objectif, et cette image est *négative*, c'est-à-dire qu'elle présente en noir les points les plus éclairés de l'objet et inversement, ainsi qu'il est facile de le comprendre, la réduction de l'iodure d'argent ayant été d'autant plus profonde que la lumière était plus intense ; toutefois l'image négative n'est pas encore visible ; pour la faire paraître il faut employer une substance *révélatrice*, c'est l'acide pyrogallique ; en lavant donc le verre impressionné à l'acide pyrogallique on fait apparaître l'image qu'on *fixe* ensuite en la lavant avec une solution d'hyposulfite qui enlève l'excès d'iodure d'argent et empêche toute action ultérieure. Pour obtenir les images définitives ou positives on applique le cliché négatif sur du papier sensible sec au chlorure d'argent ; on presse entre deux verres et on expose à la lumière, puis on lave à l'hyposulfite ; l'image est donc positive puisqu'elle est la négative de l'épreuve qui a servi à la préparer.

On peut remplacer le collodion par de l'albumine iodurée ; il convient alors pour développer l'image, d'ajouter du carbonate d'ammoniaque au bain révélateur. Enfin on obtient des épreuves inaltérables en remplaçant les sels d'argent par la gélatine bichromatée. Le papier sensible s'obtient ainsi ; on le recouvre d'une couche de gélatine mélangée à du charbon ou une poudre colorée, et on le plonge dans une solution de bichromate de potasse. Pour révéler l'image il n'y a qu'à plonger la feuille impressionnée dans l'eau tiède qui enlèvera la gélatine et la matière colorante, restées intactes dans les différentes parties où la lumière n'a pas agi. C'est là on le voit une application heureuse de l'action des rayons chimiques *tendant à réduire les composés métalliques et à oxyder les matières organiques.*

Sans entrer dans les détails, disons cependant qu'on est parvenu de différentes manières à fixer les couleurs par la photographie. M. Edmond Becquerel en recouvrant d'une façon particulière une plaque d'argent de chlorure d'argent, a pu y fixer le spectre solaire avec ses couleurs différentes précédé d'une traînée couleur puce due au spectre infrarouge et suivi d'une autre grisâtre due au spectre des rayons ultra-violets.

Dispersion de la lumière. — Coefficient de dispersion. — On donne le nom de dispersion au phénomène que nous venons d'étudier c'est-à-dire à la réfraction, décomposition des lumières composées et production de spectres. Les rayons rouges moins réfrangibles ont un indice n_r, les rayons violets un indice n_v, et on appelle *coefficient de dispersion totale d'un prisme la différence* $n_v - n_r$. Au lieu de considérer les indices, on peut considérer les déviations elles-mêmes qu'éprouvent les rayons lumineux en traversant telle ou telle substance; soit D_r la déviation des rayons rouges, D_v la déviation des rayons violets, Dj la déviation du jaune moyen. On appelle *angle de dispersion* l'angle $D_v - D_r$ et *pouvoir dispersif le rapport* $\dfrac{D_v - D_r}{Dj}$; ce rapport varie peu avec l'angle du prisme.

On a cherché à donner une théorie mathématique de la

dispersion considérée dans les cas normaux et les ca
anormaux. Pour la *dispersion normale* qui est celle que
présentent les corps transparents, la formule donnée par
Briot a été pleinement confirmée par les expériences de
M. Mouton et elle peut s'appliquer aux radiations obscures, aussi bien qu'aux radiations lumineuses. On se
rappelle sans doute que la différence des indices de
réfraction, ou la dispersion est due aux différences de
vitesse des divers rayons dans les milieux; le problème
revenait donc à étudier l'élasticité de l'éther où se propagent les ondes lumineuses, et les changements que lui
causent les molécules matérielles du corps : l'action de
ces molécules est double, elle fait varier, d'une part, la
distribution de l'éther dans le corps et, d'autre part, elle
modifie son mouvement vibratoire.

La *dispersion anormale* se produit pour les corps qui absorbent certaines lumières; M. Le Roux vit le premier que
la *vapeur d'iode* a un pouvoir dispersif plus fort pour le
rouge que pour le violet et que le spectre est alors renversé c'est-à-dire présente le violet en dedans et le rouge
en dehors. La *fuchsine* donne des solutions rouges, et
cependant elle paraît verte; cela tient à ce qu'elle *réfléchit
complètement le vert qui manque, en effet, totalement dans
son spectre de réfraction*, et dans celui-ci le violet est
moins dévié que le rouge. Ce phénomène se retrouve
dans tous les corps à couleur superficielle, c'est-à-dire
qui paraissent doués de couleur différente suivant qu'on
les regarde par réflexion ou par réfraction. Helmoltz a
cherché à donner la théorie de la dispersion anormale en
étudiant les actions auxquelles sont soumises les molécules
pondérables d'éther et les molécules du corps considéré.

Du dichroïsme. — La couleur des corps, qu'on les
regarde par réflexion ou par réfraction, dépend de leur

absorption ; aussi celle-ci variant souvent avec les conditions, il en résulte que le corps pourra paraître de différentes couleurs ; il sera *dichroïque* s'il paraît de couleur
différente quand on l'examine par réflexion ou transmission, en couches minces ou en couches épaisses, dans deux
directions différentes ; le nombre de couleurs peut dépasser
deux et on a alors le *polychroïsme*. Ces propriétés se
retrouvent dans les cristaux *biréfringents*, dichroïques
quand ils sont à un axe, trichroïques quand ils sont à
deux axes. Quelquefois même on restreint à ceux-ci la
propriété du dichroïsme due à l'absorption différente
pour le rayon ordinaire et le rayon extraordinaire.

**De la transformation des radiations. — Phospho-
rescence. — Fluorescence.** — Quand des radiations
tombent sur un corps susceptible de les absorber et que
celui-ci possède la propriété d'en émettre à son tour, ces
dernières sont toujours moins réfringentes. C'est ainsi
qu'un corps rayonne de la chaleur obscure, après avoir
été échauffé par une source *lumineuse ;* la phosphorescence et la fluorescence sont dans le même cas. La première est la propriété que possèdent certains corps, de
luire dans l'obscurité après avoir subi l'action de la lumière ; le diamant, les sulfures de calcium, de strontium,
jouissent de cette propriété ; de même on la retrouve chez
certains gaz, mais *dans aucun liquide ;* elle dépend en
outre de l'état moléculaire. Pour la produire on peut
placer les différents objets dans un tube où l'on a fait le
vide et où l'on fait passer l'étincelle électrique ; il faut,
bien entendu, opérer à l'obscurité. L'explication de ce
phénomène est simple ; le spectre peut être divisé en deux
parties ; les rayons les plus réfrangibles et en particulier
es rayons chimiques sont absorbés par certains corps qui
les émettent à leur tour après avoir diminué leur réfrac-

tion, c'est ainsi que les rayons chimiques deviennent lumineux; les rayons les moins réfrangibles ne jouissent pas de cette propriété, mais ils accélèrent et rendent plus intense l'action des premiers quand celle-ci s'est produite. Il en est de même de la chaleur qui rend plus vive la phosphorescence; mais il faut remarquer que, dans ce cas, la force vive ne changeant pas sera épuisée plus vite et le phénomène dure, en effet, bien moins longtemps.

Il ne faut pas confondre avec cette phosphorescence les phénomènes lumineux qu'on observe chez certains animaux ou dans les combustions lentes.

On a donné le nom de fluorescence à la propriété que possèdent certains corps, la fluorine, la solution d'esculine, de sulfate de quinine, de paraître environnés d'une couche laiteuse variant du vert au violet. L'explication est la même que dans le cas précédent; les rayons ultra-violets sont absorbés par ces solutions qui les émettent ensuite sous forme de radiations violettes moins réfrangibles. La différence des deux phénomènes consiste simplement dans leur durée; les corps phosphorescents conservent leur éclat pendant un temps appréciable; les corps fluorescents le perdent presque instantanément. C'est à **M.** Becquerel qu'on doit la comparaison des deux ordres de phénomènes.

CHAPITRE L

Polarisation. — Phénomènes de la double réfraction. — Cristaux à un axe et cristaux à deux axes. — Section principale. — Rayon ordinaire, rayon extraordinaire. — Propriétés du spath d'Islande, du cristal de roche. — Définition de la lumière polarisée. — Plan de polarisation. — Différents modes de polarisation. — Polarisation par double réfraction. — Polariseurs, analyseurs : pince à tourmaline, prisme de Nicol. — Moyens de distinguer la lumière polarisée : polariscopes. — Polarisation par réflexion. — Plan et angle de polarisation. — Loi de Brewster. — Polarisation par réfraction simple : piles de glaces.

Phénomènes de la double réfraction. — Cristaux à un axe et cristaux à deux axes. — Section principale (fig. 210). — Les phénomènes de double réfraction ont été découverts par Bartholin au milieu du xviie siècle et étudiés peu après par Huyghens. Nous savons déjà que, quand un rayon lumineux passe d'un milieu dans un autre, il est dévié par suite de la différence de vitesse dans les deux milieux différence due à ce que, dans ces deux milieux, l'éther jouit d'une élasticité différente. Mais les choses ne se passent ainsi que pour les milieux constitués par la matière amorphe ou cristallisant dans le système cubique, et elles se compliquent pour tous les autres cas, *ce qui tient à ce que dans les corps appartenant aux cinq derniers systèmes l'élasticité varie dans les* *différents sens* pour atteindre ses valeurs extrêmes dans deux directions rectangulaires; un même rayon incident donne alors naissance à deux rayons réfractés, de là le nom de double réfraction donné au phénomène, qui fait paraître doubles les objets considérés.

Considérons un rhomboèdre de spath d'Islande (carbonate de chaux) A B C D E F G H nous verrons qu'il y a six faces qui sont des losanges égaux entre eux se rencontrant les trois premiers par leurs angles obtus en A, les trois autres également par leurs angles obtus en G; la valeur de ces angles est de 101° 55 et les dièdres correspondants sont

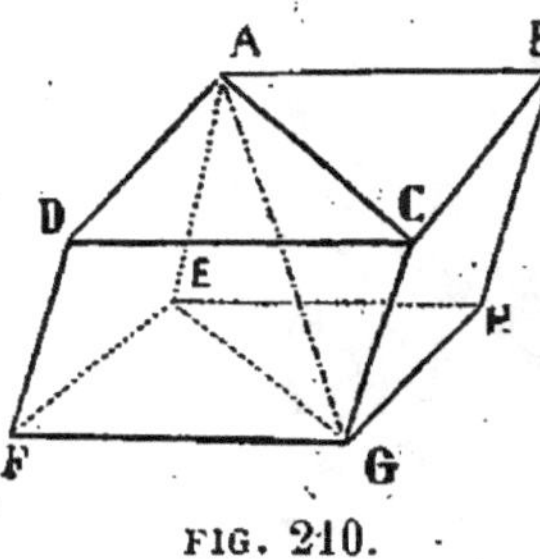

FIG. 210.

égaux à 105° 5. Les points A et G sont les sommets du rhomboèdre, la ligne qui les joint est l'*axe cristallographique* du rhomboèdre; mais il faut bien remarquer qu'il ne représente *qu'une direction et que toute ligne qui lui sera parallèle possédera les mêmes propriétés. Tout plan passant par l'axe et perpendiculaire à une face du cristal s'appelle section principale;* tout plan parallèle au précédent jouira des mêmes propriétés et porte le même nom.

L'expérience démontre que si l'on fait tomber un faisceau lumineux d'intensité I sur un rhomboèdre de spath, dans le plan d'une section principale le faisceau lumineux sera dédoublé et par un dispositif convenable on pourra recevoir sur un écran perpendiculaire deux images égales entre elles et à $\frac{I}{2}$, situées dans le plan de la section principale, et si l'on fait tourner celle-ci autour d'un axe perpendiculaire à l'écran, on verra *les images tourner avec elle et cela sans changer d'intensité* (fig. 211). Ce phénomène se reproduira toujours et l'on

aura toujours deux rayons réfractés sauf dans deux cas
spéciaux : 1° lorsque le rayon incident est parallèle à l'axe
cristallographique qu'on appelle aussi *axe principal* et qu'il

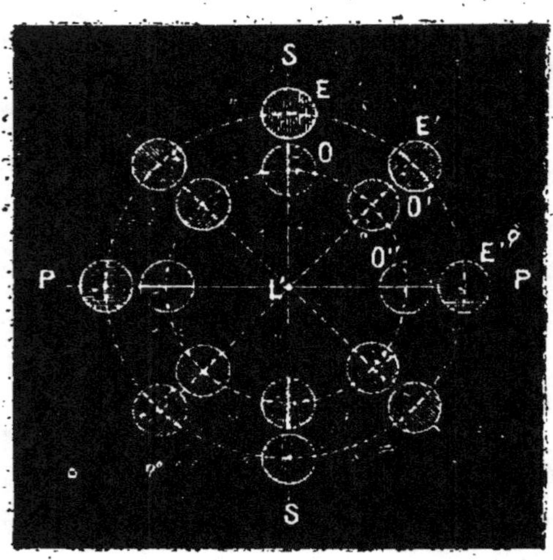

FIG. 211.

est normal aux faces d'entrée et de sortie ; 2° lorsqu'il tombe
normalement sur une face parallèle à l'axe et qu'il en sort
par une face également parallèle. On donne alors à l'axe
principal le nom d'*axe optique* (*ces deux axes se confondent
donc*) et aux directions perpendiculaires le nom d'*axes
d'élasticité optique*. *La différence entre l'axe optique et
l'axe d'élasticité, c'est que dans le premier les deux rayons
réfractés sont confondus et marchent avec la même vitesse,
tandis que dans le second ils sont encore superposés, mais
marchent avec des vitesses différentes.* On appelle *cristaux
uniaxes* ceux qui n'ont qu'un axe optique, cristaux à deux
axes ceux qui en ont deux. La bissectrice de l'angle
de ceux-ci s'appelle la *ligne moyenne* et celle de son

supplément s'appelle *ligne supplémentaire*. Ces deux lignes correspondent pour les cristaux biaxes aux axes principal et élastique des cristaux uniaxes.

Rayon ordinaire. — Rayon extraordinaire. — Propriétés du spath d'Islande et du cristal de roche. — Nous venons de voir que, quand un rayon lumineux tombait sur une lame de spath il donnait naissance à deux rayons réfractés, sauf dans les deux cas particuliers que nous avons mentionnés. Voyons maintenant si ces deux rayons obéissent aux lois de la réfraction : l'expérience démontre qu'un seul de ces rayons obéit à ces lois, c'est, pour le spath, celui qui est le moins dévié; aussi l'appelle-t-on *rayon ordinaire*, tandis que le rayon le plus dévié ne suit en aucune façon les lois de Descartes, c'est pourquoi on l'appelle *rayon extraordinaire*. Il existe cependant un cas où le rayon extraordinaire suit les lois de la réfraction, c'est lorsque le rayon incident est perpendiculaire à l'axe du cristal; aussi, pour déterminer l'indice de réfraction des rayons ordinaire et extraordinaire d'un cristal taille-t-on celui-ci en forme de prisme dont les arêtes sont parallèles à l'axe ; on place ce prisme verticalement sur la plate-forme du goniomètre de Babinet, on fait arriver un faisceau de lumière monochromatique perpendiculaire aux arêtes du prisme, lequel rayon se dédouble en ordinaire et extraordinaire. Pour déterminer l'indice ordinaire on masque par un écran le rayon extraordinaire et l'on opère comme nous l'avons indiqué pour les indices de réfraction soit A l'angle du prisme, D_o la déviation minimum du rayon ordinaire, l'indice sera donné par la formule

$$N_o = \frac{\sin \cdot \dfrac{A + D_o}{2}}{\sin \cdot \dfrac{A}{2}}$$

Pour déterminer l'indice du rayon extraordinaire, nous masquerons par un écran le rayon ordinaire et nous opérerons comme nous venons de le faire pour celui-ci, l'indice sera donné par la formule

$$N\,e = \frac{\sin.\dfrac{A + D_e}{2}}{\sin.\dfrac{A}{2}}$$

dans laquelle $D\,e$ est la déviation minimum du rayon extraordinaire.

On trouvera ainsi pour le spath que

$$N\,e > N\,o$$

c'est-à-dire que le rayon extraordinaire est plus dévié que le rayon ordinaire, qu'il est comme repoussé et que sa vitesse est par conséquent plus grande ; on donne le nom de *répulsifs* ou de *négatifs* aux cristaux qui jouissent de la même propriété ; le quartz au contraire est dans des conditions inverses et le rayon extraordinaire y est moins dévié que le rayon ordinaire : on dit qu'il est *positif* ou *attractif*.

Définition de la lumière polarisée. — Plan de polarisation. — La double réfraction nous conduit donc à des faits tout à fait inattendus, puisque le rayon incident donne naissance à deux rayons réfractés O et E dont un seul suit la loi de Descartes ; mais est-ce là la seule modification qu'ait subie la lumière, et n'a-t-elle pas changé dans son état, comme elle l'a fait pour ses propriétés? Pour résoudre la question, la méthode est simple. Nous avons vu comment se comportait la lumière naturelle en traversant une lame de spath dans le sens de la section principale ; elle donne naissance à deux rayons égaux O et E et dont l'intensité ne varie pas, si l'on fait tourner la section principale. Eh bien ! recueillons et isolons chacun de ces rayons, faisons-le passer à travers la section principale d'un deuxième spath, et si nous observons les mêmes phénomènes nous en conclurons que la lumière naturelle n'a subi aucun changement dans son état en traversant le premier spath ; si au contraire nous observons des phénomènes différents, nous en conclurons que par son passage à travers le premier spath la lumière a subi un changement dans son état et pour distinguer ce second mode du premier nous l'appellerons *lumière polarisée*, en n'attachant à ce mot d'autre signification qu'un changement sur lequel nous ne préjugeons rien. Or, voici ce que nous montre l'expérience. Si nous faisons passer le faisceau ordinaire O à travers la section principale d'un second spath et si nous recevons l'image sur un écran nous verrons sur celui-ci encore deux images ordinaire et extraordinaire, mais généralement d'intensité inégale et variant avec la rotation de la seconde section principale, de façon que :

1° Si l'angle α des deux sections principales est nul, l'image extraordinaire E_0 est nulle et l'image ordinaire O_0 maxima ;

2° Si l'angle α est égal à 90°, c'est-à-dire si les sections principales sont perpendiculaires, l'image ordinaire O_0 est nulle et l'image extraordinaire E_0 maxima ;

3° Si l'angle α est égal à 45° toutes les images sont égales ;

4° Si l'on fait empiéter les deux images O_0 et E_0 l'une sur l'autre, on voit que dans tous les cas la partie commune ne change pas d'intensité (fig. 212).

Si l'on compare la figure représentant ces phénomènes à celle représentant ceux du cas où toutes les images sont égales, la différence devient évidente et l'on conclut qu'en passant à travers *un spath la lumière naturelle se change en lumière polarisée*. En opérant sur le rayon extraordinaire E comme nous l'avons fait pour le rayon O nous ver-

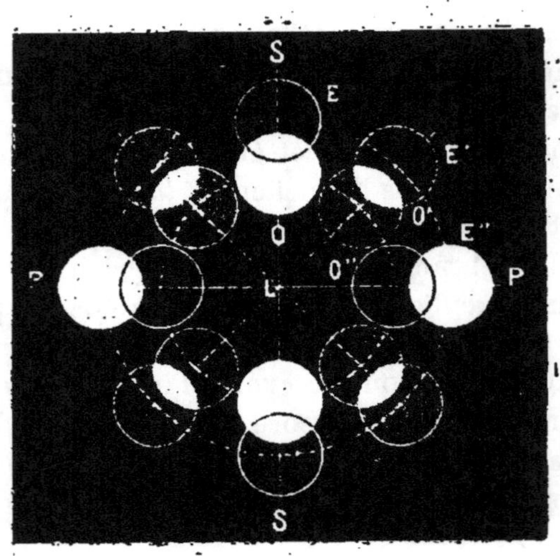

FIG. 212.

rons qu'il se comporte d'une manière analogue mais que les extinctions et maxima des images E_e et O_e correspondent aux maxima et extinctions de O_o et E_o. Tout cela peut se résumer dans la formule suivante due à Malus (*Loi de Malus*) :

Soit 1 l'intensité d'un rayon de lumière naturelle, en traversant un spath, il donne naissance à deux rayons O et E polarisés et dont l'intensité est :

$$O = \frac{1}{2} \quad E = \frac{1}{2}$$

En faisant passer O et E à travers un second spath, chacun s'y dédouble pour donner E_o et O_o, E_e et O_e et en désignant par α l'angle que forment les sections principales, on a :

$$O = \frac{1}{2} \quad\begin{array}{l} O_0 = \dfrac{1}{2}\ \cos.\ ^2\alpha \\[2ex] E_0 = \dfrac{1}{2}\ \sin.\ ^2a \end{array}$$

$$E = \frac{1}{2} \quad\begin{array}{l} O_e = \dfrac{1}{2}\ \sin.\ ^2\alpha \\[2ex] E_e = \dfrac{1}{2}\ \cos.\ ^2\alpha \end{array}$$

Nous voilà donc conduits à cette définition de la lumière polarisée : *c'est celle qui peut être éteinte dans certaines conditions de réfraction ou de réflexion.* Et on appelle *plan de polarisation, celui pour lequel l'image extraordinaire est nulle.* Ainsi dans le cas que nous venons d'étudier le rayon E_0 était *polarisé dans le plan de la section principale,* tandis que le rayon O_0 *était polarisé perpendiculairement à la section principale.*

Nous espérons avoir montré les différences qui existent entre la lumière naturelle et la lumière polarisée ; voyons maintenant à quoi tiennent ces différences. La lumière se transmet par les vibrations de l'éther qui sont *transversales,* c'est-à-dire perpendiculaires à la direction de leur propagation, mais le nombre de perpendiculaires qu'on peut mener en un point d'une droite est infini; l'éther peut donc vibrer transversalement dans tous les azimuths, *c'est ce qui a lieu pour la lumière naturelle,* mais dans les cristaux biréfringents l'élasticité de l'éther change et toute vibration y est décomposée en deux autres rectangulaires, *l'une parallèle et l'autre perpendiculaire à la section principale,* c'est-à-dire que la lumière polarisée a encore ses vibrations transversales, *mais au lieu de vibrer dans tous les azimuths, elle ne vibre plus que dans deux plans rectangulaires,* ce qui explique pourquoi elle pourra être arrêtée dans ces deux plans suivant la direction de ses vibrations : *le rayon ordinaire vibre perpendiculairement à la section principale, et le rayon extraordinaire vibre dans le plan de la section principale : en général, la vibration du rayon polarisé est perpendiculaire au plan de polarisation.* « De sorte que, dit M. Jamin dans son traité « aussi clair que savant, si l'on veut matérialiser l'idée « que nous devons nous former d'un rayon de lumière « qui se propage horizontalement et qui est polarisé dans « le plan vertical, il faut se figurer une corde vibrante « indéfinie et horizontale qu'on a ébranlée en un de ses « points et à laquelle on a imprimé des vibrations hori- « zontales. Celles-ci se propagent le long de la corde et « constituent un rayon sonore dont les vibrations restent « horizontales à toute distance; il est polarisé dans le « plan vertical. » (Jamin. *Physique.*)

Différents modes de polarisation. — Polarisation par double réfraction. — Il y a trois manières de polariser la lumière naturelle : par réflexion, par réfraction simple et par double réfraction. Nous reviendrons prochainement sur les deux premiers moyens, nous bornant à étudier pour le moment la *polarisation par double réfraction* qui n'est autre que celle que nous avons obtenue avec le spath d'Islande : ainsi, quand un rayon lumineux tombe sur un rhomboèdre de spath, les deux rayons réfractés auxquels il a donné naissance sont *polarisés, et cela dans des plans perpendiculaires entre eux.* Mais pour les applications, il est généralement inutile d'obtenir deux rayons polarisés, dont la séparation serait du reste difficile, aussi a-t-on recours a des appareils qui ne donnent qu'un rayon polarisé, l'autre étant absorbé ou rejeté.

Polariseurs, analyseurs.— Prisme de Nicol. — Pince à tourmaline. — On donne le nom de polariseur à tout appareil destiné à polariser la lumière, et d'analyseur à celui qui reçoit la lumière polarisée par le premier : malgré leur fonction différente, polariseurs et analyseurs sont identiques entre eux et peuvent également servir à polariser et analyser. Les principaux sont : l'hérapatite ou sulfate d'iodoquinine, le nicol et la tourmaline.

Le prisme de Nicol est un rhomboèdre de spath d'Islande dont les faces d'entrée et de sortie sont des faces de clivage et qu'on a coupé en deux par une section très oblique ; ces deux parties sont ensuite recollées avec du baume du Canada dont l'indice de réfraction est *intermédiaire entre ceux des rayons ordinaire et extraordinaire.*

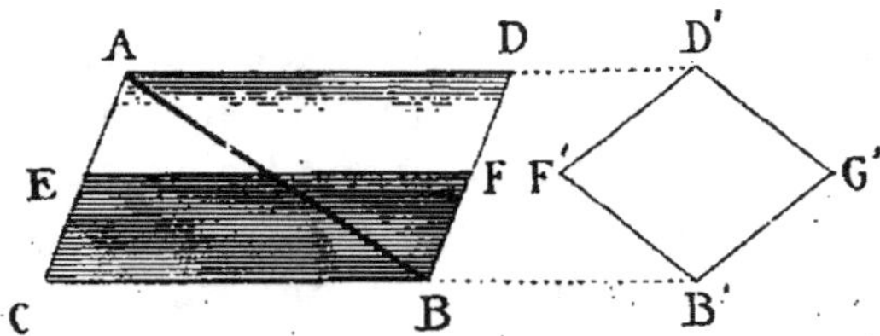

FIG. 213. — Prisme de Nicol.

De cette façon quand un rayon lumineux parallèle aux arêtes tombe sur le prisme il y donne naissance à un rayon ordinaire et à un rayon extraordinaire, *mais le premier subit la réflexion totale* à la section oblique et est rejeté hors du Nicol : *le rayon extraordinaire est donc seul à traverser le Nicol* (fig. 213).

Foucault a simplifié l'appareil en remplaçant le baume du Canada par une lame d'air.

La *tourmaline*, taillée en plaques parallèles à l'axe, jouit des propriétés du spath, c'est-à-dire qu'elle donne naissance à un rayon ordinaire et à un rayon extraordinaire polarisés tous deux dans des plans perpendiculaires , mais elle jouit en outre de la propriété, lorsqu'elle n'est pas très mince, d'absorber le rayon ordinaire ; elle ne donne donc généralement qu'un rayon polarisé, c'est encore le rayon extraordinaire.

On appelle *pince à tourmaline* (fig. 214) une espèce de pince aux extrémités de laquelle sont deux lames de tourmaline parallèles taillées parallèlement à l'axe, et pou-

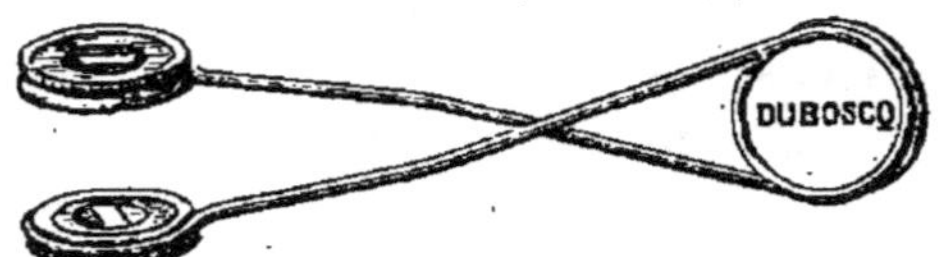

FIG. 214. — Pince à tourmaline.

vant tourner dans leur cadre de façon que l'angle formé par leur sections principales ait la valeur voulue. Quand cet angle est nul, c'est-à-dire quand les axes sont parallèles, la lumière passe à travers le système; quand ils sont perpendiculaires, elle est éteinte; mais on pourra la rétablir en interposant aux deux tourmalines une lame d'un *cristal biréfringent;* une lame monoréfringente ne produirait aucun effet : *tel est le moyen de reconnaître si un cristal est monoréfringent ou biréfringent.*

Quand les sections du polariseur et de l'analyseur sont perpendiculaires, comme nous venons de le faire pour les toumalines, ont dit qu'ils sont à l'extinction.

Moyen de reconnaître la lumière polarisée. — Polariscope. — Pour reconnaître si un rayon lumineux est polarisé ou naturel, il faut *l'analyser*, c'est-à-dire le recevoir sur un *polariscope;* polariscope est synonyme d'analyseur et peut être un Nicol, ou une tourmaline. Lorsqu'un rayon de lumière naturelle tombera sur le polariscope, l'image réfractée ne subira aucun changement d'intensité quand on fera tourner la section principale du polariscope; il n'en serait pas de même si le rayon lumineux était polarisé, son intensité varierait pour devenir nulle pour une certaine position du polariscope. Il existe d'autres polariscopes, plus sensibles, mais fondés sur d'autres principes : nous les décrirons en exposant ceux-ci.

Polarisation par réflexion (fig. 245). — **Plan et angle de polarisation.** — Soit une surface réfléchissante M horizontale, A I un rayon incident faisant l'angle I avec la normale, arrivé en I le rayon va se dédoubler ; une partie se réfléchira suivant I H d'après les lois de la réflexion et le reste se réfractera en I K suivant les lois de la réfraction : or ces deux rayons jouissent de nouvelles propriétés et sont polarisés. En effet, supposons que l'incidence soit $i = 54°35'$, recevons I H sur un second miroir M' de même substance que le premier et horizontal également, il s'y réfléchira suivant H B avec une certaine intensité, mais si l'on fait tourner le miroir M' autour de I H, mais de façon que l'incidence ne varie pas et soit toujours 54°35', on verra l'intensité diminuer pour devenir nulle quand les deux miroirs au lieu d'être parallèles seront perpendiculaires, c'est-à-dire qu'à ce moment le miroir M' aura perdu la propriété de réfléchir IH. Ainsi donc, dans certaines conditions, ainsi que la reconnu Malus en 1811 on peut éteindre par réflexion un rayon lumineux, comme on le fait par double réfraction, et le second mode de polarisation produit des résultats identiques au premier. Le plan de polarisation dans ce cas est le plan d'incidence, *ainsi le rayon I H est polarisé dans le plan AIH et ses vibrations sont perpendiculaires à ce plan, c'est-à-dire horizontales ou parallèles au plan du premier miroir.* Si l'angle i avait, dans le cas présent où nous supposerons le miroir en verre, une valeur autre que 54°25, il se produirait encore un rayon polarisé réfléchi, mais il ne serait pas *pola-*

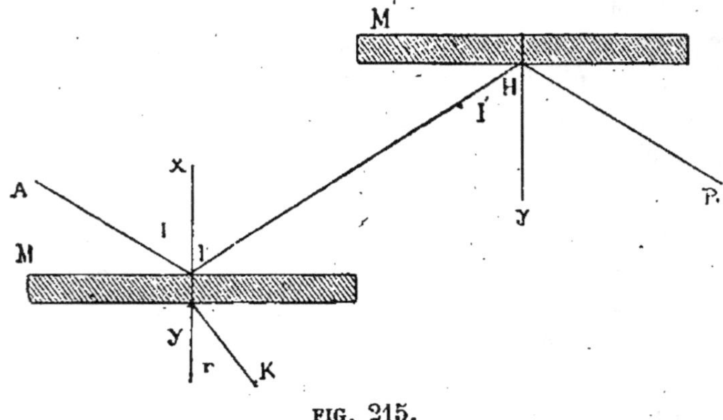

FIG. 215.

risé totalement. On appelle *angle de polarisation* l'angle d'incidence pour lequel la polarisation est totale pour une substance donnée ; ainsi pour le verre cet angle est 54° 35', pour le quartz c'est 57° 22', etc., etc. On trouve quelquefois pour le verre la valeur 35° 45' ; il est facile de constater que cette valeur est le complément de 54° 35' et exprime alors non plus l'incidence, mais l'obliquité.

Loi de Brewster. — Brewster a donné une loi qui permet de déterminer l'angle de polarisation ; elle est ainsi conçue : *Un rayon de lumière naturelle tombant sur un miroir sera polarisé totalement, si son incidence est telle que le rayon réfléchi et le rayon réfracté produits soient perpendiculaires entre eux.* Ainsi l'on voit que (fig. 215) les rayons I H et I K provenant de A I sont perpendiculaires entre eux. *Il s'ensuit que la tangente de l'angle de polarisation est égale à l'indice de réfraction du miroir :*

$$\mathrm{Tg}\,i = n$$

Polarisation par réfraction simple : Piles de glaces.
— Nous avons vu qu'on peut toujours obtenir un rayon polarisé totalement par double réfraction, ou réflexion sous l'incidence brewstérienne ; il n'en est pas de même pour la réfraction simple, et quand un faisceau de lumière naturelle tombe sur une lame de verre, par exemple, une partie est réfléchie, l'autre est réfractée, toutes deux *polarisées partiellement*, la première dans le plan de réflexion, la seconde dans le plan perpendiculaire, les quantités de lumière polarisée étant d'ailleurs égales pour les deux et variant avec l'incidence. On conçoit facilement que si derrière cette première lame, on en plaçait une seconde, puis une troisième, etc., l'effet serait augmenté et la proportion de lumière polarisée augmenterait avec le nombre des lames : telles sont les *piles de glaces*. Elles se composent d'une douzaine de glaces minces, à faces parallèles superposées dans un cadre et séparées par des bandes de papier collées sur leurs bords ; le cadre peut pivoter de manière à faire toutes les incidences possibles avec le rayon lumineux. On peut avec ces piles ;

1º Polariser la lumière par réflexion sous une incidence plus faible que l'incidence brewstérienne ;

2º Polariser totalement la lumière par réfraction simple, quand le rayon lumineux tombe sous l'incidence brewstérienne ;

3º Dépolariser complètement un rayon incident qui était partiellement polarisé ;

4º On peut aussi employer les piles de glaces comme polariseurs et comme analyseurs.

CHAPITRE LI

Polarisation elliptique et circulaire. — Phénomènes présentés par les lames minces. — Polarisation chromatique. — Rotation du plan de polarisation. — Polarisation rotatoire moléculaire. — Cristalline. — Propriétés du quartz. — Polarimètre de Biot. — Modifications de cet appareil. — Polarimètre de Mitscherlich. — Saccharimètres de Soleil, de Laurent. — Applications à l'étude analytique des dissolutions. — Dosage du sucre de canne, du glucose, de la lactine ; essais des sirops, des urines diabétiques, du lait. — Diabétomètre. — Polarisation rotatoire magnétique.

Polarisation elliptique et circulaire. — On peut considérer un rayon de lumière naturelle comme formé par la superposition de deux rayons polarisés à angle droit, dont les vibrations composantes changent d'une manière continue, l'un par rapport à l'autre ; si au contraire les valeurs relatives ne changent pas, elles se composent en une seule vibration qu'on dit *rectiligne parce qu'elle s'effectue toujours dans le même plan ;* nous avons vu que ce qui caractérise un rayon polarisé rectilignement était de se laisser éteindre par l'analyseur dans certaines conditions. Mais il peut arriver que deux rayons polarisés à angle droit, différents d'amplitude et de phase se trouvent superposés, ils se composent alors et la molécule vibrante suit, comme trajectoire, la résultante des deux mouvements. Cette trajectoire est une ellipse et la polarisation est dite *elliptique* : elle est caractérisée par ce fait que *l'on ne peut l'éteindre avec un analyseur ; elle ne fait que passer par un maximum et un minimum et toutes les valeurs intermédiaires.* Cette ellipse peut dans certains cas se réduire à une droite, dans d'autres à un cercle ; dans ce dernier cas, la polarisation est dite *circulaire*, elle a lieu lorsque l'intensité des deux rayons est la même et que leur différence de phase est égale à $\dfrac{\pi}{2}$ ou, ce qui revient au même, leur différence de marche égale à $\dfrac{\lambda}{4}$. La lumière polarisée circulairement *ne change pas d'intensité lorsqu'elle traverse l'analyseur quelle que soit l'orientation de celui-ci*, elle se conduit donc, en ce cas comme la lumière naturelle, mais elle s'en distingue en ce que, si l'on ajoute par un procédé quelconque $\dfrac{\lambda}{4}$ à la différence de marche des deux rayons, la polarisation circulaire est transformée en polarisation rectiligne et l'extinction par être obtenue.

Phénomènes présentés par les lames minces : polarisation chromatique. — Ce serait sortir du cadre de cet ouvrage de vouloir donner la théorie des interférences et de la diffraction ; nous ne saurions cependant aborder l'étude de la polarisation chromatique sans rappeler quelques-uns des principes que nous avons énoncés en acoustique. Nous avons expliqué alors la nature des mouvements vibratoires et vu qu'ils se composaient comme le font les forces en mécanique ; la valeur de la résultante varie suivant la phase des vibrations et passe par un maximum lorsque les vitesses sont de même signe pour redevenir nulle quand les vitesses sont de signes contraires : il en résulte que dans certaines conditions la superposition de deux ondes sonores produit le silence, comme la superposition de deux ondes lumineuses produit l'obscurité : tels sont les phénomènes d'interférence et de diffraction où l'on voit des franges alternativement brillantes et obscures ; un exemple vulgaire de ce genre de phénomènes est celui que fournit la lumière d'une lampe : ne voit-on pas au plafond une série de ronds alternativement brillants et obscurs ? Ces ronds proviennent de la composition des ondes envoyées directement par la flamme et de celles qui partent de la paroi du verre et prouvent en outre que la lumière dans certains cas ne suit plus la ligne droite et contourne les écrans. Quand deux rayons superposés répondent à certaines conditions, ils peuvent interférer s'ils acquièrent une différence de marche, c'est ce qui se produit quand ils traversent une lame mince ; les rayons ordinaires et extraordinaire s'y meuvent avec des vitesses différentes et si au moyen d'un analyseur on rend leurs vibrations parallèles, il y a interférence et productions de phénomènes de coloration qui constituent la *polarisation chromatique ;* on peut obtenir les phénomènes avec de la *lumière parallèle,* c'est-à-dire en faisceaux parallèles produits par réflexion sur une glace par exemple, ou avec de la *lumière convergente* c'est-à-dire en cônes produits par une lentille. C'est Arago qui, le premier, observa la polarisation chromatique.

1° Qu'on fasse passer un faisceau de *lumière parallèle* à travers le système d'un polariseur et d'un analyseur entre lesquels on a interposé *une lame uniaxe taillée parallèlement* on apercevra deux images ordinaire et extraordinaire passant par des intensités variables lorsqu'on tourne l'analyseur, si la lumière est monochromatique, mais passant par différentes teintes si la lumière est blanche. De plus, les teintes des deux images sont toujours complémentaires. Enfin, ce qui est très important,

on peut toujours d'une part éteindre une des images par
une position convenable de la lame et de l'analyseur, et,
d'autre part, les teintes des deux images se changent l'une
dans l'autre, en passant par le blanc quand les sections de
la lame et de l'analyseur sont parallèles ou perpendiculaires, mais pendant chaque quart de révolution de l'analyseur chacune conserve sa nuance.

2° La lumière est convergente. Il se produit alors deux
images formées de franges curvilignes.

3° La lumière est convergente, la lame est perpendiculaire à l'axe. Si le polariseur et l'analyseur sont à extinc-

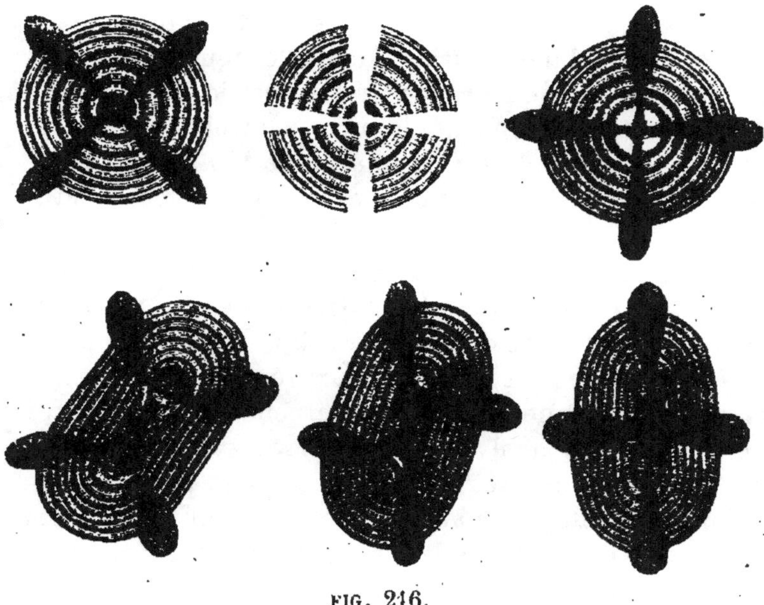

FIG. 216.

tion on voit deux images contenant l'ordinaire une croix
noire, l'autre une croix blanche et des anneaux concentriques alternativement brillants et obscurs mais inversement disposés dans chacune des images; ceci s'observe

avec la lumière monochromatique ; avec la lumière blanche
les anneaux seraient irisés. Cette expérience porte aussi
le nom d'*anneaux du spath*.

4° Avec une lame de cristal bi-axe en lumière convergente
l'aspect change et, suivant les cas on observe des anneaux
allongés traversés par une bande noire, ou des sortes de
lemniscates avec deux foyers par lesquels passe des
branches d'hyperboles, etc., etc. (fig. 216).

Deux polariscopes sont fondés sur ces propriétés ; le
polariscope Arago formé d'un analyseur ordinaire devant
lequel est placée une lame de quartz perpendiculaire à
l'axe ; tout rayon polarisé reçu par cet analyseur sera
caractérisé par une coloration. Le second polariscope est
une lame cristalline biréfringente quelconque taillée perpendiculairement, qu'on place en avant de l'analyseur :
si l'on reçoit un rayon de lumière naturelle sur le système, il ne se produit rien, mais si la lumière est polarisée, on a des anneaux analogues aux anneaux du spath.

Rotation du plan de polarisation. — Après avoir découvert les phénomènes de polarisation chromatique,
Arago découvrit ceux de polarisation rotatoire de la
manière suivante : en recevant son rayon de lumière polarisée sur une lame de quartz perpendiculaire à l'axe
placée devant un analyseur, il observa deux images aux
teintes complémentaires, comme cela a lieu pour la polarisation chromatique, mais dans le cas du quartz le phénomène diffère en ce que l'on ne pouvait jamais éteindre
l'une des images et qu'en tournant l'analyseur les couleurs de chacune des images changeaient de teinte pro-
gressivement avant de prendre chacune la couleur de
l'autre. Pour bien comprendre cette anomalie recommençons l'expérience des anneaux du spath, mais avec une
lame du quartz taillée perpendiculairement, c'est-à-dire

qu'après avoir placé à l'extinction le polariseur et l'analyseur entre lesquels nous aurons mis notre lame de quartz, faisons passer un rayon de lumière monochromatique ; nous devrions alors apercevoir une croix noire et des anneaux alternativement brillants et obscurs si le quartz ne jouissait d'une propriété spéciale ; mais la croix noire est remplacée par une plage claire ; toutefois *en faisant tourner l'analyseur d'un certain angle* on voit apparaître cette croix noire et l'apparence devient la même que celle des anneaux de spath ; c'est à cause de cette rotation qu'on a adopté le nom de polarisation rotatoire. Cette rotation n'est pas la même pour les différentes couleurs du spectre, *elle augmente avec la réfrangibilité des rayons ;* de plus, elle est proportionnelle à l'épaisseur de la lame.

La rotation variant avec la couleur, il est évident qu'on ne peut jamais éteindre la lumière blanche, car lorsqu'une couleur est polarisée, les autres restent et produisent une image complémentaire : parmi celles-ci il en est une qui a reçu un nom particulier à cause de ses propriétés, c'est la *teinte sensible*, elle est *gris de lin* et *correspond à l'extinction du jaune;* c'est un excellent point de repère, car le moindre déplacement de l'analyseur la fait passer soit au bleu, soit au rouge

Polarisation rotatoire moléculaire, cristalline. — Soit un liquide traversé par un rayon de lumière polarisée, ce liquide peut être inactif par lui-même, mais tenir en dissolution des substances douées de pouvoir rotatoire ; celles-ci ont alors leurs molécules diffusées dans le liquide et formant, pour ainsi dire, des files dans le sens de la longueur , files contenant d'autant plus de molécules que la solution est plus concentrée ; il est donc **probable que la déviation variera proportionnellement à**

cette concentration ou à la densité *actuelle* de la substance active et à un coefficient qui lui est particulier appelé *pouvoir rotatoire moléculaire*. C'est ce que Biot a vérifié. Soit p un poids de substance active dissoute dans un poids de liquide inactif égal à $1 - p$ et d la densité du mélange, le volume de celui-ci sera évidemment $\frac{1}{d}$ et la densité actuelle de la substance en solution sera

$$\frac{p}{\frac{1}{d}} \text{ ou } p\,d$$

et l'on aura $A = K\,l\,p\,d$ en désignant la rotation par A, la longueur de la colonne liquide par l et le coefficient de la substance par K : K est le *pouvoir rotatoire moléculaire* de la substance pour une couleur donnée, c'est-à-dire exprime la rotation de cette couleur quand dans l'équation précédente $K = A$
C'est-à-dire que $p = 1$ $l = 1$ et $d = 1$

Cette loi est assez générale pour permettre le dosage des substances dissoutes; cependant pour les alcaloïdes le pouvoir rotatoire moléculaire varie avec la concentration.

C'est M. Bouchardat qui observa la polarisation rotatoire dans les alcaloïdes, comme Biot l'avait observée dans la plupart des essences, les solutions d'acide tartrique, etc. Il est remarquable que les substances actives à l'état liquide ne le sont généralement pas à l'état solide et inversement; cependant ceci n'est pas absolu; les alcaloïdes, il est vrai, ont bien le pouvoir rotatoire en solution, et ils ne l'ont pas à l'état cristallin; le quartz le possède aussi et la silice en gelée en est dépourvue, mais d'autres substances, le sulfate de strychnine, l'asparagine, etc., dévient aussi bien en solution qu'à l'état de cristaux.

A quoi est dû le pouvoir rotatoire ? Pasteur a vu que

tous les cristaux doués de ce pouvoir *avaient subi l'hémié-drie plagièdre*. La loi de symétrie veut que, quand on fait subir une modification à un élément d'un cristal, la modification identique porte sur les éléments semblables ; si cela n'a pas lieu, la forme obtenue est hémièdre ; dans l'hémiédrie plagièdre elle ne porte que sur la moitié des éléments, de là deux formes nouvelles *non superposables, étant chacune l'image de l'autre vue dans un miroir ;* si l'hémiédrie est droite, le cristal dévie à droite ; il déviera à gauche si l'hémiédrie est gauche.

Le pouvoir rotatoire peut souvent disparaître sous l'influence de réactions énergiques ; comme on le voit pour les camphènes et l'on a cru longtemps qu'il était impossible de préparer synthétiquement des corps doués du pouvoir rotatoire ; M. Jungfleisch est parvenu à prouver le contraire ; il a préparé, en partant des éléments de l'acide tartrique actif.

Propriétés du quartz. — Si l'on examine des cristaux de quartz, on y retrouve les facettes hémièdres auxquelles nous avons attribué le pouvoir rotatoire et l'on peut remarquer que cette hémiédrie est tantôt droite et tantôt gauche ; le quartz doit donc être *dextrogyre* et *lœvogyre*, et en effet on trouve des cristaux qui dévient à droite, d'autres qui dévient à gauche, mais le pouvoir rotatoire est égal dans les deux cas, c'est-à-dire que deux lames d'égale épaisseur et de déviation contraire, se neutralisent complètement. On sait que la déviation est proportionnelle à l'épaisseur : une plaque de quartz de 3^{mm}75 polarise les rayons jaunes à 90°, c'est-à-dire que si l'on interpose une lame de quartz de 3^{mm}75 entre un polariseur et un analyseur en croix, on aura la teinte sensible ; si l'on remplace la lame de quartz par un bi-quartz, c'est-à-dire par deux quartz *juxtaposés* l'un droit, l'autre gauche, ayant tous deux $3^{mm}75$, l'apparence ne sera pas changée ; mais qu'on interpose en outre un corps doué du pouvoir rotatoire, cela équivaudra à augmenter l'épaisseur du quartz de même sens, à diminuer celle de l'autre et on verra alors apparaître deux couleurs différentes : le bi-quartz rend donc encore plus facile à obtenir la teinte sensible.

Polarimètre de Biot. — Le polarimètre de Biot indique la rotation qu'a subie le plan de polarisation, et permet par conséquent soit de déterminer le pouvoir rotatoire, soit le poids de la substance en expérience. Il se compose d'un polariseur fixe et d'un analyseur mobile et pouvant tourner autour de l'axe de l'instrument, tous deux sont formés par des spaths ; devant le polariseur se trouve une lampe qui fournit les rayons lumineux, derrière l'analyseur une lunette permettant de les examiner. Lorsque les sections du polariseur et de l'analyseur sont parallèles, l'image extraordinaire est éteinte et l'on voit une seule image, l'ordinaire qui est blanche et brillante. On interpose alors entre le polariseur et l'analyseur un tube rempli de la solution de la substance à étudier ; on voit aussitôt *deux images de couleur complémentaire*, l'ordinaire et l'extraordinaire ; on tourne alors l'analyseur jusqu'à l'extinction de l'image extraordinaire ou plutôt jusqu'à ce qu'elle ait pris la teinte sensible ; la rotation qui est indiquée par une graduation est celle qu'a subie le plan de polarisation.

Modification de cet appareil. — Polarimètre de Mitscherlich. — Cet appareil ne donne jamais des indications rigoureuses ; M. Cornu lui a fait subir les changements suivants. Le polariseur est constitué par un nicol scié en deux longitudinalement suivant le plan des petites diagonales et recollé après qu'on a usé de 2° 30 chacune des faces de sciage : les deux sections principales se trouvent alors à 5° l'une de l'autre ; l'analyseur est un nicol et comme lumière on emploie la lumière jaune du sodium. Pour opérer on place le polariseur et l'analyseur de façon que les deux moitiés du polariseur présentent au milieu une intensité égale et on interpose le tube contenant la substance ; l'égalité d'ombre est détruite, on tourne l'analyseur jusqu'à ce qu'on l'ait rétablie, et on lit la rotation.

Saccharimètre de Soleil (fig. 217). — Les principales pièces qui constituent le saccharimètre de Soleil sont : un

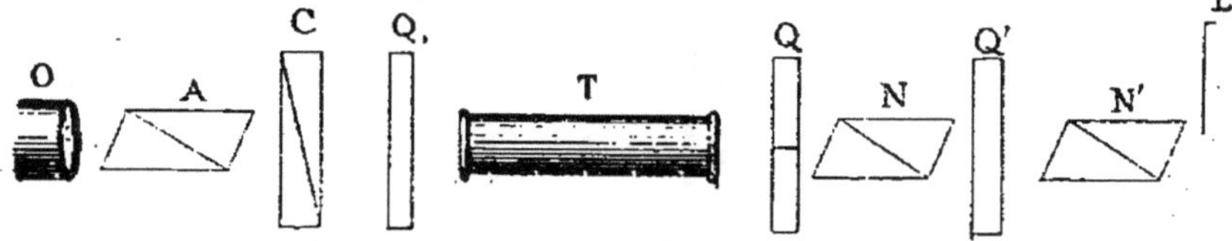

FIG. 217. — Saccharimètre de Soleil.

nicol N qui polarise la lumière venue d'une lampe L ; un bi-quartz Q d'une épaisseur de 3^{mm}75 destiné à polariser le jaune, c'est-à-dire à donner la teinte sensible, le tube T dans lequel se trouve la solution sucrée ; Q_1 un quartz à rotation droite, C le *compensateur* formé de deux prismes de quartz gauche accolés et mobiles au moyen d'une crémaillère, qui, les faisant glisser l'un sur l'autre augmente ou diminue leur épaisseur ; enfin, un analyseur A et un système oculaire O constitué par une lunette de Galilée. Supposons le tube rempli d'eau pure, on verra si le polariseur et l'analyseur sont convenablement placés, un disque offrant deux moitiés colorées de la teinte sensible, et une division adaptée à la crémaillère marque alors zéro ; si

l'on remplace l'eau pure du tube par la solution sucrée,
la teinte sensible est détruite, car le pouvoir rotatoire du
sucre s'ajoute à celui du quartz droit et produit le même
effet que si *l'épaisseur de celui-ci avait augmenté; pour détruire cet effet il faudra donc augmenter également l'épais-*

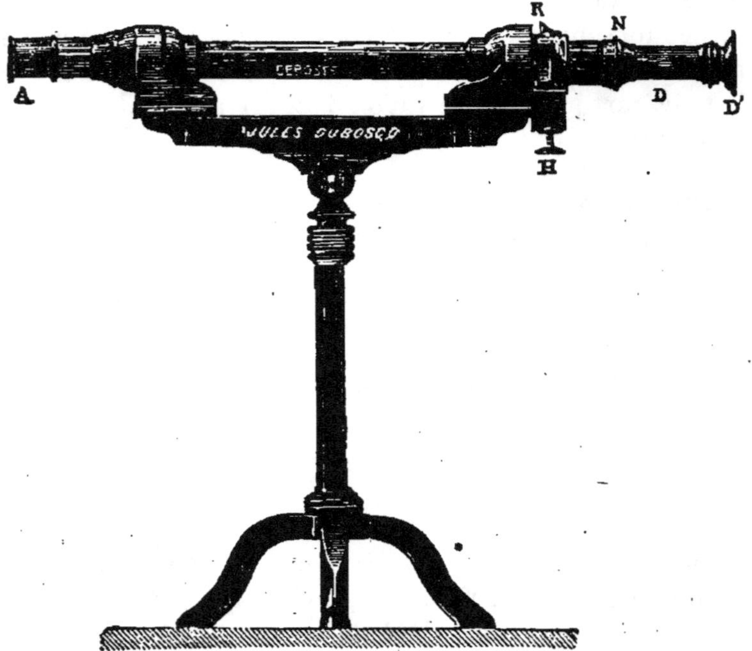

FIG. 218. — Saccharimètre de Soleil.

seur du compensateur; si le pouvoir rotatoire de la solution était gauche, il faudrait au contraire diminuer l'é-
paisseur du compensateur : la crémaillère qui fait varier
celui-ci, portant une graduation, on connait la variation
qu'a subie l'épaisseur du quartz et par suite la quantité
de sucre qui lui est équivalente.

Les sirops étant souvent colorés, on voit en N' et Q' un
système destiné à produire une teinte complémentaire du

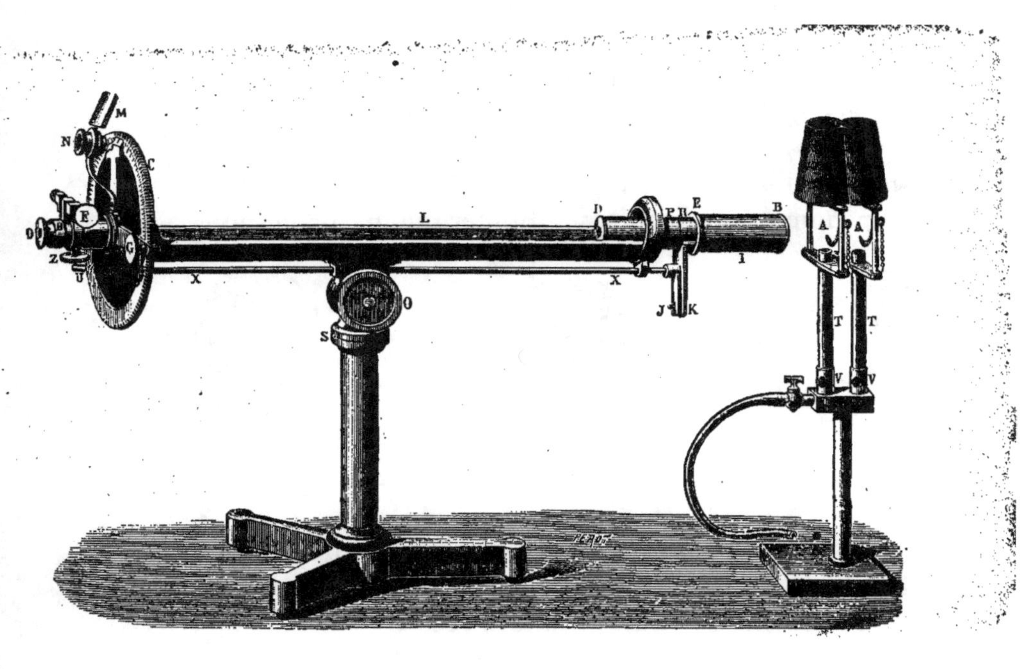

sirop essayé, et à rendre ainsi celui-ci incolore : ce système se compose simplement d'un nicol et d'une lame de quartz, qui d'après ce que nous avons vu précédemment, peuvent produire toutes les teintes, quand on les fait tourner : on choisit la teinte complémentaire. L'appareil est représenté monté (fig. 218). Pour l'employer, il n'y a donc, une fois réglé et au zéro les deux moitiés du disque présentant la teinte sensible, qu'à interposer le tube contenant la solution sucrée, et à faire mouvoir le compensateur jusqu'à ce que la teinte sensible soit rétablie : on lit alors le degré indiqué par la crémaillère.

Saccharimètre de Laurent (fig. 219). —C'est un appareil à pénombre nécessitant une lumière monochromatique ;

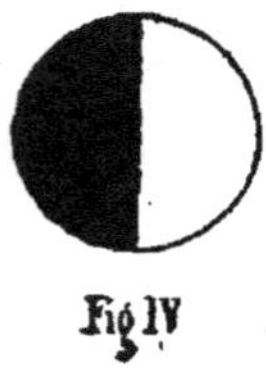

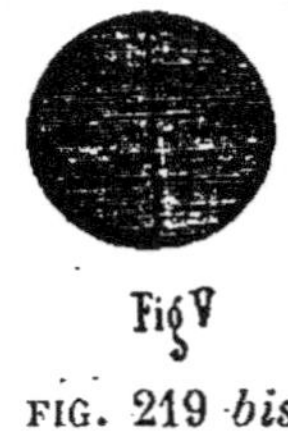

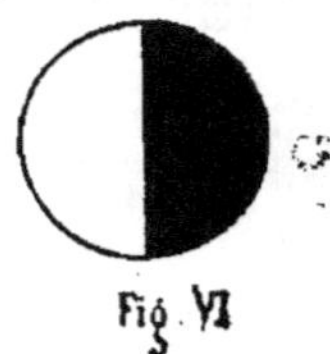

FIG. 219 *bis.*

on emploie la flamme d'un bunsen où l'on introduit du chlorure de sodium. La partie sensible est un diaphragme dont une moitié est vide, et l'autre recouverte d'une lame de quartz parallèle à l'axe et d'une épaisseur correspondant à une différence de marche de $\frac{\lambda}{2}$ pour la lumière jaune ; de sorte que *si la section principale de ce quartz ait un angle α avec celle du polariseur et est parallèle à celle de l'analyseur*, les deux images, c'est-à-dire les deux moitiés du disque, auront une intensité égale.

Devant l'appareil se trouve une lame de bichromate destinée à absorber les rayons verts, bleus ou violets que peut contenir la flamme. Quand l'instrument est réglé, le zéro du Vernier correspondant à celui du cercle, on doit voir les deux moitiés du disque également éclairées ; en in-terposant alors le tube contenant la solution sucrée, une des moitiés devient plus obscure, tandis que l'autre le devient moins ; on tourne alors le bouton jusqu'à reproduire l'é-galité, et on multiplie par 2,25 le nombre de divisions dont on avait tourné. La figure 219 *bis* représente les dif-férents aspects du disque.

Application à l'étude analytique des dissolutions : dosage du sucre de canne, du glucose, de la lactine. — Essais des sirops, des urines diabétiques, du lait. — Diabétomètre. — La description des appareils précé-dents permet de se rendre compte du dosage des solutions de substances douées du pouvoir rotatoire ; aussi ne ferons-nous qu'effleurer le sujet qui est plutôt du domaine de la chimie. La substance à laquelle on a le plus souvent à faire est le sucre, à l'état de saccharose, de glucose, de sucre interverti et de lactine dans le lait ; la première con-dition est de rendre la solution incolore, avec le disposi-tif de Soleil pour les sirops, ou bien encore par décolora-tion à l'aide du sous-acétate de plomb et du noir animal ; pour le lait on le coagulerait d'abord par la chaleur et quelques gouttes d'acide sulfurique, on ajouterait du sous-acétate de plomb et on filtrerait. Soit à déterminer le poids x de saccharose contenu dans une solution impure dont le volume est V ; soit K le pouvoir rotatoire molé-culaire du sucre de canne, — K' celui du sucre interverti, $+$ R la rotation totale à droite ou à gauche que pro-duisent les substances étrangères, l la longueur du tube, et α la déviation observée par exemple au polarimètre de Biot, on a :

$$\alpha = \frac{K\,l\,x}{V} \pm R$$

Faisons une seconde observation après avoir interverti le sucre par ébullition avec quelques gouttes d'acide chlorhydrique, nous aurons une nouvelle déviation, telle que :

$$\alpha' = \frac{-\,K'\,l\,x}{V} + R$$

d'où $\left(\alpha - \alpha'\right) = \dfrac{(K + K')\,l\,x}{V}$

d'où $x = \dfrac{(\alpha - \alpha')\,V}{(K + K')\,l}$

Il faut en général opérer toujours à 15°, sinon des

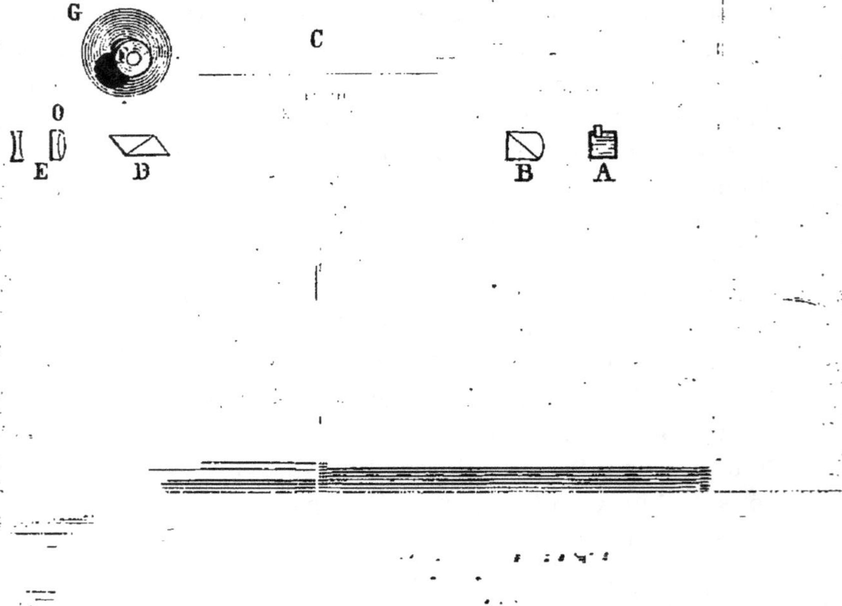

FIG. 220. — Diabétomètre.

corrections peuvent devenir nécessaires pour les sucres

qui, comme la lévulose, changent de pouvoir rotatoire avec la température ; on trouvera ces corrections dans les traités spéciaux.

Les tubes que l'on emploie ont en général $0^m,22$ de longueur, et la proportion de l'acétate de plomb qu'on ajoute pour décolorer est de 10ᵛ pour 100ᵛ du liquide ; si donc le tube employé n'avait que $0^m,20$ il faudrait augmenter *d'un dixième* le résultat obtenu.

On peut employer pour l'essai des urines le *diabéto-mètre* de MM. Dubosq et Yvon qui est représenté (fig. 220). On l'éclaire avec la lumière du sodium et on le monte sur la boîte qui sert à le contenir. En A se trouve une solution de bichromate de potasse, en B un polariseur à pénombre de Jellett, en C le tube contenant l'urine dé-colorée, en D l'analyseur et en E la lentille de Galilée derrière laquelle on applique l'œil. La manipulation est la même que celle du saccharimètre Laurent, mais l'ap-pareil est gradué de façon que *chaque division correspond à un gramme de sucre par litre d'urine.*

Polarisation rotatoire magnétique. — Verdet a vu qu'un grand nombre de substances transparentes ne pos-sédant pas de pouvoir rotatoire, l'acquéraient sous l'in-fluence d'un fort électroaimant, et il a établi cette loi que le pouvoir rotatoire ainsi acquis était proportionnel à l'intensité de l'action magnétique.

Pour terminer ce qui est relatif à la polarisation, nous répéterons que c'est dans les variations de l'élasticité de l'éther qu'il faut en chercher la cause ; à elles sont dues les changements de direction du mouvement vibratoire. La lumière naturelle vibre dans tous les azimuths, ne s'éteint dans aucun et est toujours constituée par un rayon ordinaire et l'on pourrait dire *qu'elle est polarisée dans tous les plans ;* dans la polarisation rectiligne les vibrations sont toutes ramenées à une même direction perpendiculaire au plan de polarisation; deux vibrations rectangulaires peuvent se composer pour donner une résultante elliptique qui *devient circulaire lorsque les intensités sont égales et la différence de phase de 90°*. Cette vibration circulaire peut s'effectuer soit à droite, soit à gauche, et l'on conçoit que *pour certains milieux la vitesse des deux mouvements circulaires soit différente*, tels sont les corps doués du pouvoir rotatoire, car les vibrations qui les auront traversés auront acquis une différence de marche et par leur composition donneront une vibration s'effectuant dans une direction nouvelle, c'est-à-dire que le *plan de polarisation aura tourné d'un certain angle*. Telle est, en résumé, la théorie qu'a donnée Fresnel de la polarisation rotatoire.

De même la double réfraction est due à des changements dans l'élasticité de l'éther, car elle n'existe pas dans les corps isotropes; mais qu'on prenne une substance transparente amorphe ou cristallisant dans le système cubique, et *monoréfringente par conséquent*, on n'aura qu'à lui faire subir une pression non uniforme ou une flexion pour la rendre aussitôt biréfringente.

CHAPITRE LII

Instruments d'optique. — Instruments qui donnent des images réelles. — Chambre noire (fig. 221). — L'étude de l'optique étant terminée au point de vue théorique, nous pouvons maintenant passer aux applications, c'est-à-dire à la description des instruments d'optique, après quoi nous traiterons la vision. Parmi ces instruments, les uns donnent des images réelles, d'autres des images virtuelles ; ce que nous avons dit des lentilles, des lois qui régissent la formation de leurs images nous dispensera d'entrer ici dans de très grands détails; nous rappellerons seulement les lois à mesure de leur application.

La chambre noire, que nous avons eu déjà l'occasion de mentionner à propos de la photographie, permet d'obtenir les images réduites d'un monument, paysage, etc.

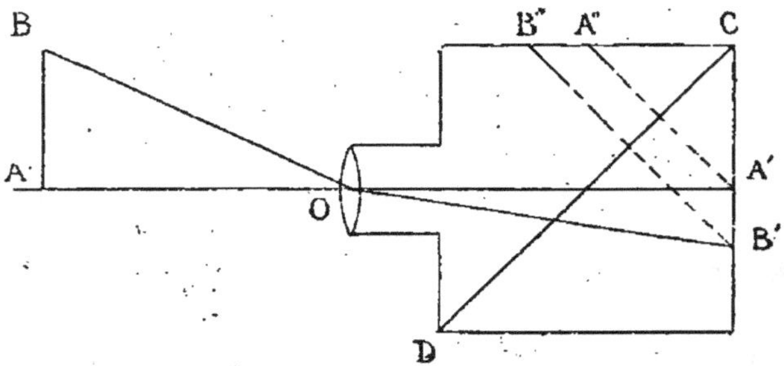

FIG. 221. — Chambre noire.

dont la lentille biconvexe O donne des images réelles, renversées et plus petites. Ainsi l'objet A B donnera l'image A' B'; mais il peut être avantageux de redresser les images ou de les rendre horizontales pour en dessiner les contours; si l'image A' B' est verticale on y parviendra en interposant un miroir C D incliné à 45° qui donnera l'image A" B"; on a soin de mettre la lentille au point, c'est-à-dire de la faire mouvoir jusqu'à ce que l'image se fasse bien où l'on désire la recevoir.

Mégascope. — Cet instrument, comme son nom l'indique, sert à amplifier l'image des objets; ceux-ci sont placés au delà, mais tout près du foyer d'une lentille biconvexe, où on les éclaire fortement, et on reçoit l'image sur un écran; cette image sera réelle, renversée et amplifiée, puisque sa distance à la lentille est comprise entre une et deux fois la distance focale; mais par suite de cette augmentation d'étendue, elle sera moins éclairée, la même quantité de lumière que recevait l'objet occupant maintenant une surface beaucoup plus considérable.

Microscope solaire (fig. 222). — **Microscope à gaz.**— **Microscope photoélectrique.**—Pour obvier à cet inconvénient, il faut éclairer l'objet le plus possible, c'est à quoi

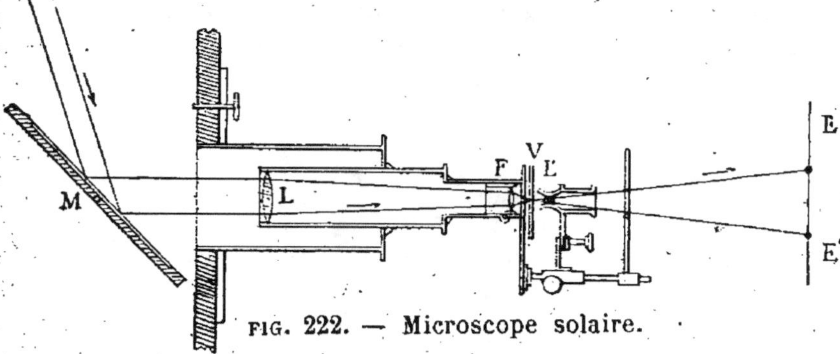

FIG. 222. — Microscope solaire.

l'on arrive avec les appareils *dits de projection* tels que le microscope solaire. Celui-ci se compose d'un *héliostat* M ou miroir convenablement incliné et mu par un mouvement d'horlogerie de façon que, malgré la rotation de la terre, les rayons du soleil réfléchis conservent la même direction ; les rayons ainsi rendus fixes sont concentrés au foyer d'une lentille convergente, où l'on place le verre-V sur lequel sont dessinés les objets qui reçoivent ainsi toute la lumière ; *un peu après le foyer de la première lentille, se trouve celui d'une seconde lentille biconvexe* ou d'un système de lentilles L' qui formera sur un écran E E' convenablement placé des images renversées et considérablement amplifiées ; il va sans dire que si l'objet a été renversé lui-même, l'image paraîtra droite, et qu'on mettra au point en faisant mouvoir une seconde lentille.

Dans le *microscope à gaz*, le dispositif est le même ; mais on remplacera la lumière solaire par celle du gaz oxyhydrique sur de la chaux vive (lumière Drummond) ; dans le *microscope photoélectrique* on a recours à la lumière électrique; dans tous les cas il convient d'opérer dans des chambres complètement obscures.

Instruments à images virtuelles, — Bésicles. — Loupe (fig. 223). — Les instruments que nous allons décrire à présent donnent des images virtuelles ; nous parlerons

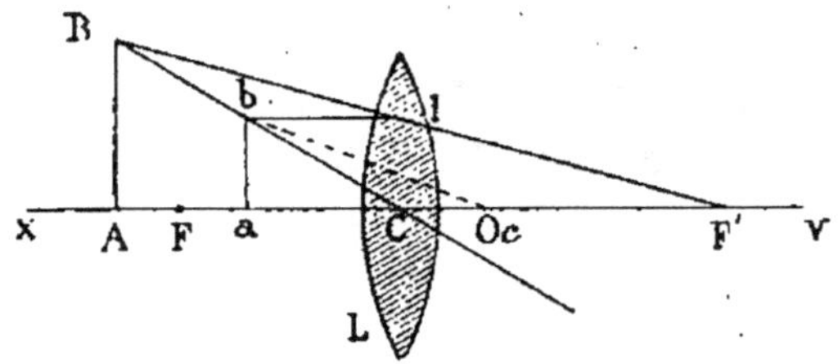

FIG. 223. — Loupe.

des *bésicles* en traitant de la vision. Quant à la *loupe*, c'est simplement une *lentille biconvexe ;* pour s'en servir on place l'œil contre une des faces et l'on met l'objet devant l'autre face de façon qu'il *soit compris entre celle-ci et son foyer principal ;* d'après les lois des lentilles l'image sera virtuelle, droite et agrandie.

Soit la lentille L, F et F', ses foyers antérieur et postérieur, O, la place de l'œil et $a\,b$ l'objet perpendiculaire à l'axe principal X y ; pour construire son image, il faut joindre le point b au point C ou centre optique de la lentille, c'est-à-dire mener le rayon sans déviation ; d'autre part, mener le rayon parallèle b I et joindre le point I au foyer F'. Ces deux lignes b C et I F' prolongées se rencontrent en B qui est l'image de b, et par suite on a A B l'image de $a\,b$. Cherchons maintenant le grossissement ; on ne peut employer ici la formule ordinaire, car il faut faire entrer en ligne l'accommodation de l'œil, l'objet ou plutôt son image devant se trouver au *punctum proximum ;* désignons par O la grandeur de l'objet $a\,b$, il est vu de O_e sans l'angle $a\,O_e\,b$; et s'il était placé au *punc-*

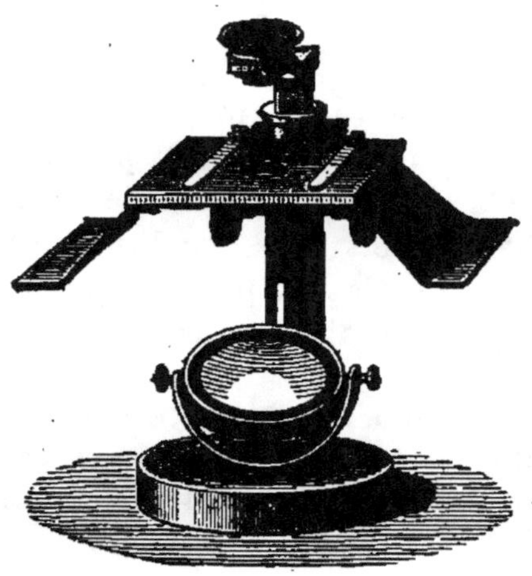

FIG. 224. — Loupe montée.

tum proximum supposé à une distance p, cet angle serait égal à $\dfrac{a\,b}{p}$, qui serait son diamètre apparent ; or, si nous interposons la loupe, nous produirons l'image $A\,B = I$ qui sera au *punctum proximum*, c'est-à-dire à la distance p de l'œil et de la lentille, si l'objet $a\,b$ est lui-même à une distance convenable x ; le diamètre apparent de l'image sera donc alors $\dfrac{I}{p}$; il s'agit de calculer I.

Or, on a :

$$\frac{A\,B}{a\,b} = \frac{I}{O} = \frac{p}{x}$$

et la formule des lentilles donne :

$$\frac{1}{x} - \frac{1}{p} = (n-1)\left(\frac{1}{R} - \frac{1}{R'}\right) = \frac{1}{\varphi}$$

en désignant par φ la distance focale de la lentille ; de ces deux équations, il résulte que

$$\frac{I}{O} = 1 + \frac{p}{\varphi}$$

Microscope simple. — Le microscope simple n'est autre chose qu'une loupe montée ; la plupart du temps la loupe est remplacée par un système de plusieurs lentilles qui ajoutent leurs effets ; lorsque les lentilles sont au nombre de deux, on a le *doublet:* La figure 224 montre la disposition de ce genre d'appareils.

Microscope composé. — Théorie de cet instrument. — Champ du microscope. — Chambre claire. — Comme tous les instruments d'optique, il présente à étu-

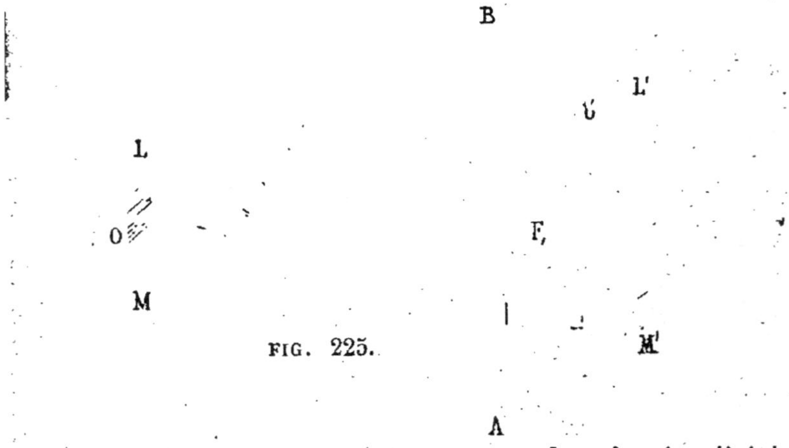

FIG. 225.

dier un *objectif* et un *oculaire*, termes dont la simplicité n'a pas besoin de définition. L'objectif tourné vers l'objet se compose d'un système de lentilles convenablement centrées ; il en est de même de l'oculaire contre lequel on applique l'œil ; nous supposerons néanmoins pour la démonstration géométrique que l'un et l'autre sont formés par une seule lentille. Soit, en effet, l'objectif L M et l'oculaire L' M' ; $a\,b$ l'objet placé un peu en avant du foyer

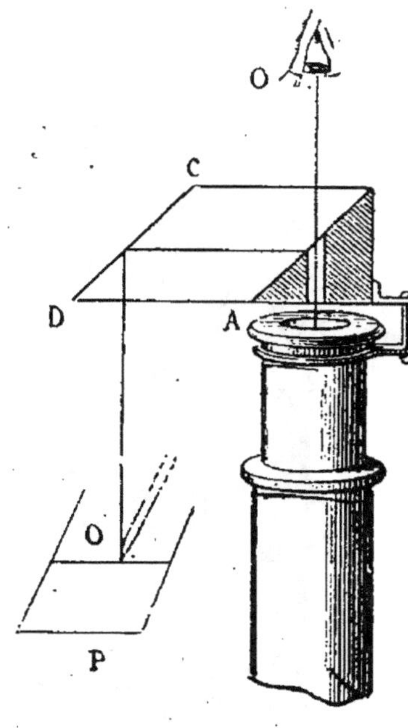

FIG. 226.

F ; l'angle L c M s'appelle l'angle d'ouverture, il doit être le plus grand possible ; la figure montre que $a\,b$ fera son image en $a'\,b'$ image réelle, renversée et agrandie ; or, l'oculaire est placé de façon que cette image se fait au delà du foyer F, ; il fonctionne donc alors comme loupe et on a finalement l'image A B. La construction étant identique à ce que nous avons vu précédemment, nous jugeons inutile d'entrer dans les détails superflus. Lorsque l'œil est placé sur l'oculaire il peut embrasser un certain espace qui est visible pour lui. C'est cette surface qu'on appelle *champ du microscope*. Pour se servir du microscope il faut que l'objet soit amené dans le *champ* et en même temps placé de telle façon que son image se fasse au foyer de la vision distincte ; c'est ce qu'on appelle la *mise au point* (fig. 225).

On ajoute souvent au microscope un appareil permettant de décalquer l'image des objets contenus dans le champ et appelé *chambre claire*. La chambre claire se compose, en somme, d'un prisme A B C D dont la section est un parallélogramme et dont l'angle D est de 45° ; la face oblique A B est placée au-dessus de l'oculaire et la face horizontale A D en dehors. (fig. 226). A la face A B on a

collé au moyen de mastic en larmes un petit cylindre de
verre laissant passer sans les dévier les rayons venu des
l'oculaire. Si au contraire
un papier P est convena-
blement placé, les rayons
partis du point O, par
exemple, arriveront à l'œil
après avoir subi (à cause
de la valeur de l'angle
du prisme) deux réflexions
totales. L'image de ce papier
coïncidera dans l'œil avec
elle de l'objet grossi par le
microscope et il sera facile
de suivre avec un crayon
les contours de celle-ci sur
le papier disposé convenablement. Quant à la des-
cription extérieure du microscope, elle est trop
connue pour trouver place
ici. Nous nous contenterons
de donner la figure d'un des
modèles les plus usuels
(fig. 227).

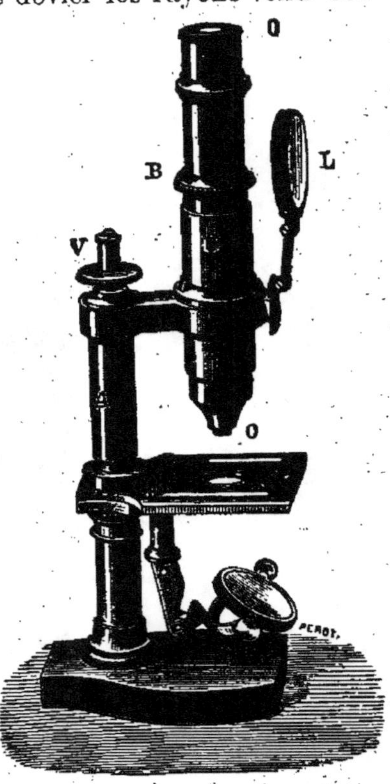

FIG. 227. — Microscope.

**Oculaire de Campani. — Oculaire d'Huyghens. —
Objectif à immersion. — Microscope polarisant. —**
L'oculaire est toujours l'oculaire *négatif* d'Huyghens
formé de deux lentilles plan-convexes dont l'inférieure
s'appelle *verre de champ* ou *oculaire de Campani* et reçoit
les rayons sortis de l'objectif, qu'elle a pour but de rendre
moins divergents. En même temps le microscope est
rendu achromatique, l'objectif peut recevoir plus de

rayons de l'objet et la loupe peut corriger l'aberration de sphéricité ; l'achromatisme est du reste rendu plus parfait encore par un diaphragme placé au foyer de l'oculaire qui supprime les rayons marginaux. Mais comment agit l'oculaire d'Huyghens ? D'une manière bien simple ; le verre de champ empêche l'image de se former ou plutôt la modifie de façon que l'œil placé derrière la seconde lentille verra *dans la même direction* les sept foyers correspondant aux sept couleurs et que la lumière blanche se trouvera ainsi recomposée.

On donne le nom d'*oculaires positifs* ou de Ramsden à ceux qui laissent l'image irisée se former, et sont munis d'une seconde lentille agissant comme seconde loupe et superposant les couleurs en faisant voir les différentes images suivant le même rayon visuel.

Dans les cas ordinaires, il y a toujours une couche d'air entre l'objectif et l'objet, et les rayons partis de celui-ci éprouvent alors des réfractions brusques qui nuisent à la netteté de l'image. Pour y remédier, on remplace l'air par l'eau ou un liquide dont on dépose une goutte sur l'objectif et une autre sur la lamelle ; en abaissant lentement le tube du microscope les deux gouttes se réunissent en une seule, c'est ce qui constitue dans sa plus grande simplicité l'*objectif à immersion*.

Dans les microscopes polarisants il y a un *polariseur* placé au-dessus de la platine entre le miroir éclairant et le porte-objet, puis un *analyseur* fixé au-dessus des *lentilles objectives*.

Micromètres. — Calcul du grossissement. — Mesure de la grandeur des objets. — Applications du microscope composé aux études de chimie, de pharmacie et de toxicologie. — On donne le nom de *pouvoir amplifiant* ou de grossissement du microscope au rapport qui existe entre les dimensions de l'image et celles de l'objet; en réalité, dans le langagé usuel, on ne considère qu'une des dimensions et on exprime ce grossissement en *diamètres;* ainsi dire qu'un microscope a un pouvoir amplifiant de 500 diamètres signifie que la longueur de l'image par exemple est 500 fois plus grande que celle de l'objet. Le grossissement en volumes serait en réalité $500^3 = 1,250,000$. La figure 225 montre clairement que le grossissement du microscope est égal au produit de celui de l'objectif par celui de l'oculaire; on pourrait donc calculer le pouvoir amplifiant d'un instrument, connaissant celui de son oculaire et celui de son objectif; le résultat toutefois ne serait pas rigoureusement exact et il est préférable d'avoir recours aux *micromètres* en opérant de la manière suivante : on place au foyer de l'oculaire, dont le pouvoir amplifiant doit être ici exactement égal à 10, un micromètre ou lame de verre plane présentant 50 divisions distantes d'un dixième de millimètre, qui paraîtront par conséquent égales à *un millimètre*; on place ensuite sur la platine du microscope le micromètre objectif qui, lui, est divisé en centièmes de millimètres; une fois mis au point, son image vient se faire sur le premier micromètre et il n'y a qu'à compter combien chacune de ses divisions occupe de millimètres; supposons que ce nombre soit 5^{mm}, le grossissement sera donné par la formule :

$$G = \frac{5^{mm}}{0^m,01} = 500$$

On comprend de plus que le micromètre oculaire servira également à mesurer les objets examinés; il n'y aura qu'à voir combien ils couvrent de divisions, c'est-à-dire quelle est en millimètres l'une des dimensions de leur image et diviser cette valeur par celle du grossissement déterminée une fois pour toutes.

Les applications du microscope sont innombrables ; vouloir les citer serait presque impossible ; il nous suffira de dire qu'il a été la base d'une science nouvelle, l'histologie, dont les découvertes sont de jour en jour plus intéressantes ; que, outre son emploi en physique, chimie, toxicologie, il a permis de découvrir ces infiniment petits, ces bacilles, ces microbes, dont l'étude vient maintenant éclairer d'un jour nouveau un certain nombre de faits pathologiques longtemps inexpliqués.

Lunette astronomique. — La lunette astronomique a pour but de viser des objets situés à une distance extrê-

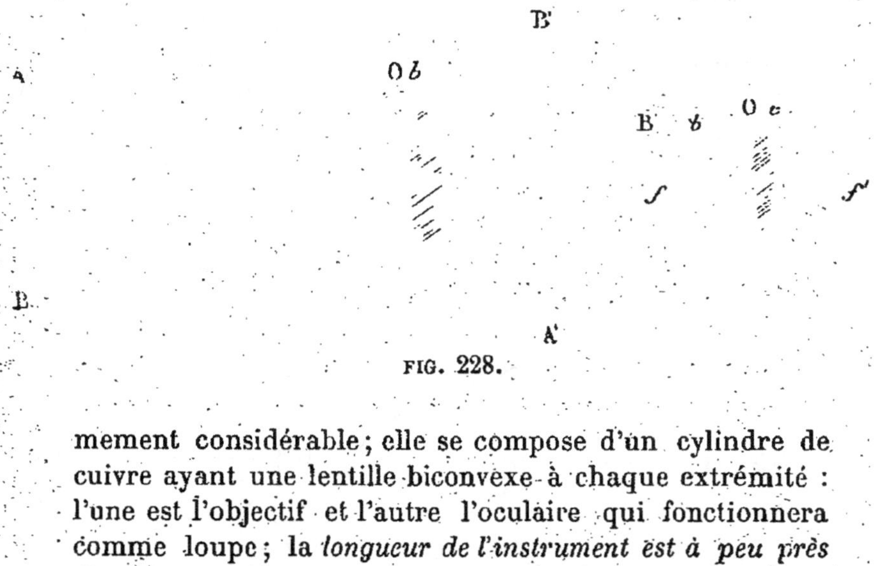

FIG. 228.

mement considérable ; elle se compose d'un cylindre de cuivre ayant une lentille biconvexe à chaque extrémité : l'une est l'objectif et l'autre l'oculaire qui fonctionnera comme loupe ; la *longueur de l'instrument est à peu près égale à la somme des deux distances focales* des lentilles. D'après ce que nous avons vu, les objets étant situés à l'infini envoient des rayons parallèles et l'image se formera au *foyer principal de l'objectif* ou plutôt dans le plan focal où elle sera renversée et réelle ; l'oculaire aura

pour but de l'amplifier ; le grossissement qu'il donnera
sera exprimé par la formule :

$$G = \frac{F}{f}$$

dans laquelle F est la distance focale de l'objectif et f
celle de l'oculaire.

La figure ci-contre indique suffisamment la marche des
rayons (fig. 228).

Lunette astronomique terrestre. — Pour observer les
astres, peu importe que leur image soit renversée, telle
que la donne la lunette astronomique ; mais sur terre il
est plus commode d'avoir un instrument qui redresse les
images ; telle est la lunette astronomique terrestre qui
n'est autre chose que la précédente dans laquelle on a
interposé entre l'oculaire et l'objectif deux lentilles
égales et parallèles, qui *renversent l'image donnée* par
l'objectif, et par conséquent fournissent à l'oculaire une
image définitivement droite.

Lunette de Galilée (fig. 229). —La lunette de Galilée ou

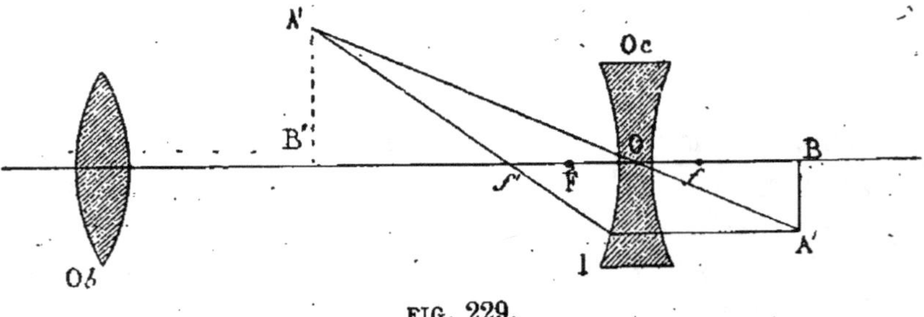

FIG. 229.

lunette des spectacles redresse les images par un dispositif
différent ; elle est munie d'un oculaire biconcave convenablement placé ; soit, en effet, *ob* l'objectif dont le foyer est F

et A'B' l'*image renversée* d'un objet AB qu'on obtiendrait s'il n'y avait pas d'oculaire ; soit O, l'oculaire biconcave ayant pour foyers f et f' ; grâce à son interposition l'image A'B' ne se formera pas et sera reportée redressée en A"B" ; la construction est facile à faire ; mener de A' le rayon sans déviation A'O passant par le centre optique de l'oculaire ; puis le rayon parallèle A'I et joindre I à f' ; la rencontre de A'O et de If' n'est autre qne l'image cherchée A".

Télescope de Newton (fig. 230). — Les télescopes diffèrent des lunettes en ce que l'objectif est remplacé par un

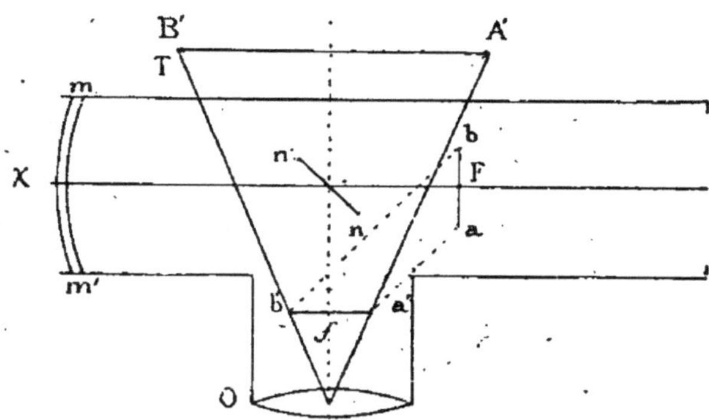

FIG. 230. — Télescope de Newton.

grand miroir, et c'est l'image donnée par ce miroir qui est observée par l'oculaire convenablement placé : soit le télescope T dont le fond est muni du miroir convexe MM' et qui porte latéralement l'oculaire O formé d'une lentille biconvexe dont le foyer est en f ; supposons l'objet situé en AB ou à l'infini, car ce sont des astres qu'on observe généralement ; le miroir MM' en donnera une image réelle, renversée, plus petite et située en $a\,b$, c'est-à-dire dans le plan perpendiculaire passant par son foyer principal F ; au lieu de laisser cette image se former, plaçons en $n\,n'$ un miroir plan incliné à 45° sur l'axe principal, l'image $a\,b$ se fera en $a'\,b'$, entre l'oculaire O et son foyer principal, si cet oculaire a été bien disposé; il est évident qu'il fonctionnera alors comme loupe et qu'on aura définitivement l'image A' B'.

Ces instruments ont l'avantage de donner des images parfaitement achromatiques et Foucault dans le télescope qui porte son nom a donné à l'appareil une perfection remarquable.

CHAPITRE LIII

Vision : description de l'œil. — Théorie de l'appareil dioptrique. — Cercles de diffusion. — Accommodation. — Redressement des images. — Vision simple avec les deux yeux. — Stéréoscope de Wheastone modifié par Brewster. — Illusions d'optique. — Durée des impressions sur la rétine. — Phénakisticope et thaumatrope. — Irradiation. — Daltonisme. — Images accidentelles. — Contraste des couleurs. — Aberration de sphéricité et aberration chromatique de l'œil. — Grandeur des objets. — Diamètre apparent. — Angle visuel. — Acuité de la vue. — Angle optique.

Description de l'œil. — L'œil est l'organe de la vue; c'est lui qui nous permet de juger les propriétés lumineuses des corps, leur couleur, leur forme, leur position. Il se compose essentiellement des parties suivantes :

1° *Un appareil de dioptrique;*

2° *Des membranes accessoires sensibles, telle est la rétine, ou destinées à maintenir le fonctionnement;*

3° *Des annexes de l'œil.*

L'appareil de dioptrique est formé par les différents milieux transparents que traversent les rayons lumineux avant de se concentrer sur la rétine, c'est-à-dire la *cornée transparente, l'humeur aqueuse, le cristallin et l'humeur vitrée.*

La cornée transparente est une portion de sphère dont le rayon est environ $7^{mm},8$ et qui est enchâssée comme un verre de montre dans la sclérotique. Son nom lui vient de sa transparence et de sa dureté qui est analogue à celle de la corne ; elle est formée d'une membrane fondamentale de tissu collogène et revêtue en avant et en arrière d'une couche d'épithélium.

Le cristallin a la forme d'une lentille bi-convexe à faces de courbure inégale, la face antérieure étant moins bombée que la postérieure. Il se compose d'une *capsule* ou membrane enveloppante à tissu très élastique et d'une partie interne ou *corps du cristallin* formée de couches concentriques dont l'indice de réfraction va en augmentant de la périphérie au centre.

L'humeur aqueuse se trouve contenue dans la *chambre antérieure* de l'œil, espace compris entre la cornée et la face antérieure du cristallin. C'est un liquide secrété par la membrane de Demours, transparent, incolore, contenant en dissolution des traces de sels et d'albumine ; son indice de réfraction est à peu près égal à celui de l'eau.

L'humeur vitrée est contenue dans la *chambre postérieure* ; elle est formée de tissu collogène à l'état embryonnaire et renfermée dans un sac très mince appelé *membrane hyaloïde*.

Toutes ces parties agissent sur les rayons lumineux qui les traversent de manière à les faire converger en un point comme une lentille à son foyer, et la vision dépend de la position de ce point.

Les enveloppes de l'œil ou parties accessoires sont à l'extérieur la *sclérotique*, à l'intérieur la *choroïde* et celle-ci est tapissée par une membrane *sensible à la lumière* appelée la rétine.

La sclérotique est une membrane fibreuse chez l'homme qui donne au globe de l'œil sa forme sphéroïdale ; elle est blanche et opaque, sauf dans la partie qui est rem-

placée par la cornée transparente. Le rayon de courbure
de la sclérotipue est plus grand que celui de la cornée;
il est de 12^{mm}.

La choroïde est une membrane vasculaire tapissée à sa
face interne par une couche de cellules hexagonales contenant un *pigment noir* qui manque chez les albinos,
l'absence du pigment donne à l'œil une couleur rougeâtre
remarquable surtout chez les lapins blancs; elle amène
de plus des troubles dans la vision en rendant insuppor-
table l'action d'une lumière un peu vive. Le rôle du pigment doit donc consister à absorber une partie des rayons
les plus irritants et à réfléchir l'autre sur la rétine. La
choroïde adhère à la sclérotique, mais s'en détache un
peu avant d'arriver à la cornée pour former l'*iris*, sorte de
rideau ou diaphragme muni à son centre d'une ouverture
qui constitue la *pupille* susceptible de se dilater quand
la lumière est peu intense et de se contracter dans le cas
contraire; on peut produire artificiellement les mêmes
effets au moyen d'agents tels que l'atropine comme *my-
driatique*, l'ésérine comme *antimydriatique*. Enfin, comme
dépendances de la choroïde, nous avons encore les
procès ciliaires et le *muscle ciliaire* dont l'action a pour
but de faire varier, suivant le besoin, la courbure du
cristallin.

La rétine tapisse exactement la choroïde; c'est une
membrane transparente formée par l'épanouissement
des fibres du *nerf optique*. Celui-ci traverse les différentes
enveloppes et après avoir formé la *papille du nerf
optique*, forme par son épanouissement la couche
la plus interne de la rétine; quant à la couche la plus
externe, elle est facilement séparable et on l'appelle *membrane de Jacob;* elle contient des cellules nerveuses terminées tantôt par un allongement petit et mince, tantôt
plus large : dans le premier cas, on a les *bâtonnets;* dans

le deuxième, les *cônes* qui forment par leur juxtaposition la couche dite *bâtonnets et des cônes.*

Un peu en dehors de la papille se trouve la *macula lutea* ou point jaune; c'est une tache située à l'extrémité postérieure du diamètre antéro-postérieur de l'œil et *l'on n'y trouve que des cônes.* C'est là que la sensibilité de la rétine est maxima, pour diminuer à mesure qu'on s'en éloigne et devenir nulle à la papille qu'on appelle encore *punctum cœcum.* Cette sensibilité de la rétine donne toujours lieu à une *sensation lumineuse,* quelle que soit la cause d'excitation; ainsi les *phosphènes* produits par la compression. Les rayons lumineux qui lui parviennent ont donc uniquement le rôle de l'exciter et cette excitation se transmet aux centres cérébraux. Pour que la rétine soit impressionnée, il faut que l'image lumineuse tombe sur un point sensible, sur la *macula lutea;* or celle-ci n'a que 1^{mm} de surface, d'où la nécessité de faire mouvoir l'œil de façon que son axe prenne différentes directions. Mais, de plus, la sensibilité n'est pas la même pour les différentes couches qui constituent la rétine et les expériences de Purkinge et de Helmoltz ont démontré que la couche sensible est celle des *bâtonnets et des cônes. En sorte que les rayons lumineux parviendraient sans rien impressionner sur leur passage jusqu'à la choroïde qui agirait comme un miroir et les réfléchirait dans la direction de l'axe des bâtonnets et des cônes.* Or, ceux-ci ne sont pas impressionnables par la lumière, mais il y a tout lieu de croire qu'il y a alors une transformation du mouvement lumineux en mouvement nerveux; le phénomène physique devenant phénomène physiologique. (Duval, Paris, 1877. *Structure et usage de la rétine.*)

Les cônes et les bâtonnets ont-ils le même rôle? Quelle est dans le cas contraire le rôle de chacun? L'histologie a démontré l'*absence des cônes chez les animaux nocturnes,* leur présence au contraire en grand nombre chez les oiseaux diurnes; il est donc permis de supposer que les cônes ont pour but de donner la sensation *des couleurs*, c'est-à-dire qu'ils sont impressionnés par les *différences qualitatives* de la lumière; les *bâtonnets* au contraire le sont par les *différences quantitatives*, c'est-à-dire indiquent les variations d'*intensité*.

Les parties annexes de l'œil ont pour but de le mouvoir ou de le protéger. Ce sont les *muscles*, l'*appareil lacrymal*, les *paupières*, *cils* et *sourcils*. Nous ne nous étendrons pas sur ces différents organes.

Les muscles sont au nombre de six; ils ont pour but de faire rouler l'œil dans son orbite, de manière à donner à son axe des directions telles que l'objet considéré vienne faire son image sur la macula lutea; sans quoi on ne le verrait pas; c'est pourquoi en lisant on ne saurait voir à la fois le commencement et la fin d'une ligne, et il est nécessaire pour cela que l'axe du globe de l'œil se déplace à mesure qu'on lit.

L'appareil lacrymal se compose de la *glande lacrymale* qui sécrète un liquide limpide, incolore et alcalin renfermant en dissolution du chlorure de sodium et de l'albumine. Grâce au clignement des paupières, ce liquide s'étale à la surface de la cornée dont il entretient la transparence.

Les paupières ont encore pour but de protéger le globe de l'œil soit contre une intensité trop grande des rayons lumineux, soit contre les corps étrangers qui tendraient à y pénétrer.

Il en est de même des cils et des sourcils.

Pour expliquer la vision, nous avons vu qu'il fallait que l'image de l'objet vînt se peindre sur la rétine et nous avons examiné ce qui avait lieu alors sans nous inquiéter de la façon dont le fait se passait. Nous allons maintenant chercher les conditions nécessaires pour que la chose se produise et les moyens à employer quand cela n'arrive pas. Mais au préalable nous allons donner quelques valeurs empruntées au traité de M. le Dr Monoyer.

Rayon de courbure de la cornée.	7^{mm},829
— — de la face antérieure du cristallin.	10
Rayon de courbure de la face postérieure du cristallin.	6
Distance comprise entre deux surfaces réfringentes consécutives.	3 ,6
Indice de réfraction de l'humeur aqueuse et de l'humeur vitrée.	1 ,3365
Indice de réfraction du cristallin.	1 ,4371

« Partant de ces données et appliquant alors le calcul,
« on trouve pour la position des points cardinaux de
« l'œil schématique les valeurs suivantes :

Premier point principal.	—	1^{mm},7532
Second point principal.	—	2 ,1101
Premier point nodal.	—	6 ,9585
Second point nodal.	—	7 ,3254
Foyer principal antérieur	—	13 ,9451
Foyer principal postérieur.	—	22 ,8237

« Ces distances sont exprimées en millimètres et comp-
« tées à partir du sommet de la cornée ; les distances
« précédées du signe — correspondent à des points situés
« en arrière de la cornée ; le signe + se rapporte aux
« points placés en avant de cette surface réfringente.

« Les nombres précédents nous donnent :

« Pour la longueur focale antérieure (distance du foyer
« antérieur au premier point principal 13^{mm},4983).

« Pour la longueur focale postérieure (distance du

« foyer postérieur au second point principal) 20^{mm},7136.

Sans reprendre ici la théorie des lentilles, nous rappellerons brièvement les propriétés suivantes :

1° On appelle *foyers conjugués* deux points tels que, si l'objet coïncide avec l'un d'eux, son image coïncide avec l'autre, et *vice versâ.*

2° On appelle *foyer principal* le point où vont se réunir les rayons lumineux parallèles à l'axe optique.

Il y a toujours deux foyers principaux l'un *antérieur* et l'autre *postérieur*.

3° On appelle *plans focaux* les plans perpendiculaires à l'axe optique et passant par les foyers principaux.

4° On appelle *centre optique* un point de l'axe principal situé à l'intérieur de la lentille et tel que tous les rayons incidents dont la direction passe par ce point émergent parallèlement à leur direction d'incidence.

5° On appelle *points nodaux* la rencontre avec l'axe optique des rayons incidents et émergents parallèles prolongés. Ces points sont tels que, lorsqu'un rayon incident passe par l'un d'eux, le rayon émergent sort parallèlement et son prolongement passe par l'autre; ce sont les images virtuelles du centre optique considéré à travers les deux faces de la lentille.

6° On appelle *plans principaux* les plans perpendiculaires à l'axe optique et passant par les points nodaux, qui se confondent alors avec les *points principaux.* Mais cette confusion n'a plus lieu si les rayons incidents et émergents se meuvent dans des milieux dont l'indice de réfraction est différent.

7° L'*axe optique* est une droite passant par le centre du globe de l'œil et par le pôle de la cornée. L'*axe visuel* est la ligne qui joint l'objet fixé avec le centre de la macula lutea où vient se faire son image. Ces deux lignes forment entre elles un angle dont la valeur est environ de 5°.

8° Si les points nodaux sont très près l'un de l'autre, on peut les considérer comme confondus avec le centre optique.

Théorie de l'appareil dioptrique. — Cercles de diffusion. — Accommodation. — L'appareil dioptrique de l'œil se compose de la cornée, du cristallin et des humeurs aqueuse et vitrée, dont l'ensemble peut être remplacé par une lentille biconvexe ayant des dimensions et un indice de réfraction qu'il est facile de calculer. La marche des rayons lumineux se fera dans l'œil comme dans la lentille représentée par la figure et nous aurons de l'objet examiné une image *réelle, renversée et plus petit* que l'objet. Pour que l'œil perçoive cette image, il

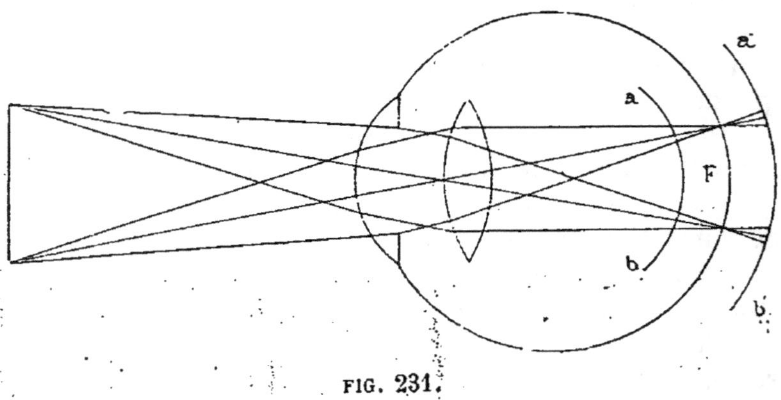

FIG. 231.

faudra qu'elle vienne se peindre sur la rétine. Mais si, pour une raison quelconque, soit défaut de convergence du cristallin soit longueur anormale de l'œil, cette image ne se fait pas sur la rétine, elle se fera en un autre point situé soit en deçà, soit en delà; et l'intersection des cônes formés alors par la rétine y formera de petits cercles appelés *cercles de diffusion;* la vision alors ne

sera pas nette ou même ne se fera pas du tout. Ainsi si
la rétine est en F la vision sera normale ; si elle est en
ab ou en *a'b'* il s'y formera des centres de diffusion
(fig. 231).

C'est du reste ce qui arriverait si l'œil était une lentille
ordinaire incapable de changer sa puissance de réfraction

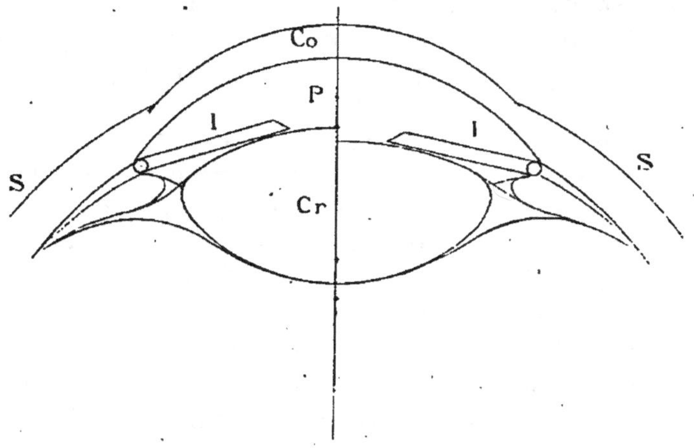

FIG. 232.

car alors les *objets ne pourraient faire leur image sur la*
rétine qu'autant qu'ils seraient situés à une certaine dis-
tance, toujours la même pour un même œil. Mais le *cristal-*
lin est susceptible de *s'adapter* ou *s'accommoder* à toutes
les distances de manière que le sommet du cône oculaire
vienne toujours coïncider exactement avec la rétine.
Cette adaptation se fait sous l'influence du *muscle ciliaire*
grâce auquel la *courbure de la face antérieure du cristallin*
prend des valeurs différentes suivant la distance de l'objet considéré. On peut le vérifier facilement en examinant les *images de Purkinge.* Si l'on place une bougie
devant un œil on verra l'image de la flamme réfléchie

rois fois; la cornée et la face antérieure du cristallin fonctionnant comme miroirs convexes donneront des images droites, la face postérieure fonctionnant comme miroir concave donnera une image renversée; et si l'on fait alors fixer à la personne des objets situés à différentes distances on constatera que l'image fournie par la face antérieure du cristallin varie seule; il n'y a donc que cette face dont la courbure ait varié; c'est donc elle qui est chargée du rôle de l'accommodation (fig. 232).

Redressement des images. Vision simple avec les deux yeux. — L'œil fonctionnant comme une lentille biconvexe dont le foyer sera plus rapproché que les objets examinés, ceux-ci formeront sur la rétine des images renversées ainsi qu'il est du reste facile de s'en convaincre expérimentalement; il est bien certain toutefois que nous voyons les objets droits. C'est que notre esprit transporte au dehors et dans la direction qu'ont suivie les rayons lumineux l'impression qu'ils viennent faire sur la rétine. C'est ainsi que si l'on comprime un point de la rétine il y a production de phosphène, *mais dans le champ visuel l'image lumineuse paraît être du côté opposé à la partie qui a été comprimée.* Or la même chose aura lieu si la compression ou simplement l'impression est produite par l'image lumineuse qui, réfléchie par la choroïde fait vibrer les bâtonnets dans la direction de leur axe. Les impressions se trouvent alors transportées au dehors de l'œil sur le prolongement de cet axe, en sorte que le renversement de l'image se trouve détruit et que 'objet paraît finalement droit.

Quant à la vision simple par les deux yeux elle résulte e ce que les deux images rétiniennes se forment en eux *points similaires*, et toutes les fois qu'il n'en est pas insi, la *vision est double;* on dit alors qu'il y a *diplopie*.

C'est par la force de l'habitude qu'on arrive ainsi à produire l'image des objets en des points similaires. Cependant le concours des deux yeux est nécessaire pour donner la *sensation du relief.* En effet, les deux yeux ne sauraient voir de la même façon un objet à trois dimensions, ainsi qu'on peut s'en assurer en regardant alternativement un solide avec chaque œil. Mais lorsque les deux sensations se produisent simultanément, les perceptions s'ajoutant nous permettent de juger du relief, et celui-ci devient de plus en plus difficile à juger à mesure qu'augmente la distance des objets considérés. Wheastone et plus tard Brewster sont parvenus à produire artificiellement la sensation du relief en disposant d'une façon particulière *deux images planes* qui ne sauraient, prises isolément, donner ce résultat. L'appareil employé pour cela et s' généralement conn est le stéréoscope.

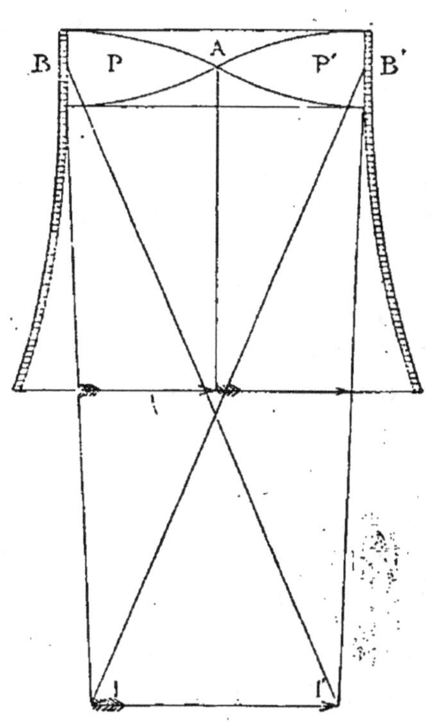

FIG. 233.

Stéréoscope d Wheastone modifi par Brewster.

(fig. 233.) Il se compose de deux prismes P et P' découpés dans une lentille biconvexe et que l'on a juxtaposés d façon que les arêtes soient vis-à-vis l'une de l'autre en A et les bases en dehors en B et B'. Derrière chacun de ces prismes on place donc une photographie de l'objet qu'on veut voir en relief, mais ces deux photographies ont été prises de points de vue un peu différents. Le système est placé dans une boite en bois partagée en deux compartiments par une cloison verticale dans le plan de laquelle se trouve l'arête des prismes. Chacun des prismes fonctionne comme loupe et se trouve devant chacun des yeux qui ne peut voir ainsi qu'une image. Mais l'appareil est tellement disposé que les deux images paraissent confondues en I I' et qu'on a ainsi la sensation du relief.

Illusion d'optique. — Durée des impressions sur la rétine. — Phénakisticope et thaumatrope. — On donne le nom d'illusions d'optique à des sensations qu'on perçoit et qui donnent une idée fausse du phénomène observé. Ces illusions peuvent avoir différentes causes ; une des plus importantes est la *persistance sur la rétine des impressions lumineuses*. Si faible en effet que soit cette durée (de $\frac{1}{10}$ à $\frac{1}{30}$ de seconde), elle n'en existe pas moins et peut par exemple donner une apparence continue à un mouvement intermittent. C'est ce qui arrive lorsqu'on fait tourner vivement un charbon incandescent, par suite de la persistance des impressions sur la rétine l'on perçoit l'ensemble des différentes positions successives du charbon et l'on pourrait se croire en face d'un cercle de feu. Il est bien entendu que pour que cette sensation se produise il faut que la vitesse de rotation soit assez grande et celle-ci peut même servir de mesure à la durée de l'impression. L'expérience pourra encore se faire d'une autre manière ; on divise un disque en sept parties sur chacune desquelles on met une des couleurs de spectre ;

on fait ensuite tourner le disque rapidement et toutes les impressions de ces diverses couleurs se confondant sur la rétine on croit que celui-ci est blanc. Enfin l'on considère toujours comme continue la veine liquide, tandis que nous avons montré ailleurs qu'elle était constituée par une série de gouttes.

Divers instruments ont été construits sur ce principe ; tels sont le phénakisticope et le thaumatrope. Le premier, que l'on peut voir souvent entre les mains des enfants se compose d'un disque capable de tourner autour de son centre avec une vitesse plus ou moins considérable. Le bord est percé de fentes égales, également espacées et rangées suivant une circonférence ; c'est derrière elles que se trouve l'œil de l'observateur. Si le disque en tournant entraîne plusieurs dessins représentant les *différents temps entre lesquels peut se décomposer un mouvement*, les différentes positions, par exemple, d'un cheval franchissant un obstacle, pour une vitesse convenable de rotation si les dessins sont bien faits, leur succession se fera devant une même fente avant que l'impression précédente ne soit détruite et l'observateur croira voir en réalité un cheval galopant. Le thaumatrope peut produire les mêmes illusions ; il est de plus d'une très grande simplicité. Il consiste modestement en un morceau de carton de forme allongée aux extrémités duquel on a passé deux ficelles permettant de le faire tourner autour de son plus grand axe. On trace de chaque côté une moitié différente d'une même figure ou bien des fragments de lettres et l'on fait tourner le système ; on croit voir alors un cylindre sur lequel se trouveraient reconstituées la figure ou les lettres qu'on a tracées.

Irradiation. — Daltonisme. — Images accidentelles. — Contraste des couleurs. — On donne le nom d'irradiation au phénomène qui se produit quand on regarde un objet éclairé sur un fond noir ou inversement : les dimensions respectives sont alors notablement changées. Ainsi un objet très lumineux sur un fond noir paraît toujours plus grand, tandis qu'un objet noir ou peu lumineux paraît plus petit sur un fond brillant. Pour expliquer ce fait on suppose que les *parties très lumineuses ébranlent aussi les points de la rétine voisins de celui où a lieu l'image même* de sorte que les parties plus éclairées empiètent sur celles qui le sont moins. On aura une idée nette du phénomène en examinant un damier présentant des cases de surface égale les unes noires, les autres blanches ; la proportion de blanc y paraîtra toutefois plus considérable. L'irradiation d'après M. Leroux est spéciale à la vision indistincte et se manifeste d'autant plus qu'on s'éloigne de la macula lutea.

On appelle *daltonisme* ou *dyschromatopsie* la différence de sensibilité des yeux pour les diverses couleurs du spectre. Dalton en était atteint et a le premier étudié ce défaut qui ne permet pas de distinguer certaines couleurs le vert et le rouge par exemple, qui paraissent identiques. Il est très important d'examiner à ce point de vue les yeux des employés qui devront observer des signaux colorés, comme cela se présente dans les chemins de fer. Comme l'a démontré M. Chevreul, deux couleurs différentes juxtaposées apparaissent à l'œil comme si la complémentaire de l'une s'ajoutait à l'autre. Veut-on juger si une vue est bien organisée pour la distinction des couleurs ? Le *contraste rotatif* le permet. Un disque circulaire de $0^m,14$ à $0^m,20$ de diamètre a une de ses moitiés d'une couleur C et l'autre blanche. Si on le fait tourner avec une vitesse d'environ 100 tours à la minute tout œil bien organisé verra la moitié blanche douée d'une couleur D complémentaire de la couleur C de l'autre moitié. C'est la pirouette complémentaire de M. Chevreul.

Parmi les images accidentelles nous pouvons ranger les *images subjectives* qui ont leur source dans la rétine même. Elles peuvent se produire soit sous l'influence d'excitations diverses; tels sont les points brillants et les points noirs qui semblent se peindre dans l'œil quand on baisse puis qu'on relève la tête. Les *mouches volantes* sont aussi des images entoptiques qui se produisent quelquefois quand on fait usage du microscope. Elles sont dues, comme la démontré Ch. Robin, à la projection sur la rétine de l'ombre des particules solides suspendues dans le corps vitré. Les images subjectives peuvent aussi admettre des causes extérieures. Ainsi quand on ferme les yeux après avoir fixé un objet fortement éclairé, on continue à voir l'objet dont l'éclat présente des alternatives de croissance et de décroissance; et la couleur de l'image est dans certains cas complémentaire de celle de l'objet. De même lorsque les yeux se promènent sur une toile fortement éclairée et présentant du rouge et du vert, il semble que les dessins verts se meuvent sur le fond rouge ; Wheastone a donné à cette expérience le nom de *cœurs agités*.

L'étude des contrastes présente aussi une grande quantité de faits curieux tels qu'affaiblissement de la teinte d'un objet en contact avec la même teinte plus foncée, production d'un bord complémentaire autour d'un objet coloré, placé sur fond blanc et convenablement éclairé, modifications qui se produisent au contact de deux teintes différentes, etc., etc. Disons enfin que quand on rapproche deux teintes complémentaires, chacune d'elles fait ressortir l'éclat de l'autre.

Aberration de sphéricité et aberration chromatique de l'œil. — On considère en général l'œil comme dépourvu d'aberration, il n'en est pourtant pas tout à fait ainsi. L'aberration de sphéricité devrait être notable puisqu'elle a lieu lorsque l'amplitude dépasse 5 à 6° et que celle-ci, pour la partie utile de l'œil, peut être jusqu'à quatre fois plus considérable. Mais la composition du cristallin remédie en grande partie à cet effet; ses bords ont un indice de réfraction plus faible que le centre, de sorte que rayons marginaux et centraux pourront concourir au même point; mais la compensation n'est pas absolument rigoureuse ainsi que l'a démontré Walkmann.

Quoique l'œil ne voie point les images irisées il n'est pas exempt de l'aberration chromatique. Helmholtz observe un petit trou éclairé par des rayons lumineux ayant traversé un verre violet; les rayons rouges, bleus et violets passent seuls. Si l'œil s'accommode pour l'image violette, il la voit formée d'un point violet brillant au centre d'un cercle rouge, qui est un cercle de diffusion. Si l'œil s'accommode ensuite pour voir l'image rouge il apercevra le phénomène inverse: un point rouge au centre d'un cercle de diffusion violet.

Grandeur des objets. — Diamètre apparent. — Angle visuel. — Acuité de la vue.— Angle optique. — Les images qui viennent se former sur la rétine sont plus petites que les objets qui leur donnent naissance; toutefois par suite du raisonnement et de l'habitude, on donne généralement à ces objets la juste valeur de leurs dimensions. Une cause cependant peut apporter un obstacle; c'est la distance avec laquelle varie le *diamètre apparent*. On appelle ainsi l'angle formé par la réunion des deux lignes qui joignent les deux points extrêmes de l'objet au premier point nodal de l'œil, c'est ce que l'on peut encore appeler l'angle visuel. D'après Helmholtz les lignes visuelles ne se couperaient pas au point nodal, mais au centre de l'image de la pupille vue à travers la cornée. La valeur de cet angle est inversement proportionnelle à la distance ; elle est donc proportionnelle à l'angle visuel et diminue en raison inverse de la distance jusqu'au moment où elle sera trop petite pour permettre la perception de l'objet : plus cette distance sera grande et plus *l'acuité de la vision* sera forte. On peut donc définir celle-ci *la plus petite image rétinienne visible* et pour la mesurer on la compare à une unité donnée par Snellen qui est l'acuité d'un œil reconnaissant des objets dont le diamètre apparent est de 5'.

Pour déterminer expérimentalement l'acuité visuelle, on se sert d'échelles telle que celle de de Wecker et l'on mesure la distance à laquelle doit se placer un malade pour lire des caractères qui devraient être lus à une distance D ; on a alors comme valeur de l'acuité :

$$\frac{d}{D} = \frac{1}{2} \quad \text{par exemple}$$

si les deux valeurs d et D etaient 3 et 6.

L'*angle optique* est l'angle que forment les axes des deux yeux lorsqu'ils sont fixés sur un point. Il est bien évident que cet angle variera en raison inverse de la distance de l'objet considéré et il nous permet d'évaluer cette distance. Au lieu de l'angle optique on peut considérer ce qu'on nomme la *parallaxe*; c'est l'angle formé par les droites qui joignent le point fixé aux extrémités d'un même diamètre de la pupille. Il n'y aurait qu'à répéter pour celle-ci ce qu'on a dit pour celui-là.

Vision mosaïque des arthropodes. — L'œil peut se présenter sous deux formes : *simple* comme celui des vertébrés, ou *composé* comme on appelle improprement celui des arthropodes. Chez ces animaux la cornée est divisée en un très grand nombre de petites facettes, ce qui avait

fait supposer l'existence d'yeux composés, chacune de
ces facettes se comportant alors comme l'œil des vertébrés. Mais dans ce cas il faudrait admettre que les images
viennent se faire en des points correspondants de la
rétine. La théorie de la vision mosaïque de Muller s'ac-
corde mieux avec les faits observés et établit un rapprochement inattendu entre l'œil des arthropodes et celui
des vertébrés. D'après cette théorie, on peut considérer
les pyramides visuelles situées derrière les facettes de la
cornée comme des tubes droits, très étroits, à parois
noircies et dont une extrémité regarde l'extérieur, tandis
qu'à l'autre aboutit un filet nerveux. Dans ces conditions,
une grande partie des rayons envoyés par les objets sont
absorbés par les parois des tubes, et les points extérieurs
considérés ne sont perçus que par les pyramides sur
l'axe desquelles ils se trouvent ; les rayons parallèles à ces
axes arrivant seuls à la rétine, leur réunion y forme
une image totale en mosaïque, peu nette et peu éclairée.

CHAPITRE LIV

Des diverses espèces de vues : Emmétropie. — Amétropie. —
Punctum proximum. — Punctum remotum. — Amétropie :
Myopie, hypermétropie. — Bésicles ou lunettes ; valeur de
leur réfringence en dioptries. — Détermination de cette
valeur à l'aide des phacomètres de Snellen, Badal, Sous. —
Pupillomètre de Doijer — Étude de la réfraction de l'œil ;
optomètre de Perrin. — Causes qui influent sur la distance du punctum proximum et du punctum remotum. —
Amplitude de l'accommodation. — Presbytie. — Astigmatisme. — Correction de l'astigmatisme ; lentilles cylindriques.

**Des diverses espèces de vues : Emmétropie. — Amé-
tropie. — Punctum proximum. — Punctum remotum. —**
Tout ce que nous avons dit dans le chapitre précédent
s'applique à un œil normal où l'image des objets se fait
exactement sur la rétine : un tel œil est dit *emmétrope*,
c'est-à-dire œil régulier ; on le dit *amétrope* dans le cas
contraire. Pour que l'emmétropie existe, il faut que les
rayons parallèles convergent sur la rétine sans accommodation. Avant de parler des différents genres d'amétropie,
il convient de définir deux mots qui ont remplacé dans le
langage physique l'expression *vision distincte* laquelle ne
saurait avoir un sens convenable ; ces deux mots sont le
punctum proximum et le *punctum remotum*. Le *punctum
proximum est le point le plus rapproché de l'œil pour lequel
la vision est possible ; le punctum remotum est le point le
plus éloigné.* Ces deux points sont variables pour les différentes vues, le premier se trouvant en moyenne situé à

$0^m,20$ de l'œil et l'espace qui les sépare s'appelle *champ de l'accommodation* dont nous apprendrons bientôt à déterminer la valeur. Il est facile de comprendre que, pour *un œil emmétrope, le punctum remotum est situé à l'infini,* puisque les rayons qui en arrivent sont parallèles.

Amétropie : Myopie. — Hypermétropie. — L'amétropie peut se présenter sous deux formes : la myopie et l'hypermétropie ; disons en passant que *le contraire de la myopie est l'hypermétropie et non la presbytie comme on a coutume de le croire.* La myopie est une affection due soit à un excès de longueur de l'œil, soit à une réfraction trop forte et dans laquelle *les images se font en avant de la rétine.* Dans ce cas l'œil qui est aussi *brachymétrope* ne peut faire *converger sur sa rétine que des rayons divergents,* c'est-à-dire partant d'une distance finie ; *le punctum remotum se trouve donc* alors à une distance variable suivant la myopie ; mais on peut encore définir l'œil myope en disant que c'est celui d'où les rayons émanés de la rétine sans accommodation sortent en convergeant.

L'*hypermétropie* est une affection due à une longueur trop faible du globe oculaire ou à un défaut de réfraction, dans laquelle *les images vont se peindre au delà de la rétine.* L'œil a alors besoin pour voir *de recevoir des rayons convergents,et il n'y a pas de punctum remotum en avant de l'œil,* mais il y a un punctum remotum *négatif,* c'est-à-dire situé derrière la rétine *au point où vont converger les rayons lumineux dont l'œil a besoin.* Dans un tel œil, les rayons émanés de la rétine sans accommodation sortent en divergeant.

Bésicles ou lunettes. Leur valeur en dioptrie. — Détermination de cette valeur à l'aide des phacomètres. — Pour remédier à ces deux affections il faudra donc dans le premier cas employer une lentille concave ou divergente, dans le second une lentille convexe ou convergente qui produiront sur les rayons lumineux des effets égaux et contraires à celui des milieux de l'œil. Grâce à la lentille concave, le punctum proximum et le punctum remotum du myope seront éloignés ; grâce à la lentille convexe, le punctum proximum des hypermétropes sera rapproché et les rayons incidents parallèles correspondant à l'accommodation nulle seront rendus suffisamment convergents : c'est à ces lentilles construites en verre, convenablement taillées et montées qu'on donne le nom de bésicles ou de lunettes. Il faut donc chercher quel est le verre qui convient à un œil donné et nous dirons dès à présent que la *distance focale du verre qui corrige l'amétropie est égale à la distance du punctum remotum.* Ces verres portaient autrefois des numéros indiquant en pouces la distance de leur foyer principal. C'est ce qu'on appelle le système duodécimal. On a reconnu la nécessité d'appliquer le système décimal au numérotage des lentilles et l'on a pris comme unité la *dioptrie* proposée par **M.** Monoyer *qui est la lentille dont le foyer principal est à un mètre.* Par suite, un verre de dix dioptries est celui dont la réfringence sera dix fois plus forte c'est-à-dire dont la distance focale sera 0,10. Il est donc facile connaissant l'une des deux quantités, distance focale ou dioptrie, de calculer l'autre.

1° *La distance focale s'obtient en divisant un mètre par le nombre de dioptries :*

$$F = \frac{1}{D}$$

2° *Le numéro en dioptries s'obtient en divisant un mètre par la distance focale :*

$$D = \frac{1}{F}$$

3º *Pour transformer en dioptries le numéro d'une lentille ancien système, on divise 40 par ce nombre l, c'est la formule de M. Javal :*

$$D = \frac{40}{l}$$

4º *En réalité les verres du commerce portent des numéros indiquant en pouces leur rayon de courbure; pour avoir en centimètres la distance focale d'une telle lentille l, il faut employer la formule du Dr Sous :*

$$F = \frac{5}{2}\, l$$

Pour connaître la distance focale des lentilles on emploie des instruments appelés *phacomètres*. L'un d'eux le phacomètre de Snellen est fondé sur ce fait que lorsque l'objet se trouve à une distance double de la distance focale, pour une lentille convergente, l'image est égale, renversée et située à une égale distance derrière la lentille. L'instrument se compose donc d'une règle graduée au milieu de laquelle on place le verre à examiner, et l'on fait mouvoir de chaque côté sur la règle deux verres portant une même gravure et dont l'un est éclairé; l'une des gravures est renversée et quand l'image de l'autre coïncide exactement avec elle on n'a plus qu'à lire l'intervalle qui est égal à *quatre fois la distance focale.*

Le docteur Sous a donné un phacomètre d'une rigueur et d'une simplicité extrêmes. « Il se compose de deux pla-
« ques A et C où sont gravés des dessins égaux. La plaque
« A est fixe et l'autre C est mobile sur une règle dont la
« graduation donne en dioptries le numéro du verre. A
« dix centimètres de la plaque A se trouve une lentille
« convergente F de 0,05 de foyer. Le verre à examiner X
« est placé entre la plaque fixe et la lentille de l'instru-
« ment, à une égale distance de l'un de l'autre. »

Pour employer cet appareil il n'y a qu'à éclairer par transparence la plaque A, placer le verre à essayer en X et faire mouvoir la plaque C jusqu'à ce que le dessin de A coïncide avec celui qu'elle porte : la graduation indique alors le numéro du verre.

Pupillomètre de Doijer. — Un instrument fondé sur la même propriété des lentilles permet de déterminer le diamètre de la pupille ; c'est le pupillomètre de Doijer. Il se compose de deux tubes placés l'un dans l'autre portant à une extrémité un objectif de 20 centimètres de longueur focale, et à l'autre un oculaire muni d'un micromètre. On place l'objectif à 40 centimètre de la pupille à mesurer et l'on fait manœuvrer l'oculaire de façon à apercevoir l'image de cette pupille sur le micromètre se trouvant à 40 centimètres également de l'objectif. L'image étant dans ces conditions égale à l'objet on n'a qu'à lire le nombre de divisions qu'elle occupe sur le micromètre.

Etude de la réfraction de l'œil : optomètre de Perrin. — Pour connaître la réfraction de l'œil ou les limites de la vision distincte on a recours à des appareils appelés optomètres. Celui de Perrin se compose d'un tube cylindrique horizontal porté par un pivot et dont une extrémité porte un verre noirci sur lequel on a gravé une image destinée à être vue par transparence ; à l'autre extrémité se trouve l'oculaire formé d'une lentille biconvexe ; entre l'oculaire et l'objet se trouve l'objectif ; c'est une lentille concave pouvant se déplacer à l'aide d'une crémaillère, et dont les différentes places sont indiquées par une graduation dont le tube est muni. Pour se servir de cet appareil on place l'oculaire devant l'œil du malade, et l'on fait mouvoir l'objectif jusqu'à ce qu'il aperçoive distinctement l'image dessinée sur le verre. On n'a plus alors qu'à lire le degré de réfraction correspondant qui est indiqué par l'échelle graduée que porte l'instrument.

Causes qui influent sur la distance du punctum proximum et du punctum remotum. — Amplitude de l'accommodation. — L'âge a une très grande influence sur la distance du punctum proximum qui va en s'éloignant à mesure qu'on vieillit et cela « d'une façon tellement ré- « gulière, dit M. Landolt, qu'on pourrait grâce à elle dé- « terminer l'âge avec assez de précision en tenant compte « de la réfraction de l'œil ». L'amétropie fait aussi varier la distance de ce point qui se trouve plus rapproché chez le myope, plus éloigné au contraire chez l'hypermé- trope. Quant au punctum remotum on obtient toujours exactement sa distance en cherchant le numéro de la len- tille qui corrige l'amétropie; il faut toutefois se tenir en garde chez l'hypermétrope contre l'action de l'accommo- dation qui peut masquer une partie du défaut de réfrac- tion. On a donné le nom d'*hypermétropie latente* à cette partie du manque de réfraction dissimulée par l'accom- modation.

Il ressort de tout ce que nous avons dit que l'œil peut voir tous les objets situés entre son punctum proximum et son punctum remotum, et l'on a donné à cet espace le nom d'*étendue de l'accommodation*. Quant à *l'amplitude de l'accommodation* c'est la force nécessaire à l'œil pour s'adapter du punctum remotum au punctum proximum ; on peut considérer cette action comme celle d'une lentille convergente qui viendrait joindre sa puissance à celle de l'appareil dioptrique de l'œil. Pour obtenir cette valeur voici ce qu'indique Donders. Soit O l'œil considéré, E sa rétine, P le punctum proximum, R le punctum remotum F la réfraction de l'œil, R la distance du punctum remo- tum au point nodal de l'œil, *p* la distance du punctum proximum au même point et n la distance du point nodal à la rétine; si l'objet est placé au punctum remotum et qu'il fasse son image sur la rétine on a :

$$\frac{1}{F} = \frac{1}{r} + \frac{1}{n}$$

Si l'on place ensuite l'objet au punctum proximum pour le voir il faut que la réfraction se trouve augmentée par l'accommodation comme par le concours d'une lentille de réfraction A et l'on a :

$$\frac{1}{F} + \frac{1}{A} = \frac{1}{p} + \frac{1}{n}$$

d'où en retranchant la première équation de la deuxième.

$$\frac{1}{A} = \frac{1}{p} - \frac{1}{r}$$

ce qui peut s'exprimer ainsi en dioptries :

$$Ac = P - R$$

$$\text{en posant } Ac = \frac{1}{A} \; ; \; P = \frac{1}{p} \; \text{ et } R = \frac{1}{r}$$

Il est bien entendu que la valeur du punctum remotum entre toujours dans la formule avec son signe et comme celui-ci est négatif chez les hypermétropes l'équation devient dans ce cas :

$$Ac = P + R$$

Presbytie. — On a considéré longtemps la presbytie ou presbyopie comme une affection opposée à la myopie, il n'en est rien les deux états pouvant se trouver réunis dans un même œil. On peut dire que *la presbytie est une affection commune à l'œil emmétrope et à l'œil amétrope, dans laquelle le punctum proximum se trouve reculé au delà de 22 centimètres*. Elle est due à une diminution de l'accommodation résultant de la diminution d'élasticité du cristallin ; et l'on a pris pour point de départ cette distance de

22 centimètres parce que c'est en général celle du punctum proximum à l'âge de quarante ans, c'est-à-dire qu'à cet âge la force de réfringence de l'œil est d'environ 4, 5 dioptries. Pour un œil emmétrope la presbytie est égale, d'après Landolt, a la différence de la force de réfringence et 4, 5 ; elle augmente d'une dioptrie tous les cinq ans.

Pour corriger la presbytie il faut augmenter la convergence des rayons afin de rapprocher le punctum proximum : le presbyte doit donc porter des verres convexes s'il est emmétrope ou hypermétrope; s'il est myope il lui faudra des verres convexes pour la vision rapprochée, concaves pour la vision éloignée. De plus l'hypermétrope aura besoin de verres plus forts à mesure qu'il vieillira, tandis que le myope devra prendre des verrres de plus en plus faibles.

On a donné plusieurs méthodes pour déterminer le numéro des verres à employer; M. Monoyer indique la formule suivante :

$$\frac{1}{f} = - \mathrm{K}\,\frac{1}{a} - \frac{1}{r} + \frac{1}{d}$$

dans laquelle r est le punctum remotum, a le pouvoir d'accommodation et d la distance correspondante où doit se trouver l'objet. Cette formule peut encore s'écrire

$$F = - KA - R + D$$

où tout est exprimé en dioptries et F le numéro de la lentille.

Burchardt détermine le punctum remotum et le punctum proximum de l'œil muni d'un verre concave dont la distance focale est celle à laquelle le malade veut lire : le numéro du verre sera la moyenne des deux valeurs obtenues.

Astigmatisme. — *L'astigmatisme est l'inégalité de réfraction de l'œil dans ses différents méridiens.* En réalité,

tous les yeux sont astigmatiques par suite de l'inégalité
des axes de la cornée qui est un ellipsoïde; mais l'astigmatisme ne devient sensible que quand cette inégalité
dépasse une certaine valeur. Il est tantôt régulier et peut
alors être corrigé, tantôt irrégulier et alors incapable de
l'être; dans le premier cas la réfraction tout en variant
d'un méridien à un autre est la même dans le même méridien, ce qui n'a pas lieu dans le second. L'astigmatisme
régulier est dit:

1º *Simple* quand un des méridiens principaux est emmétrope et l'autre amétrope.

2º *Composé* quand les deux méridiens sont myopes ou
hypermétropes;

3º *Mixte* quand un des méridiens est myope et l'autre
hypermétrope;

Dans tous les cas la vision n'est pas nette et il se forme
sur la rétine des images de forme et de grandeur inégales, soit en effet HH et VV' les deux méridiens horizontal et vertical d'une surface convexe asymétrique, le premier ayant son foyer en F' et le second en F. Les rayons
émanés d'un point lumineux O convergeront donc en F
et en F', et en quelque position que nous plaçions un
écran il s'y formera des cercles de diffusion et des images
de différentes formes, circulaires, elliptiques, droites:
la distance FF' est appelée par Sturm *intervalle focal*.

Correction de l'astigmatisme : lentilles cylindriques.
— Différents moyens ont été proposés pour reconnaître
l'astigmatisme sans compter l'ophthalmoscope dont nous
parlerons bientôt. D'après, Donders si l'on place devant
l'œil examiné un objet carré l'image réfléchie est allongée
dans le sens du méridien de la cornée qui a la plus petite
courbure.

Si l'on fait mouvoir un verre cylindrique devant un

œil astigmatique, la vision est améliorée lorsque l'axe du verre est perpendiculaire au méridien défectueux; troublée davantage dans le cas contraire. On peut aussi déterminer la réfraction de l'œil dans ses divers méridiens à l'aide de la fente sténopéique de Donders qui n'a que deux millimètres de largeur et ne laisse ainsi passer qu'un plan lumineux pour ainsi dire.

Pour remédier à l'astigmatisme on a recours à des verres cylindriques; ces verres sont en réalité des segments de cylindre et peuvent être plans d'un côté ou même sphériques : ils n'ont *pas d'action sur les rayons passant par leur axe, mais se comportent comme des lentilles sphériques vis-à-vis des rayons perpendiculaires à cet axe.* Ces verres sont enchâssés dans des montures, de façon que leur axe soit perpendiculaire au méridien défectueux de la cornée ; de cette façon leur action porte uniquement sur le punctum remotum d'un des méridiens principaux de manière à le faire coïncider avec celui de l'autre.

Quand l'astigmatisme est simple, on emploie des verres plan-cylindriques d'un numéro égal à celui de l'astigmatisme; quand il est composé on a recours à des verres sphéro-cylindriques. Ces verres sont formés de deux portions, l'une des faces est sphérique, l'autre cylindrique, c'est-à-dire qu'on peut considérer de tels verres comme faits en accolant une lentille plan-cylindrique avec une lentille plan sphérique. Dans le cas de l'astigmatisme composé le numéro du verre sphérique correspond au méridien le moins amétrope, celui du verre cylindrique au degré de l'astigmatisme. Quant à l'astigmatisme mixte il nécessite des lentilles bi-cylindriques c'est-à-dire formées par l'intersection de deux cylindres, ou, si l'on veut, par l'accolement de deux verres plan-cylindriques *le numéro de chacun correspondant à la réfraction du méridien auquel son axe est perpendiculaire.*

Différents instruments permettent de déterminer le degré d'astigmatisme de l'œil; tels sont l'astigmomètre de Javal et l'ophthalmomètre pratique de Javal et Schiœtz. Dans le premier de ces appareils on cherche le verre cylindrique nécessaire pour corriger l'astigmatisme de l'œil en expérience; le pouvoir réfringent de ce verre indique donc le degré de l'astigmatisme.

CHAPITRE LV

Ophthalmoscopie ; conditions de visibilité du fond de l'œil. —
Examen à l'image droite et à l'image renversée. — Ophthalmoscope monoculaire de Landolt. — Ophthalmoscope binoculaire de Giraud-Teulon. — Ophthalmoscopes à plusieurs
observateurs de MM. Sichel, Monoyer, etc. — Recherche de
l'astigmatisme à l'aide de l'ophthalmoscope. — Ophthalmomètres. — Œil du D' Perrin. — Biprisme du D' Monoyer
pour diagnostiquer l'amaurose unilatérale. — Laryngoscope.
— Endoscopes ; uréthroscopes de Désormeaux, de Mallez.

**Ophtalmoscopie : condition de visibilité du fond de
l'œil.** — L'ophthalmoscopie est l'examen, à l'aide d'instruments appropriés, du fond de l'œil. Pour que cet examen
soit possible, la première condition est de le rendre lumineux et de faire parvenir ces rayons lumineux à l'œil de
l'observateur. En effet, en temps ordinaire pour un œil
emmétrope, la pupille est toujours noire, car en vertu de
la loi des foyers conjugués, les rayons lumineux émanant
de la rétine où se trouve par exemple en *l* l'image d'une
bougie L suivront en sortant de l'œil la même direction
que celle des rayons émanés de L ; il s'ensuit que, pour
recevoir ces rayons, l'œil observateur devrait être sur le
trajet, ce qui est impossible (fig. 234), mais ce qui
le serait si l'œil observé était myope ou presbyte
car alors le trajet des rayons sortis de l'œil ne serait plus
le même que celui des rayons qui y sont entrés et l'œil
observateur pourrait se placer dans les faisceaux formés
par les premiers. La même chose aura lieu pour un œil

non adapté à la lumière, et c'est ce qui explique pourquoi
on voit luire dans l'obscurité les yeux d'un certain nombre

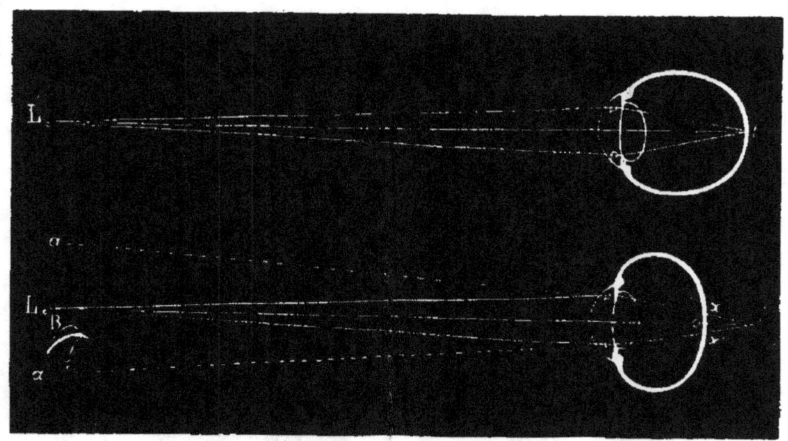

FIG. 234.

d'animaux qui sont plus ou moins hypermétropes.

L'ophthalmoscope imaginé par Helmoltz a pour but de
séparer les rayons qui entrent dans l'œil de ceux qui en
sortent, soit E l'œil examiné, E' l'œil examinateur
(fig. 235), pour que celui-ci puisse voir la rétine de l'autre,
il faut qu'il se trouve dans le trajet des rayons qui en
émanent et qui passent par un petit trou percé dans un miroir incliné situé en MM. Quant à la rétine de l'œil examiné,

elle est éclairée par une lumière placée latéralement et
envoyant ses rayons sur le miroir dont l'inclinaison doit

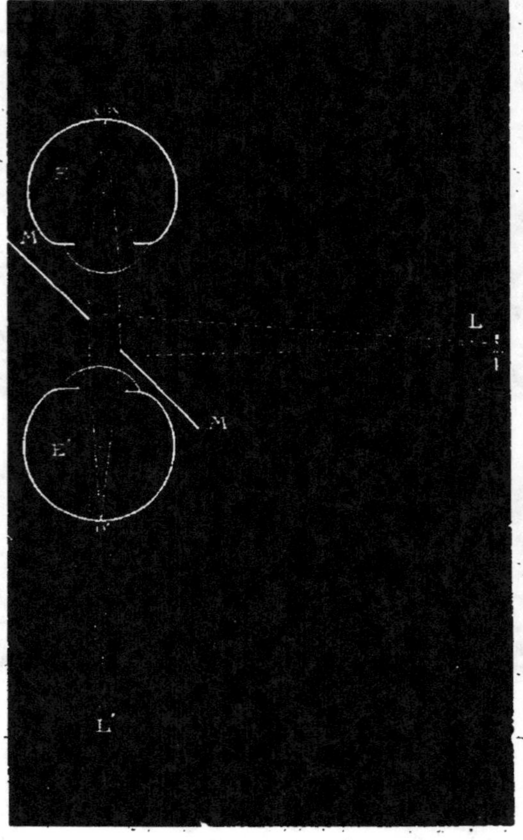

FIG. 235.

être convenable pour les réfléchir dans la direction voulue (fig. 236). Le miroir est tantôt en métal, tantôt en
verre étamé ou non, tantôt plan, tantôt concave; les
dimensions les plus pratiques, d'après Landolt, sont
28 millimètres pour son diamètre, 18 centimètres pour sa

distance focale et 3 millimètres pour le diamètre du trou
central. Il est percé à sa partie centrale d'un trou par

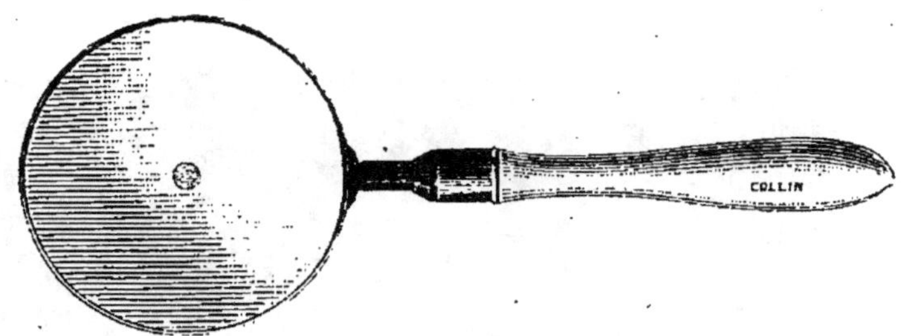

FIG. 236.

lequel passent les rayons lumineux venus de l'œil examiné.

Examen à l'image droite et à l'image renversée. —
Pour que l'image de la rétine examinée vienne se peindre
sur celle de l'œil examinateur, diverses conditions sont
nécessaires et la chose peut se faire de deux façons, d'où
deux modes d'observation : *à l'image droite* et à *l'image
renversée.* Dans ce qui va suivre, nous supposerons que
l'observateur est emmétrope ou que son amétropie est
corrigée par des bésicles.

1° *Examen à l'image droite.* Dans ce cas, l'image observée
est droite et virtuelle ; pour l'obtenir il faut, si l'œil examiné
est *amétrope, rendre parallèles les rayons qui en émanent,*
c'est-à-dire qu'il faut avoir recours à un *verre correcteur
convexe* si cet œil est hypermétrope, *concave* s'il est
myope, mais en tout cas agissant comme *lentille divergente,* c'est-à-dire donnant des images virtuelles et
droites. En conséquence, l'ophthalmoscope *pour l'examen
à l'image droite doit être muni d'une lentille divergente.*

2° *Examen à l'image renversée.* Dans ce cas, l'image est

réelle et renversée, et comme elle est réelle, *elle ne se forme qu'en un point*. Pour obtenir cette image il faut munir l'ophthalmoscope d'une *lentille convexe et placée de manière à agir comme convergente;* l'image *a b* de la rétine

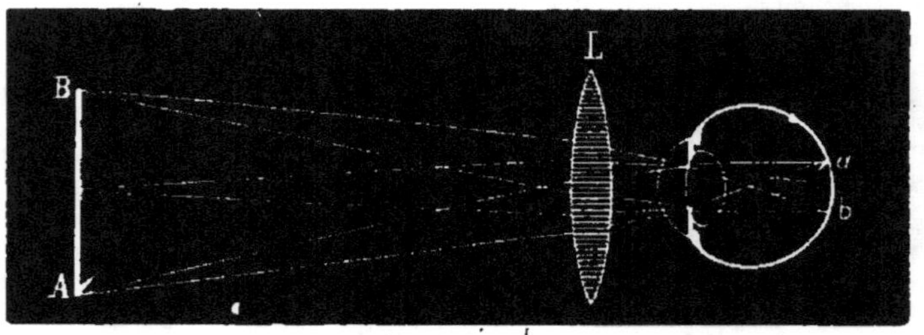

FIG. 237.

(fig. 237) aura la sienne en A B et l'œil observateur n'aura qu'à se mettre à une distance convenable de celle-ci pour l'apercevoir distinctement.

Avant de donner la description et l'emploi des différents ophthalmoscopes, il est bon de dire quelques mots sur les rapports qui existent entre les images produites par ces instruments et les objets qu'elles représentent. Nous ne saurions mieux le faire qu'en transcrivant les résultats obtenus par M. Landolt :

« Le grossissement de l'image droite dépend surtout de
« la distance à laquelle on projette cette image; en
« d'autres termes, de la distance à laquelle l'observateur
« croit voir cette image; si cette *distance de projection,*
« comme je l'ai appelée, est de 30 centimètres, c'est-à-
« dire si l'observateur reporte l'image droite à 30 centi-
« mètres en avant de lui, le grossissement de l'image
« droite est de 20 fois.

« L'image renversée produite à l'aide d'une lentille con-
« vexe de 20 dioptries ($+ \frac{1}{2}$ ancien) placée à 47 milli-
« mètres en avant de la cornée est pour l'emmétropie

« 3,6 fois plus grande que son objet; elle est plus grande
« pour l'hypermétropie, plus petite pour la myopie et
« cette différence augmente avec le degré de l'amétropie.
« Elle n'est cependant pas très considérable; ainsi l'image
« renversée d'un hypermétrope de 7,9 dioptries (ancien $^1/_5$)
« est 4,1 fois plus grande que l'objet; puor une myo-
« pie de 7,9, l'image est 3,1 fois plus grande que son
« objet.

« Le rapport de la grandeur de l'image renversée à
« celle de l'image droite est donc, dans les conditions
« mentionnées :

$$\begin{aligned}
\text{Pour l'emmétropie} \ldots &= 1 : 5,5 \\
\text{— une hypertropie de } 7,90 &= 1 : 4,7 \\
\text{— une myopie de} \ldots 7,90 &= 1 : 7,1
\end{aligned}$$

« Il s'ensuit que nous nous servirons de l'image ren-
« versée surtout pour avoir une vue d'ensemble de l'état
« du fond de l'œil, tandis que l'image droite nous don-
« nera des notions beaucoup plus précises sur les dé-
« tails. »

Ophthalmoscope de Landolt. — Nous ne saurions donner ici les différents ophthalmoscopes qui ont été construits; cette description se trouve dans les traités spéciaux
qu'ont publiés des personnes compétentes qui se sont
occupées de cette question.

L'instrument tel que l'avait construit Helmoltz se composait d'un miroir plan formé de plusieurs lames de
verre transparentes et superposées; la forme concave est
préférable, car elle permet une concentration des rayons,
de même les miroirs en métal ou en verre étamé sont
plus légers. L'éclairage est fourni latéralement par une
lampe à huile, et les lentilles correctrices portées dans un
appareil spécial appelé *disque de Recoss*. L'instrument

primitif a reçu d'assez nombreuses modifications; voici celui qu'a donné M. Landolt. Le miroir est concave et a les dimensions que nous avons indiquées plus haut comme les plus convenables; il est porté sur un petit manche d'environ 12 centimètres de longueur. Les lentilles correctrices sont portées par deux disques A et B; le premier contient six lentilles convexes et une ouverture vide, le second une ouverture vide, deux lentilles convexes et trois concaves. En faisant tourner convenablement ces disques autour de leur centre, on parvient à superposer les verres de manière à obtenir 42 numéros différents de dioptries. L'appareil permet aussi de mesurer la grandeur de l'image droite. Pour cela, on place à 4 ou 5 mètres en arrière et latéralement un écran quadrillé dont l'image est réfléchie dans l'œil par un miroir *m m* incliné convenablement et placé entre l'œil et le trou de l'ophthalmoscope. Pendant l'examen de l'œil malade, l'observateur verra donc le fond de cet œil divisé en carrés et il lui sera possible de juger ainsi de la grandeur des parties qu'il aperçoit. Cet ophthalmoscope peut être considéré comme le type des *ophthalmoscopes monoculaires*.

Ophthalmoscope binoculaire de Giraud-Teulon. — Il a l'avantage de permettre de voir en relief la partie examinée, grâce à une disposition analogue à celle du microscope binoculaire. Pour cela, derrière le trou du miroir on place deux rhomboèdres d'un angle d'environ 45° grâce auquel les rayons venant d'un point lumineux pourront subir la réflexion totale et sembleront avoir les directions I et I'. Mais entre les rhomboèdres et chacun des yeux se trouve un prisme destiné à faire converger les directions vers un point où l'objet examiné paraîtra simple, comme la chose se passe dans un stéréoscope. Une vis V permet de régler la distance des rhomboèdres de façon que chacun soit toujours placé devant chaque œil.

On peut rendre l'instrument plus parfait en ajoutant des lentilles convexes en *c* et *c'* et concaves en V et V'; le grossissement se trouve alors considérablement augmenté par l'addition de cette véritable *lunette de Galilée* (fig. 238).

Ophthalmoscopes à plusieurs observateurs, de MM. Sichel, Monoyer. — Les appareils précédents ont l'inconvénient, dont l'importance n'est pas considérable, il est vrai, de ne pouvoir permettre l'examen de l'œil qu'à un seul observateur. M. Sichel a construit un ophthalmoscope pouvant servir simultanément à deux observateurs et M. Monoyer à trois. Sans entrer dans les détails qu'indique suffisamment la figure 238, nous exposerons brièvement le principe. On voit derrière le miroir une caisse munie de trois lentilles convexes placées chacune devant un observateur. Devant l'œil examiné se trouve une lentille convexe qui donne de la rétine une image renversée en *b*. C'est cette image qui envoie ses rayons aux trois observateurs : directement au numéro un qui est au centre, et aux deux autres, grâce à la réflexion totale qu'ils subissent sur l'hypothénuse des prismes disposés derrière l'ouverture antérieure de la caisse.

Recherche de l'astigmatisme à l'aide de l'ophthalmoscope. — Ainsi que nous l'avons expliqué, dans l'astigmatisme les différents méridiens de l'œil n'ont pas la même réfraction. Si, par exemple, la réfraction est plus forte dans le méridien vertical, le grossissement de l'image droite sera aussi plus fort dans ce sens que dans le sens horizontal, de sorte qu'un objet circulaire du fond de l'œil, la papille par exemple, paraîtra une ellipse dont le plus grand axe sera vertical; le contraire s'observera

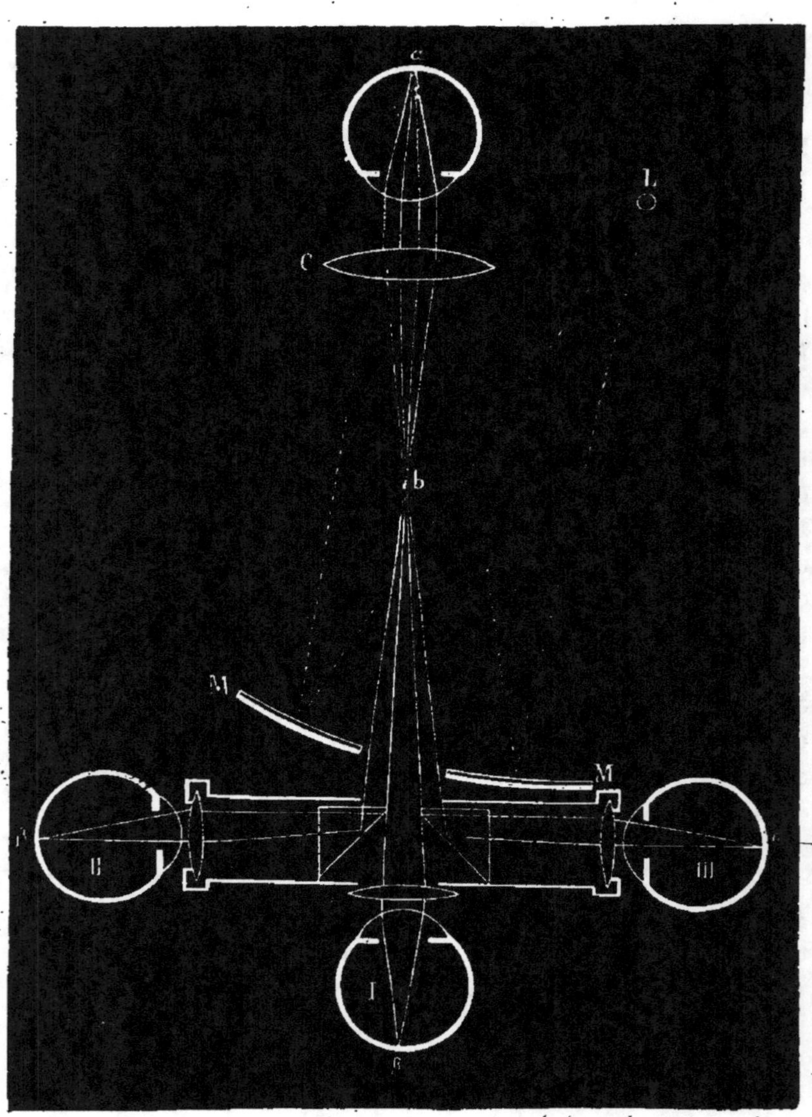

FIG. 238. — Ophthalmoscope à plusieurs observateurs.

avec l'image renversée. C'est sur ce fait qu'est basé le diagnostic de l'astigmatisme à l'aide de l'ophthalmoscope. On examine la papille à l'image droite, puis à l'image renversée et on en conclut à l'astigmatisme si, dans le premier cas, elle paraît allongée verticalement, et dans le second ronde ou allongée horizontalement. M. Javal opère seulement à l'image renversée, mais fait varier rapidement la distance de la lentille à l'œil supposé astigmatique : l'image de la papille pendant ce trajet paraît successivement allongée dans deux sens différents.

Ophthalmomètres. — On donne ce nom à des instruments qui permettent de déterminer le rayon des différentes parties sphériques de l'œil en mesurant le diamètre des images réfléchies par elles. Les deux principaux sont ceux d'Helmoltz et de Landolt. Le premier est formé de deux lames de verre d'égale épaisseur superposées de façon que le sommet de leur angle soit situé sur l'axe d'une lunette et y demeure pendant qu'un mécanisme spécial les fait tourner également mais en sens opposé, c'est-à-dire qui augmente ou diminue leur écartement, ce qui fait varier l'angle d'incidence, et cet angle indiqué par l'instrument permet de calculer le diamètre de l'image. Pour opérer on fait mouvoir les plaques jusqu'à ce que les deux images qu'elles donnent soient juxtaposées et le diamètre cherché D est donné par la formule

$$D = \frac{2\,h\,\sin.(i-r)}{\cos.\,r}$$

dans laquelle i est l'angle d'incidence, r l'angle de réfraction, et h l'épaisseur des lames de verre.

Œil ophthalmoscopique du docteur Perrin. — Quelque simples que paraissent la théorie de l'ophthalmoscope et les usages auquel il est destiné, son emploi n'est pas sans demander une certaine habileté qu'on n'acquiert qu'avec de l'habitude. C'est pourquoi l'on a construit des yeux ophthalmoscopiques sur lesquels on peut s'exercer à loisir. Tel est celui du docteur Perrin. Il est mobile sur le pied qui le supporte ; une portion sphérique qu'on peut y adapter représente la rétine sous ses différents aspects, tandis qu'un système de lentilles qu'on place à la partie antérieure permet de réaliser tous les états possibles d'un appareil dioptrique.

Bi-prisme du Dr Monoyer pour diagnostiquer l'amaurose unilatérale (fig. 239). — Cet instrument permet de

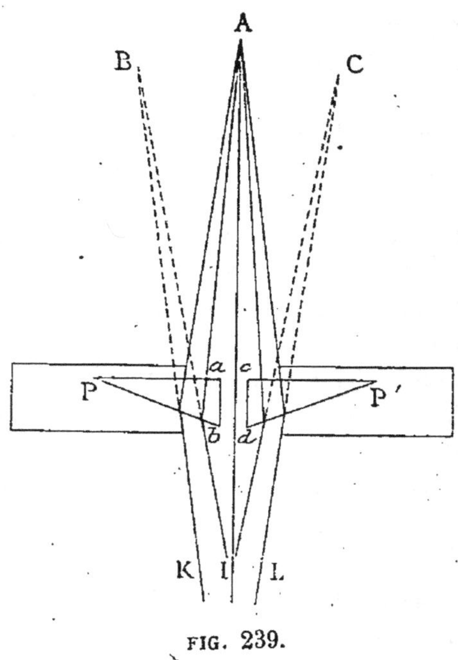

FIG. 239.

découvrir les simulations de l'amaurose unilatérale ; c'est un des meilleurs moyens que l'on connaisse pour cet usage ; voici un résumé de la description qu'en donne son auteur. Il se compose de deux prismes d'angle de 10° opposés par leurs bases. Des boutons permettent de les rapprocher jusqu'au contact ou de les éloigner dans la boîte qui les contient et qui est munie de deux ouvertures opposées. On sait *que l'action d'un prisme est de dévier les images vers son sommet*, par conséquent soit A le point lumineux, l'œil placé en I pourra voir trois systèmes différents :

1° *Simple effet* s'il n'a qu'un prisme devant lui ; c'est-à-dire une seule image B ou C ;

2° *Double effet* si les deux prismes sont accolés par leurs bases ; il voit alors B et C ;

3° *Triple effet* si les deux prismes sont situés à une petite distance l'un de l'autre : il voit alors les deux images et l'objet lui-même.

Voici donc comment on peut se servir de l'instrument : produire le triple effet et placer le patient de façon que l'œil prétendu amaurotique soit libre et l'autre fixé derrière l'ouverture. De cette façon il verra les trois images, mais l'image du milieu, c'est-à-dire la lumière elle-même, *sera vue par les deux yeux ;* si donc, sans le prévenir, on passe à l'effet double, il ne doit plus voir que les images B et C s'il est réellement borgne, car la lumière ne peut plus être vue que par l'œil libre. Il doit donc accuser la disparition de celle-ci, sans quoi la simulation est évidente.

Laryngoscope (fig. 240). — Il est destiné à examiner le larynx. — On y parvient au moyen de petits miroirs carrés fixés à une petite tige métallique avec laquelle ils font un angle d'environ 135°. C'est ce miroir qui réfléchit dans l'œil de l'observateur l'image du larynx. Pour cela il faut éclairer celui-ci ; on y arrive à l'aide d'une lampe dont une lentille fait converger les rayons sur le miroir qu'on a placé au fond de la cavité buccale et qui les réfléchit sur le larynx. Celui-ci se trouvant alors lumineux donne dans

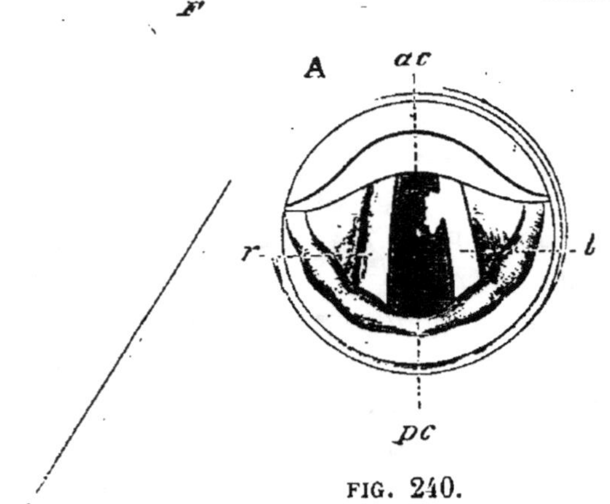

FIG. 240.

le miroir une image symétrique que l'observateur peut examiner à son aise. Une précaution à prendre est de chauffer légèrement le miroir avant de l'introduire dans la bouche pour éviter qu'il soit terni par la vapeur d'eau qui viendrait se condenser à sa surface.

Endoscopes ; Urethroscope de Désormeaux. — Les endoscopes servent à examiner les parties du corps plus ou moins profondes où la lumière ne saurait arriver directement. C'est au docteur Désormaux qu'on en doit la construction. L'uréthroscope par exemple qui sert à l'observation de l'urèthre se compose d'une partie effilée portant une sonde rectiligne et creuse ; à l'origine de celle-ci se trouve un miroir plan percé en son centre comme celui de l'ophthalmoscope et destiné à réfléchir parallèlement à l'axe de cette sonde les rayons émanés d'une source lumineuse située latéralement. L'intensité de l'éclairage peut être augmentée en concentrant les rayons de la source avant qu'ils ne tombent sur le miroir. Pour l'observation l'opérateur n'aura qu'à placer l'œil derrière l'ouverture centrale du miroir qu'on peut également ment munir d'une petite lunette de Galilée.

CHAPITRE LVI

MAGNÉTISME

Aimants naturels et artificiels. — Aiguille aimantée. — Ligne moyenne ou ligne neutre. — Pôles. — Lois des attractions et des répulsions magnétiques. — Force coercitive. — Procédés d'aimantation. — Magnétisme terrestre. — Méridien magnétique. — Pôles magnétiques. — Intensité du magnétisme terrestre. — Boussoles d'inclinaison et de déclinaison. — Boussole marine. — Diamagnétisme.

Aimants naturels et artificiels. — Aiguille aimantée. — Ligne moyenne ou ligne neutre. — Pôles. — Les anciens connaissaient la propriété que possède un des oxydes de fer les plus abondants d'attirer le fer ; cet oxyde a pour formule $Fe^3 O^4$; il existe en grande quantité en Suède et on l'appelle oxyde magnétique, le nom de magnétisme étant donné à cette propriété d'attirer le fer. Toute substance qui possède également cette propriété s'appelle *aimant*, et on lui donne des formes particulières, tantôt celle de barreau, tantôt celle de losange allongé ; dans le premier cas, on a le barreau aimanté, dans le second l'aiguille aimantée. Les aimants peuvent être naturels ou artificiels : ils sont naturels lorsqu'ils possédaient déjà leur magnétisme avant d'être façonnés ; ils sont artificiels lorsqu'on les a rendus magnétiques par un des procédés que nous indiquerons plus loin. Dans un barreau aimanté, le magnétisme n'est pas uniformément distribué, comme on peut s'en assurer en le plongeant dans de la limaille de fer ; on verra celle-ci se rassembler aux deux extrémités, tandis que le milieu n'exerce aucune action (fig. 241). On admet alors, pour expliquer ce fait, l'existence d'une *ligne moyenne* ou *neutre*, qui

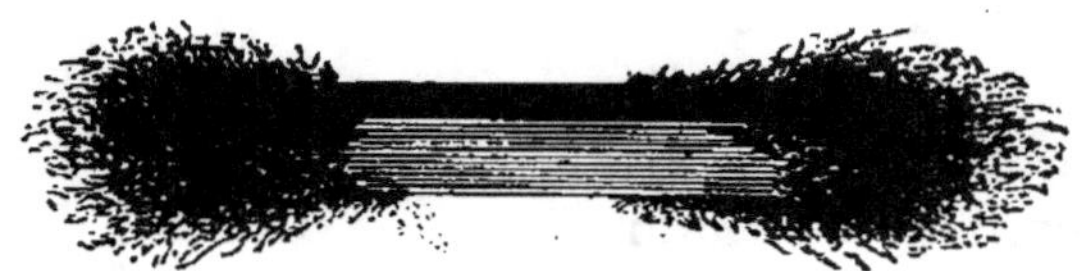

FIG. 241.

n'exerce aucune action magnétique et de *deux pôles*, aux points situés à une *petite distance* des extrémités où se trouve condensé le magnétisme. Nous verrons tout à l'heure que cette définition doit être élargie, mais elle peut suffire pour l'instant.

Prenons maintenant une aiguille aimantée, et plaçons-la sur un pivot vertical de façon qu'elle puisse se mouvoir librement dans un plan horizontal (fig. 242); nous la verront alors prendre une certaine direction, et si nous l'en

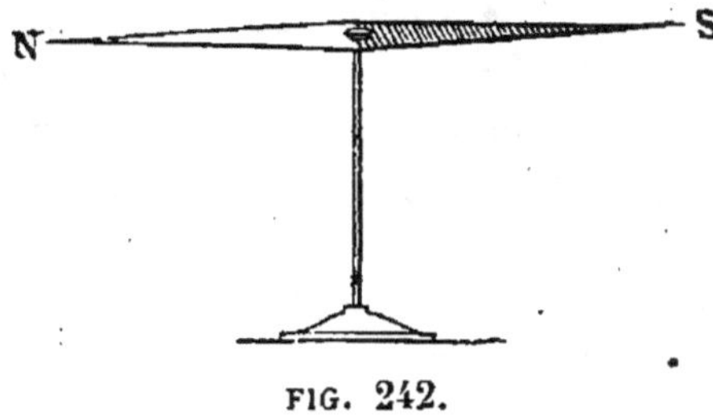

FIG. 242.

écartons elle y reviendra après avoir décrit une série d'oscillations : l'aiguille aimantée jouit donc aussi de la propriété de prendre pour un même lieu une direction constante. On pourrait également rendre l'aiguille mobile dans un plan vertical, autour d'un axe qui la traverserait en son milieu, et l'on verrait que l'angle qu'elle ferait avec l'horizon serait constant (fig. 243).

Ce n'est pas tout : *le pôle qui est tourné vers le nord est toujours le même pour un aimant :* l'on peut donc admettre que les deux pôles sont différents et que les deux extrémités d'un aimant jouissent de propriétés opposées. En effet, prenons deux aimants, l'un fixe, l'autre mobile, et mettons en présence *leurs pôles de même nom,* c'est-à-dire ceux qui se dirigent vers le même point, soit le nord, soit le sud, nous verrons alors qu'ils se repoussent; si au contraire nous mettons en regard les pôles nord de l'un,

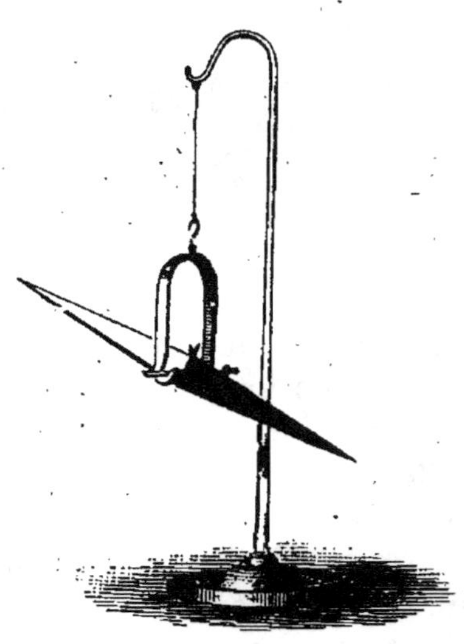

FIG. 243.

et sud de l'autre, nous observerons une attraction. On peut donc encore dire qu'un aimant possède deux pôles, l'un se dirigeant toujours vers le nord, l'autre vers le sud, le premier contenant un magnétisme particulier, le second un magnétisme différent, et *que des aimants s'attirent quand ils sont opposés par leurs pôles de nom contraire, qu'ils se repoussent quand ils sont opposés par leurs pôles de même nom,* attraction et répulsion dues aux magnétismes concentrés aux pôles.

On voit donc que pour expliquer les faits révélés par l'expérience nous avons été obligés de faire un certain nombre d'hypothèses : 1° l'existence de deux magnétismes différents, ou de deux fluides, l'un se dirigeant toujours vers le nord, l'autre toujours vers le sud; on les a

appelés *boréal* et *austral;* 2° les corps à l'état neutre seraient ceux où les deux fluides sont combinés, et ces corps
deviennent magnétiques dès que l'on peut séparer les deux
fluides; l'un se porte alors à une extrémité et le second à
l'autre; 3° pour expliquer la direction constante de l'aiguille aimantée, on a admis l'existence au centre de la
terre d'un aimant excessivement puissant, dont l'un des
pôles serait dans un hémisphère, le second pôle dans
l'autre, de sorte que l'hémisphère boréal contiendrait le
fluide boréal, l'hémisphère austral contiendrait le fluide
austral et comme des fluides de nom contraire s'attirent,
*l'extrémité boréale de l'aiguille aimantée contiendrait du
fluide austral, et l'extrémité australe du fluide boréal.*
Quant à la définition précise d'un pôle, c'est le point d'application de la résultante de toutes les actions d'un point
donné sur les molécules de l'aimant.

On a fait aujourd'hui justice de toutes ces hypothèses
et nous verrons plus tard comment l'étude des solénoïdes a transformé celle du magnétisme; mais comme
il n'y a aucun inconvénient à les conserver pour l'exposition des faits principaux, nous les conserverons, tout en
ne leur accordant que la valeur que méritent des hypothèses déjà délaissées.

L'action d'un aimant se fait toujours sentir à une certaine distance, et modifie l'état magnétique de l'espace
voisin; on donne à cette sphère d'action le nom de *champ
magnétique* et celui de *lignes de forces* aux directions de
l'énergie de l'aimant; on pourra se rendre compte de
l'existence de celles-ci par l'expérience suivante : au-
dessous d'un papier horizontal assez fort on place un
aimant soit couché, soit vertical, et on projette avec un
tamis de la limaille de fer; la figure 244 montre la
façon dont celle-ci se trouve disposée; les *lignes formées
sont les lignes de force.*

Enfin nous dirons que l'on trouve quelquefois dans les aimants des pôles supplémentaires, c'est-à-dire situés sur la ligne neutre, on les appelle *points conséquents*, et on

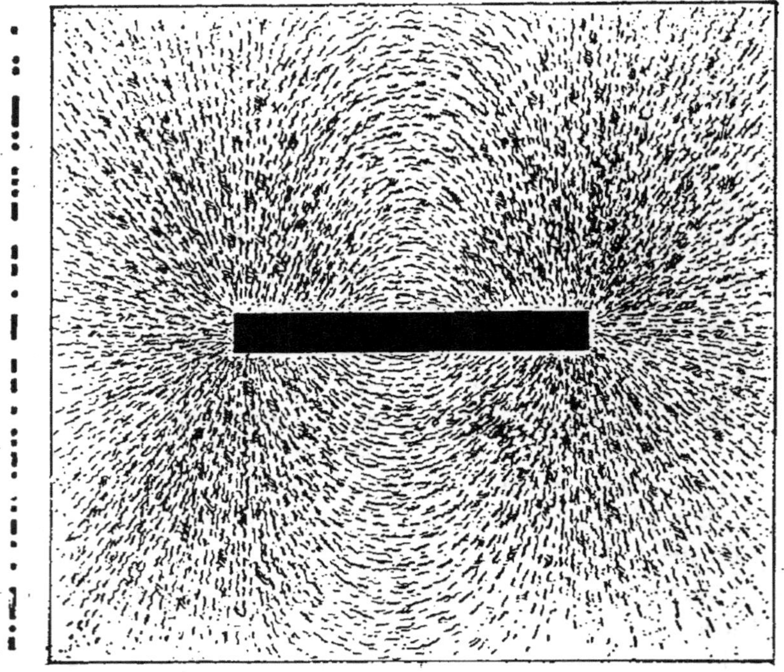

FIG. 244.

doit éviter leur production autant que possible. De plus si l'on casse un aimant, il s'en produit autant d'autres que de morceaux, c'est-à-dire qu'aux extrémités de chacun de ceux-ci il se reproduit de nouveaux pôles, ce qu'on a expliqué en considérant les molécules comme possédant le fluide austral sur l'une de leurs faces, le fluide boréal sur l'autre.

Loi des attractions et répulsions magnétiques. —
Qu'une aiguille aimantée soit suspendue par son centre
de gravité, on la verra prendre une direction constante,
comme si elle était soumise à l'action d'une force Q.

Cette force qu'on appelle *moment du couple directeur* est
purement directrice et résulte de l'action de la terre sur
l'aiguille, action se réduisant à un couple. La force Q peut
être considérée comme le produit de deux autres, l'une
M dépendant du barreau et appelée *moment magnétique*,
l'autre F dépendant de *l'intensité du champ magnétique*
terrestre et variant par conséquent avec les différents
endroits; de sorte qu'on a

$$Q = M F$$

La force F peut elle-même se décomposer en deux
autres rectangulaires, l'une verticale, l'autre horizontale,
qu'on désigne en général par la lettre H ou M et qu'on
appelle la *composante horizontale de l'action terrestre*; il
résulte d'expériences de Gauss et de Weber qu'on a

$$H = 0,1776$$

en unités électriques.

Les pôles des aimants agissent les uns sur les autres,
en obéissant à des lois établies par Coulomb et qui sont
les suivantes :

1° *Les pôles de même nom se repoussent; les pôles de
nom contraire s'attirent;*

2° *Les attractions ou répulsions magnétiques sont en
raison inverse du carré des distances;*

3° *Les attractions ou répulsions sont proportionnelles aux
quantités du magnétisme.*

Ces lois peuvent se résumer dans la formule

$$F = \frac{m\,m'}{d^2}$$

Coulomb les a vérifiées, soit à l'aide de la balance qui

orte son nom et que nous décrirons en électrostatique,
soit par la méthode des oscillations.

Quant aux quantités de magnétisme on les suppose con-

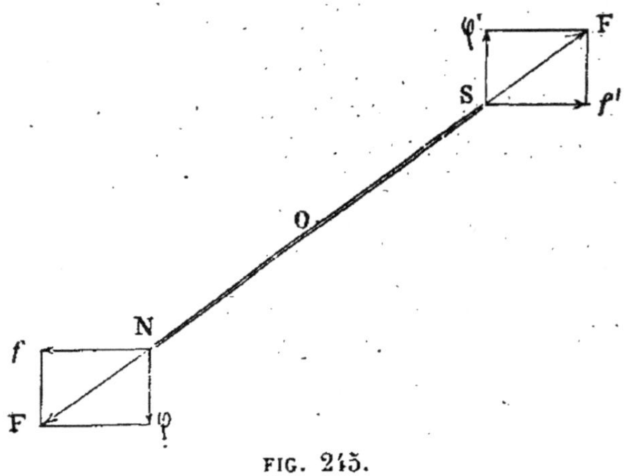

FIG. 245.

centrées aux pôles et ayant une valeur m par exemple :
si l est la longueur du barreau ou mieux la distance des
pôles, le *moment magnétique du barreau* que nous avons
désigné par M sera

$$M = m\,l$$

En réalité le magnétisme n'est pas uniquement contenu
aux pôles; ceux-ci sont *généralement situés à* $0^{\mathrm{m}},0041$ *des
extrémités*, et l'intensité magnétique y est maxima pour
décroître d'une manière brusque et devenir nulle dans la
ligne moyenne (fig. 245).

Force coercitive. — Si nous faisons agir un aimant
sur un fer doux, celui-ci s'aimantera par influence et
jouira de la propriété d'attirer le fer ; mais dès que
nous ferons cesser l'action de l'aimant, le fer doux perdra
instantanément son magnétisme ; en faisant la même

expérience avec un barreau d'acier, le résultat serait différent et le barreau resterait magnétique ; pour expliquer le fait, on a admis une hypothèse, celle d'une *force coercitive* que posséderait l'acier et dont serait privé le fer doux ; un corps à l'état neutre contiendrait combinés les deux fluides austral et boréal, et pour séparer ceux-ci, c'est-à-dire pour aimanter le barreau, il faut vaincre la *force coercitive* qui les unit, et celle-ci une fois vaincue s'opposerait à leur combinaison, de sorte que plus la force coercitive serait grande, plus difficile serait l'aimantation qui sera par là même plus durable ; si au contraire la force coercitive est nulle, l'aimantation et la désaimantation seront instantanées ; on peut donc définir la force coercitive *une force qui maintient unis les fluides contraires dans les corps neutres, qui s'oppose à leur séparation, c'est-à-dire à l'aimantation et à leur recombinaison une fois qu'ils ont été séparés ;* cette propriété du fer doux d'être dépourvu de force coercitive a reçu les applications les plus importantes ; c'est sur elle qu'est fondée la construction des électro-aimants.

Procédés d'aimantation. — Les aimants dont on fait usage sont artificiels, c'est-à-dire formés d'acier auquel on a communiqué la propriété magnétique. On emploie pour cela les méthodes de la simple touche, de la double touche ou de la touche séparée, ainsi que l'action de la terre.

1° *Simple touche.* C'est le procédé le plus ancien ; il consiste à promener un certain nombre de fois, et toujours dans le même sens, le barreau à aimanter, sur le pôle d'un aimant fixe. L'inconvénient de ce procédé est de développer des points conséquents, qui, toutefois, peuvent disparaître avec le temps (fig. 246).

2° *Double touche.* Mitchell, qui a donné ce procédé, prenait deux aimants opposés par leurs pôles de nom contraire et séparés par une cale de bois ; il promenait alter

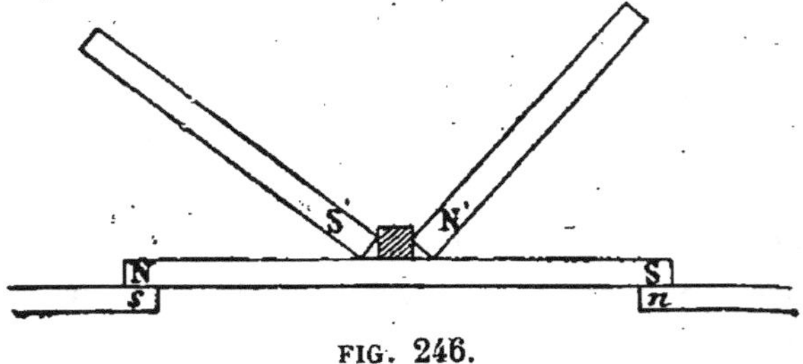

FIG. 246.

nativement, dans un sens et dans l'autre, le système sur
les faces du barreau à aimanter. Œpinus plaçait en outre
celui-ci sur les pôles opposés de deux aimants et main-

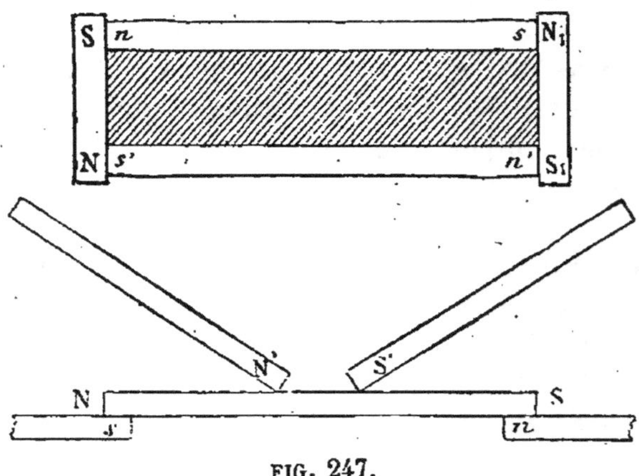

FIG. 247.

tenait les aimants agissants, inclinés d'un angle de 15
à 20° (fig. 247).

3° *Touche séparée.* On prend deux aimants opposés par
leurs pôles de nom contraire au milieu du barreau à
aimanter, puis on les sépare en les faisant glisser, sous
un angle d'environ 30°, jusqu'aux extrémités du barreau ;

on les replace ensuite dans leur première position et on recommence ainsi un certain nombre de fois. Duhamel facilitait encore l'aimantation en disposant parallèlement au barreau à aimanter un autre barreau de même dimen-

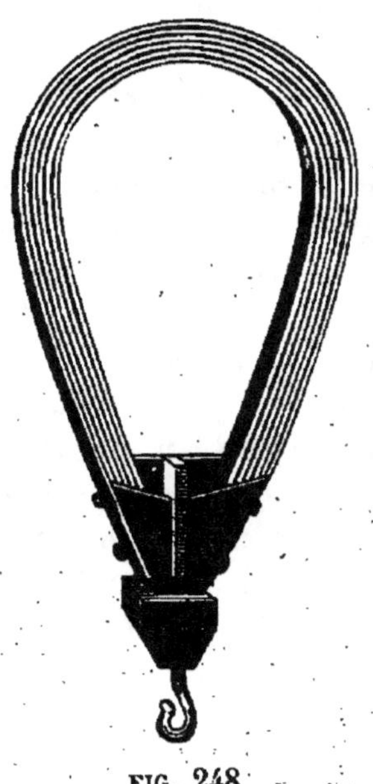

FIG. 248.

sion qui se trouvait réuni avec lui par des pièces de fer doux, de sorte que l'ensemble avait la forme d'un rectangle. On peut aussi se contenter de mettre le barreau à aimanter sur deux autres.

4° *Aimantation par la terre*. Si l'on met une aiguille de fer doux dans la direction de l'aiguille d'inclinaison, elle prend le magnétisme austral en bas et boréal en haut; si on la tord dans cette position, ou si on l'écrouit par un moyen quelconque, elle se trouve aimantée d'une façon permanente.

Les barreaux ne prennent pas toujours le même état de saturation, et Coulomb a vérifié que la force coercitive croissait avec l'écrouissement, la tension et la trempe; plus la trempe est raide, et plus est grande la force coercitive; inversement, le recuit la diminue. La chaleur a aussi une influence sur la perte du magnétisme, et celui-ci disparaît sous l'action d'une chaleur rouge.

Le magnétisme d'un aimant diminue peu à peu sous l'influence du temps; c'est pour le conserver qu'on munit les aimants d'armures (fig. 248), c'est-à-dire de barreaux de fer doux auxquels on suspend des poids. On a cherché à remplacer les aimants par des faisceaux magnétiques, pour avoir des instruments plus énergiques, mais, ainsi que l'a montré Coulomb, l'action de ces faisceaux les uns sur les autres détruit une grande partie du magnétisme. M. Jamin est cependaut parvenu à construire ainsi un aimant en fer à cheval susceptible de porter 1,200 kilogr.

Magnétisme terrestre. — Méridien magnétique. — Pôles magnétiques. — Intensité du magnétisme terrestre. — Déclinaison. — Inclinaison. — Nous savons qu'en suspendant une aiguille aimantée, celle-ci prendra dans l'espace une position invariable pour un même lieu, et la ligne des pôles sera comprise dans un plan vertical auquel on a donné le nom de *méridien magnétique;* celui-ci est donc défini ainsi : *plan vertical passant par la ligne des pôles de l'aiguille aimantée ;* ce plan ne coïncide pas avec celui du méridien terrestre, et on donne le nom de *déclinaison au dièdre formé par le méridien magnétique et le méridien géographique.* Enfin on a donné le nom d'*inclinaison à l'angle que fait, dans le plan du méridien magnétique, l'aiguille aimantée avec l'horizon.*

Ces directions de l'aiguille aimantée sont dues à l'action de la terre, action qui peut se réduire à un couple, difficile à mesurer directement, mais pouvant être décomposé en deux forces rectangulaires et comprises dans le méridien magnétique, l'une verticale, l'autre horizontale, que nous avons désignée par H et qu'on appelle composante horizontale de l'action terrestre. L'intensité de l'action terrestre varie aux différents endroits et peut y être déterminée en comptant les oscillations de l'aiguille d'inclinaison ou de déclinaison; on avait proposé, pour expliquer cette action, l'hypothèse d'un aimant situé au centre de la terre, et voici les conclusions auxquelles conduisait cette hypothèse soumise au calcul : on pourrait mener par le centre de la terre un grand cercle où l'inclinaison serait nulle et qu'on appellerait équateur magnétique;

perpendiculaire à celui-ci serait la ligne des pôles, et à ces deux pôles magnétiques l'inclinaison serait de 90° et l'aiguille de déclinaison en équilibre dans toutes les directions; il y aurait des méridiens magnétiques qui contiendraient l'aiguille de déclinaison et des parallèles où l'inclinaison serait constante; ils seraient donc *isocliniquès*; ils seraient aussi *isodynamiques*, l'intensité y étant également constante. Enfin il y aurait deux lignes où, les méridiens magnétiques et géographiques coïncidant, il n'y aurait pas de déclinaison. Duperrey a vu que l'équateur magnétique n'existe pas précisément, mais qu'il existe une ligne qui s'en rapproche; que les méridiens magnétiques ne sont ni plans ni réguliers; que les parallèles doivent être dédoublés en isocliniques et isodynamiques; qu'enfin les lignes sans déclinaison sont autres que celles auxquelles conduisait l'hypothèse. La déclinaison varie d'une façon continue et non seulement d'année en année, mais dans le cours d'une même journée; elle dépendrait de la fréquence des taches solaires; enfin l'inclinaison subit aussi des variations, et, d'après de Humbolt, l'intensité du couple terrestre augmenterait de l'équateur aux pôles dans le rapport de 1 à 1,80.

Boussole de déclinaison (fig. 249). — La déclinaison étant le dièdre que forment les méridiens magnétique et géographique, sera mesurée par sa section droite, c'est-à-dire l'angle que forme l'aiguille aimantée horizontale avec la méridienne. Pour obtenir la valeur de cet angle, on se sert de la boussole de déclinaison. Elle se compose d'une boîte C D dont le fond horizontal est divisé en 360° et supportée par un trépied portant une tige verticale; au centre de cette boîte s'élève un pivot vertical sur lequel on place une aiguille aimantée qui doit être horizontale.

Egalement horizontal se trouve l'axe E F supporté par deux montants verticaux et perpendiculairement auquel se trouve une lunette mobile dans le plan vertical; le système de la boîte et de la lunette peuvent tourner ensemble

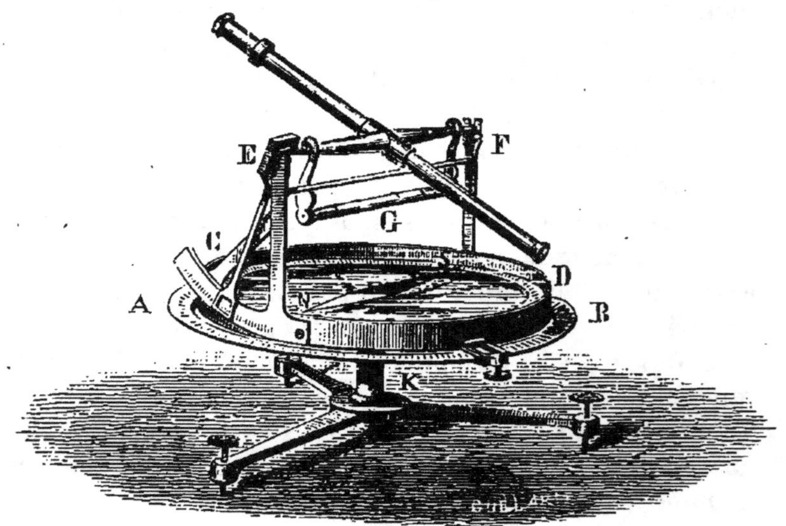

FIG. 249. — Boussole de déclinaison.

autour d'un axe vertical K qui supporte la boîte, et au-dessous de celle-ci, un autre cercle gradué horizontal et fixe. Pour opérer, l'axe étant rendu bien vertical, on vise avec la lunette un astre connu, et de l'heure de l'observation on déduit la distance angulaire de celui-ci avec le méridien, soit A, cet angle; on fait alors décrire à la boîte cet angle A, et la lunette ainsi que la ligne 0—180° de la boîte qui est dans le même plan, se trouvent dans le plan du méridien géographique; l'aiguille se trouvant toujours dans le plan du méridien magnétique, il n'y a qu'à lire l'angle qu'elle fait avec la ligne 0 — 180, c'est la déclinaison. — A Paris, la déclinaison déterminée au parc de Saint-Maure était de 16°,33" le 1er janvier 1833.

Boussole d'inclinaison (fig. 250). — Elle se compose d'un cercle horizontal fixe, gradué, porté par un axe vertical muni de trois pieds à vis calantes ; un autre cercle, vertical A B, peut tourner autour de cet axe de manière à prendre

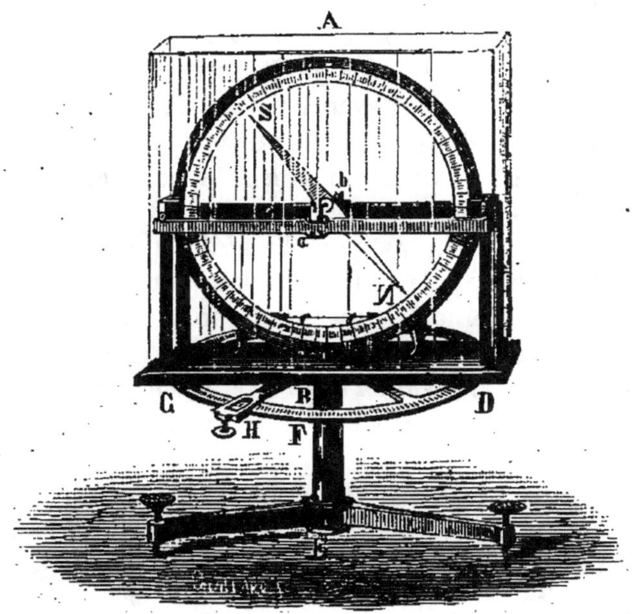

FIG. 250. — Boussole d'inclinaison.

dans l'espace toutes les directions verticales ; ce cercle est gradué, et la ligne 0 — 180 est horizontale ; il porte de plus à son centre un petit axe $a\,b$ autour duquel se meut l'aiguille aimantée. Pour opérer, il n'y a donc qu'à faire tourner le cercle A B jusqu'à ce qu'il soit dans le plan du méridien magnétique, et lire l'angle aigu que forme l'aiguille S N avec le diamètre horizontal ; cet angle est l'inclinaison. Il faut remarquer, toutefois, qu'il n'est pas toujours facile de placer directement le cercle A B dans le plan du méridien magnétique ; alors, voici comment on opère : on tourne le cercle A B jusqu'à ce que l'aiguille soit verticale; et le calcul démontre qu'à ce moment le cercle A B est perpendiculaire au méridien magnétique; si donc on le fait tourner alors de 90°, il se trouvera rigoureusement dans le plan du méridien magnétique. On a trouvé pour l'inclinaison, à Paris, la valeur 65°,17".

En réalité, dans les aiguilles aimantées la ligne des pôles ne coïncide pas avec l'axe de figure, aussi faut-il employer la *méthode du retournement*, c'est-à-dire retourner l'aiguille face pour face après la première opération, puis en faire alors une seconde et prendre *la moyenne des deux résultats*. De plus, pour l'aiguille d'inclinaison, il est une autre cause d'erreur provenant de ce que le centre de gravité ne coïncide pas avec le point de suspension; il faut alors, outre la méthode du retournement, donner *à l'aiguille une aimantation contraire, recommencer les mêmes déterminations et prendre la moyenne de toutes*.

Boussole marine. — Elle permet de prendre la déclinaison en mer et de guider la marche du vaisseau : c'est donc une boussole de déclinaison ordinaire qui a subi les modifications suivantes : elle est suspendue dans un système à la Cardan, de façon à être toujours horizontale; l'aiguille entraîne dans son mouvement un carton où est dessinée la rose des vents; un diamètre de la boîte, parallèle à l'axe du navire, porte deux traits spéciaux à ses extrémités et on l'appelle la *ligne de foi;* enfin on a disposé convenablement un *compensateur de Barlow*, c'est-à-dire une masse de fer destinée à produire sur l'aiguille aimantée un effet égal et contraire à celui que produit sur elle tout le fer contenu dans le navire.

Diamagnétisme. — Faraday a reconnu que tous les corps de la nature sont influencés par les aimants, mais de deux façons différentes. Quand on place un barreau d'une substance quelconque entre les pôles d'un aimant en fer à cheval, ce barreau peut se placer suivant la ligne des pôles; *la substance dont il est formé est alors magnétique*, ou bien il peut se placer perpendiculairement à cette direction, et la *substance est dite alors diamagnétique;* tels sont le bismuth, l'antimoine, etc.; certains liquides et, parmi les gaz, l'oxygène. Il faut cependant bien remarquer que l'état magnétique d'un corps dépend de celui du milieu ambiant. « Il se passerait là, dit « M. Gariel dans une comparaison aussi juste que claire, « quelque chose d'analogue à ce qui a lieu pour la pesan- « teur dans le cas d'un solide plongé dans un fluide. » Et, en effet, si l'on place entre les pôles d'un aimant une cuve remplie d'une *solution magnétique* et dans cette cuve une ampoule allongée remplie d'une solution de la même substance, mais d'une concentration différente, on verra par la position que prendra l'ampoule que cette seconde solution est *magnétique, neutre,* ou *diamagnétique,* suivant qu'elle est *plus, aussi* ou *moins* concentrée que la première.

CHAPITRE LVII

ÉLECTRICITÉ

ÉLECTRICITÉ STATIQUE

Propriétés générales de l'électricité statique. — Production
de l'électricité. — Corps conducteurs. — Corps isolants. —
Développement simultané des deux fluides électriques. —
Lois des forces électriques. — Répulsions et attractions
électriques. — Loi du partage de l'électricité entre les
corps. — Distribution de l'électricité à la surface des corps.
— Pouvoir des pointes. — Capacité électrique. — Potentiel.

**Propriétés générales de l'électricité statique. —
Production de l'électricité. — Corps conducteurs. —
Corps isolants. — Développement simultané des deux
fluides électriques.** — Le mot *électricité* vient du nom
grec de l'ambre, dont les anciens connaissaient la propriété d'attirer les corps légers, quand il avait été frotté;
on appelle donc électriques, ou corps électrisés, ceux qui,
après avoir été frottés, peuvent, comme l'ambre, attirer
les corps légers. Un grand nombre de corps, tels que le
verre, la résine, jouissent de la même propriété. Aussi
Gilbert, s'appuyant sur des expériences défectueuses,
crut-il pouvoir diviser les corps en *idioélectriques* ou
électrisables, et en *anélectriques*, ou non électrisables. Le
hasard, comme cela arrive souvent, montra qu'il n'en
était pas ainsi, et que beaucoup de corps s'électrisaient
par le frottement, qui ne paraissaient pas le faire, parce

qu'on les tenait à la main, les faisant ainsi communiquer avec le sol, et permettant à l'électricité de s'échapper; qu'on place ces mêmes corps sur des supports de verre ou de résine, et on les verra s'électriser; d'où cette nouvelle division des corps en *bons* et *mauvais conducteurs;* les premiers, encore appelés conducteurs, sont les corps anélectriques; les seconds, ou isolants, sont les idioélectriques. Les métaux sont bons conducteurs, le verre sec, la résine, la soie sont au contraire mauvais conducteurs; est-il nécessaire d'ajouter que dès qu'un corps électrisé est en communication avec le sol, il perd immédiatement son électricité, celle-ci s'écoulant dans la terre qu'on appelle, à cause de cela, *réservoir commun.* Que l'on frotte maintenant un bâton de verre avec de la laine et qu'on l'approche d'une balle de sureau non électrisée, on verra celle-ci se précipiter sur le verre, puis s'en écarter; qu'on frotte ensuite un bâton de résine et qu'on le présente à une seconde balle de sureau, les mêmes phénomènes vont se produire; mais approchons en dernier lieu le bâton de verre de cette seconde balle, et le bâton de résine de la première, nous aurons de nouveau des attractions. Comment expliquer les faits? Malheureusement, depuis près de deux mille ans qu'on a connaissance des phénomènes électriques, on n'a pu que faire des hypothèses; la plus classique est celle de *Symmer* ou des deux fluides; Symmer admet que les corps à l'état neutre contiennent, combinés en quantité égale, deux fluides de propriétés inverses; l'un est celui qui se produit sur le verre par le frottement, c'est le *fluide vitreux;* l'autre se produit sur la résine, c'est le *fluide résineux.* Lorsqu'on frotte un corps à l'état neutre, on sépare les deux fluides; l'un reste sur le corps frotté, l'autre se porte sur le corps frottant en quantité égale, et les deux corps frottant et frotté se trouvent électrisés l'un du fluide vitreux, l'autre du fluide résineux. Il faut remarquer, toutefois, qu'un même corps peut s'électriser tantôt d'une façon, tantôt d'une autre, suivant la nature du corps avec lequel on le frotte ; aussi a-t-on remplacé les mots vitreux et résineux par *positif* et *négatif*, appelant fluide positif celui que prend le verre poli, négatif celui que prend la résine quand on les frotte avec une peau de chat.

Cette hypothèse est très commode pour l'explication, mais elle devient impossible pour les faits d'électrodynamique ; aussi a-t-on cherché à lui substituer *l'hypothèse d'un seul fluide* qui remonte à Franklin et qu'on a modifiée. M. Gariel en fait la base de son cours à la Faculté de médecine ; M. Bardet, dans son excellent traité, auquel nous empruntons la plupart de nos figures, la développe aussi ; nous nous croyons donc obligé de l'exposer brièvement, tout en faisant certaines réserves. D'après cette nouvelle hypothèse, tous les corps contiennent à l'état neutre une certaine quantité d'un fluide analogue à l'éther, dit M. Bardet, tandis que M. Gariel emploie le mot *agent*, qui a le mérite d'être plus vague ; que, par une cause quelconque, cette quantité soit augmentée, et le corps se trouve *électrisé positivement* ; qu'elle soit diminuée, et le corps se trouve *électrisé négativement* ; ainsi s'explique comment deux corps frottés l'un sur l'autre, s'électrisent également, mais l'un positivement et l'autre négativement.

Je ferai d'abord remarquer que, quelle que soit l'hypothèse admise, les mots restent les mêmes et avec les mêmes significations, ce qui, par conséquent, ne change rien à l'étude ; ensuite, que, dans un ouvrage tel que celui-ci, ce serait sortir du cadre que je me suis tracé, que de discuter les théories émises et soutenues surtout par des physiciens aussi distingués que ceux que je viens de nommer ; mais si l'on veut bien se rappeler que l'existence de l'éther lumineux lui-même a été mise en doute ; que, ainsi que le fait très bien remarquer M. Bardet, tous les phénomènes ne sont que des manifestations sous des formes différentes, d'une même cause, *l'énergie;* que les causes mécaniques, chimiques, calorifiques, lumineuses peuvent produire de l'électricité, ou que celle-ci, devenant cause à son tour, produit comme effets les phénomènes qui lui donnaient naissance tout à l'heure ; quand on considère notre ignorance sur les modifications, le nombre de faits nouveaux qu'on découvre chaque jour et dont on ne peut toujours donner d'explication convenable ; en examinant, dis-je, un sujet si complexe, si varié dans ses formes, ses causes et ses effets, n'y a-t-il pas lieu de se demander si l'on a grand besoin d'hypothèses émises, pour ainsi dire, *a priori*, et s'il ne conviendrait pas plutôt d'attendre une connaissance plus approfondie des phénomènes électriques, une corrélation qui peut-être nous a échappé jusqu'ici, avant de chercher à émettre des théories ? En vérité, il est nécessaire d'admettre une hypothèse pour permettre l'étude de l'électricité ; et, quelle que soit celle qu'on accepte, se bien pénétrer que ce n'est qu'une hypothèse, une simple forme de langage ; nous ne saurions cependant cacher la préférence que nous donnons à la manière de voir de MM. Gariel et Bardet, qui nous paraît plus scientifique et plus rapprochée peut-être de la vérité, mais il serait téméraire de se prononcer d'une façon absolue.

Ceci dit, revenons à notre expérience de la balle de sureau à l'état neutre touchant le bâton de verre positif ; le fluide neutre de la balle est décomposé, le fluide négatif se combine à une quantité égale du fluide positif du verre, de sorte que la balle se trouve *chargée positivement;* or, elle est repoussée par le verre, qu'en conclure ? *C'est que les fluides de même nom se repoussent.* Le bâton de résine et la seconde balle de sureau conduisent de la même manière à la même conclusion. D'autre part, quand on présente le bâton de résine à la première balle et le bâton de verre à la seconde, il y a attraction. Qu'en conclure ? *Que les fluides de nom contraire s'attirent.* Nous avions déjà vu une loi analogue en traitant du magnétisme, et nous verrons bientôt que l'hypothèse des fluides magnétiques est complètement abandonnée, nouvelle raison pour donner aux phénomènes électriques une interprétation plus simple.

Dans le cas considéré, l'électricité restait sur les corps en expérience et ne s'y mouvait pas ; c'est là l'*électricité statique ;* on donne le nom d'*électricité dynamique* à l'électricité en mouvement, mais il faut bien se pénétrer que la nature de l'agent est toujours la même, et que seules les qualités sont différentes dans leurs manifestations.

Lois des forces électriques. — Répulsions et attractions électriques. — Abordons maintenant l'étude des lois qui régissent les attractions et répulsions électriques. Elles sont au nombre de deux, et on les vérifie à l'aide de la balance de Coulomb. Rappelons d'abord que *les électricités de même nom se repoussent, tandis que celles de nom contraire s'attirent.*

1ʳᵉ *loi. Les attractions ou répulsions électriques sont en raison inverse du carré des distances.* — La balance de Coulomb (fig. 251), qui sert à la démonstration de cette loi, se compose d'une cage en verre montée sur un fond de bois ; on lui donne en général une forme cylindrique et on la munit d'une division en degrés qui est collée à la mi-hauteur ; la face supérieure est percée d'un trou au-dessus duquel s'élève un cylindre d'environ $0^m,35$ de hauteur et $0^m,06$ de diamètre, et au sommet de ce cylindre se trouve une virole de cuivre sur laquelle tourne un couvercle métallique dont la circonférence est également divisée en 360°, et dont le centre est traversé par une tige de cuivre supportant une pièce serrant l'extrémité d'un fil de soie, à

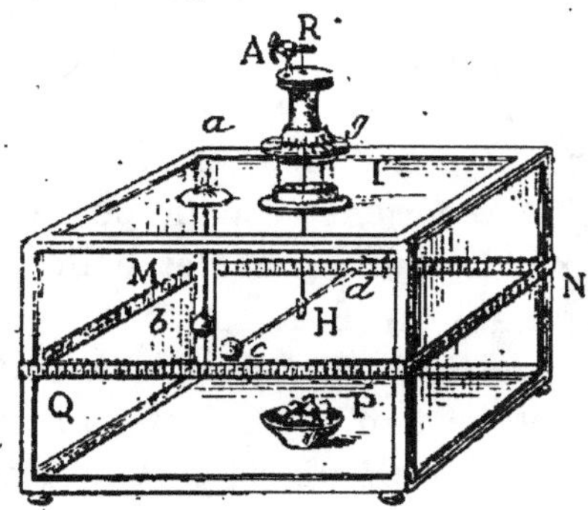

FIG. 251. — Balance de Coulomb.

l'autre extrémité duquel est une aiguille $c\,d$ de gomme laque, terminée par une boule de Clinquant, suspendue à la hauteur de la division de la cage; on fait en sorte que les lignes 0° — 180° de la division de la cage, de celle du couvercle et l'aiguille se trouvent dans un même plan vertical, lorsque le fil n'a pas de torsion. Les choses étant en cet état, on peut introduire par a une tige de gomme laque portant une petite balle conductrice, de façon que les boules b et c se trouvent en présence : elles seront alors attirées l'une vers l'autre, puis, dès qu'elles seront parvenues au contact, la boule mobile s'éloignera comme nous l'avons établi plus haut; mais en même temps qu'une force répulsive l'éloigne, le fil se tord et, par sa réaction, développe une force qui tend à la ramener à son point de départ; il est donc évident que l'équilibre se produira quand les deux forces seront égales et que, par conséquent, pour avoir la valeur de la première, il n'y a qu'à mesurer celle de la seconde. Voici comment on y parvient : supposons que l'aiguille se soit arrêtée devant la division 36° de la cage (*qui mesure les distances angulaires*), la torsion du fil équivaudra à une valeur de 36°; ramenons maintenant la distance à 18°, et pour cela tournons le tambour supérieur jusqu'à ce que l'aiguille se trouve devant la division 18° de la cage; nous verrons alors que le tambour supérieur a tourné de 126°, ce qui, ajouté aux 18° de distance des deux boules, fait 144° ou 36 $\times$ 4. La torsion est donc devenue quatre fois plus forte, quand les distances sont devenues moitié moindres; les répulsions varient donc en raison inverse du carré des distances. Il en est de même des attractions, mais l'expérience est un peu plus compliquée, car il faut empêcher le contact des balles, ce à quoi l'on arrive en interposant un fil de soie.

2e *loi. Les attractions et répulsions sont proportionnelles aux quantités d'électricité.* Pour démontrer cette loi, on se sert encore de la balance de Coulomb et, comme dans le cas précédent, on détermine la torsion nécessaire pour maintenir un écart E; soit N la torsion; cela fait, on touche la boule mobile avec une autre identique, ce qui lui enlève exactement *la moitié de son électricité;* on la replace dans la cage et on détermine la torsion nécessaire pour *maintenir le même écart E que dans la première partie de l'expérience;* cette torsion sera $\frac{1}{2}$ N, c'est-à-dire que la force répulsive varie comme la quantité d'électricité.

Ces deux lois se mettent sous la forme

$$F = \frac{m\,m'}{r^2}.$$

elles sont dues à Coulomb, qui les a démontrées également par la méthode des oscillations.

Loi du partage de l'électricité entre les corps. — Nous avons admis, et l'on peut considérer comme évident, que si l'on met un corps électrisé en contact avec un autre identique, mais à l'état neutre, l'électricité du premier se partagera en deux parties égales, dont l'une se portera sur le second.

Quand on met en contact deux sphères égales, du point de contact jusqu'à une distance d'environ 20°, il n'y a pas d'électricité sur chacune d'elles; la charge augmente ensuite rapidement jusqu'à 90° de ce point, puis lentement jusqu'à 180°.

Si les sphères sont inégales, la quantité répandue sur la plus grande est plus forte; mais la couche électrique répandue sur la plus petite est plus épaisse, ou plus dense, car on peut considérer comme variable soit l'épaisseur, soit la densité.

Distribution de l'électricité à la surface des corps. — Pouvoir des pointes. — Il faut d'abord démontrer que l'électricité se porte *à la surface des corps conducteurs*. Pour cela, Faraday surmonte une tige de verre d'un sac conique, et en tissu conducteur, analogue comme forme aux sacs à papillons, et il l'électrise; en le touchant à l'extérieur avec une boule métallique isolée, on constate que celle-ci s'électrise, ce qui n'a pas lieu si l'on touche la face interne. Retournons maintenant le filet, grâce au fil dont il est muni, de façon que la face primitivement externe devienne intérieure, et *vice versá*, nous verrons que l'électricité a aussi changé de face, mais est toujours restée à la surface externe.

Prenons de même une sphère creuse électrisée et isolée sur une tige de verre, et touchons-la encore avec un plan d'épreuve; celui-ci ne s'électrisera pas quand on l'appliquera sur la surface intérieure, il s'électrisera au contraire sur la face externe.

Prenons enfin une sphère électrisée et isolée (fig. 252), et recouvrons-la de deux hémisphères creux supportés par des manches isolants; en retirant ceux-ci, nous verrons que la sphère a perdu toute son électricité qui s'est portée sur les enveloppes dont on l'a revêtue.

L'épaisseur électrique sera-t-elle la même à la surface du corps conducteur ? S'il est sphérique, oui, par raison de symétrie ; s'il ne l'est pas, non. Considérons un ellip-

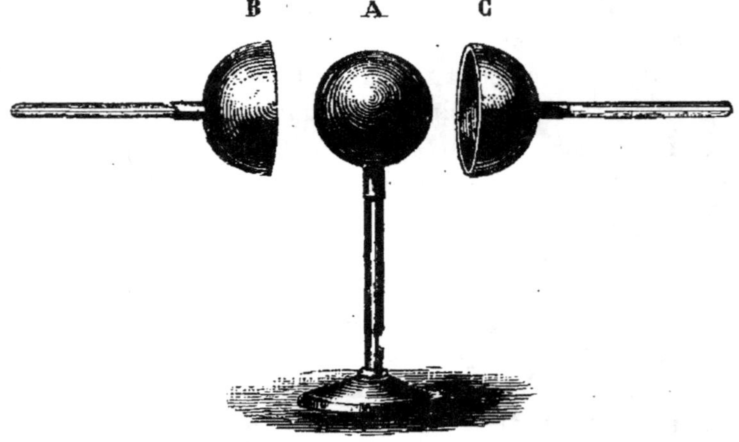

FIG. 252.

soïde ; l'épaisseur électrique sera proportionnelle à la longueur des axes, c'est-à-dire d'autant plus forte à l'extrémité que le grand axe sera plus long ; or, les pointes peuvent être considérées comme un ellipsoïde dont le grand axe est infini par rapport au petit ; l'épaisseur y sera donc considérable, ou, plutôt, l'électricité y acquerra une tension capable, à un moment donné, de vaincre la pression atmosphérique et de s'échapper : c'est ce qui constitue le pouvoir des pointes, et démontre la nécessité de terminer par des surfaces arrondies les instruments qu'on veut charger d'électricité. Sur une lame allongée, on verrait l'épaisseur à peu près constante du milieu à un pouce de l'extrémité, croître alors rapidement et devenir double à cette extrémité.

Capacité électrique. — Potentiel. — On peut considérer dans un corps électrisé la *quantité* d'électricité qu'il renferme, ainsi que la *tension* de cette électricité ; il est évident que la seconde ne dépend pas de la première, au moins dans le cas général ; c'est la force avec laquelle l'électricité tend à s'échapper, et qui se manifeste par des effets mécaniques violents ; elle correspond à la pression des liquides, et nous aurons occasion d'y revenir plus tard. Il y a encore une expression indispensable à connaître autant qu'impossible à définir, c'est le mot *potentiel*. Le potentiel n'est ni la tension, ni la quantité de l'électricité ; il dépend des deux et pourrait être appelé *niveau électrique*. En effet, on dit qu'un corps est à un potentiel plus élevé qu'un autre lorsque, relié à ce second, il lui transmet une partie de son électricité, de manière à établir une valeur commune, comme un liquide dans deux vases communiquants. Lorsqu'un corps électrisé mis en communication avec le sol perd son électricité, c'est qu'il se met au potentiel de celui-ci, dont on ne connaît pas la valeur, mais qu'on peut prendre comme zéro de l'échelle des potentiels. Ainsi, dire qu'un corps a un potentiel V, c'est dire que ce potentiel est de V degrés au-dessus de celui du sol. Pour élever le potentiel d'un corps d'une unité, il faut lui fournir une quantité d'électricité c qui lui est spécifique et qu'on appelle *capacité électrique*, terme analogue à la chaleur spécifique, de sorte que la quantité d'électricité peut prendre la forme d'une égalité semblable à celle que prend la quantité de chaleur et s'écrire :

$$Q = C V$$

dans laquelle Q est la quantité d'électricité, V le potentiel et c la capacité électrique.

CHAPITRE LVIII

Électricité par influence. — Corps diélectriques. — Effets dus
à l'influence électrique. — Carillon, grêle, tourniquet électriques. — Machine électrique de Ramsden. — Machine de
Nairne. — Machine hydro-électrique d'Armstrong. — Électroscope. — Électrophore. — Machine de Holtz. — Machine
de Carré.

Électricité par influence. — Les phénomènes d'*électricité d'influence* ou d'*induction* sont ceux qui se produisent quand un corps électrisé se trouve dans le
voisinage d'un autre à l'état neutre ou également électrisé.
Il faut distinguer plusieurs cas :

1er cas. *Un corps bon conducteur électrisé se trouve en
présence d'un autre à l'état neutre, bon conducteur et isolé.*
Disons d'abord que le corps agissant s'appelle *corps
influent* et l'autre *corps influencé*. Soit A B le corps influent
que nous supposons positif et N P un cylindre influencé,
isolé par un support de verre et muni aux différents
points de sa longueur de doubles fils de chanvre support-
tant des balles de sureau (fig. 253). Tant que les deux
corps sont en présence, on constate que les balles de sureau divergent deux à deux et que leur écart est d'autant
plus grand qu'elles sont plus rapprochées du corps
influent; on peut, de plus, s'assurer que l'extrémité du
cylindre N est électrisée négativement, l'extrémité P
positivement, et qu'en C D se trouve une *ligne neutre;*
l'explication est simple : le fluide positif de A B a décom-

posé le fluide neutre du cylindre; le fluide négatif est
attiré et le fluide positif repoussé, et comme l'effet

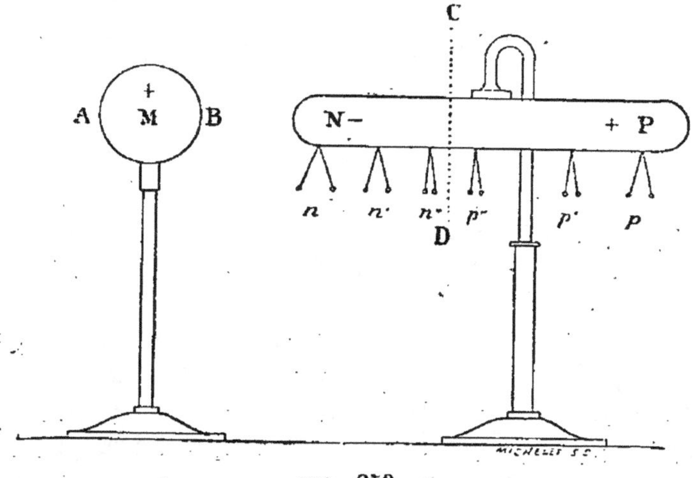

FIG. 253.

diminue avec la distance, il s'ensuit qu'il est plus considérable en N qu'en P, que la couche d'électricité n'est pas
uniforme sur le cylindre, et qu'elle est nulle en un point
qui constitue la ligne neutre. Mais, à présent, enlevons le
corps influent, que va-t-il se passer? Les pendules vont
retomber instantanément et le *cylindre revenir à l'état
neutre;* ainsi, l'effet cessera aussitôt que cessera la cause.

Il va sans dire que le corps influent doit être isolé,
et que le corps influencé peut agir lui-même comme
influent sur un troisième. De plus, le corps influencé
réagit toujours sur le corps influent, de façon que l'électricité de celui-ci se porte sur la surface la plus rapprochée.

2e *cas. Le corps influencé communique avec le sol et il est bon
conducteur* (fig. 254). Les choses se passeront comme précédemment, c'est-à-dire que, si le corps influent est positif,

l'extrémité la plus rapprochée du cylindre se chargera négativement, mais le fluide positif repoussé et trouvant

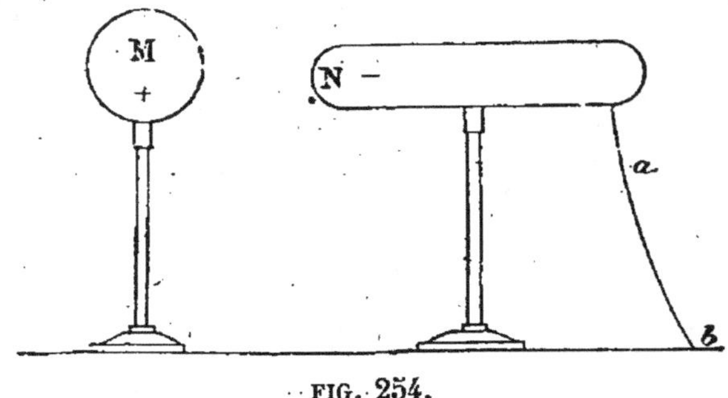

FIG. 254.

une issue par le fil qui le fait communiquer avec la terre, s'échappera dans celle-ci ; aussi, *si l'on supprime cette communication d'abord et qu'on enlève le corps influent ensuite*, le cylindre restera chargé négativement, c'est-à-dire de *fluide contraire*. On voit, sans qu'il soit nécessaire d'insister, la différence avec le cas précédent.

3° cas. *Le corps influencé est mauvais conducteur*. Il s'influence très lentement et l'électricité s'y distribue en couches alternativement positives et négatives. On a donné à ce phénomène le nom d'*électricité polaire*.

Corps diélectriques (fig. 255). — Les corps influent et influencé peuvent n'être séparés que par une couche d'air plus ou moins considérable, comme dans les trois cas que nous avons examinés, mais on peut aussi interposer des écrans formés de *lames non conductrices*, ainsi que l'a fait Faraday. Soit un conducteur isolé et chargé positivement (B) placé à égale distance de deux autres A et C, terminés par des feuilles d'or E et D qu'on a *momentanément* fait communiquer avec le sol et qui sont restées chargées négativement, une fois la communication rompue ; tant que les distances B C et B A sont égales, la charge est la même sur chacun des plateaux A et B, et les feuilles d'or restent verticales, ne recevant pas de fluide qui se trouve

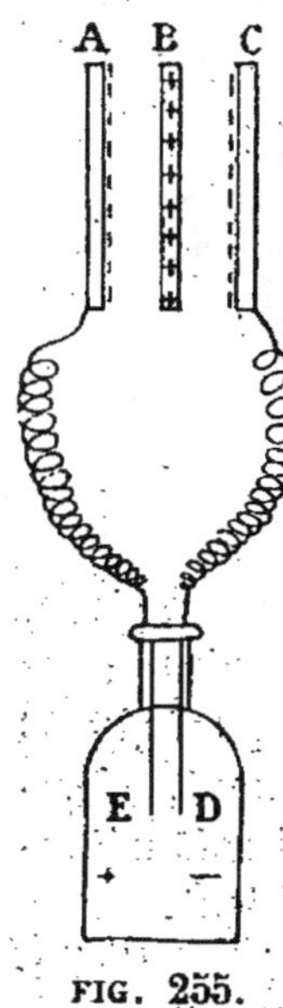

FIG. 255.

maintenu sur les faces en regard; mais qu'on approche l'un d'eux de B, A par exemple, du fluide positif sera repoussé sur la feuille E et le fluide négatif augmentant en A, tandis que le fluide négatif diminuera sur B et qu'une partie se portera sur D, il s'ensuit qu'on verra les lames d'or converger l'une vers l'autre; rétablissons l'égalité de distance, et les feuilles d'or reviennent à l'état neutre et à leur position primitive. Ceci étant, interposons entre A et B *une lame d'une substance non conductrice*, les feuilles d'or convergeront de nouveau, montrant ainsi que l'effet produit par cette lame est le même que si l'on avait diminué la distance A B; qu'on remplace la lame par une autre d'*égale épaisseur*, mais de *nature différente*, le phénomène se produira dans le même sens, mais avec une intensité différente; on a donné à cette propriété le nom de *pouvoir diélectrique* qu'on définit *le rapport qui existe entre la quantité d'électricité développée par influence à travers une lame de la substance considérée et la quantité qui serait développée à travers une lame d'air d'égale épaisseur.* Le pouvoir diélectrique des substances transparentes est proportionnel à la racine carrée de leur indice de réfraction. (Loi de Boltzmann.)

Effets dus à l'influence électrique. — Carillon électrique (fig. 256). — Grêle électrique. - Tourniquet électrique. — C'est à l'influence électrique qu'il faut attribuer les attractions et répulsions des corps légers, ainsi qu'on peut le rendre manifeste par les expériences suivantes : Qu'on suspende à une machine électrique une tige métallique C D, dont les extrémités sont munies de chaines

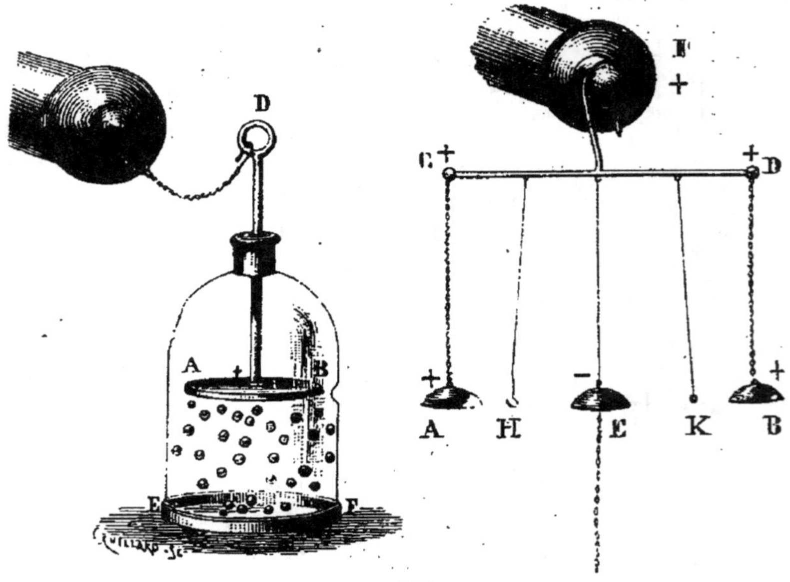

FIG. 256.

portant des timbres A et B, et un autre timbre E maintenu par un fil de soie et communiquant avec le sol ; quand la machine fonctionnera, les timbres A et B se chargeront positivement et par influence le timbre E sera chargé négativement ; si donc nous suspendons par des fils de soie de petites balles métalliques entre A et E, E et B, celles-ci seront alternativement attirées et repoussées par les timbres, et feront entendre une sorte de carillon.

On produira la grêle électrique en plaçant de petites balles de sureau sous une cloche de verre dont la base est en bois et communique avec le sol, tandis qu'un plateau A B est relié par une tige conductrice avec une machine électrique ; quand celle-ci fonctionnera le plateau A B se chargera positivement, le fond E F négativement par influence et les balles de sureau alternativement attirées et repoussées par chacun d'eux seront en mouvement continuel. On rend l'expérience plus amusante en remplaçant les balles de sureau par de petits pantins de même substance qui semblent exécuter des danses fantastiques.

Le tourniquet électrique se compose de tiges métalliques recourbées en pointe dans le même sens, le tout mobile dans un plan horizontal autour d'un pivot vertical communiquant avec une machine électrique. Dès que celle-ci fonctionne le tourniquet tourne dans le sens contraire aux pointes, et si l'on opère dans l'obscurité, on peut voir de chacune de celles-ci se dégager une aigrette lumineuse ; cette rotation est due à la répulsion qu'exercent sur les pointes les molécules d'air qui se sont électrisées. On donnait autrefois une fausse interprétation du phénomène en l'attribuant à la réaction du fluide qui s'échappait, comme cela se passe dans le tourniquet hydraulique.

Machine électrique de Ramsden (fig. 257). — C'est la machine qui jusqu'en ces derniers temps était la plus employée : elle se compose de deux parties, l'une qu'on fait communiquer avec le sol, l'autre qui en est isolée. La première se compose d'une roue de verre verticale tournant au moyen d'une manivelle M entre deux montants de bois verticaux ; ceux-ci sont munis en A et en B de deux coussins enduits d'or mussif (bisulfure d'étain) entre lesquels frotte la roue de verre ; les coussins peuvent être mis en communication avec le sol au moyen d'une chaîne métallique. La partie isolée se compose de deux cylindres en cuivre reliés métalliquement entre eux et sup-

portés par des pieds de verre ; ils se prolongent en C et
en D par deux fourchettes munies de pointes entre les-

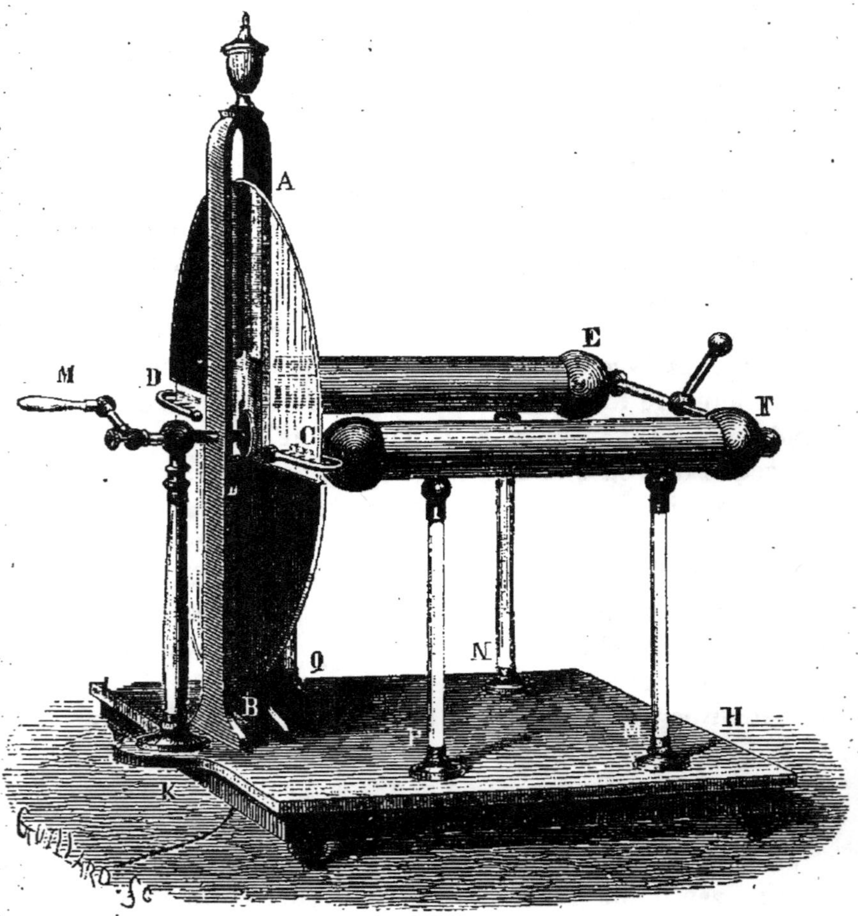

FIG. 257. — Machine de Ramsden.

quelles passe la roue de verre. La théorie de la machine
est très simple ; le verre en frottant sur les coussins se
charge positivement et ceux-ci négativement ; mais tan-

dis que l'électricité négative s'écoule dans le sol grâce à la chaîne, le fluide positif est entraîné dans le mouvement de la roue et les cylindres sont influencés ; leur fluide négatif est attiré et s'échappe par les pointes pour neutraliser le fluide positif du verre, et eux restent chargés positivement ; plus on tourne et plus considérable est l'effet qui atteint cependant une limite que la machine ne saurait dépasser, car alors des étincelles éclatent entre les coussins et les fourchettes ; cette limite n'est du reste que rarement atteinte, car il y a des déperditions continuelles dues à l'air humide ; l'humidité, se condensant sur le verre, le rend conducteur et il faut prendre les plus grandes précautions pour éliminer cette cause perturbatrice : frottement avec des linges chauds et secs, feu dans le voisinage de la machine, etc.

Les dimensions de la machine ne sont pas indifférentes ; si l'on veut avoir un *potentiel* élevé, caractérisé par la longueur des étincelles, il faut donner à la roue les plus grandes dimensions possibles ; pour les effets de *quantité*, c'est au contraire le système des cylindres qu'il faut développer.

Machine de Nairne (fig. 258). — La machine précédente ne donne que de l'électricité positive ; celle de Nairne permet d'obtenir à volonté la positive ou la négative, ou les deux simultanément ; il n'y a pour cela qu'à recueillir celle des frottoirs. Pour arriver à ce résultat on remplace la roue de verre par un cylindre horizontal également de verre et mis en mouvement par la manivelle A B C ; H G est un cylindre de cuivre horizontal muni de pointes perpendiculaires au cylindre de verre ; E F est un autre cylindre de cuivre disposé en regard du frottoir D ; tout l'appareil est porté par des tiges de verre. Quand on fait tourner le verre, il frotte sur les coussins et s'électrise

positivement, tandis que le coussin prend l'électricité négative qu'il communique au cylindre E F et à son prolongement F K ; de même le verre positif, passant devant les

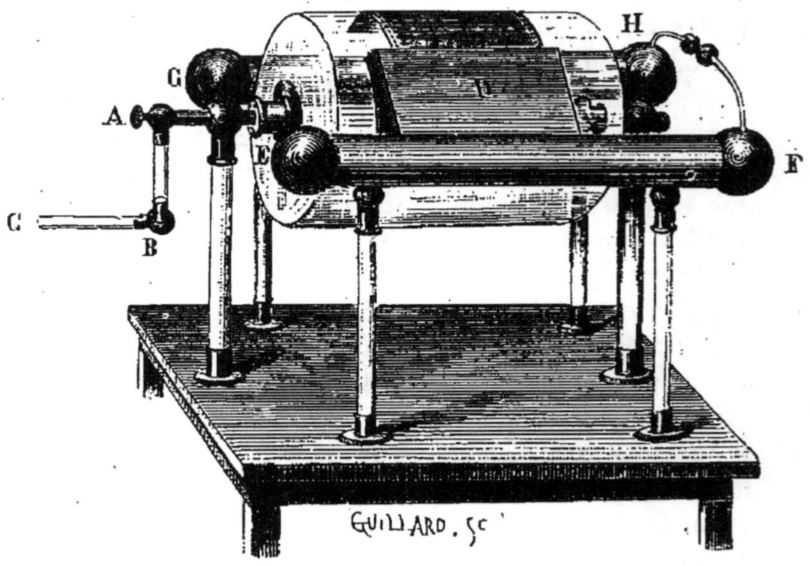

FIG. 258. — Machine de Nairne.

pointes du cylindre G H, charge celui-ci positivement ; de
sorte qu'au bout d'un certain nombre de tours on voit
jaillir des étincelles entre H M et F K ; en augmentant
l'intervalle qui sépare ces tiges, on augmente aussi le
potentiel ; et si l'on ne veut recueillir qu'une électricité, on
maintient isolé le conducteur correspondant et l'on fait
communiquer l'autre avec le sol.

Machine hydro-électrique d'Armstrong. — Un méca-
nicien anglais avait remarqué qu'il pouvait tirer des étincelles de la chaudière d'une machine à haute pression,
lorsqu'il avait une main dans le jet de vapeur s'échap-

pant d'une fissure, et l'autre sur la paroi métallique. Les recherches de Faraday et d'Armstrong, à ce sujet, montrèrent que la vapeur n'est pas électrique par elle-même, mais que, *lorsqu'elle s'échappe en frottant sur des ajutages, si elle contient des particules liquides*, elle deviendra positive, tandis que les tubes seront électrisés négativement ; dès que la vapeur devient sèche, toute trace d'électricité disparaît ; si les gouttelettes sont formées par un liquide étranger, la vapeur sera négative ; enfin la nature des ajutages a une importance notable et le buis semble donner les meilleurs résultats. La machine en somme se compose d'une chaudière portée par des pieds isolants ; une cheminée facilite le tirage et la vapeur d'eau bouillante chargée de gouttelettes frotte sur des ajutages en buis à travers lesquels elle s'échappe et qu'elle charge négativement, tandis qu'elle-même est positive ; cette vapeur électrisée agit ensuite sur un conducteur isolé voisin muni d'un peigne qui se trouve ainsi chargé positivement ; on a donc comme dans les machines électriques ordinaires une partie électrisée négativement : la chaudière, et une autre positivement : le peigne et le conducteur ; les étincelles que donne cette machine peuvent atteindre une longueur de 60 centimètres.

Electroscope (fig. 259).— Nous avons jusqu'ici parlé des deux électricités de nom contraire, mais nous n'avons pas indiqué le moyen de reconnaître à laquelle on a affaire ; on se sert pour cela d'un appareil appelé *électroscope*. Il se compose d'une cage de verre reposant sur un fond métallique muni de deux tiges verticales terminées par de petites boules ; la partie supérieure du verre est recouverte de gomme-laque et traversée par une tige métallique A B terminée en A par un bouton de cuivre et portant en B deux petites feuilles d'or *e* et *d*, qui grâce à la cloche sont soustraites aux agitations de l'air extérieur, tandis que l'air intérieur est rendu parfaitement sec et isolant au moyen de fragments de chaux vive placés en *g*.

Pour se servir de l'appareil il *faut commencer par le charger d'une électricité connue, la négative par exemple ;* à cet effet on prend (si la charge doit être négative) un bâton de verre frotté et par conséquent *positif* qu'on approche lentement du bouton A en posant le doigt sur cclui-ci ; il est évident qu'alors le fluide positif sera repoussé du bouton dans le sol, et que A sera chargé négativement ; si maintenant on retire *d'abord* le doigt, *puis* le bâton

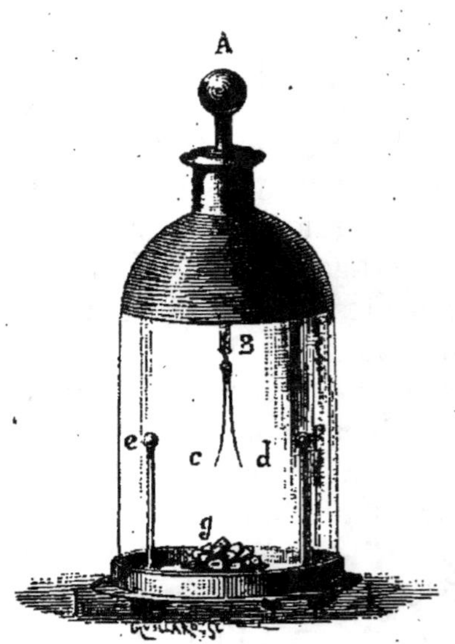

FIG. 259. — Electroscope.

de verre, l'électricité négative se répandra de A sur les lames d'or qui en subissent une certaine divergence. L'appareil est alors prêt à fonctionner : pour cela, il n'y a qu'à approcher *de loin et très lentement* le corps dont on veut déterminer le genre d'électricité ; si l'écart des lames d'or est *augmenté*, c'est que l'électricité du corps est la même que celle de l'électroscope, c'est-à-dire négative ; si au contraire on constate un *rapprochement*, c'est que l'électricité du corps est de nom contraire, c'est-à-dire positive ; mais pour ne pas être induit en erreur, il faut approcher le corps *très lentement* et recommencer l'expérience avec l'électroscope chargé d'électricité positive.

Electrophore (fig. 260).— Dans les machines électriques ordinaires, l'électricité disparaît très rapidement ; l'électrophore permet d'emmagasiner, pour ainsi dire, une certaine quantité de fluide pendant un temps indéfini. Il se compose de deux parties ; la partie influente, mauvais conducteur formé d'un gâteau de résine coulée dans un disque de cuivre et qu'on a chargée *négativement* en la battant avec une peau de chat ; la partie influencée est un plateau métallique ou de bois recouvert d'une feuille d'étain, supporté par un manche isolant. Si l'on pose le plateau sur

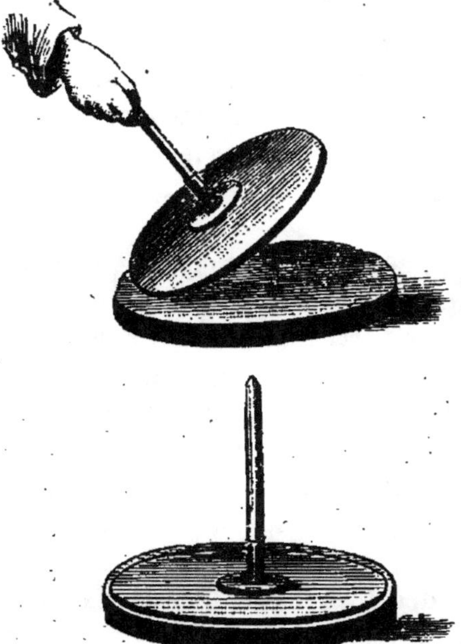

FIG. 260. — Electrophore.

le gâteau de résine, le plateau *s'électrisera par influence*, sa face inférieure sera positive et sa face supérieure négative, en touchant celle-ci du doigt on fera écouler dans le sol l'électricité négative et le plateau enlevé sera chargé positivement et représentera une petite machine électrique qui une fois déchargée se rechargera de la même manière avec le même gâteau. Ce qu'il importe de bien remarquer, c'est que le gâteau ne perd pas son électricité, que celle-ci, quoiqu'en faible quantité peut servir à charger un nombre considérable de fois le plateau conducteur grâce d'une part au *travail effectué* par l'opérateur qui approche et éloigne ce plateau et d'autre part à la difficulté qu'éprouve l'électricité à se mouvoir dans le gâteau de résine ; *malgré le contact en effet, elle agit par influence, comme si le plateau était placé à une certaine distance*, mais il est nécessaire pour cela que le corps influencé soit plan ou arrondi et ne présente ni pointes ni arêtes : on verrait alors le fluide du plateau s'échapper par les arêtes ou les pointes pour se combiner à celui du gâteau.

Machine de Holtz (fig. 261). — Une machine électrique rappelant l'électrophore est celle de Holtz. Elle se compose de deux plateaux de verre verticaux ; l'un A B verni à la gomme laque tourne autour de l'axe C Q, l'autre E F est fixe, mais percé à son centre pour laisser passer l'axe de rotation ; aux extrémités d'un même diamètre horizontal de ce plateau sont deux petites fenêtres évidées munies chacune d'un triangle de papier épais, l'un à sommet inférieur, l'autre à sommet supérieur, sommets toujours dirigés vers la partie évidée de la fenêtre ; ces deux papiers constituent les *armures*, en face desquelles, séparés par le plateau mobile, sont deux peignes métalliques P et P', terminant des tiges conductrices dont l'autre extrémité est formée par les boules creuses T et V ; dans ces boules passent les *excitateurs* T R et N V, tiges métalliques munies de sphères en N et P et continuées en T P et V H par des manches isolants d'ébonite qui permettent de les amener en contact ou de les éloigner, la partie conductrice R T et N V étant toujours en contact avec les tiges qui portent les peignes (fig. 262). Pour faire fonctionner l'appareil on commence par l'amorcer, en amenant au contact les boules des excitateurs, et touchant l'une des armures avec un corps électrisé, négativement par exemple ; on fait en même temps tourner la machine en sens inverse de la direction des pointes de papier. En écartant alors les excitateurs on voit jaillir entre eux un flot d'étincelles,

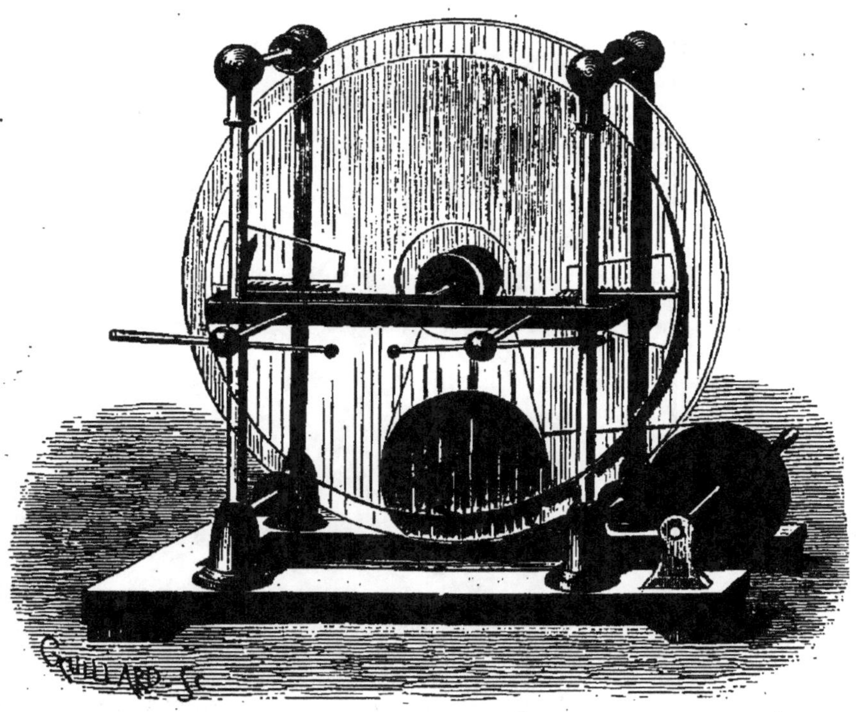

FIG. 261. — Machine de Holtz.

l'une des boules étant positive et l'autre négative. La théorie de cette machine est peu connue; voici celle qu'en donne M. Duter, et que nous reproduisons textuellement :

« Pour expliquer commodément le fonctionnement de « la machine de Holtz, nous supposerons avec M. Bertin « que le plateau mobile est remplacé par un manchon « cylindrique A B perpendiculaire au plan de la figure ;

« dans son intérieur sont placés les conducteurs F P, N K
« et les peignes F et K (fig. 263).

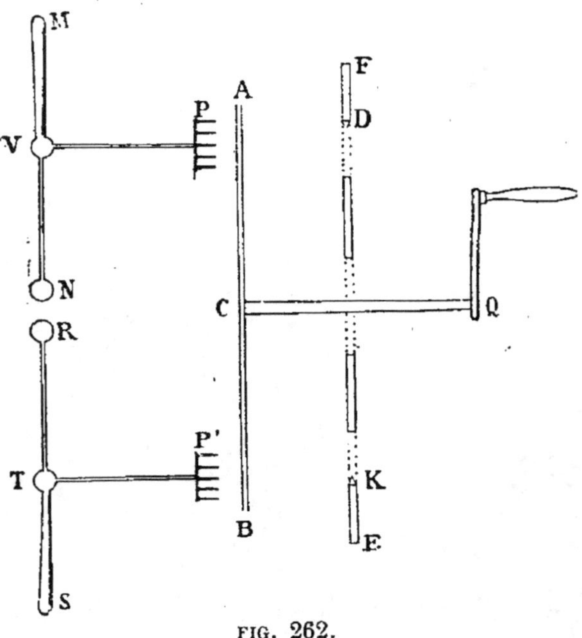

FIG. 262.

« Les armures de papier C D et E G sont collées sur les
« bords de deux fenêtres pratiquées dans un second
« manchon cylindrique externe et concentrique au pre-
« mier ; il est inutile de figurer ce cylindre dont le prin-
« cipal rôle est de servir de support aux armatures.

« Cette machine serait à celle de Holtz ce que celle de
« Nairne est à celle de Ramsden ; elle a d'ailleurs été
« construite par M. Saint-Loup et a donné des résultats,
« Cependant, si, dans la théorie, elle ne diffère pas de
« celle de Holtz, elle est beaucoup moins commode dans
« la pratique. Chargeons l'armature G E négativement
« comme nous l'avons dit plus haut et faisons tourner le

« cylindre mobile dans le sens de la flèche, c'est-à-dire
« en sens inverse de la direction des pointes de papier,

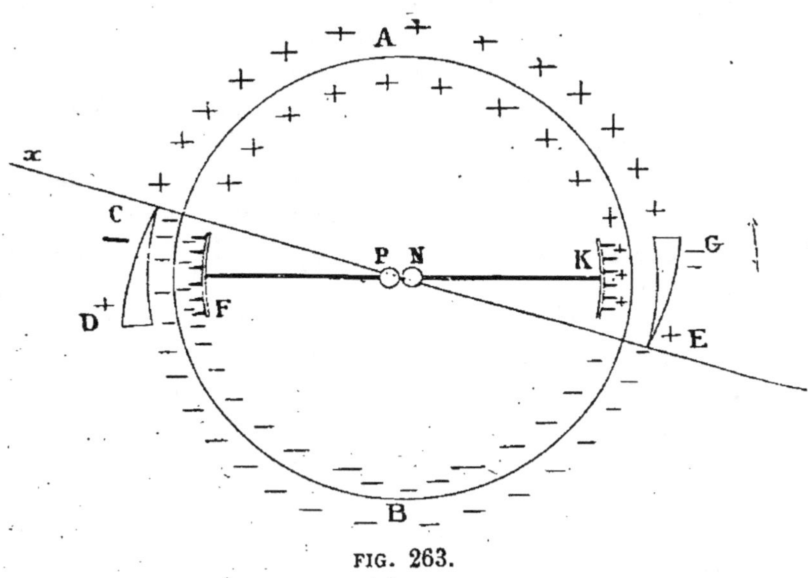

FIG. 263.

« et laissons les boules P et N en contact. L'électricité
« négative de l'armure G E agira par influence sur le con-
« ducteur F P N K, attirera sur le peigne K de l'électricité
« positive qui s'échappera sur le verre et repoussera sur
« le peigne F de l'électricité négative qui se fondra aussi
« sur la face externe du cylindre de verre. Le phénomène
« se reproduira à mesure que le cylindre tournera, de
« sorte que la surface interne du cylindre sera électrisée
« positivement dans sa partie supérieure et négativement
« dans sa partie inférieure. Ces deux couches électriques
« ainsi formées seront séparées par un plan qui ne sera
« pas tout à fait horizontal à cause de la présence des
« peignes.
« Sous l'influence de ces couches, l'armure C D s'élec-

« trise positivement à la base et négativement à la pointe
« cette électricité négative s'échappe sur la face externe du
« verre pendant la rotation et couvre la moitié inférieure
« d'électricité négative ; de même l'influence du peigne K
« se fait sentir sur l'armure G E, accroît la charge néga-
« tive de la base et communique à sa pointe de l'électri-
« cité positive qui, s'échappant sur la face externe du
« cylindre, recouvre sa moitié supérieure; ces phéno-
» mènes continuant à mesure qu'on tourne, la production
« d'électricité croît jusqu'au moment où elle fait équilibre
« aux pertes.

« Si on vient à écarter les deux boules N et P, les
« couches électriques des différentes parties de la ma-
« chine les portent à des potentiels différents, celui de
« P est plus élevé que celui de N et des étincelles écla-
« tent entre les deux boules. La différence de potentiel
« entre les boules PN et par suite la grandeur des étin-
« celles est limitée par le diamètre du cylindre, car il
« arrive un moment où les étincelles curvilignes éclatent
« le long de la surface du verre entre les deux peignes ;
« à ce moment la distance explosive ne peut plus croître.
« Le débit de la machine, toutes choses égales d'ailleurs,
» dépend de la vitesse de rotation du plateau mobile. On
« voit donc que la machine de Holtz établira entre les
« deux tiges de son excitateur une différence de poten-
« tiel d'autant plus grande que les plateaux seront plus
» grands et donnera d'autant plus d'électricité que la ro-
« tation du plateau mobile sera plus rapide. »

Machine de Carré (fig. 264). — C'est l'appareil le plus
usité pour la pratique médicale; il se compose d'un gros
cylindre de cuivre horizontal MN supporté par deux montants isolants et verticaux ; entre les montants sont deux
roues verticales l'une en verre A, l'autre en caoutchouc,

toutes deux traversées par des axes horizontaux munis de
poulies permettant de faire tourner le plateau de caoutchouc dix fois plus vite que le plateau de verre ; celui-ci

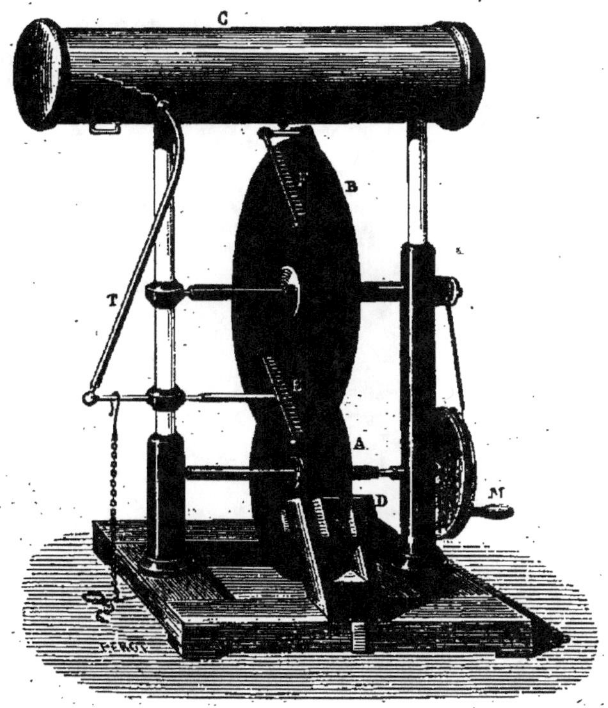

FIG. 264. — Machine de Carré.

frotte entre deux coussins et joue le même rôle qu'une des
armures en papier de la machine de Holtz ; l'autre armure
est remplacée par un morceau d'ébonite qui se trouve
placé à la partie supérieure vis-à-vis d'un peigne D dont
le sépare le plateau ; le peigne D communique avec le
cylindre M N et un autre peigne E fait suite à une tige
métallique articulée E F G, mobile autour du point F

comme centre et pouvant à volonté communiquer ou non avec le cylindre M N ; c'est entre ce cylindre et cette tige que se forment les étincelles. L'avantage de cette machine, dont la théorie est la même que celle de Holtz, est de pouvoir fonctionner par tous les temps, de s'amorcer facilement et d'occuper un peu moins de volume.

CHAPITRE LIX

Électricité condensée : condensateur à lames d'air ou à plateaux. — Bouteille de Leyde. — Bouteille de Leyde à
armatures mobiles. — Décharge des condensateurs. —
Électroscope condensateur. — Carreau fulminant. — Électromètres.

**Electricité condensée : condensateur à lames d'air
ou à plateaux.** — Les différentes machines électriques
que nous venons de passer en revue peuvent donner des
charges plus ou moins considérables, mais dans tous les
cas celle-ci atteint un maximum pour chaque machine
particulière, maximum dû soit à la recombinaison des
fluides des cylindres et des coussins, soit aux pertes par
l'air et les supports ; il est évident que cette limite serait
dépassée si l'on pouvait, par un moyen quelconque, maintenir l'électricité sur les corps qu'on veut charger : or, ce
moyen, l'électricité par influence le fournit et le nouvel
appareil prend le nom de *condensateur* (fig. 265). Dans sa
plus grande simplicité le condensateur à lame d'air se compose de deux plateaux A B et C D séparés par une couche
d'air. Supposons le second de ces plateaux éloigné, et
A B en communication avec une machine électrique qui
le chargera à un certain potentiel positif V, qui est celui
de la source ; l'électricité se répandra sur les deux faces
du plateau et si celui-ci est muni d'un petit pendule sur
sa face *m* on le verra s'élever ; ceci étant, approchons le

plateau C D que nous aurons mis en communication avec le sol, nous verrons le pendule de A B retomber, c'est-à-dire l'électricité de la face *m* se porter sur la face intérieure ; c'est qu'en effet le plateau A B positif agit par in-

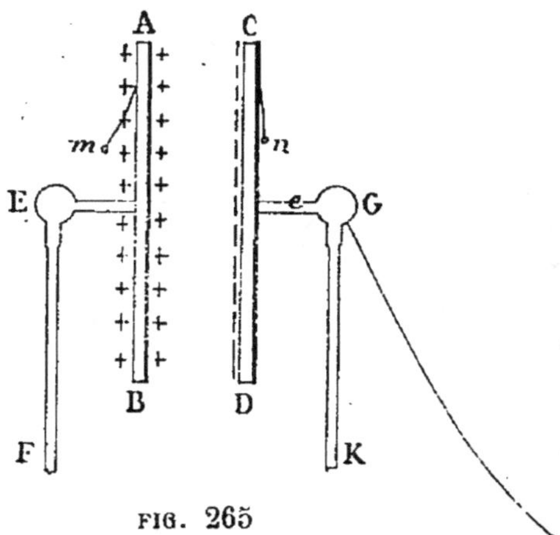

FIG. 265

fluence sur le plateau C D, repousse dans le sol le fluide positif de celui-ci et attire sur la face interne le fluide négatif ; or, d'après ce que nous avons vu, celui-ci réagit à son tour sur le plateau A B, de sorte que, à travers la lame d'air qui les sépare, les fluides positif et négatif se portent et se maintiennent réciproquement sur les faces en regard, et que si l'on fait communiquer de nouveau le plateau A B avec la machine électrique, il en recevra une nouvelle charge, qui appellera sur C D une nouvelle quantité d'électricité de nom contraire, et ainsi de suite jusqu'à ce que l'appareil ait atteint sa charge maxima, charge bien supérieure à ce qu'elle eût été sans l'emploi de deux plateaux. Pour obtenir de l'électricité condensée, il faut donc prendre deux corps séparés par une lame isolante ; l'un, appelé *collecteur*, est porté sur un pied isolant et mis en communication avec une machine électrique ;

L'autre, appelé *condensateur*, est relié au sol. On appelle *force condensante* le rapport qui existe entre la charge ainsi obtenue, et celle que prendrait le collecteur sans condensateur ; cette force augmente avec les dimensions des plateaux et diminue avec leur distance ; elle est donc maxima quand celle-ci est très petite, mais l'étincelle peut alors jaillir et l'appareil se décharger ; elle varie de plus avec la nature de la lame isolante, et l'air sera remplacé avec avantage par le verre ou le mica, qui sous une épaisseur bien moindre ne permettent pas la réunion des deux électricités. Disons enfin que la charge n'est pas tout à fait la même sur les deux plateaux ; elle est plus forte sur le collecteur, en effet il est plus éloigné de la face n que la face CD et, comme la face n est à l'état neutre, c'est que, sur elle, les actions contraires de A B et la face CD sont égales, ce qui ne peut avoir lieu qu'autant que A B étant plus éloigné est plus énergique.

Bouteille de Leyde (fig. 266).—Le condensateur le plus simple et le plus employé est la bouteille de Leyde. Celle-ci se compose d'une bouteille de verre qui représente la lame isolante ; elle est recouverte sur la majeure partie de sa surface externe d'une lame d'étain que l'opérateur tient à la main, c'est-à-dire que cette lame représente le condensateur mis en communication avec le sol ; c'est l'armure externe ; l'armure interne est formée par des feuilles de clinquant dont est remplie la bouteille ; ces feuilles sont mises en communication avec une machine électrique au moyen d'un crochet prolongé par une tige métallique qui traverse le bouchon ; celui-ci, ainsi que la partie supérieure de la bouteille, a été soigneusement recouvert d'une couche de gomme laque, de manière à éviter toute communication entre les armures interne et externe. Est-il nécessaire d'ajouter que quand on charge la bouteille de Leyde, l'armure interne prend l'électricité de la source et l'armure externe celle de nom contraire.

On remplace souvent la bouteille par une jarre, qui n'en diffère que par les dimensions, la largeur de l'ou-

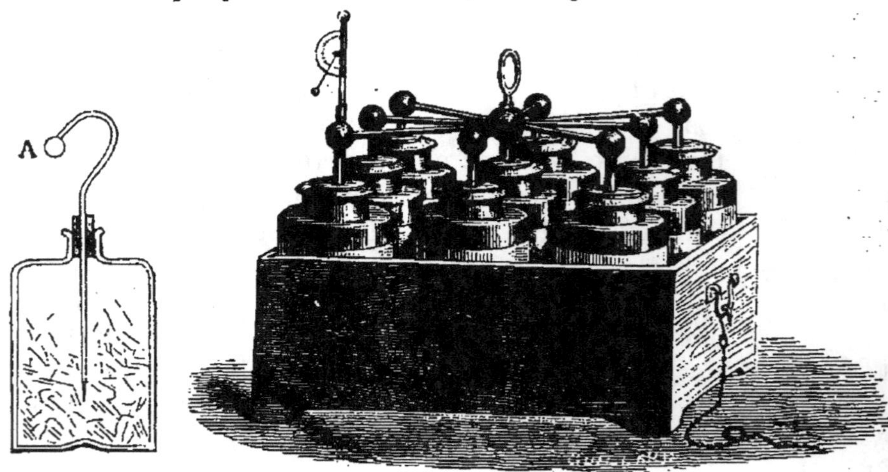

FIG. 266. — Bouteille de Leyde.

verture et l'armure interne formée d'une feuille d'étain qu'on a collée sur la surface intérieure et qui communique avec le bouton extérieur au moyen de nombreux fils métalliques qui la touchent en ses différents points. Cet accroissement de surface amène aussi un accroissement de force, qu'on peut rendre encore plus considérable par la réunion d'un certain nombre de jarres; c'est ce qu'on appelle des *batteries.* Celles-ci sont formées de plusieurs jarres dont les armatures internes sont toutes réunies entre elles pur un système de tiges métalliques qui traversent leurs boutons et convergent en un point central ; toutes les armatures externes communiquent par une feuille d'étain qu'on a collée au fond de la boite qui les contient ; la boite elle-même communique avec le sol au moyen d'une chaine.

Bouteille de Leyde à armatures mobiles (fig. 267).— Elle a surtout une importance théorique comme instrument de démonstration et est formée de trois pièces indépendantes : une lame isolante constituée par un vase

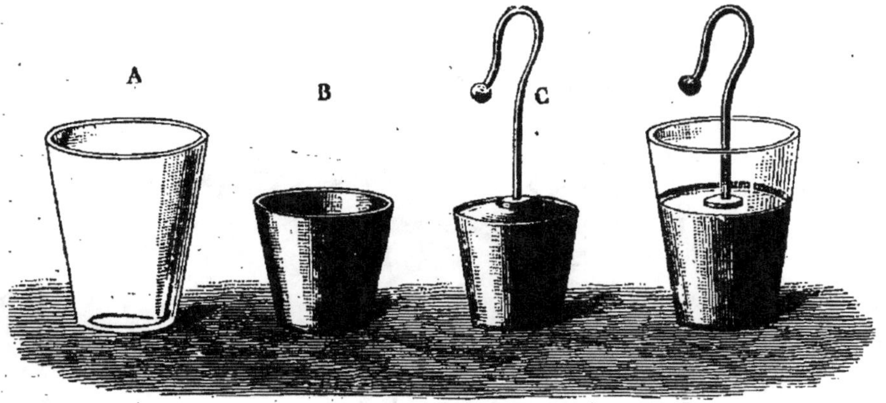

FIG. 267. — Bouteille à armatures mobiles.

de verre, une armature externe constituée par un vase métallique et une armature interne constituée par une bouteille également métallique terminée par un crochet. Pour la charger, après avoir introduit ces trois pièces l'une dans l'autre, on fait communiquer l'armature interne avec une machine électrique, et l'armature externe avec le sol ; or, ceci fait, voici ce que l'on constate : si l'on sépare ces différentes pièces et qu'on mette en contact les armatures interne et externe, il y a bien une étincelle, mais très faible ; celle-ci est au contraire très énergique si l'on réunit par un conducteur les deux *faces du vase de verre*, d'où cette conclusion, qu'on ne saurait trop rappeler, que, *dans les condensateurs, les fluides ne sont ni sur l'armature interne, ni sur l'armature externe, mais sur les deux faces de la lame isolante.*

Décharge des condensateurs (fig. 268). — Cette décharge peut s'opérer de deux manières : soit brusquement, soit par contacts alternatifs. Dans le premier cas, on se sert d'un *excitateur*, c'est-à-dire d'un instrument à deux

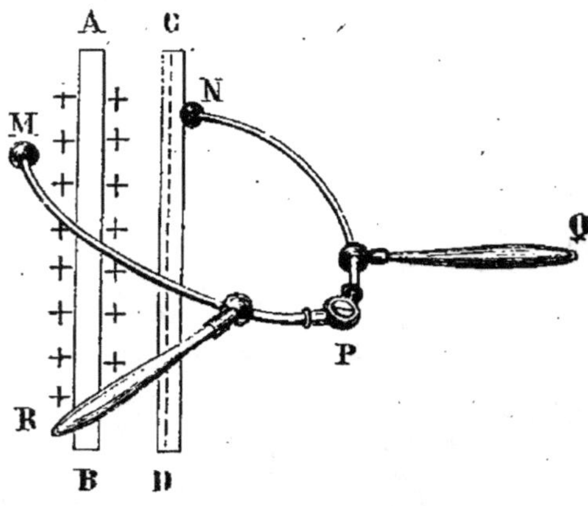

FIG. 268.

branches métalliques MP et NP articulées et pouvant tourner autour du pivot P qui les réunit; à ces deux branches sont réunies deux tiges de verre qu'on tient à la main et qui servent à les manœuvrer. Pour opérer, on touche le condensateur C D avec la boule N et l'on approche la boule M du collecteur que nous supposerons positif; par influence de celui-ci, la boule M se charge négativement, tandis que l'électricité positive est repoussée sur le plateau CD; quand la distance de M et du collecteur devient assez petite, *l'étincelle jaillit entre eux* et l'appareil est complètement déchargé, si le collecteur est relié au sol; sinon, le collecteur reste chargé de l'excès d'électricité qu'il a sur le condensateur, et, pour achever la décharge, il n'y a qu'à le relier à la terre. Quelquefois, cependant, en opérant ainsi pour décharger la lame isolante, on observe au bout de quelque temps qu'on peut tirer une nouvelle étincelle, et ensuite une troisième, etc. C'est que l'appareil n'avait pas perdu toute son électricité, que les fluides qui l'avaient pénétré par chacune de ses faces n'avaient pu se combiner, probablement à cause de leur difficulté à se mouvoir ou des déformations qu'ils avaient produites, et que les résidus, regagnant les surfaces au bout d'un certain temps, donnent lieu à ces *décharges dites résiduelles*.

La seconde manière de décharger les condensateurs consiste à les toucher alternativement; soit le collecteur A et le condensateur B, supposons-les l'un et l'autre chargés, puis isolés, et touchons l'un d'eux, A, par exemple; nous observerons une petite étincelle qui jaillira entre A et notre doigt et nous montrera que ce plateau a perdu une petite quantité d'électricité; touchons maintenant de la même façon B, nous observerons le même phénomène et ainsi de suite, *le plateau qu'on touche se trouvant ainsi moins électrisé que l'autre*, en sorte qu'après plusieurs de ces contacts alternatifs les deux plateaux seront revenus à l'état neutre.

Électroscope condensateur (fig. 269).—Volta, en combinant les condensateurs aux électroscopes, est parvenu à les rendre sensibles à des sources électriques qui, sans cela, n'auraient produit de divergence à cause de leur faible potentiel. L'électroscope condensateur a la même forme que l'électroscope ordinaire, mais le bouton supérieur est remplacé par un plateau AB métallique et recouvert d'une couche de vernis; sur ce plateau on en place un autre, mobile, également métallique, recouvert d'une couche de vernis à sa partie inférieure et porté par un manche de verre : on a donc bien là un condensateur formé de deux plateaux conducteurs séparés par une lame isolante; pour le faire fonctionner, on réunit le

plateau A B avec la source qu'on veut reconnaître et le
plateau C D avec le sol; au
bout de quelque temps on
supprime les communica-
tions de C D avec la terre,
puis de A B avec la source;
en soulevant alors le plateau
C D, l'électricité de A B se
répand sur les feuilles d'or
et les fait diverger.

Carreau fulminant.—C'est
une sorte de condensateur qui
a été imaginée par Franklin. Il
se compose d'une lame de
verre qui constitue la lame
isolante, sur chacune des faces
de laquelle on a collé une
feuille d'étain constituant les
armures conductrices répondant aux armures interne et

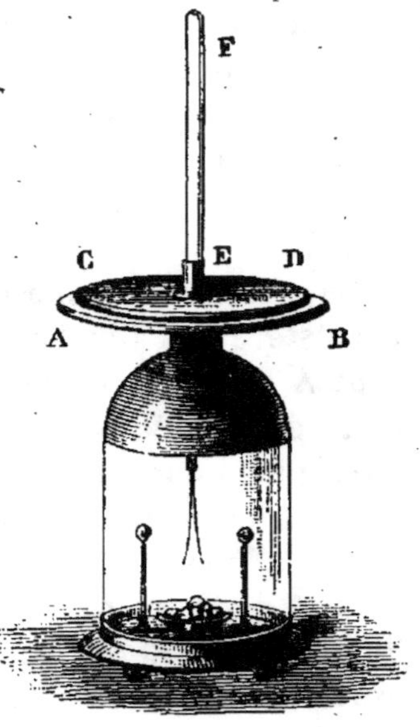

FIG. 269. — Électroscope
condensateur.

externe de la bouteille de Leyde. La face inférieure
est réunie au sol par une chaîne: c'est le condensateur;
la face supérieure est reliée à une machine électrique :
c'est le collecteur.

Électromètres (fig. 270). — On donne le nom d'électromètres à des appareils susceptibles de mesurer les différences de potentiels; on employait autrefois à cet usage
les électroscopes et surtout la balance de Coulomb; on se
sert aujourd'hui de l'électromètre de Thomson. Il permet
d'obtenir la différence de potentiel de deux sources différentes, et se compose de quatre secteurs métalliques
séparés les uns des autres, mais reliés alternativement,

c'est-à-dire le premier avec le troisième, le second avec
le quatrième : ces secteurs sont fixes ; au-dessus d'eux se
meut une aiguille d'aluminium en forme de 8, horizon-

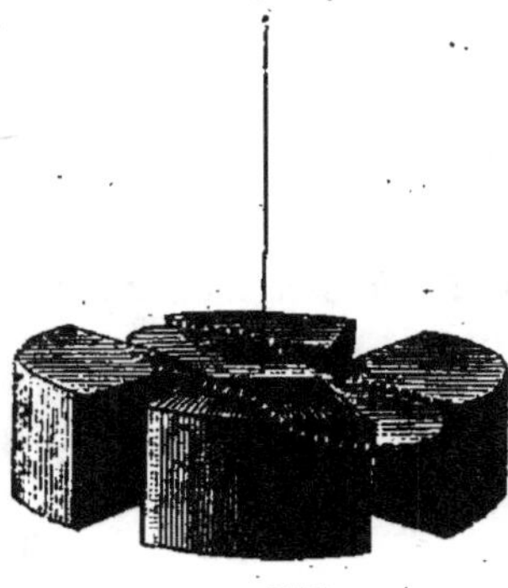

FIG. 270.

tale et suspendue par un fil de
platine vertical qui la fait communiquer avec une source connue, permettant de lui donner un
potentiel connu. Pour obtenir la
différence de potentiel de deux
sources V et V', on réunit la première aux secteurs 1 et 3 et la
deuxième aux secteurs 2 et 4
après avoir donné à l'aiguille
d'aluminium un potentiel connu : celle-ci va subir une certaine
rotation et formera avec sa direction primitive un certain angle permettant de déduire la différence V — V'.

Si l'on voulait avoir le potentiel d'un des corps, V par
exemple, c'est-à-dire la différence de celui-ci avec celui
de la terre, qui est zéro, il n'y aurait qu'à faire communiquer avec le sol le système de secteurs qui, dans le
cas précédent, était relié à l'autre source.

CHAPITRE LX

Effets produits par l'électricité statique : effets mécaniques.
— Effets physiques. — Effets chimiques et physiologiques.
— Électricité atmosphérique. — État électrique de l'atmos-
phère. — Nuages électriques. — Éclair, tonnerre, foudre.
— Effets de la foudre. — Moyens de s'en préserver.

**Effets produits par l'électricité statique : effets
mécaniques.** — L'électricité statique se manifeste dans
ses décharges par les effets les plus divers et les plus

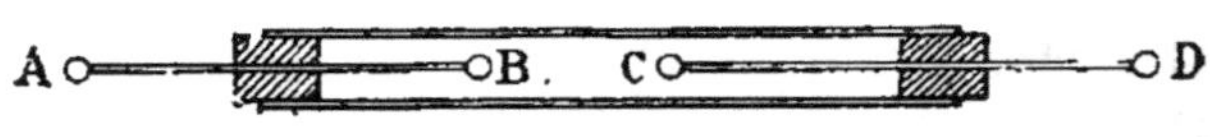

FIG. 271.

énergiques ; l'étincelle qui les accompagne ne produit-
elle pas un bruit plus ou moins intense, accusant par
conséquent l'ébranlement des molécules à travers lesquelles elle a jailli ? Cet ébranlement est assez considérable pour que, si l'on remplit d'eau un tube tel que
celui de la figure 271 et qu'on fasse jaillir l'étincelle entre
les tubes A B et C D, le tube soit toujours brisé. Le perce-
carte et le perce-verre, qui servent en général à montrer
dans les cours les actions mécaniques, ne sont autre
chose que les extrémités effilées de deux tiges métalliques entre lesquelles on interpose une carte ou une
lame de verre ; ces tiges sont supportées par des pieds

isolants, mais si l'on réunit l'une d'elles à l'armature interne d'une batterie, l'autre à l'armature externe, l'étincelle jaillira en perçant la carte et le verre qu'elle aura traversés.

Cette intensité des effets obtenus montre les précautions qu'il faut prendre quand on veut faire passer une décharge à travers un corps; on place celui-ci sur une petite plate-forme E et on le met en contact avec les boules B et C de deux tiges métalliques A B et C D arti-

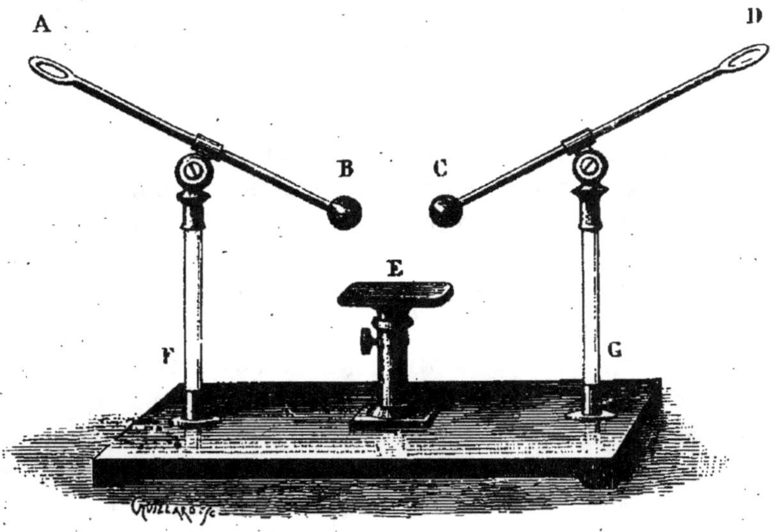

FIG. 272.

culées sur des colonnes de verre F et G; on fait ensuite communiquer l'une des tiges, A B par exemple, avec l'armature externe d'une batterie, tandis que, appliquant sur le bouton qui réunit les armatures internes l'une des branches de l'excitateur à manche de verre que nous avons décrit, on approche l'autre branche de la tige C D; l'étincelle jaillit alors, et la décharge traverse le corps interposé, sans danger pour l'opérateur. On a donné à cet instrument le nom d'*excitateur universel* (fig. 272).

Il est bien évident que ces effets mécaniques croissent avec les différences de potentiels et la mauvaise conductibilité des corps interposés.

Effets physiques. — Ceux-ci sont principalement calorifiques et lumineux et il est aisé de les rendre manifestes expérimentalement. Réunit-on par un fil métallique fin les boules de l'excitateur universel, la décharge sera suffisante pour le porter au rouge et même le volatiliser.

L'expérience du portrait de Franklin repose sur le même fait : une feuille d'or est placée sur une carte découpée et dont les échancrures représentent le portrait de Franklin; on place le système sur une lame de verre, et le tout est pressé entre deux plaques de bois : lorsque, par une disposition convenable, on fait passer la décharge électrique à travers la feuille d'or, celle-ci se volatilise, traverse les échancrures et se fixe sur le verre où elle forme le portrait.

Les phénomènes lumineux sont des plus variés, des plus compliqués, et l'on peut dire qu'ils ne sont pas complètement connus. Le plus facile à produire est l'*étincelle*, jaillissant lorsque la différence de potentiel est suffisante; sa longueur, sa température, sa couleur sont sujettes aux plus grandes variations et, si on l'examine au spectroscope, on voit que sa couleur résulte de la superposition de deux spectres : celui du gaz où elle jaillit et celui des électrodes. La décharge est-elle puissante, c'est ce dernier qui domine; la différence de potentiel est-elle faible, la pression du gaz également faible, ce sont les raies caractéristiques de celui-ci qui domineront. Les étincelles peuvent être transformées en *aigrettes*; il suffit pour cela de les rendre plus nombreuses et plus fortes, et l'on y parvient de deux façons : soit en éloignant les électrodes, soit en diminuant la pression du gaz ; l'appareil dont on se sert s'appelle *œuf électrique ;* c'est un ellipsoïde de verre traversé par deux tiges métalliques et muni d'un robinet permettant d'introduire un gaz quelconque et d'en faire ensuite varier la pression ; en réunissant les tiges à une machine de Holtz et se plaçant dans l'obscurité, on voit, à mesure qu'on fait le vide, l'étincelle s'élargir de plus en plus et faire place à une lueur pâle

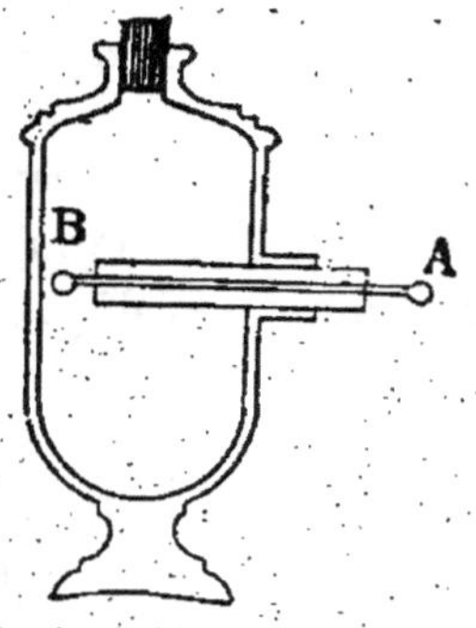

FIG. 273. — Pistolet de Volta.

comprise entre les boules. Si les tiges sont terminées en pointe, de façon à faciliter les pertes d'électricité, on aperçoit des *aigrettes ;* l'une réduite à un point, c'est la négative, l'autre très étendue, c'est la positive ; dans le vide absolu, les phénomènes disparaissent complètement, mais lorsque la pression est encore égale à quelques millionièmes d'atmosphère, ce qui constitue l'*état radiant* de Crookes, on observe des phénomènes très curieux et tout à fait inexpliqués : l'intérieur de l'œuf demeure obscur, tandis que les parties opposées à l'électrode négative deviennent phosphorescentes ; sans avoir besoin de produire un vide absolu, on peut voir que les ailettes non conductrices d'un petit moulinet enfermé dans l'œuf y subiraient une rotation, comme si elles recevaient le choc de molécules matérielles issues d'un pôle négatif ; et le sens de la rotation variera si l'on renverse le sens des décharges.

Lorsque la décharge est *obscure*, elle prend le nom d'*effluves ;* nous en redirons deux mots au sujet des effets chimiques.

On peut donner aux expériences où se forment des

étincelles une forme particulière appelée *tubes étincelants*.
Ce sont des cylindres de verre terminés par des extrémités de cuivre ; ces extrémités sont reliées par une
spirale formée de petits losanges d'étain très rapprochés
les uns des autres, mais ne se touchant pas ; il en résulte
que, si l'on fait communiquer l'une des garnitures avec
une machine électrique et l'autre avec le sol, il se produira une série de décharges et d'étincelles entre tous
ces disques d'étain et le cylindre prendra un aspect étincelant ; l'expérience du *carreau* étincelant est identique.

Effets chimiques et physiologiques. — Les effets
chimiques de l'électricité statique sont connus depuis
longtemps et Gay-Lussac les a heureusement appliqués
à un instrument appelé *eudiomètre*, qui n'est qu'une modification du *pistolet de Volta* (fig. 273) ; celui-ci se compose
d'un vase métallique muni d'un bouchon et contenant un
mélange d'oxygène et d'hydrogène ; la paroi est traversée
par un tube de verre, dont l'axe est formé par une tige
métallique terminée par deux boules ; si, reliant le vase
au sol, on approche le bouton A d'une machine électrique, une étincelle jaillit dans l'intérieur du vase, et les
gaz se combinant et se dilatant par la chaleur produite,
projettent le bouchon avec un bruit semblable à celui
d'un coup de pistolet. Dans l'eudiomètre, les parois sont
de verre et les extrémités traversées par des tiges métalliques ; de plus, l'une d'entre elles est munie d'un robinet
par lequel on introduit les gaz ; en faisant passer l'étincelle dans ceux-ci, on les voit dans certains cas se combiner. On voit donc que l'étincelle électrique produit des
combinaisons souvent par elle-même, d'autres fois par
la chaleur qui l'accompagne ; elle transforme l'oxygène
en ozone, et produit des décompositions telles que celle
du gaz ammoniac en azote et hydrogène. M. Berthelot l'a

employée sous une **autre** forme pour produire certaines oxydations lentes, telles que **dans** la préparation de l'acide persulfurique; cette autre forme est l'*effluve*, c'est-à-dire une série de décharges obscures; la différence de potentiel est alors faible, mais la durée de l'action **est** plus longue; il y a là une analogie avec l'action prolongée de la chaleur, surtout en vase clos.

Quant aux effets physiologiques, nous y reviendrons plus tard; disons toutefois pour le moment qu'ils varient avec la différence de potentiel; ils peuvent produire la sensation de chatouillement si celle-ci est faible, de piqûre si elle est plus forte, puis de choc plus ou moins violent susceptible d'amener des contractures des muscles et même de foudroyer les êtres vivants à travers lesquels se produisent les décharges.

Électricité atmosphérique. — État électrique de l'atmosphère. — Nuages électriques. — Éclair, tonnerre, foudre. — Effets de la foudre. — Moyens de s'en préserver. — L'atmosphère est le siège continuel de phénomènes électriques faibles, il est vrai, mais faciles à déceler et même à mesurer avec des appareils délicats, l'électromètre de Thomson, par exemple. Voyons ce qu'indique un électroscope lorsqu'on le met en communication avec les couches élevées de l'air supposé calme et serein. Soit l'électroscope de Saussure, dans lequel la boule est remplacée par une tige métallique longue et effilée; si nous l'élevons à une certaine hauteur, les lames d'or vont diverger, et il est facile de s'assurer qu'elles sont chargées positivement. Que s'est-il passé? D'après l'opinion la plus généralement admise, l'air est électrisé *positivement;* il agit par influence sur les feuilles de l'électroscope qui deviennent positives, tandis que l'électricité négative s'échappe par la pointe. D'après une autre interprétation, cette influence viendrait de la terre; celle-ci, chargée *négativement*, agirait sur l'électroscope attirant l'électricité positive dans les feuilles, repoussant la néga- tive, qui s'échapperait par la pointe. Quelle que soit l'opinion adoptée, les phénomènes électriques de l'atmos- phère restent les mêmes, qu'on les attribue à une charge négative de tension variable à la surface du sol, ou à une charge positive de l'air. Celui-ci restant calme, subit des variations; la tension de l'électricité y est plus forte en hiver qu'en été, et chaque jour passe par des maximum et minimum coïncidant justement avec les variations du baromètre. Disons enfin que la pluie diminue l'électrisa- tion positive de l'air et peut même la rendre négative.

Les choses se compliquent singulièrement quand il existe des nuages; supposons ceux-ci ou un de ceux-ci à l'état neutre; grâce à la vapeur d'eau qu'il contient, il est devenu plus conducteur que l'air et s'il est à une dis- tance légère de la terre, celle-ci agira sur lui par influence, attirera de l'électricité positive sur sa face inférieure et repoussera la négative sur sa face supérieure; que, dans cet état et sous une cause quelconque, un coup de vent, par exemple, le nuage se trouve séparé en deux parties; la supérieure sera chargée négativement, l'inférieure posi- tivement, et il y aura formation de deux autres nuages chargés d'électricités de nom contraire; on voit par là comment l'atmosphère peut être plus ou moins chargée de nuages les uns positifs, les autres négatifs, et c'est la rencontre de ceux-ci qui produit les *orages*. En effet, qu'un nuage positif et un autre négatif se trouvent rap- prochés, leurs électricités vont se réunir et il se produira une décharge, comme pour une simple bouteille de Leyde, accompagnée d'une étincelle qui est l'*éclair* et d'un bruit plus ou moins considérable qui est le *tonnerre;* au lieu de s'effectuer entre deux nuages, la décharge aurait pu se produire entre un nuage positif et un point du sol négatif : on dit alors que la *foudre est tombée* sur ce point ; elle y produit les effets que nous avons reconnus à l'électricité statique, mais quelle différence d'énergie ! Les fils fins métalliques traversés par le fluide sont rougis et volatilisés ; les corps bons conducteurs peuvent être fondus et transportés à des distances plus ou moins considérables, malgré leur poids quelquefois énorme ; les corps mauvais conducteurs sont brisés, mis en pièces, arrachés du sol ; les êtres vivants tués instantanément, ce qui a rendu le mot foudroyant synonyme du mot instantané ; les aiguilles aimantées peuvent avoir leurs pôles changés, comme sous l'influence de courants qui viendraient encore ajouter à l'énergie de la foudre ! C'est à ces courants induits qui traverseraient les êtres vivants que M. Bardet attribue *le choc en retour*. La foudre, telle que nous l'avons envisagée plus haut, constitue le *choc direct*, mais il peut arriver qu'au moment où elle éclate des hommes soient foudroyés à une très grande distance ; l'interprétation classique du fait est la suivante : un nuage orageux s'approchant d'un point y attire par influence une grande quantité d'électricité, ainsi que dans les animaux qui se trouvent sur ce point et cet effet est insensible, se produisant peu à peu ; mais que le nuage se décharge avec un autre, toute l'électricité accumulée au point considéré s'écoulera dans le sol, foudroyant ainsi les animaux par cette chute brusque et considérable de potentiel ; c'est le choc en retour.

Nous avons dit que l'éclair n'était autre chose que l'étincelle électrique qui accompagne les décharges ; pour être plus exact, disons que c'est une série d'étincelles ; en effet, les zigzags que fait l'éclair, sa longueur se comptant par kilomètres, montrent bien qu'il est dû à une série de décharges consécutives mais excessivement rapprochées, se produisant entre une foule de petits nuages à la suite les uns des autres. Quant au tonnerre, c'est bien le bruit qui accompagne l'étincelle par les vibrations qu'elle communique à l'air; le son est prolongé parce qu'il est le résultat d'une infinité de décharges, comme l'éclair est celui d'une infinité d'étincelles; et la hauteur de ce son varie parce que les distances auxquelles se produisent les décharges varient également.

Il y a bien longtemps qu'on a assimilé les phénomènes orageux et les phénomènes électriques, mais c'est en réalité Franklin qui, le premier, a démontré l'identité des deux en allant recueillir l'électricité des nuages orageux. A lui aussi, ainsi qu'à Dalibard, en France, revient l'honneur d'avoir cherché et trouvé le moyen de se préserver des effets de la foudre en construisant le *paratonnerre*, qui n'est qu'une heureuse application du pouvoir des pointes. Le paratonnerre est une tige de fer d'environ une dizaine de mètres terminée par une pointe recouverte de platine; le bas de la tige est mis en communication avec toutes les parties métalliques de l'édifice jusqu'au sol, où se trouve une chaîne métallique allant plonger dans un puits. Qu'un nuage orageux s'approche, il électrisera par influence l'édifice et son paratonnerre, l'électricité de même nom que celle du nuage sera repoussée dans le sol, l'électricité de nom contraire attirée; et, s'échappant par la pointe du paratonnerre, celle-ci ira neutraliser le nuage et prévenir ses effets. Si, cependant, la décharge avait lieu, grâce aux communications métalliques, la foudre se rendrait directement dans le sol sans produire de désordres.

On avait choisi le platine pour recouvrir la pointe à cause de son point de fusion très élevé; mais comme ce métal est moins conducteur que les autres, il s'échauffe davantage. On remplace aujourd'hui les pointes de platine par une extrémité conique mais moins aiguë, formée de cuivre rouge doré ; ces extrémités, bonnes conductrices, ne s'échauffent pas jusqu'à leur point de

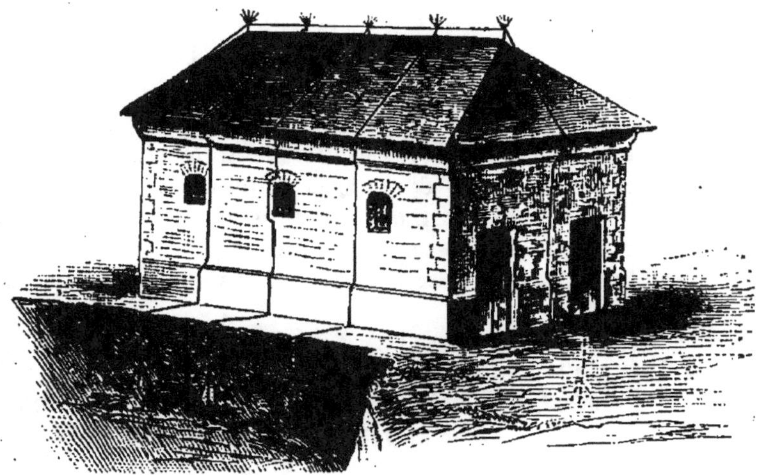

Fig. 274. — Paratonnerre.

fusion. On admet qu'un paratonnerre agit sur une sphère de rayon double de sa longueur.

M. Melsens a remplacé les longs paratonnerres par un système de fils de fer situés à la surface des édifices communiquant d'une part avec les profondeurs du sol, et se terminant sur le faîte par de petites pointes ; l'édifice se trouve ainsi protégé par une sorte d'écran qui paraît donner les meilleurs résultats ; cet appareil a été adopté à l'hôtel de ville de Bruxelles et sa présence ne modifie en rien l'architecture avec laquelle il faut toujours compter, surtout pour les monuments (fig. 274).

CHAPITRE LXI

Origine du galvanisme. — Découverte de la pile de Volta. —
Théorie chimique. — Caractères fondamentaux de la force
électro-motrice ; définition empirique du courant.—Diverses
formes de piles à un seul liquide : pile à colonne ; pile à
auge ; pile à couronne ; pile de Wollaston ; pile de Munck.

Origine du galvanisme. — Dans les phénomènes que
nous a présentés l'électricité statique, nous avons pu
constater des tensions considérables et une décharge complète suivant généralement l'étincelle ; les appareils pouvaient être chargés à un potentiel plus ou moins élevé,
mais une fois la décharge produite, ils se trouvaient à
l'état neutre et incapables de se charger d'eux-mêmes.
L'électro-dynamique va nous présenter au contraire des
effets moins intenses, mais se produisant sans cesse
dans un circuit fermé, un flux d'électricité en mouvement
continuel dans une direction donnée et qui a reçu le nom
de *courant*.

C'est à Galvani (1780) qu'on doit les premières expériences sur ce sujet. Six ans plus tard, ayant dépouillé
une grenouille qu'il avait suspendue à un balcon de fer
par un fil de cuivre traversant les nerfs lombaires, il put
remarquer que les muscles de la grenouille se contrac-
taient violemment, toutes les fois que le vent l'amenait
au contact du fer du balcon ; Galvani vit de plus que pour
obtenir un tel effet, l'emploi de deux métaux différents

était nécessaire; mais ne s'arrêtant pas à ce détail, ayant de plus constaté des contractions, très faibles il est vrai, en faisant toucher les pattes et la moelle de l'animal, il admit que ces effets étaient dus aux fluides physiologiques que possédait celui-ci; les animaux ne seraient autre chose que des bouteilles de Leyde dont les deux armatures, c'est-à-dire les nerfs et les muscles, posséderaient des électricités de nom contraire.

Découverte de la pile de Volta. — Complètement opposé à cette opinion, qui n'est cependant pas absolument

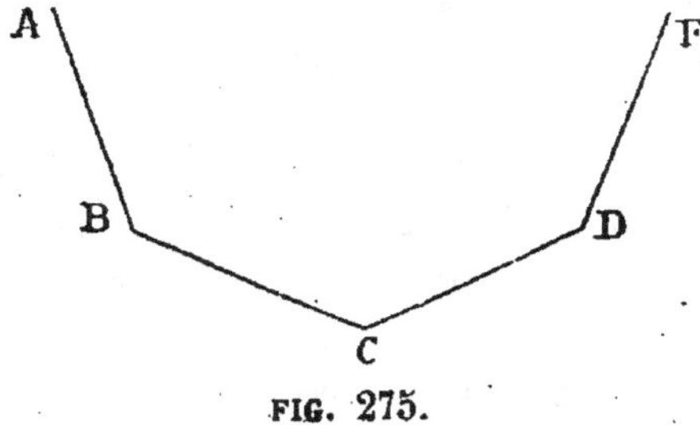

FIG. 275.

fausse, Volta s'appuya sur la nécessité d'employer deux métaux hétérogènes pour démontrer que la production du courant électrique était due à une différence de tension que prenaient deux métaux différents mis au contact : ainsi le zinc mis en contact avec du cuivre prend un potentiel plus élevé que celui-ci et se montre positif par rapport à lui; le cuivre dans les mêmes conditions est positif par rapport à l'argent. Qu'on forme une chaîne A B C D F par la réunion de métaux *à la même température*, la différence de potentiel entre les deux derniers A B et D F sera la même que si ceux-ci étaient directement en contact, et elle sera nulle si ces deux extrémités sont de même nature. Mais supposons l'un des métaux remplacé par un liquide ou, si l'on veut, une chaine telle que

A B C D F (fig. 275) formée des cuivres A B et D F, du zinc C D et d'acide sulfurique étendu B C, les extrémités de la chaîne n'auront pas le même potentiel, celui du cuivre A B en contact avec l'acide étant plus élevé que celui du cuivre en contact avec le zinc; il s'en suit que si on ferme la chaîne en réunissant par un fil ses deux extrémités, ce fil sera parcouru par un courant allant de A B vers D F; une telle chaîne constitue un *couple;* chaque extrémité s'appelle un *pôle;* l'un est positif, l'autre négatif, et on voit le courant aller du pôle positif au pôle négatif, c'est-à-dire du cuivre au zinc dans le circuit extérieur, du zinc au cuivre à travers le liquide de la pile. Quant à la différence du potentiel, elle constitue la *force électromotrice,* cause du courant électrique, comme en hydraulique une différence de niveau produit les courants de liquides.

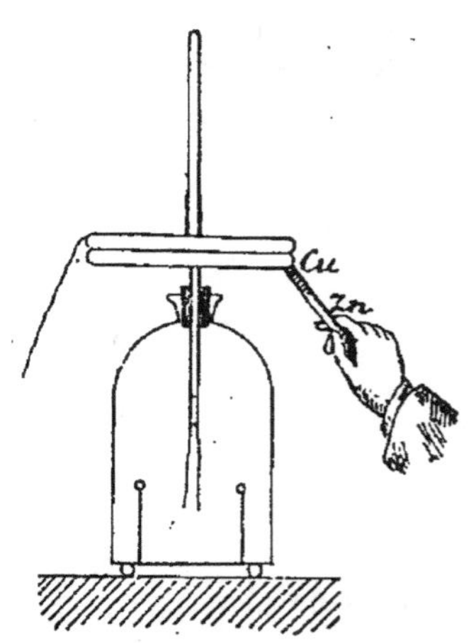

FIG. 276.

Pour montrer que le zinc est positif par rapport au cuivre, Volta soudait ensemble une lame de cuivre et une de zinc, et, tenant le zinc à la main, il touchait avec le cuivre le plateau collecteur en cuivre d'un électroscope condensateur, en opérant comme nous l'avons indiqué en traitant des électroscopes; les feuilles d'or divergeaient et étaient chargées *négativement* (fig. 276). En effet, disait Volta, le zinc étant en communication avec le sol, et positif par rapport au cuivre, celui-ci doit prendre l'électricité négative qu'il communique au plateau. Si au contraire, tenant le cuivre à la main, on touche le plateau avec le zinc, (fig. 277) après avoir eu soin d'interposer une rondelle de drap humide entre ce zinc et le plateau, on constate que les feuilles se chargent *positivement* : en effet, dit Volta, le liquide ne sert qu'à égaliser les tensions (nous disons aujourd'hui potentiels, dont la signification est identique à celle que Volta attachait au mot tension) et les feuilles d'or prennent celle du zinc qui est positive, tandis que le cuivre communique à la terre.

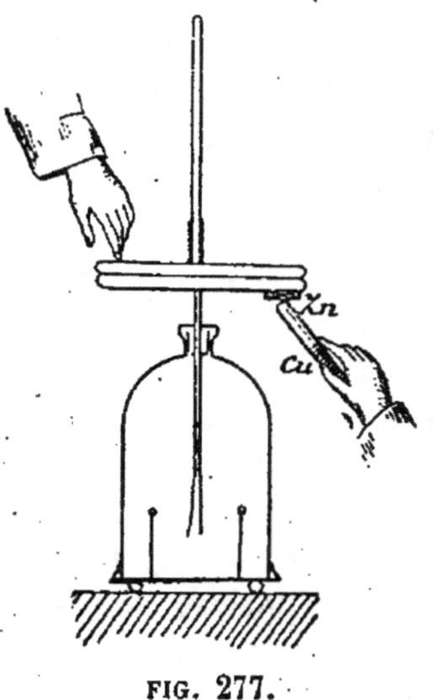

FIG. 277.

Telle est la façon dont Volta explique la différence de tension et par conséquent la production de courant dans le couple, et il ajoute que cette différence pour deux substances est toujours la même, quel que soit leur état électrique, c'est-à-dire que si elle est V pour un couple cuivre-zinc, lorsque le cuivre sera au potentiel V_1 le zinc sera à un potentiel égal à $V_1 + V$; d'où l'on déduit facilement que si plusieurs couples identiques sont réunis à la suite les uns des autres, la différence de potentiel entre les deux pôles sera égale au produit du nombre de couples par la valeur de chacun. Aussi Volta pose-t-il sur une table en communication avec le sol, une lame de cuivre C_1 soudée à une lame de zinc Zn_1, puis une rondelle de drap imbibée d'acide sulfurique étendu; il superpose ainsi et toujours dans le même ordre un certain nombre de couples, et réunit par un fil conducteur le dernier cuivre et le dernier zinc; ce fil est traversé par un courant dû à la différence de tension des deux pôles, différence égale à n V si n est le nombre de couples et V la différence de potentiel que prend le zinc par son contact avec le cuivre. En effet, d'après ce que nous avons dit, Z^n_1 sera au potentiel V, puisque le cuivre C_1 communique avec le sol; le cuivre C_2, grâce au liquide du drap, prendra le potentiel V du zinc Z^n_1 et le zinc Z^n_2 prendra le potentiel V du cuivre $C_2 + V$, c'est-à-dire un potentiel $= 2$ V et le $n^{ème}$ zinc aura le potentiel n V. L'ensemble de ces couples prend le nom de *pile*, nom qu'il doit surtout à sa forme et au mode de superposition.

Théorie chimique. — Nous avons déjà vu deux théories proposées pour expliquer la production du courant électrique; celle de Galvani qui admettait l'existence d'un fluide vital, et celle de Volta, qui place à la surface du contact de métaux hétérogènes l'origine de la force électromotrice; les tensions que prennent les deux métaux étant différentes, dit-il, si on les réunit par un fil conducteur, celui-ci sera parcouru par un courant. Une telle théorie conduirait à admettre la possibilité du mouvement perpétuel, et se trouve tout à fait en désaccord avec le principe de conservation de l'énergie que Volta et ses contemporains ne connaissaient pas. Aussi les modernes, Delarive, Becquerel, ont-ils cherché ailleurs la cause de la force électromotrice, et ils l'ont trouvée dans l'énergie que dépense l'action chimique. En effet, le zinc est attaqué par l'acide sulfurique, et cette combinaison, qui s'effectue avec dégagement de chaleur, produit une quantité d'électricité proportionnelle au poids de zinc dissous, comme le travail d'une machine dépend de la quantité de charbon brûlé. D'après cette théorie, les expériences de Volta sont expliquées par une action chimique qu'aurait exercée sur le zinc l'humidité de la main; il n'y aurait d'électricité dégagée qu'autant qu'il se produirait une réaction chimique; le métal attaqué prendrait l'électricité négative et le liquide l'électricité positive qu'il transmettrait au métal inattaqué; enfin, si les deux métaux plongés dans le liquide étaient attaqués par celui-ci, c'est le plus attaqué qui serait négatif.

Certes, on ne saurait méconnaître la valeur de cette théorie, et nier que l'action chimique fournit l'énergie nécessaire à la production du courant; mais d'autre part, on ne saurait nier que deux métaux différents mis en contact prennent une différence de potentiel que des expériences récentes, aussi délicates qu'irréprochables, ont permis de mesurer; si l'on veut bien aussi remarquer qu'il faut dépenser du travail pour séparer deux plateaux de potentiels différents, on verra que la théorie du contact peut se concilier avec le principe de la conservation de l'énergie; aussi les physiciens actuels tendent-ils à revenir à la théorie de Volta, convenablement modifiée.

Caractères fondamentaux de la force électromotrice. —Définition empirique du courant.—Pour résumer ces différentes opinions et les considérer dans leurs rapports avec l'expérience, nous dirons que toutes les fois que deux métaux hétérogènes sont en contact ou sont plongés dans un liquide exerçant sur l'un d'eux ou sur tous deux une action chimique, ces métaux prennent un potentiel différent, l'un devenant positif par rapport à l'autre; c'est cette différence de potentiel ou de tension qui constitue la force électromotrice. Qu'on réunisse ces métaux par un fil conducteur, et l'équilibre tendra à s'établir, le métal qui a le potentiel le plus élevé cédant de l'électricité à l'autre; mais la source de production restant constante, cette électricité se reproduira constamment et le fil sera parcouru *par un courant tant que le circuit sera fermé;* qu'on vienne à couper le fil, le courant cessera instantanément; les deux extrémités de ce fil se trouveront au même potentiel que le métal avec lequel elles sont en rapport, mais le circuit étant rompu, l'équilibre ne pourra plus tendre à se produire et par conséquent à donner

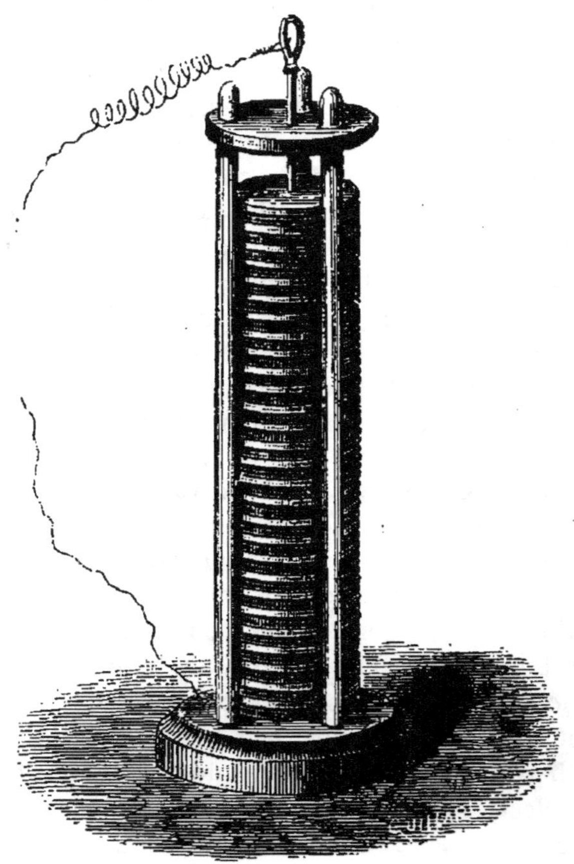

FIG. 278. — Pile de Volta.

naissance à un courant; et celui-ci reparaîtra dès qu'on remettra en contact les deux extrémités du fil, c'est-à-dire *qu'on fermera le circuit*. On ne saurait trop répéter qu'en fermant et ouvrant le circuit, on établit et on supprime le courant.

Diverses formes de la pile à un seul liquide : pile à colonne (fig. 278). — Après avoir établi ces principes, les avoir démontrés expérimentalement, Volta construisit, en 1800, la pile qui porte son nom et qu'on appelle encore, à cause de sa forme, pile à colonne. La pile de Volta se compose de rondelles de cuivre, de zinc et de drap imbibé d'acide sulfurique étendu, superposées toujours dans le même ordre, de façon à constituer une série d'éléments. Ces rondelles sont maintenues par trois montants de verre verticaux, fixés à leur extrémités dans des disques de bois. Au dernier cuivre et au dernier zinc se trouvent deux fils métalliques qu'on pourra réunir par leurs extrémités libres, et qui seront alors parcourus par le courant; on donne quelquefois à ces fils le nom de *rhéophores*.

Pile à auge. — La pile de Volta, avec la forme que nous venons de lui décrire, présente un grand inconvénient. C'est que, sous l'influence du poids qu'elles supportent, les rondelles laissent écouler leur liquide et se sèchent rapidement. Pour y remédier Cruik-Shanck a substitué la forme horizontale à la forme verticale : les lames de cuivre et de zinc sont soudées ensemble deux par deux et enchâssées dans une auge remplie d'eau acidulée, de sorte que celle-ci se trouve en contact avec chaque double lame, le cuivre d'un côté et le zinc de l'autre. On réunit, comme précédemment, le dernier cuivre et le dernier zinc par un fil métallique.

Pile à couronne (fig. 279). — Volta avait proposé un autre moyen pour éviter la compression des rondelles de drap, et donnait à ses piles la forme de tasses réunies en couronne, d'où le nom de *pile à couronne* et de *pile à tasses*. Les lames de cuivre C, C', C", C'" sont soudées aux lames de zinc Z, Z', Z", Z'", et après avoir été deux fois recourbées, plongent dans des tasses rangées à la suite les unes des

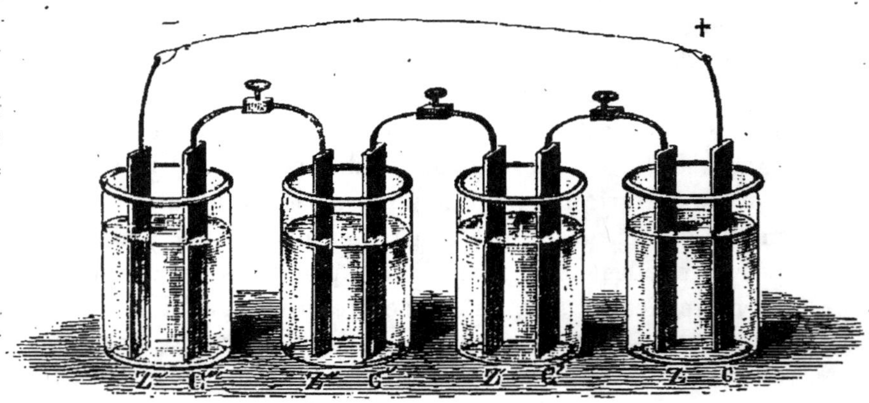

FIG. 279. — Pile à tasses.

autres et contenant de l'eau acidulée; chaque plaque plonge donc dans deux tasses consécutives. Aux deux extrémités se trouvent une plaque de zinc qui est le pôle négatif et une de cuivre qui est le pôle positif, qu'on n'a qu'à réunir par un fil.

Pile de Wollaston. — Wollaston imagina d'apporter à la pile précédente le perfectionnement suivant : employer encore la double lame cuivre et zinc, mais disposer la lame de cuivre de façon qu'elle enveloppe, sans la toucher, la lame de zinc de l'élément, ainsi que le fait comprendre la figure 280. Partant de cette idée, Wollaston forme les tasses de vases aplatis, de la contenance de plus d'un litre qu'il remplit, d'acide sulfurique étendu; il fait supporter ses doubles lames par une barre de bois horizontale capable de se mouvoir sur deux supports verticaux

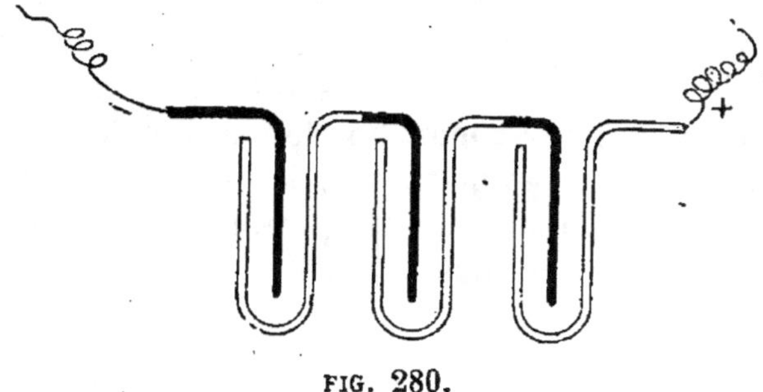

FIG. 280.

A B et C D. On voit que suivant la hauteur de cette barre les métaux plongent ou ne plongent pas, et par con-

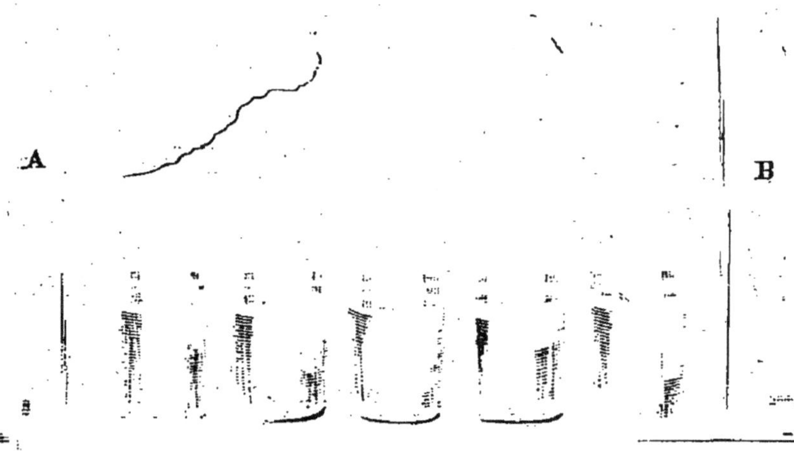

FIG. 281. — Pile de Wollaston.

séquent la pile ne fonctionne que tant qu'on le désire (fig. 281).

Pile de Munck. — La pile de Munck n'est qu'une légère modification de la précédente ; les lames de cuivre et de zinc soudées sont recourbées en u, et les différents couples, sont enchevêtrés les uns dans les autres sans se toucher. Le tout est fixé à un support horizontal mobile sur deux tiges verticales et permettant de faire plonger dans une auge unique les lames métalliques, qu'on fait sortir du liquide quand l'expérience est terminée.

CHAPITRE LXII

Effets généraux produits par la pile : effets physiques, chimiques, physiologiques. — Action des courants sur l'aiguille aimantée; expérience d'Œrsted. — Galvanomètre ou rhéomètre. — Boussoles des sinus et des tangentes. — Conséquences de la loi d'Ampère. — Action des aimants sur les courants. — Action des courants sur les courants : expérience d'Ampère. — Des solénoïdes. — Théorie électro-magnétique d'Ampère. — Aimantation par les courants; électro-aimants. — Télégraphes électriques. — Sonneries électriques. — Autres effets physiques produits par le passage des courants; effets calorifiques. — Effets lumineux. — Lumière électrique. — —

Effets généraux produits par la pile : effets physiques, effets chimiques, effets physiologiques. — Nous retrouvons dans les effets de l'électro-dynamique ce que nous avons vu dans l'électro-statique, c'est-à-dire des effets physiques, chimiques et physiologiques. Tous sont de la plus haute importance, aussi les étudierons-nous avec quelques détails, en commençant par les effets physiques. Ceux-ci peuvent être calorifiques, lumineux ou mécaniques; ces derniers nous occuperont d'abord; ils résultent de l'action des courants sur les aimants et des aimants sur les courants, ce qui constitue l'électro-magnétisme, ainsi que de l'action des courants sur les courants, ce qui constitue l'électro-dynamique.

Action des courants sur l'aiguille aimantée. Expérience d'Œrsted. — Œrsted fit en 1820 l'expérience suivante : au-dessus d'une aiguille aimantée supportée par un pivot vertical, il fit passer un courant dans un fil horizontal et constata que quand le courant était suffisamment intense, l'aiguille était déviée de sa position d'équilibre, et tendait à se mettre en croix avec le fil ; il vit de plus que l'écart était d'autant plus grand, que le courant était plus intense, que le pôle austral de l'aiguille était toujours dévié vers l'est, lorsque le courant allait du nord au sud, vers l'ouest lorsqu'il allait du sud au nord et que les effets étaient inverses lorsque le fil était au-dessous de l'aiguille au lieu d'être au-dessus. Ampère réunit ces différentes directions dans une formule heureuse qui est la suivante : *Quand un courant rectiligne passe au voisinage d'une aiguille aimantée, il la dévie de manière à placer son pôle austral à la gauche d'un observateur couché sur le courant et regardant l'aiguille, le courant lui entrant par les pieds, lui sortant par la tête.* On voit que le sens du courant est ainsi rigoureusement défini.

Galvanomètre ou rhéomètre. — L'écart de l'aiguille variant avec l'intensité du courant, il sera possible de déduire la seconde du premier et on donne le nom de galvanomètres aux instruments servant à cet usage.

L'aiguille aimantée se trouve en équilibre dans le plan du méridien magnétique, et un courant trop faible ne saurait l'en écarter, mais qu'on fasse passer le courant dans un fil de cuivre recouvert d'une enveloppe isolante de soie et enroulé un certain nombre de fois autour d'un cadre rectangulaire au centre duquel se trouve l'aiguille, l'effet du courant sera multiplié par le nombre de tours et l'écart pourra se produire ; en effet, appliquons à l'un

de ces tours la loi d'Ampère pour le fil A B C D, et nous
verrons qu'avec le sens du courant qui le traverse, le pôle
austral de l'aiguille *a b* tend à se placer en avant de la
figure; cette disposition s'appelle le multiplicateur de

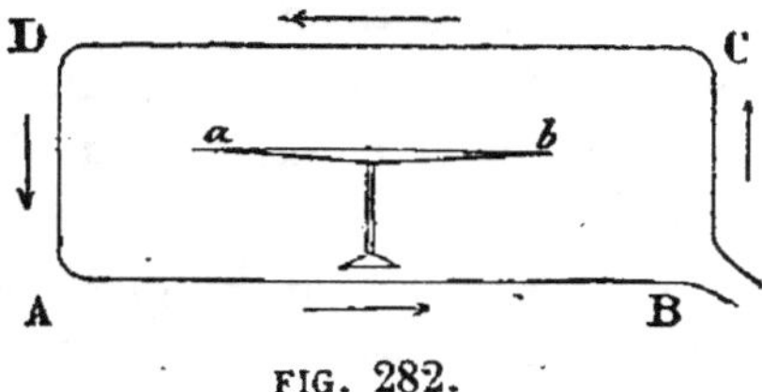

FIG. 282.

Schweigger; c'est le point de départ du galvanomètre
(fig. 282).

Nobili rendit l'appareil plus sensible encore en rendant

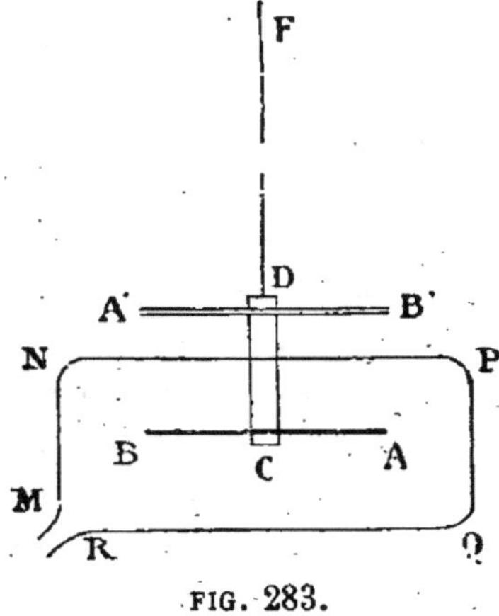

FIG. 283.

les aiguilles *astatiques*, c'est-à-dire en supprimant l'action
directrice de la terre. Pour cela il fixe à un même axe de
cuivre C D deux aiguilles aimantées A B et A' B' aussi
identiques que possible, mais dont les pôles sont orientés
en sens contraire, le pôle boréal de l'une correspondant au
pôle austral de l'autre; il est clair qu'un tel système sus-

pendu à un fil sans torsion sera toujours en équilibre et que l'action de la terre sur l'une des aiguilles sera détruite par son action sur l'autre (fig. 283). Il est vrai de dire que l'identité des aimants n'étant jamais absolue, le système n'est pas rigoureusement astatique, mais cela ne présente aucun inconvénient. Pour adapter ces aiguilles au multiplicateur, on les place parallèlement aux fils horizontaux, l'une A B à l'intérieur du cadre M N P Q R, l'autre à l'extérieur. Il n'y a encore ici qu'à appliquer la loi d'Ampère pour voir que le courant tend à placer le pôle A derrière le plan de la figure, et B en avant; de même la partie N P tend à placer A' devant et B' en arrière; les parties M N, P Q, Q R ont sur A' B' une action inverse, mais comme elles sont plus éloignées que N P, c'est la direction de celle-ci qui l'emporte; on voit donc que non seulement le système astatique est plus facile à dévier, puisque la terre ne l'attire plus, mais encore que le cadre agit sur les deux aiguilles pour les faire tourner dans le même sens.

Il est à présent facile de comprendre la description du galvanomètre; le système astatique est suspendu par un fil de cocon, et entre les deux aiguilles se trouve un cercle gradué en cuivre rouge, destiné à mesurer les déviations; la ligne 0 — 180 de ce cercle est parallèle à la direction des fils enroulés sur le cadre et à travers lesquels passe le courant; ces fils vont se terminer à deux petites bornes métalliques que porte l'appareil, de sorte que lorsqu'on veut déterminer l'intensité d'un courant, il n'y a qu'à attacher les extrémités des rhéophores de celui-ci, aux bornes où se termine le fil du galvanomètre qui se trouvera ainsi traversé lui-même par le courant. Il ne faut pas oublier *que les déviations ne sont proportionnelles à l'intensité du courant que jusqu'à 20°; au delà de cet angle, le galvanomètre doit avoir été primitivement gradué.* Le tout est maintenu dans une cage de verre munie de pieds isolants (fig. 284).

On appelle *galvanomètres différentiels* des instruments portant deux fils au lieu d'un ; ces deux fils sont identi-

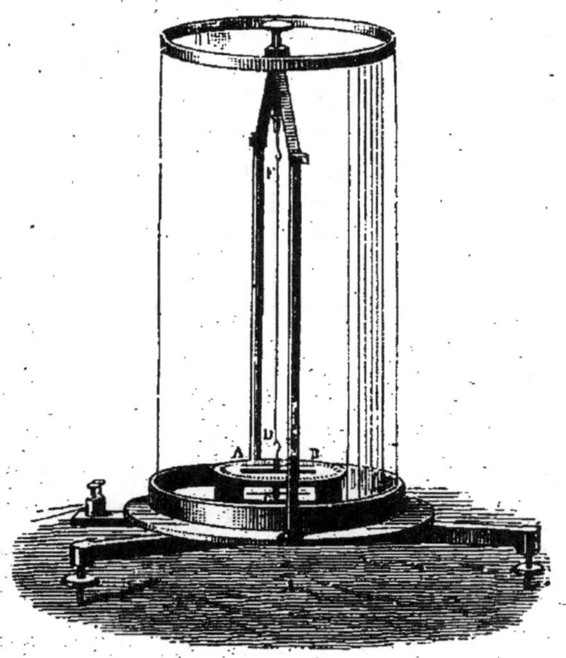

FIG. 284. — Galvanomètre.

ques, distincts et isolés, mais enroulés ensemble : leur position est donc identique par rapport à l'aiguille, qui ne sera par conséquent pas déviée lorsque ces fils seront traversés par des courants égaux, mais de sens contraire.

Boussoles des sinus et des tangentes. — Grâce aux boussoles, on peut, sans graduation préalable, déduire l'intensité d'un courant de la déviation de l'aiguille ; elle est proportionnelle au sinus de cette déviation dans un cas, à la tangente dans l'autre.

La boussole des sinus se compose d'un cadre de cuivre. vertical sur lequel est enroulé le fil, et d'une aiguille aimantée horizontale, placée au centre du cadre : cette aiguille est mobile sur un pivot vertical et *sa longueur est presque égale au diamètre du cadre.* Le cadre peut lui-même tourner autour d'un axe vertical situé au centre d'un cercle gradué horizontal, qui indique sa rotation. Pour opérer, on place le cadre dans le plan du méridien magnétique où se trouve déjà l'aiguille, et l'on fait passer le courant ; l'aiguille est déviée par celui-ci, mais on fait mouvoir le cadre en même temps jusqu'à ce que l'*aiguille se trouve dans son plan*, soit φ l'angle dont le cadre et l'aiguille ont tourné, on a :

$$I = K \, sin \, \varphi$$

L'équilibre, en effet, a lieu alors entre la force du courant qui agit pour dévier l'aiguille et la terre qui l'attire vers le méridien. Avec un autre courant on aurait :

$$I' = K \, sin \, \varphi'$$

d'où l'on voit que l'intensité est bien proportionnelle au sinus de l'angle de déviation.

Dans la boussole des tangentes qui est semblable, l'aiguille est *très courte*, et le cadre reste immobile ; on ne mesure que la déviation de l'aiguille et on a :

$$I = K \, tg \, \varphi$$

Conséquences de la loi d'Ampère. — D'après cette loi, un courant agit sur le pôle d'un aimant, comme le ferait une force appliquée à ce pôle, perpendiculaire au plan passant par ce point et le courant, et dirigée vers la gauche si le pôle est austral, vers la droite s'il est boréal. L'expérience d'Œrsted a montré que dans le cas d'une aiguille mobile horizontalement, cette force se dédouble, et que sa composante horizontale tend à mettre l'aimant perpendiculaire au courant; les courants sont donc capables de communiquer aux aimants des mouvements d'orientation; ils peuvent aussi produire des mouvements de translation et de rotation continue. L'expérience de Boisgiraud nous fournit un exemple de translation; l'aiguille aimantée est supportée par un liège mobile sur l'eau, au lieu de l'être

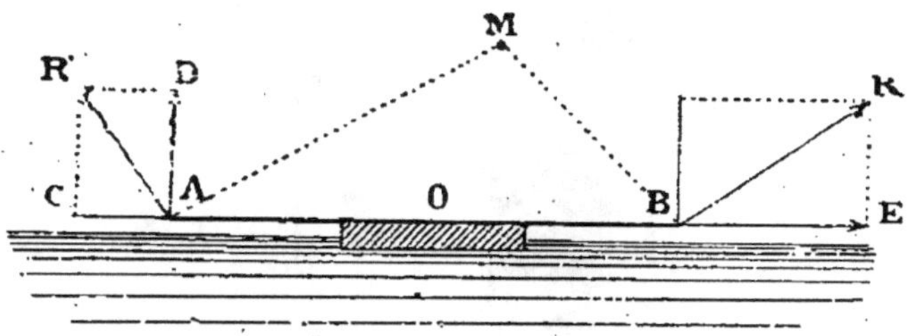

FIG. 285.

par un pivot. Supposons-la horizontale et placée dans le sens du méridien magnétique en A B; soit M la projection verticale d'un courant horizontal, perpendiculaire à A B et dirigé d'arrière en avant (fig. 285); si le point M est plus rapproché de B que de A, son action sur le premier sera aussi plus forte puisqu'elle *varie en raison inverse du carré des distances*, il s'en suivra qu'en décomposant B R et A R' la composante horizontale B E sera plus forte que la composante A C et que l'aiguille se transportera dans la direction B E, jusqu'à ce que son centre O se trouve dans le plan vertical passant par le courant.

La translation peut se transformer en rotation continue si l'on dispose l'expérience de la façon suivante : un aimant A B convenablement lesté est vertical dans une éprouvette remplie de mercure; l'extrémité A est creusée d'un petit godet dans lequel se trouve l'extrémité d'une tige verticale A D reliée au pôle positif d'une pile, tandis que le mercure de l'éprouvette est relié au pôle négatif; le courant, dont la direction est indiquée par des flèches, se rend à la surface du mercure du centre à la circonfé-

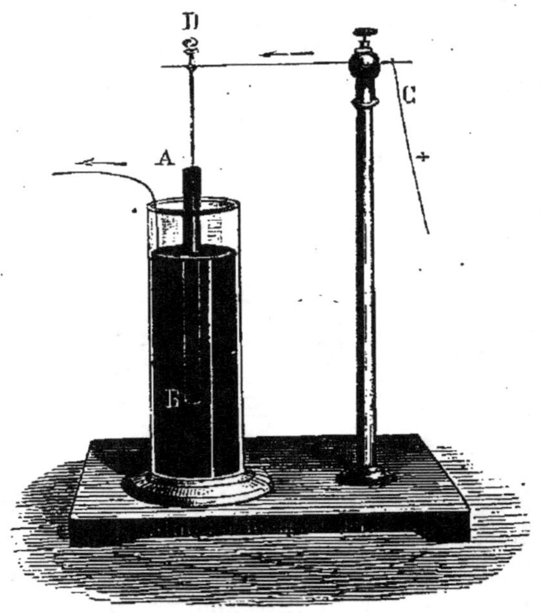

FIG. 286.

rence, et ses rayons agissant sur le pôle central le font tourner sur son axe dans le sens des aiguilles d'une montre (fig. 286).

Action des aimants sur les courants. — Inversement, si l'aimant est fixe et le courant mobile, l'action est une force perpendiculaire au plan passant par le courant et le pôle de l'aimant est dirigée vers la droite du courant. On observera donc des effets analogues à ceux que nous venons de décrire.

Pour produire des mouvements d'orientation, nous formerons un courant mobile en fixant, dans une plaque de liège flottant sur de l'acide sulfurique étendu, une lame de cuivre et une lame de zinc que nous réunirons par un fil métallique de manière à fermer le circuit. En plaçant un aimant dans son plan, nous le verrons se mettre en croix avec cet aimant de façon à avoir le pôle austral à sa gauche.

Si au lieu de présenter ainsi l'aimant, nous le mainte-

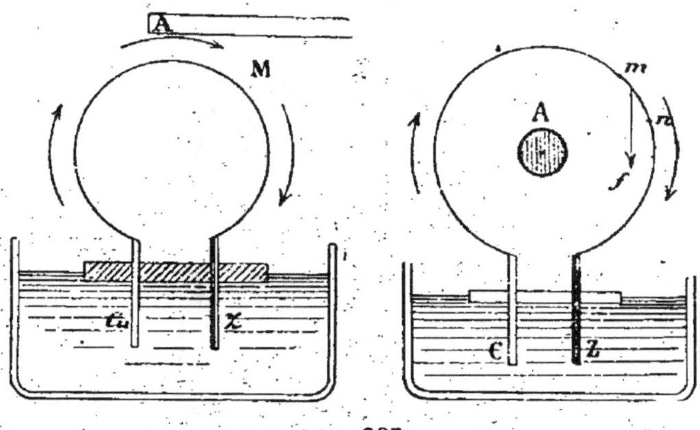

FIG. 287.

nions perpendiculaire à son centre, tel qu'il est projeté en A, il y aurait translation ; attraction dans le cas du pôle austral ; répulsion dans le cas du pôle boréal (fig. 287).

Enfin, pour produire la rotation continue, on mettra de l'eau acidulée dans une cuvette de zinc M N au centre de laquelle s'élève une tige métallique verticale D E munie d'une coupelle remplie de mercure à sa partie supérieure. Dans ce godet se trouve une petite tige appartenant à un cadre de cuivre dont la partie inférieure est circulaire : le zinc de la cuvette est le pôle négatif, le cuivre le pôle positif et le courant va du cuivre au zinc par la tige D E ; de plus, le mode de suspension du cadre dans le godet D rènd le système très mobile. En plaçant en A le pôle d'un aimant, on verra le cadre tourner autour de l'axe D E, si

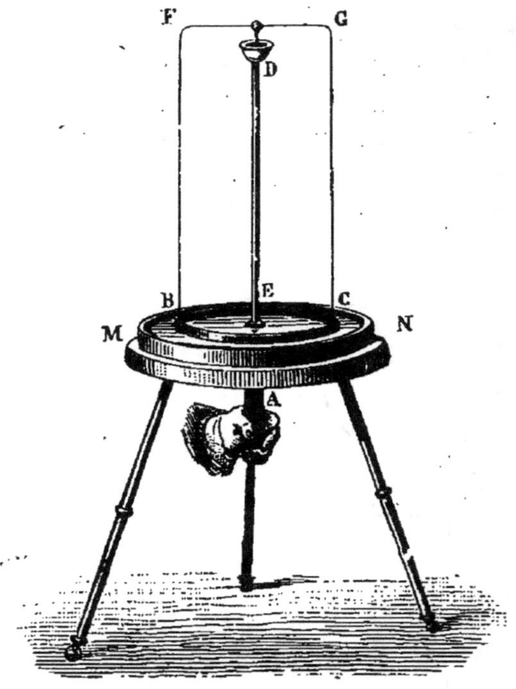

FIG. 288.

l'on change de pôle, la rotation se fera dans le sens contraire (fig. 288).

Action des courants sur les courants. Expérience d'Ampère. — Nous allons maintenant dire quelques mots de l'action des courants sur les courants, afin de permettre de comprendre l'assimilation des aimants aux courants. Les lois que nous allons énoncer sont dues à Ampère, ce sont les suivantes :

1° *Courants parallèles. Deux courants parallèles dirigés dans le même sens s'attirent.*

Deux courants parallèles et de sens contraires se repoussent.

2° *Courants angulaires. Deux courants angulaires s'attirent s'ils s'approchent ou s'éloignent du sommet de l'angle qu'ils formeraient s'ils étaient dans le même plan, ou du*

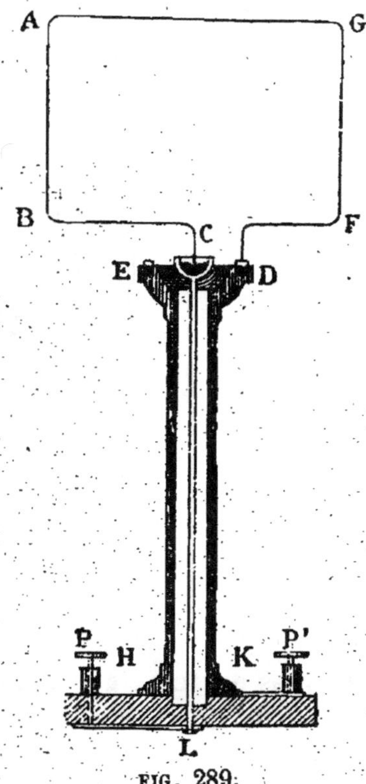

FIG. 289.

pied de la perpendiculaire commune s'ils sont dans des plans différents.

Deux courants angulaires se repoussent si l'un s'éloigne du sommet de l'angle et que l'autre s'en approche.

On démontre ces lois expérimentalement au moyen d'un appareil dont la disposition est due à M. Obellianne, qui se compose d'un cadre rectangulaire métallique A B C F G dont la pointe C se termine dans le godet C contenant du mercure (fig. 289), et la pointe D dans une coupelle annulaire contenant aussi du mercure, mais ne communiquant pas avec la précédente; à la coupelle C fait suite la tige métallique C L reliée métalliquement à la poupée P; de même la coupelle D est reliée métalliquement par

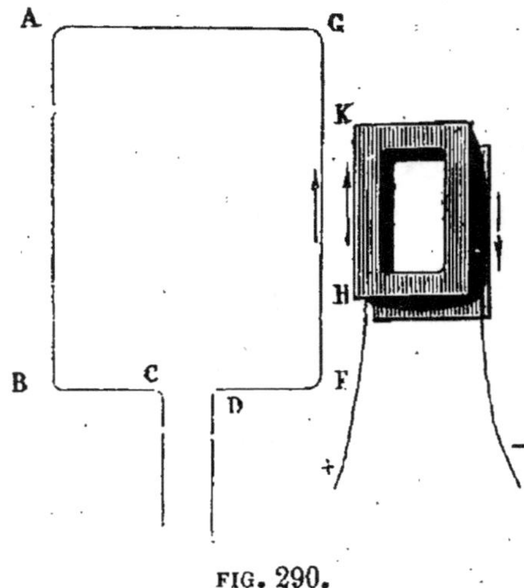

FIG. 290.

E D H K à la poupée P'; les deux portions précédentes sont du reste séparées par une tige isolante qui enveloppe la partie C L; il s'ensuit que si l'on attache en P et P' les deux fils d'une pile, le courant entrera par P, par exemple, passera par C L, le cadre A B C G F, la coupelle D, la partie E D H K et sortira par P'; de plus, le mode de suspension rend le cadre parfaitement mobile et permet de faire les expériences désirables (fig. 290).

Pour cela, le cadre étant traversé par un courant, nous

approcherons du côté F G un cadre H K parallèle et sur lequel est enroulé un fil parcouru par un courant ayant le sens des flèches ; si les choses sont telles que les représente la figure, le cadre F G se rapprochera de H K ; mais si nous retournons celui-ci, les sens des courants seront contraires et G F sera repoussé.

Pour vérifier les lois des courants angulaires, au lieu de placer les cadres parallèlement, nous ferons en sorte qu'ils fassent un certain angle entre eux.

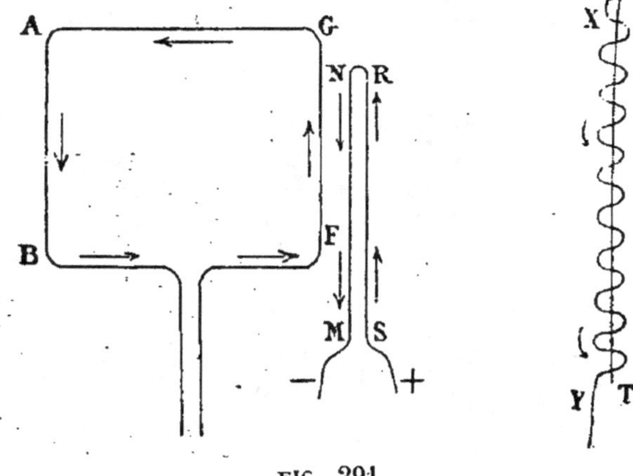

FIG. 291.

Si maintenant nous approchons du côté vertical F G d'un cadre métallique traversé par un courant, un fil S R N M recourbé de façon à présenter deux parties voisines et parallèles, le cadre restera immobile, ce qui prouve que les actions contraires R S et N M se détruisent. En remplaçant le courant S R N M par le courant sinueux X Y T, le même fait aurait lieu, ce qui prouve qu'un courant sinueux produit le même effet qu'un courant rectiligne très voisin et terminé aux mêmes extrémités (fig. 291).

Il résulte de ces actions d'attraction et de répulsion,

que l'on peut obtenir des effets de rotation, de translation et d'orientation. Pour produire les premiers, on forme
un cadre vertical A B C D F par la réunion de deux
fils recourbés deux fois à angle droit dont la branche
horizontale supérieure est munie d'une tige au pivot reposant dans la coupelle H remplie de mercure. Cette coupelle est métallique et repose sur une colonne H E
également métallique entourée d'une colonne de verre.
Les branches verticales A C et B F plongent dans une solution de sulfate de cuivre contenue dans une cuve de cuivre

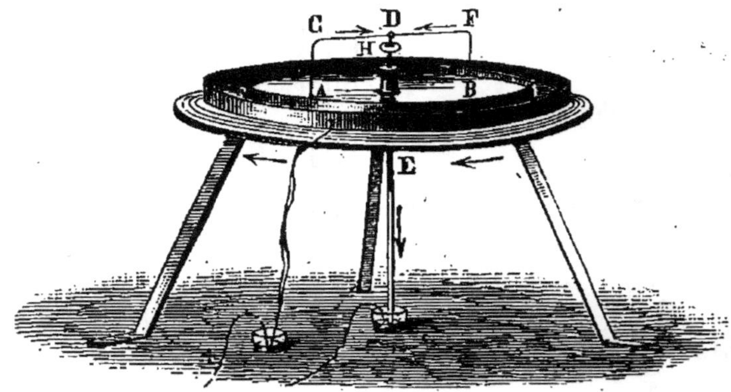

FIG. 292.

entourée d'un fil dont une extrémité est soudée avec elle,
et l'autre communique en K avec le pôle positif d'une pile,
dont le pôle négatif est relié en G avec le cadre par la
colonne H E. On voit que le courant venant de K fera plusieurs fois le tour de la cuve, pénétrera dans celle-ci et,
à travers la solution conductrice de sulfate de cuivre, passera dans le cadre et reviendra au pôle négatif par la
colonne H E; nous avons donc là deux courants, l'un fixe
et l'autre mobile, aussi le cadre se trouvera-t-il animé d'un
mouvement continu de rotation (fig. 292).

Les mouvements d'orientation ont la plus grande

importance au point de vue théorique : en effet, c'est sur eux qu'est fondée la théorie du magnétisme.

1° Qu'un courant horizontal X Y indéfini agisse sur un courant horizontal fini et mobile autour d'un axe vertical, comme elle a lieu avec le cadre A B C D fixé sur une lame de liège flottant (courant mobile de Delarive), et le cadre tournera jusqu'à devenir parallèle à X Y, les deux courants X Y et B C allant dans le même sens (fig. 293).

2° Que le courant horizontal X Y agisse sur un cadre

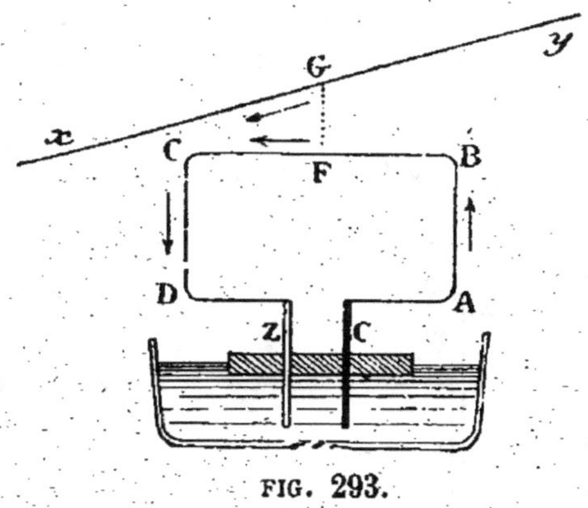

FIG. 293.

vertical suspendu et mobile autour d'un axe vertical; si le courant est très éloigné, mais possède une intensité suffisante pour agir sur le cadre, il aura sur A B et C D des actions égales et contraires qui se détruisent, tandis qu'il produira un couple sur les côtés A D et B C et que le cadre tournera jusqu'à devenir parallèle à X Y, les courants allant dans le même sens dans les parties les plus rapprochées.

3° Qu'on suspende comme dans le cas précédent un courant rectangulaire ou circulaire mobile autour d'un axe vertical, et nous le verrons se mettre de *lui-même dans une position perpendiculaire à l'axe de l'aiguille de déclinaison*, comme si la terre était traversée par un courant indéfini allant de l'est à l'ouest.

4° Si le courant circulaire était mobile autour d'un axe horizontal, il se mettrait de lui-même perpendiculaire à l'aiguille d'inclinaison.

Des solénoïdes. — C'est à Ampère qu'on en doit la construction. Ce sont *théoriquement* des courants circulaires égaux infiniment petits et infiniment rapprochés, perpendiculaires à la ligne qui unit leurs centres et qu'on appelle axe du solénoïde. En réalité, ce sont des fils

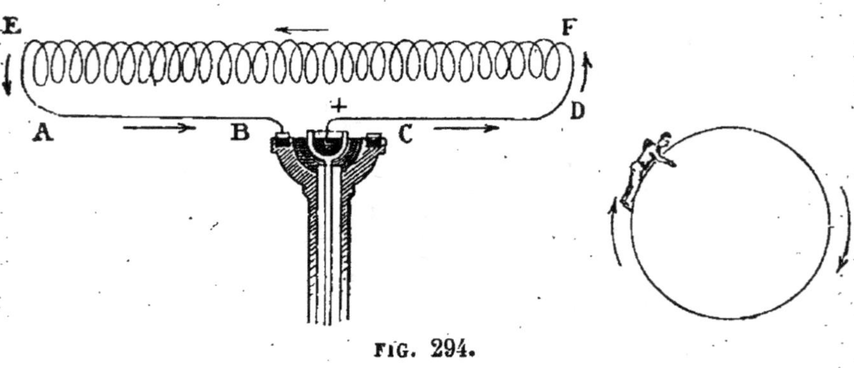

FIG. 294.

métalliques enroulés en hélice et dont les deux extrémités sont ramenées presqu'au contact, de sorte que l'effet du courant rectiligne E F étant détruit par celui de A B et de C D, l'action se réduit à celle des courants circulaires. Qu'on place un tel système sur l'appareil d'Obellianne, et voici ce que l'expérience montrera :

1° *Action des courants.* Si un courant indéfini se trouve dans le voisinage du solénoïde, celui-ci va se mouvoir jusqu'à ce que les cercles qui le composent deviennent parallèles au courant, c'est-à-dire que son axe se met en croix avec le courant comme le ferait un aimant, et cela comme s'il avait deux pôles dont le pôle austral serait déterminé par la loi d'Ampère, l'observateur regardant l'axe du solénoïde (fig. 294).

2° *Action de la terre.* Sous l'action de la terre et selon le mode de suspension, le solénoïde se placera de façon que son axe suive la direction de l'aiguille d'inclinaison ou de celle de déclinaison, et que ses courants circulaires obéissent à la loi d'Ampère en devenant parallèles à un courant qui traverserait la terre de l'est à l'ouest.

3° *Action des solénoïdes.* Si deux solénoïdes sont en présence, ils se comportent comme les aimants, leurs pôles de même nom se repoussant et leurs pôles de nom contraire s'attirant, mais ils se comportent également comme les courants, s'attirant lorsqu'ils sont dirigés dans le même sens, se repoussant s'ils sont dirigés en sens contraire.

4° *Action des aimants.* Les aimants se comportent envers les solénoïdes comme ils le font entre eux et comme les solénoïdes le font également entre eux.

5° *Rupture.* Si l'on brise un solénoïde, chacun des fragments devient un nouveau solénoïde possédant deux pôles, comme cela se passe dans la rupture des aimants.

6° *Théorie mathématique.* Le calcul est venu confirmer la théorie d'Ampère, assimilant les aimants aux solénoïdes.

Théorie électro-magnétique d'Ampère. — Ampère devant cette identité des aimants et des solénoïdes rejette l'hypothèse des fluides magnétiques; pour lui les particules de l'aimant sont entourées de courants circulant dans le même sens, et l'aimant n'est autre chose qu'un faisceau de solénoïdes dirigés suivant son axe. Mais les courants ne sont ainsi orientés qu'après l'aimantation, et auparavant ils étaient dirigés dans tous les sens, ce qui annulait leur action ; l'aimantation ayant ramené tous les courants au parallélisme, si l'on considère une section droite de l'aimant, on voit que les parties intérieures voisines sont de sens contraire et se détruisent, en sorte que l'action se réduit à celle du périmètre (fig. 295).

Enfin, il restait à expliquer une différence que l'on observe entre les aimants et les solénoïdes, à savoir que dans ceux-ci *les pôles sont aux extrémités mêmes, tandis qu'ils en sont toujours distants dans les premiers.* Voici

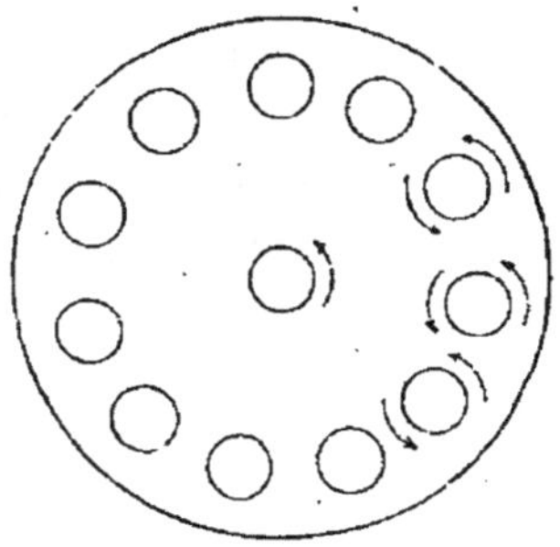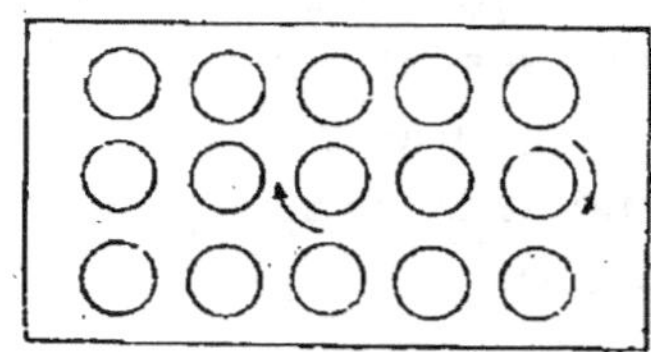

FIG. 295.

comment le fait Ampère : les courants particulaires allant en sens contraire dans leurs parties voisines doivent se repousser et par suite les axes devenir concaves en dehors ; l'aimant ne se trouve plus alors formé de solénoïdes parallèles à son axe, mais de solénoïdes concaves dont les pôles viennent en partie émerger à la surface latérale, de sorte que le pôle résultant ne se trouvera plus à l'extrémité ; plus l'aimant sera court et large, plus le pôle sera éloigné, plus il sera long et étroit, plus le pôle sera voisin de l'extrémité, ainsi, du reste, que le vérifie l'expérience.

Il n'est pas douteux que les effets extérieurs des aimants et des solénoïdes soient identiques, mais peut-on en conclure rigoureusement l'identité de constitution intérieure ?

L'explication est certes des plus ingénieuses ; l'exposition des faits est des plus commodes, mais il faut hésiter à accorder une certitude absolue à l'hypothèse de l'identité entre les courants particulaires de l'aimant et ceux des solénoïdes.

Nous avons expliqué la direction de l'aiguille aimantée par l'hypothèse d'un aimant central ; mais si l'on consi-

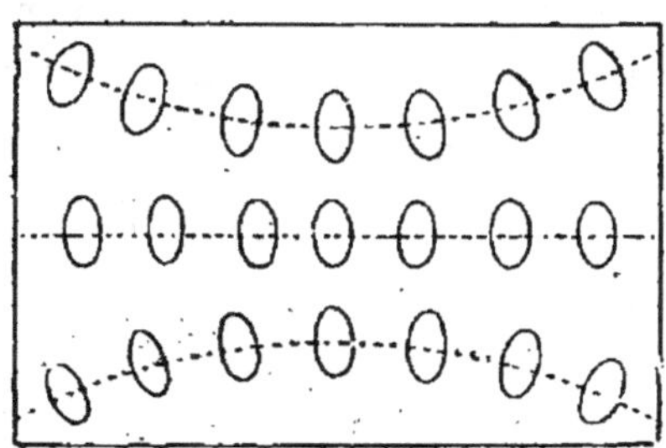

FIG. 296.

dère la haute température qui règne au centre de la terre, température à laquelle ne résistent pas les propriétés magnétiques et où les métaux eux-mêmes sont volatilisés, n'est-il pas permis de se demander si la cause n'en est pas plutôt dans les phénomènes que nous venons d'étudier ?

Les différences de température qui existent aux différents points de l'intérieur de la terre, les métaux qui s'y trouvent ne pourraient-ils donner lieu à des courants thermo-électriques dont la résultante se comporterait comme un courant central allant de l'est à l'ouest ? Telle est l'opinion qui semble aujourd'hui la plus probable et qui concorde admirablement avec l'action des aimants sur les courants et des courants entre eux.

Aimantation par les courants. — Electro-aimants.
— Arago découvrit, en 1880, que si l'on plonge dans de
la limaille de fer, le fil qui réunit les pôles d'une pile, la
limaille s'attache au fil tant que passe le courant, pour
s'en détacher dès qu'il cesse : le courant a donc communiqué au fil des *propriétés magnétiques momentanées*, et
chaque grain de limaille est devenu un aimant ou un solénoïde ayant ses pôles disposés conformément à la loi
d'Ampère. Si, au lieu d'employer de la limaille de fer, on

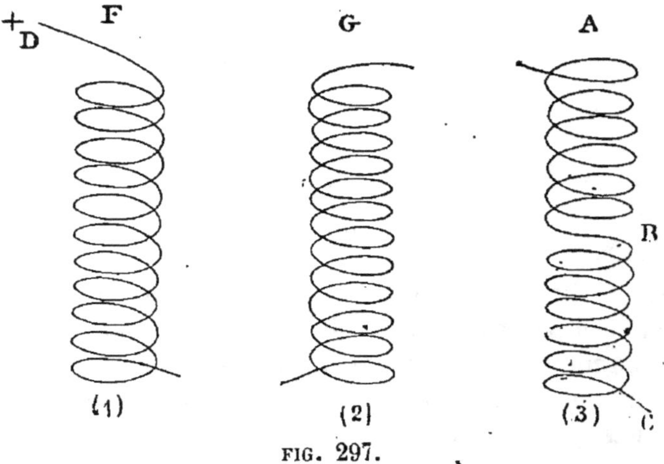

FIG. 297.

prend une aiguille d'acier qu'on place soit *en croix d'un
courant* intense, soit *suivant l'axe d'un solénoïde*, on voit
l'aiguille s'aimanter et conserver son aimantation en
vertu de la force coercitive de l'acier; ses pôles sont déterminés par la loi d'Ampère. Enfin si l'on place trois aiguilles d'acier dans l'axe de trois solénoïdes l'un (1) enroulée de gauche à droite, le second (2) de droite à
gauche, le dernier (3) de gauche à droite de B en C et
de droite à gauche de A en B, on voit que la première
aiguille devient un aimant ayant son pôle austral en F,

que la seconde a son pôle austral en G et que la troisième a son pôle austral à chaque extrémité et un double pôle austral en B (fig. 297) : le changement de sens de l'hélice aura donc produit un point conséquent. Nous avons donc là un nouveau procédé d'aimantation nous permettant une distribution régulière du magnétisme

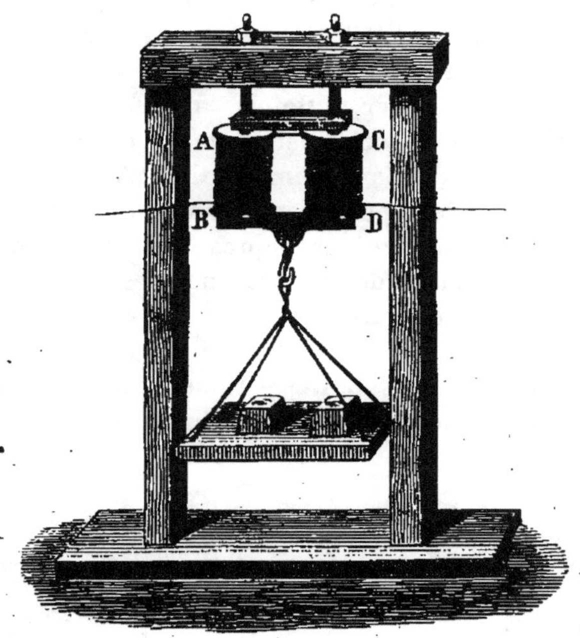

FIG. 298.

dans l'aimant et une direction connue, les pôles : il n'y a qu'à enrouler le fil à travers lequel passera le courant, en hélice, autour d'une bobine creuse ou d'un tube de verre à l'intérieur desquels sera placé le barreau à aimanter.

Si, au lieu d'employer de l'acier, on prend un barreau de fer doux *dépourvu de toute force coercitive* on forme un *électro-aimant*, c'est-à-dire un aimant d'une force très considérable, mais ne *possédant ses propriétés magnétiques que tant que dure le courant;* l'aimantation s'établit *instantanément et cesse de même* dès que le courant lui-même est établi ou interrompu. On donne en général à ces appareils la forme de la figure 298, en les munissant d'armures et enroulant les hélices de façon que si on redressait le fer à cheval, elles seraient le prolongement l'une de l'autre dans le même sens.

Il faut remarquer toutefois, à cause des applications auxquelles cela a donné lieu, que le fer n'étant jamais absolument doux, la désaimantation n'est pas complète, surtout si les deux pôles sont réunis par un contact; il en résulte qu'il reste toujours, après la cessation du courant, une petite quantité de magnétisme; c'est ce qu'on appelle le *magnétisme rémanent*.

Télégraphe électrique. — Nous ne saurions entrer ici dans de grands détails au sujet du télégraphe électrique

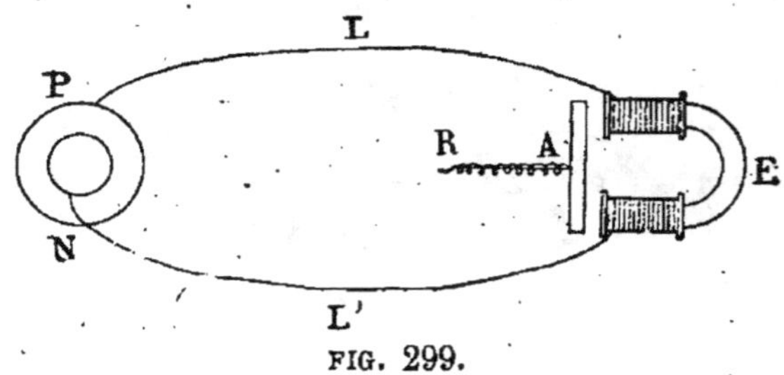

FIG. 299.

et des modifications qu'il a subies de nos jours; nous donnerons seulement les principes sur lesquels sont établis les appareils classiques; ce que nous venons de dire des courants et des électro-aimants nous permettra d'être bref. Supposons une pile P N disposée à Paris et un électro-aimant disposé à un endroit quelconque (fig. 299), tous deux réunis par le fil conducteur L L' qui part du pôle positif et revient au pôle négatif après s'être enroulé sur l'électro-aimant devant lequel se trouve un fer doux A tenu éloigné par un ressort antagoniste R, il est évident que l'armature A sera attirée par l'électro-aimant toutes les fois que passera le courant, et qu'elle reviendra à sa place dès qu'il cessera. Toutefois le fil de retour L' peut être supprimé pourvu que ses deux extrémités communiquent avec le sol comme le montre la figure 300. Celle-ci re-

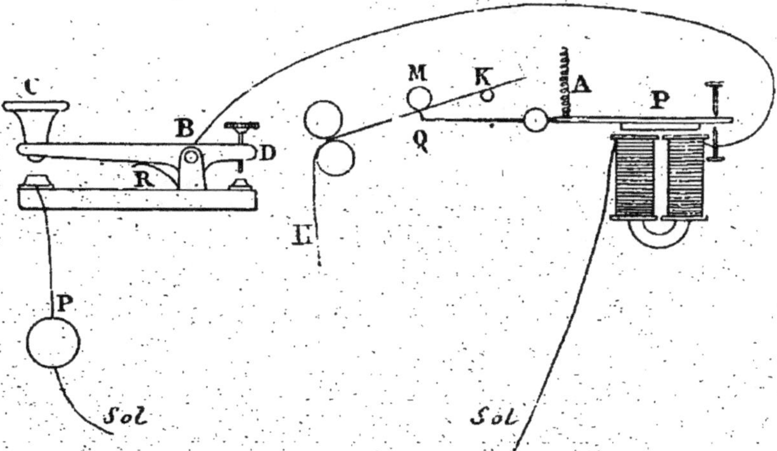

FIG. 300. — Télégraphe de Morse.

présente le système de *Morse*, composé comme tout système d'un *manipulateur* qui envoie la dépêche, d'un *fil de ligne* qui la transmet et d'un *récepteur* qui la reçoit. Le manipulateur comprend une pile P N dont le fil S communique avec une sorte d'*enclume* métallique, au-dessus de laquelle se trouve un levier métallique C B D mobile autour de B et communiquant avec le récepteur par le fil de ligne. Tant que ce levier est maintenu écarté par le ressort antagoniste le courant ne passe pas; si, en appuyant dessus, on l'applique sur l'enclume, le courant passe et est transmis au récepteur. Celui-ci est vertical et son armature P, fixée à un levier mobile autour de l'axe horizontal O, est maintenue éloignée par un ressort antagoniste A. Cette extrémité P se trouve limitée dans ses mouvements par deux vis entre lesquelles elle oscille, tandis que l'autre extrémité Q recourbée, et se relevant quand le courant passe, applique contre une roue ou *molette* M chargée d'encre, un ruban de papier H K se déroulant uniformément grâce à un mouvement d'horlogerie. Il est facile de concevoir que suivant la durée du contact, la tache d'encre formera un point ou un trait plus

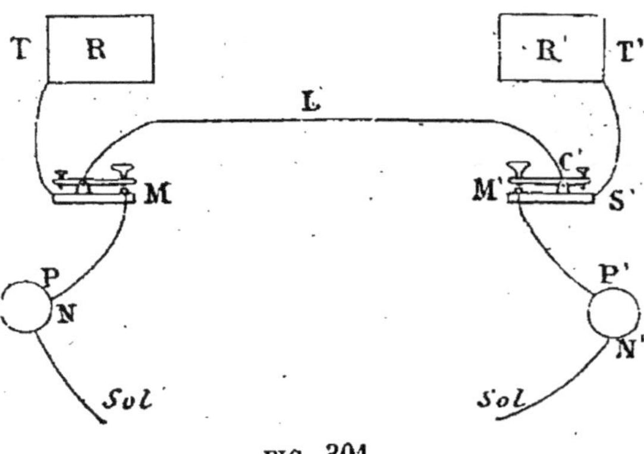

FIG. 301.

ou moins bref et qu'il sera possible d'interpréter les caractères inscrits, si l'on a établi un alphabet particulier.

Dans la pratique, chaque poste doit contenir un manipulateur et un récepteur; la chose est facile en prenant la disposition suivante : la partie M' S' communique avec le récepteur R'; veut-on recevoir une dépêche venant du manipulateur, il n'y a qu'à presser sur l'extrémité du levier C' et l'appliquer sur S'; veut-on au contraire lancer une dépêche dans le fil L pour l'envoyer à M, on pressera sur l'autre extrémité de façon à l'appliquer sur M'. Les choses sont disposées d'une manière identique à l'autre poste (fig. 301).

Le système de Bréguet dispense de cet alphabet conventionnel. Le manipulateur se compose d'une roue de cuivre sinueuse présentant treize dépressions et treize dents obtuses (fig. 302) ; une tige A H mobile autour de A porte en K une pointe engagée dans la rainure de la roue dont

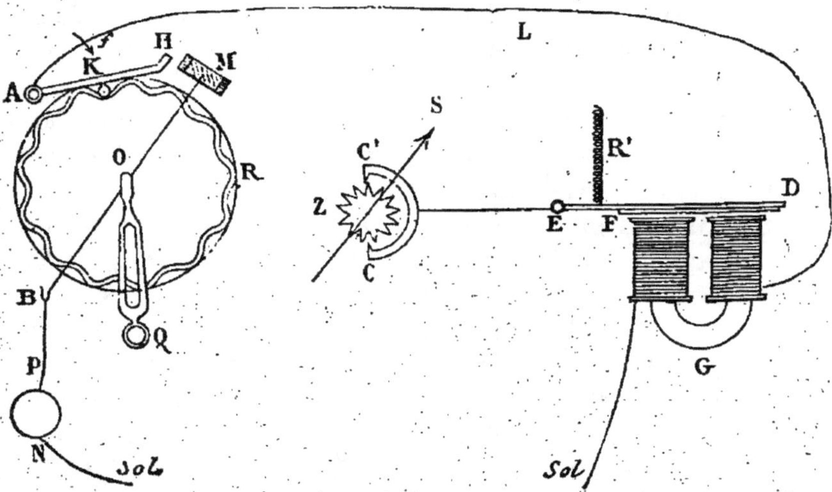

FIG. 302. — Télégraphe de Bréguet.

elle suit les sinuosités, tandis que l'extrémité H vient au contact de la partie métallique M faisant suite à la pile P N, toutes les fois que la pointe K se trouve sur une dent saillante, s'en éloigne au contraire quand la pointe K est dans un creux. La roue sinueuse est mise en mouvement par une manivelle Q O qui se meut sur un cadran portant les vingt-cinq lettres de l'alphabet et le signe +, lettres correspondant aux dents et aux dépressions et faciles à apercevoir, grâce à la fenêtre que porte la manivelle. Le levier A est en communication avec la ligne qui se trouve traversée par le courant quand K est sur une dent, tandis qu'il n'y a pas de courant quand K est dans une dépression. Suivant donc que la manivelle est sur telle ou telle lettre, le courant passe ou ne passe pas, et si on la transporte rapidement jusqu'à une lettre de rang quelconque, le nombre total des communications et des interruptions est égal à ce rang ; on laisse ensuite la manivelle au repos pendant quelque temps vis-à-vis de la lettre atteinte afin d'indiquer que c'est elle qu'on a voulu désigner.

Au récepteur se trouve un électro-aimant G dont l'armature D porte un levier C E F mobile autour d'un axe horizontal E et maintenu éloigné par un ressort antagoniste R' tant que le courant ne passe pas ; une palette d'échappement C C', transmettant les oscillations de ce levier règle la marche d'une aiguille S mobile sur un cadran portant les vingt-cinq lettres comme au manipulateur ; l'aiguille tournerait continuellement, grâce à un mouvement d'horlogerie, sans la palette d'échappement qui la retient quand le courant ne passe pas, et elle avance d'une lettre à chaque oscillation de cette aiguille[1].

Le fil de ligne peut être aérien ou souterrain ; dans le premier cas il est formé de fils de fer gavanisés tendus d'une station à l'autre et soutenus par des poteaux où ils passent dans des crochets de fer isolés complètement par des toits de porcelaine. Dans le second cas le fil est entouré d'une enveloppe de gutta-percha, ou bien, comme dans les câbles sous-marins, le fil est en cuivre, entouré

---

[1] Ces deux systèmes n'ont plus guère aujourd'hui qu'une valeur historique ; le télégraphe de Hughes imprime les dépêches avec les lettres mêmes de l'alphabet, et le pantélégraphe de Caselli reproduit l'écriture et même des dessins envoyés du manipulateur.

de gutta-percha; puis les fils réunis sont enveloppés de filin goudronné et revêtus d'un câble de fer.

Sonneries électriques. — Le genre le plus commun des sonneries électriques est l'appareil à *trembleur* tel que le représente la figure 303. Celui-ci est réuni en L L' avec la ligne télégraphique, et en T T' avec le sol; mais pour avoir une sonnerie électrique telle que celle des apparte-

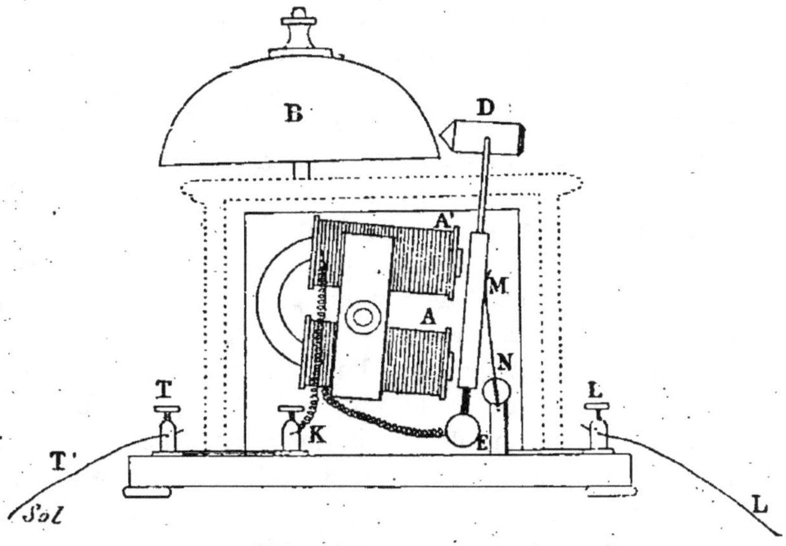

FIG. 303. — Sonnerie électrique.

ments il n'y a qu'à réunir les deux bornes T et T' aux deux pôles d'une pile dont le circuit est continuellement ouvert et n'est fermé qu'au moment où l'on presse sur le bouton extérieur. Le mécanisme est facile à comprendre : devant l'électro-aimant AA' se trouve un levier métallique mobile autour de E et terminé par un marteau D venant sur le timbre B quand il est attiré par l'électro-aimant : toute la partie L' L N M H E A H' R T T' est métallique et se trouve traversée par le courant quand le circuit est fermé; mais dès que le courant s'établit le levier E D est attiré par l'électro-aimant et frappe sur le timbre; et comme il quitte pour cela la partie M N, le courant se trouve aussitôt interrompu; l'électro-aimant se désaimante, le levier retombe et le courant se reproduisant, on a une série de sons correspondant aux oscillations du marteau, tant que l'on appuie sur le bouton de la sonnette.

Autres phénomènes physiques produits par des courants : Effets calorifiques.— Joule a étudié les lois suivant lesquelles se répartit la chaleur dans les circuits, et il a pu constater que dans un même circuit la quantité de chaleur totale est toujours égale à celle qu'ont produite les réactions chimiques, pourvu qu'il n'y ait eu aucun travail extérieur d'exécuté.

Le zinc en se dissolvant dans l'acide sulfurique dégage une certaine quantité de chaleur par l'effet de la combinaison; l'énergie équivalente à cette chaleur se répartit dans tout le circuit qui peut l'utiliser sous forme de chaleur ou sous forme de travail mécanique, à la rotation d'une roue par exemple; mais la répartition n'est pas uniforme et dépend des valeurs de la résistance et de l'intensité du courant aux différentes parties du circuit. La quantité Q est donnée par l'équation :

$$Q = K R I^2$$

dans laquelle K est une constante, R la résistance du fil et I l'intensité du courant. L'expérience prouve en effet que ce sont les parties les plus résistantes qui s'échauffent le plus, et que, si l'on intercale dans un même circuit deux fils de mêmes dimensions, l'un de fer l'autre d'argent, le premier bien plus résistant sera porté au rouge tandis que le second restera obscur.

Phénomènes lumineux : Lumière électrique. — L'existence des phénomènes calorifiques amène forcément l'existence des phénomènes lumineux qui ont été utilisés pour l'éclairage et constituent la lumière électrique soit dans les lampes à *arc électrique* soit dans les *lampes à incandescence*. Davy avait découvert en 1801 que deux cônes de charbon placés en contact par leurs pointes et reliés aux pôles d'une forte pile se trouvaient réunis par un arc de lumière éblouissante quand on les éloignait peu à peu; le phénomène cessait bientôt par la combustion des charbons; mais conservait une certaine durée lorsque ceux-ci se trouvaient dans le vide où la combustion est impossible. Si l'on remplace le charbon de bois par du charbon de cornue et qu'au moyen d'un mécanisme d'horlogerie tel que le régulateur de Foucault, on maintienne les cônes de charbon à une distance invariable, le phénomène dure assez longtemps pour permettre de l'utiliser comme éclairage : le charbon réuni au pôle positif se creuse à son extrémité tandis que les parcelles qui en sont arrachées se portent sur le cône relié au pôle négatif; en réalité le transport est double et se fait d'un pôle à l'autre, mais celui du pôle positif au pôle négatif est beaucoup plus considérable, ce qui permet de supposer que l'arc électrique n'est qu'une portion du courant transmis par les molécules charbonneuses, circuit très résistant et porté par conséquent à une température très haute, température suffisante pour le rendre incandescent.

Jablochkoff a eu l'idée heureuse de remplacer le mouvement d'horlogerie, très délicat et très coûteux par une disposition très simple où les charbons sont *parallèles* et séparés par une couche de sulfate de chaux; le courant y arrive par des gaînes métalliques qui les supportent et leurs extrémités sont réunies par une baguette très mince de charbon. Quand on lance le courant cette baguette rougit et brûle presque instantanément, l'arc jaillit entre les charbons qui s'usent en même temps ainsi que la couche de sulfate de chaux qui ne résiste pas à cette haute température; le système constitue la *bougie gablochkoff* et pour avoir une usure égale des deux charbons,

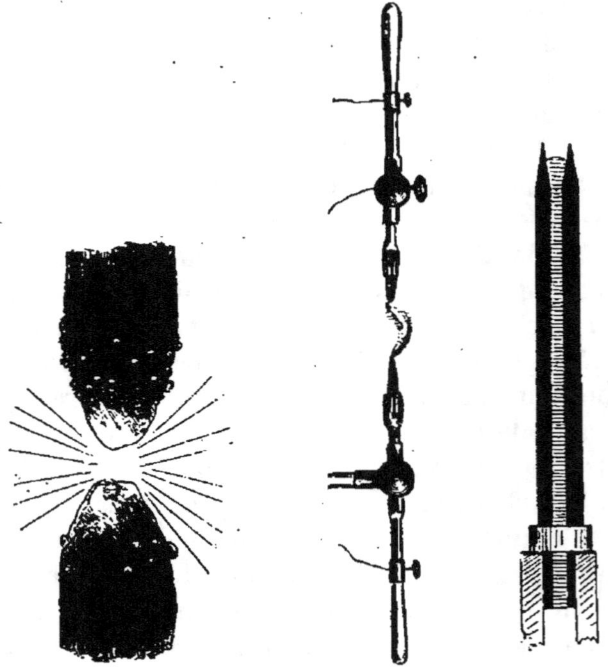

FIG. 304.

on remplace les courants de pile par les courants de machines magnéto-électriques, qui, étant alternatifs, font que chaque charbon est alternativement positif et négatif (fig. 304).

Dans la bougie Jamin les charbons sont disposés la pointe en bas et l'arc est dirigé vers le sol au lieu de l'être vers le ciel. Ce résultat est obtenu en entourant la bougie d'un *cadre directeur* formé d'un fil métallique parcouru par un courant. De plus une des baguettes de charbon est fixée invariablement, l'autre mobile est remplacée automatiquement quand elle est usée.

La lumière donnée par l'arc électrique ne saurait convenir aux usages privés à cause de son éclat éblouissant, de ses variations et de la poussière de charbon qu'elle répand dans l'atmosphère.

Les lampes à incandescence sont au contraire d'un emploi commode et la lumière qu'elles procurent est douce et agréable; le principe est simple; au lieu de laisser jaillir l'arc, réunir les extrémités par un fil très résistant qui s'échauffera jusqu'à devenir incandescent. Dans la lampe d'Edison, le fil est formé d'une sorte de bambou carbonisé ayant les dimensions d'un crin de cheval et enfermé dans une ampoule de verre où l'on a fait le vide à l'aide d'une pompe à mercure; le même charbon peut servir 800 heures avant d'avoir besoin d'être remplacé. Les lampes Swan, Maxim sont presque identiques à celle d'Edison et n'en diffèrent que par l'origine de la fibre carbonisée, carton bristol, tresse de coton, etc., etc. Ces lampes n'ont qu'un inconvénient, c'est de revenir environ à un prix quatre fois plus élevé que l'arc électrique.

Disons enfin, que l'on a cherché à combiner les deux systèmes, telles sont les lampes de Regnier et de Berustein; mais on n'a guère obtenu de résultats bien supérieurs dans cette nouvelle voie.

CHAPITRE LXII

Phénomènes chimiques : électro-chimie. — Décompositions chimiques produites par l'électricité dynamique. — Découverte de ces phénomènes; analyse de l'eau par Nicholson et Carliste. — Découverte des métaux alcalins par H. Davy. — Décomposition des composés binaires, des sels, des matières organiques. — Théorie de ces divers effets. — — Explication de Grotthuss. — Actions secondaires. — Dorure galvanique. — Galvanoplastie. — Voltamètre.

Phénomènes chimiques : Electro-chimie. — Décompositions chimiques produites par l'électricité dynamique. — Découverte de ces phénomènes : Analyse de l'eau par Nicholson et Carlisle. — Découverte des métaux alcalins par H. Davy. — Nous venons de passer en revue les phénomènes physiques produits par les courants ; nous allons aborder maintenant l'étude des phénomènes chimiques dont l'ensemble constitue l'électro-chimie. Si l'on plonge les fils attachés aux pôles d'une pile, dans un corps conducteur amené à l'état liquide soit par dissolution, soit par fusion, on pourra constater que le passage du courant est accompagné d'une décomposition chimique à la suite de laquelle l'hydrogène ou le métal se rend au pôle négatif et les autres éléments du liquide au pôle positif. C'est ce qu'on a appelé *électrolyse*. Le liquide lui-même s'appelle *électrolyte*, les fils attachés aux pôles sont les *électrodes*; la positive s'appelle *anode* et la négative *cathode;* les produits de l'électrolyse qui se rendent au pôle positif ont reçu le nom d'*aniores*, ceux qui se rendent au pôle négatif celui de *cathiores*. Mais il faut bien remarquer que pour qu'un liquide soit électrolysé, il est nécessaire qu'il soit suffisamment conducteur de l'électricité, et que la force électro-motrice du courant soit également suffisante. Quand cette seconde condition n'est pas remplie, les phénomènes sont différents ; nous les décrirons plus loin sous le nom de polarisation des électrodes.

En prenant l'eau pure comme électrolyte et comme

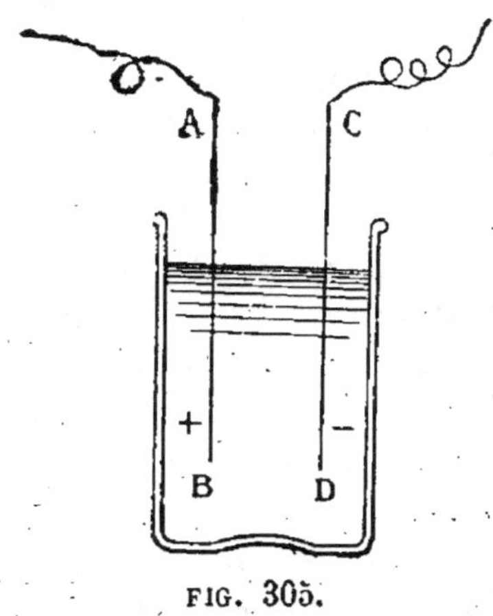

FIG. 305.

électrodes des fils de platine, Nicholson et Carlisle, en 1800, virent que le courant ne pouvait traverser le liquide ; mais s'ils rendaient l'eau conductrice en prenant un peu d'acide sulfurique, de potasse ou d'un sel, le passage s'effectuait et s'accompagnait de la décomposition de l'eau dont l'hydrogène se portait au pôle négatif et l'oxygène au pôle positif ; en remplaçant les électrodes de platine, par des fils de cuivre par exemple ou d'un métal oxydable, ils purent se convaincre que celui-ci se combinait à l'oxygène à mesure de sa mise en liberté et qu'on observait simplement un dégagement d'hydrogène au pôle négatif et une production d'oxyde au pôle positif.

Davy en 1807 prit un fragment de potasse humide et le réunit aux pôles d'une pile énergique de façon que l'électrode négative plongeât dans le mercure dont il avait rempli une petite cavité creusée dans la potasse. La potasse fut décomposée par le courant comme l'eau dans l'expérience précédente; le potassium se porta ainsi que l'hydrogène au pôle négatif, et, s'y trouvant soustrait au contact de l'air, par le mercure, forma avec lui un amalgame d'où on put le retirer par distillation. Sans cette précaution la décomposition eût été la même, mais le potassium se serait enflammé en se combinant à l'oxygène de l'air. Les métaux alcalins étaient ainsi découverts et on avait un moyen simple de se procurer à l'état de pureté les métaux terreux tels que magnésium, calcium, strontium, aluminium. Il n'y a qu'à faire fondre dans un creuset les chlorures de ces métaux et y plonger des morceaux de charbon de cornue A B et C D formant les électrodes d'un courant intense (fig. 305).

Décomposition des composés binaires, des sels, des matières organiques. — Théorie de ces divers effets. — Explication de Grotthuss. — On ne connaît guère bien que les lois régissant l'électrolyse des acides, des bases des sels et des composés binaires métalliques : elles ont été données par Faraday et portent son nom. Si l'on plonge dans du chlorure d'étain fondu deux électrodes de platine réunies aux pôles d'une pile, on verra le pôle négatif, auquel on donne généralement dans cette expérience la forme d'une petite sphère, se recouvrir d'étain, tandis que le chlore se dégage au pôle positif. Si l'on remplace le chlorure d'étain par une solution concentrée de sulfate de cuivre, le pôle négatif se recouvrira d'une couche de cuivre, tandis qu'au pôle positif se dégage un mélange d'oxygène et d'acide sulfurique SO^3. Ces choses sont moins simples en réalité à cause des *actions secondaires*, que nous considérerons maintenant comme nulles. Voici l'explication que donne Grotthuss des décompositions observées, et observées seulement aux extrémités. Soit un électrolyte formé d'une solution de chlorure de cuivre dans laquelle plongent deux électrodes de platine (fig. 306); sous l'action du courant les molécules vont se *polariser*, *c'est-à-dire s'orienter eomme si elles avaient deux pôles* qui

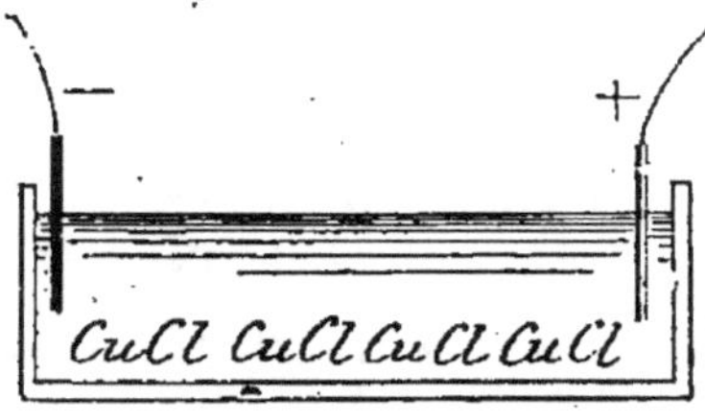

FIG. 306.

se tourneront vers les pôles de nom contraire de la pile, en sorte que le pôle Cl d'une molécule $CuCl$ regarde le pôle positif, et le pôle Cu le pôle négatif.

Cela étant, la première molécule de cuivre qui est à gauche se fixera sur l'électrode négative, tandis que son chlore devenu libre se combinera au cuivre de la molécule voisine qui aura ainsi avancé vers l'électrode négative, tandis que son chlore agissant de même sur une troisième molécule, se sera avancé de même vers le pôle positif. En sorte qu'il se formera une série de décompositions et de recompositions inaperçues dans la masse, mais se manifestant au contact des électrodes par le dégagement du chlore au pôle positif et du cuivre au pôle négatif. Les choses seraient les mêmes avec la sulfate de cuivre, le cuivre se porterait d'un côté et le résidu SO^4 de l'autre.

En somme, dans l'électrolyse d'un sel ou d'un composé binaire le métal et l'hydrogène se portent toujours au pôle négatif. Si l'acide était organique au lieu d'être minéral, la loi n'en serait pas changée, mais en vertu des réactions secondaires que nous allons étudier, il se produirait la plupart du temps des oxydations qui détruiraient la molécule.

Actions secondaires. — Elles sont dues à l'action des produits de l'électrolyse sur l'électrolyte, le dissolvant ou les électrodes; les exemples en sont des plus nombreux et avaient primitivement conduit à une fausse interprétation du phénomène. Supposons qu'on électrolyse une solution de *chlorure ferreux*, le fer se portera au pôle négatif, le chlore au pôle positif, mais on verra bientôt la liqueur jaunir par suite de la formation de *chlorure ferrique ;* au lieu de se dégager, le chlore s'est porté sur l'électrolyte.

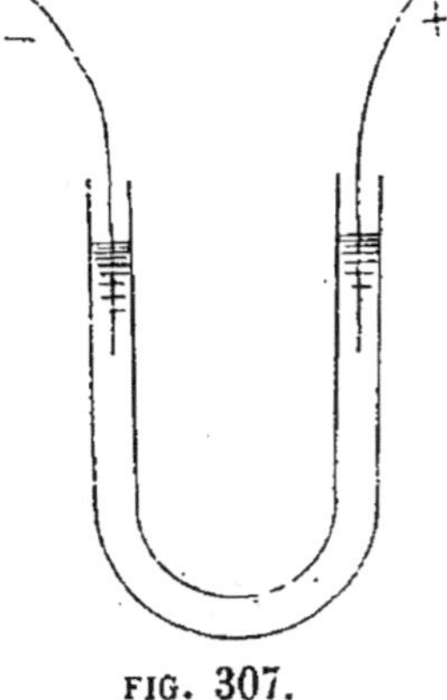

FIG. 307.

Qu'on électrolyse une solution de sulfate de potasse dans un tube en U (fig. 307), si l'on a eu soin de colorer le liquide avec du tournesol ou du sirop de violette, on verra qu'il s'est dégagé de l'hydrogène au pôle négatif, de l'oxygène au pôle positif, et que le sulfate a été décomposé en *acide sulfurique* d'un côté et en potasse de l'autre : aussi Berzelius considérait-il les sels comme la combinaison d'un acide et d'une base susceptibles d'être séparés par le courant et qu'il séparait par une virgule dans sa notation; on a fait justice aujourd'hui d'une pareille erreur, dans le cas présent voici ce qui s'est passé : le potassium arrivé au pôle négatif s'est trouvé au contact de l'eau qu'il a décomposée pour former de la potasse et de l'hydrogène ; le résidu $SO^3 + O$ arrivant au pôle positif a dégagé son oxygène, tandis que SO^3 se combinait également à l'eau pour donner un acide sulfurique plus ou moins hydraté. Les choses seront rétablies, pour le potassium du moins, si l'on plonge dans le mercure l'électrode négative, comme l'a fait Davy, sous une autre forme, avec son morceau de potasse.

De même dans l'électrolyse de l'eau, on la rend conductrice par addition d'acide sulfurique ou de potasse, et comme le fait très bien remarquer M. Bourgoin, ce n'est pas l'eau qui est décomposée, mais la potasse dans un cas et l'acide sulfurique dans l'autre ; seulement dans le cas de la potasse, le potassium ne peut se rendre au pôle négatif, puisqu'il y trouve de l'eau qu'il décompose en dégageant de l'hydrogène et régénérant de la potasse ; pour le démontrer, M. Bourgoin divise le vase en deux compartiments réunis par un trou capillaire ; dans l'un plonge l'électrode positive, dans l'autre la négative ; quand on fait passer le courant, l'hydrogène et l'oxygène se dégagent sur les électrodes, puis le passage cesse au bout d'un certain temps et l'on peut constater alors que toute la potasse est dans un compartiment, tandis que l'autre ne contient que de l'eau pure.

Dorure galvanique. — Nous sommes maintenant en état de comprendre la formation des dépôts métalliques par voie électrolytique. Pour dorer les objets, on les décape d'abord parfaitement s'ils sont métalliques, et s'ils ne le sont pas, on les métallise, c'est-à-dire qu'on les recouvre d'une couche de plombagine qui les rend conducteurs ; on les attache alors au pôle négatif d'une pile en les plongeant dans un bain de cyanure d'or dissous dans du cyanure de potassium ; on plonge dans le même bain une *électrode soluble* constituée par une lame d'or reliée au pôle positif. Ce qui se passe est facile à comprendre : le cyanure d'or est décomposé ; son or se porte au pôle négatif, c'est-à-dire sur l'objet, et le cyanogène au pôle positif, c'est-à-dire sur la lame qu'il dissout ; de cette façon la liqueur ne s'appauvrit pas, et l'or de la lame semble se porter directement sur l'objet.

Pour argenter, on remplacerait le cyanure double d'or et de potassium par le cyanure double de potassium et d'argent.

Avec une solution de sulfate de cuivre et une électrode de cuivre on obtiendrait de même le cuivrage galvanique.

Galvanoplastie. — Reposant sur le même principe, elle sert à obtenir la reproduction des objets. Pour cela

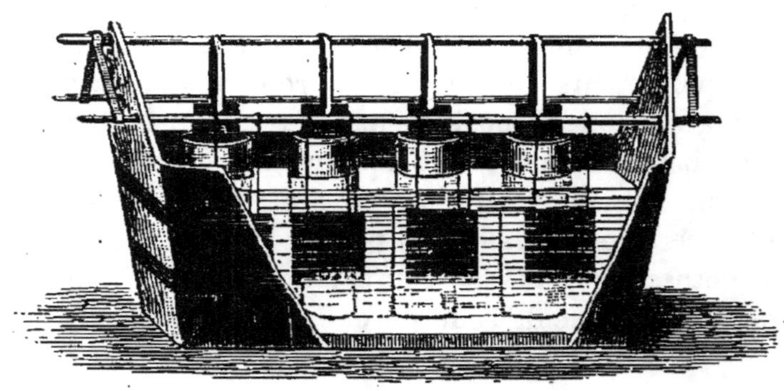

FIG. 308.

on se procure d'abord un moule représentant l'objet qu'on veut reproduire, moule généralement de gutta-percha, dont on métallise ensuite la surface à l'aide de plombagine. Cela fait, on le place dans un bain de sulfate de cuivre en le reliant au pôle négatif, tandis qu'une électrode soluble formée d'une lame de cuivre et plongeant également dans le bain est reliée au pôle positif: lorsque le courant est passé pendant un temps assez long, le dépôt de cuivre est assez abondant pour se laisser détacher de la gutta-percha; il représente évidemment dans ses moindres détails l'objet qu'on a voulu reproduire (fig. 308).

Aujourd'hui dans l'industrie on met directement les moules dans des éléments Daniell, où on les fixe au pôle négatif; ils s'y recouvrent de cuivre comme précédemment. La figure ci-contre représente une cuve contenant plusieurs éléments; il faut avoir soin d'ajouter des cristaux de sulfate de cuivre, qui maintiennent la richesse de la solution à mesure que le sel est décomposé.

Voltamètre. — Si l'on prend trois vases V V' V" parfaitement identiques et renfermant une même solution saline, on peut s'assurer que, placés successivement dans un même circuit, ils laissent déposer au pôle négatif des poids de métal égaux, en un même temps. Si le courant de V se divise en deux parties égales traversant l'une le vase V' et l'autre le vase V", l'expérience démontrera que dans chacun de ces vases V' et V" il se dépose une quantité de métal moitié moindre que celle qui se dépose dans V; on voit donc que *la quantité d'électrolyte décomposée en un temps donné est proportionnelle à l'intensité du courant.*

Modifions l'expérience et faisons passer un même courant à travers un certain nombre de vases contenant la même solution saline, et nous verrons que la décomposition sera la même dans tous, quand même le courant passant dans chaque vase *isolément* n'y eût pas produit des décompositions égales; ce qui prouve que *l'action chimique du courant est la même en tous ses points.* Ces deux principes nous permettront de comprendre le *voltamètre.* Cet appareil, comme son nom l'indique, sert à déterminer l'intensité des courants. Il se compose d'un vase

de verre dans le fond duquel passent deux fils de platine
fixés dans du mastic et s'élevant à l'intérieur de deux
éprouvettes pleines, ainsi que le vase, d'eau acidulée· En
reliant les pôles d'une pile aux fils de platine, le courant traverse l'eau acidulée et la décompose en portant
l'hydrogène au pôle négatif, l'oxygène au pôle positif, et
si les cloches sont graduées, on peut du volume d'hydro-

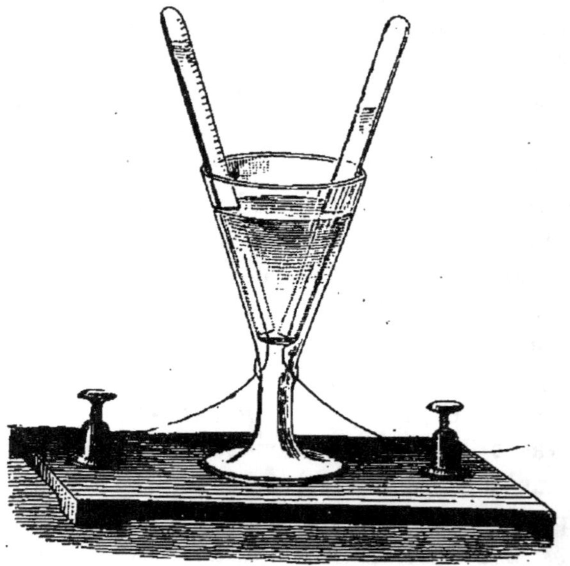

FIG. 309. — Voltamètre.

gène, dégagé en un temps donné, déduire l'intensité du
courant; on sait de plus que le volume de l'hydrogène est
le double de celui de l'oxygène qui se porte à l'autre pôle.
   Enfin, d'après ce que nous avons vu, un courant passant
successivement à travers différents voltamètres pourra y
dégager des quantités d'hydrogène différentes; mais s'il
traverse *à la fois* tous les voltamètres, la décomposition
sera la même dans chacun.

Loi de Faraday sur l'électrolysation. — Equivalents électriques. — Faraday constata que « *lorsqu'on fait passer un courant électrique à travers une série de voltamètres contenant des composés binaires en dissolution, les poids de métaux déposés au pôle négatif des divers voltamètres étaient proportionnels aux équivalents de ces métaux* ».

Matteuci, de son côté, faisant la même expérience sur des sels oxygénés, arriva au même résultat et l'exprima en disant qu'il fallait la même quantité d'électricité pour électrolyser un équivalent d'un sel quelconque.

Cette loi se vérifie pour tous les sels répondant à la formule MA, M étant un métal monovalent, A un radical acide, mais si on cherche à l'appliquer aux sels dont la formule diffère de MA comme $Fe^2 Cl^3$, $Sb^2 Cl^3$, $Cu^2 Cl$, etc., elle se trouve fréquemment en défaut.

M. Ed. Becquerel, ayant fait passer un courant à travers deux dissolutions, l'une de chlorure ferreux, l'autre de chlorure ferrique, constata que le même poids de chlore était dégagé au pôle positif, tandis qu'au contraire les poids de fer déposés au pôle négatif était dans le rapport de 3 à 2. Il reprit alors la loi de Faraday et la modifia en l'inversant.

Prenant pour équivalent d'électricité la quantité d'électricité nécessaire à la décomposition d'un équivalent (demi-molécule) d'eau, il formula la loi suivante :

« Lorsqu'un courant électrique traverse deux ou plu-
« sieurs combinaisons binaires placées sur sa route, la dé-
« composition se fait toujours en proportions définies, de
« telle sorte que pour un équivalent d'électricité un équi-
« valent chimique du corps qui joue le rôle d'acide ou
« d'élément électro-négatif se porte au pôle positif. Il
« se dépose au pôle négatif la quantité correspondante
« de l'élément électro-positif. »

Cette loi se vérifie non seulement pour les sels répondant à la formule A R, mais encore pour un grand nombre d'autres, et en particulier pour ceux que nous avons cités $Sb^2 Cl^3 Fe^2 Cl^3 Cu^2 Cl$.

Malheureusement elle est elle-même en défaut dans un certain nombre de cas.

Ainsi le métaphosphate, le pyrophosphate et les trois orthophosphates de sodium sont décomposés par le courant électrique de telle façon que la même quantité de sodium est mise en liberté dans les cinq voltamètres.

Ce n'est donc pas de la considération des équivalents qu'on peut déduire une loi générale; c'est comme l'ont suggéré Wurtz et Helmoltz dans les notions de l'atomicité ou valence des éléments qu'il faut chercher ce criterium.

S'inspirant de cette idée, M. G. Chicandard a proposé l'énoncé suivant qui satisfait à tous les cas d'électrolyse.

« Le nombre d'équivalents d'électricité nécessaire pour « décomposer une molécule d'oxyde ou de sel est égal à la valence du métal dans le composé considéré. »

$K Cl$	$(K'$	Monovalent	1 Eq.	par mol.	$K Cl$
$Sb^2 Cl^3$	$(Sb^2)'''$	Trivalent	1 Eq.	—	$Sb^2 Cl^3$
$Na PO^6$	$(Na)'$	Monovalent	1 Eq.	—	$Na PO^6$
$Na^2 P^2 O^7$	$(Na^2)''$	Divalent	2 Eq.	—	$Na^2 P^2 O^7$
$Na^3 PO^8$	$(Na^3)'''$	Trivalent	3 Eq.	—	$Na^3 PO^8$

De la conductibilité des liquides. — Phénomènes consécutifs au passage du courant dans les liquides. — Action électromotrice des corps mis en liberté, polarisation des électrodes. — D'après ce que nous avons vu, deux conditions sont nécessaires pour la décomposition des électrolytes : conductibilité du liquide et force électromotrice suffisante de la pile ; si cette dernière condition n'est pas remplie, on observe un phénomène nouveau appelé *polarisation des électrodes*. Supposons que les électrodes soient inattaquables par le liquide et que, la force électro-motrice étant trop faible, il ne se soit pas produit d'électrolyse, nous pourrons néanmoins constater qu'elles ont pris des potentiels différents, celui de la positive étant plus élevé; et si on les réunit par un fil métallique, le circuit ainsi formé sera traversé par un courant de sens contraire à celui qui a produit la polarisation; ce courant diminue rapidement d'intensité et devient nul au moment où les électrodes sont *dépolarisées*, c'est-à-dire ont repris des potentiels égaux. Qu'on abandonne les électrodes à elles-mêmes et elles se dépolariseront peu à peu; M. Lippmann a donné un moyen d'obtenir une dépolarisation instantanée: il n'y a qu'à verser dans le liquide où plonge l'électrode polarisée un sel de même métal que celui qui la forme, ainsi du sulfate de cuivre pour une électrode de cuivre, etc.

On conçoit que cette force électromotrice de polarisation de sens contraire à celle de la pile tend à l'affaiblir, et que la première augmente jusqu'à devenir égale à la seconde et amener la cessation du courant; et comme rien ne peut empêcher cet effet dans les piles que nous avons étudiées jusqu'à présent, on comprend que dès qu'on ferme leurs circuits la polarisation se produit, amène la cessation du courant, et ne disparaît que par rupture du circuit, pour reparaître dès qu'on rétablit celui-ci. Ces piles, dites piles à un seul liquide, ne peuvent donc fonctionner que pendant un temps très limité, *leur polarisation augmentant jusqu'à ce que l'hydrogène se dégage sur le cuivre* et y forme une gaine mauvaise conductrice tendant aussi à affaiblir le courant, tandis que le liquide de la pile, se chargeant en même temps de sels, devient aussi de moins en moins conducteur: de là, la nécessité de construire de nouvelles piles dites à *courant constant* sur lesquelles nous allons revenir.

Pile à gaz de Grove. — Il est remarquable cependant que les actions secondaires si fâcheuses dans les piles à un seul liquide ont donné lieu aux applications les plus fécondes et permis de construire des piles très puissantes dites *piles secondaires*. La pile à gaz de Grove n'est autre chose que la réunion de plusieurs voltamètres, placés à la suite les uns des autres ; on polarise leurs électrodes en faisant passer pendant un temps suffisant un courant qui décompose l'eau acidulée et remplit les cloches positives d'oxygène, les cloches négatives d'hydrogène. Si l'on supprime maintenant la pile et qu'on ferme le circuit des voltamètres, *l'oxygène et l'hydrogène des cloches vont se recombiner en produisant un courant secondaire de sens contraire à celui qui avait amené leur séparation.* Grove a montré de plus qu'il n'était pas nécessaire de remplir les cloches de gaz par voie électrolytique, mais que les fils de platine prenaient une différence de potentiel dès qu'ils se trouvaient dans des cloches d'oxygène et d'hydrogène.

Pile secondaire de M. Planté. — Le principe de la pile de M. Planté est le même, mais la disposition est différente ; elle se compose d'un certain nombre de couples formés de deux lames de plomb enroulées en spirale et séparées par une feuille de gutta-percha plongeant dans de l'eau acidulée : on *forme* d'abord l'élément en y faisant passer alternativement en sens contraire, jusqu'à ce qu'il commence à se dégager des gaz, le courant de plusieurs Bunsen ; on le charge ensuite comme précédemment ; on voit alors la lame de plomb qui constitue le pôle positif absorber l'oxygène et se couvrir de bioxyde, tandis que l'hydrogène se dégage au pôle négatif ; si une fois chargé on supprime le courant primitif et qu'on mette en contact les deux lames de plomb, il se produit un courant secondaire très intense dû à la réduction par l'hydrogène d'une partie de bioxyde de plomb qui s'était déposé au pôle positif, tandis que, maintenant, une quantité égale de bioxyde se dépose au pôle négatif. L'intensité du courant secondaire est due à son peu de durée, la quantité d'électricité fournie par le courant primitif se dépensant en un temps beaucoup plus court.

M. Faure a modifié cette disposition pour former les accumulateurs. Il se sert de lames de plomb recouvertes de minium et entourées d'un cloisonnement en feutre ; on les place dans l'eau acidulée et on forme les couples en y faisant passer un courant qui amène le minium de l'une des lames à l'état du peroxyde et l'autre à l'état de plomb.

Pile au bichromate (fig. 310). — On a cherché à éviter la polarisation des électrodes, et comme on avait remarqué que celle-ci augmentait jusqu'au moment où l'hydrogène se dégage à la surface du cuivre, on a par une oxydation énergique transformé cet hydrogène en eau, ce qui a empêché le dégagement de gaz ; la polarisation a été considérablement diminuée et retardée, mais non empêchée ; pour l'éviter complètement, il faut que l'électrode plonge dans une dissolution d'un sel de même métal. La pile au bichromate se compose d'un vase au ballon contenant un mélange d'acide sulfurique étendu et de chromate de potasse ; le pôle positif est

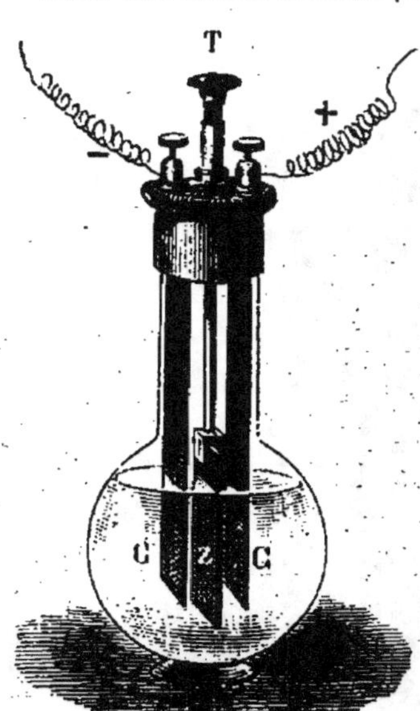

FIG. 310. — Pile au bichromate.

représenté par deux morceaux de charbon de cornue
C et C' terminés par une pince en cuivre; le pôle négatif,
par une lame de zinc almagamé Z. Les rhéophores partent des bornes superposées au bouchon et le courant
s'établit dès qu'on ferme le circuit: le zinc se dissout dans
l'acide sulfurique, donne du sulfate de zinc et il se dégage
de l'hydrogène qui va réduire le bichromate pour former
de l'eau; il n'y a donc pas en réalité dégagement de gaz.

**Piles à deux liquides de Becquerel ou à sulfate de
cuivre, ou de Daniell.** — On arrive à une dépolarisation

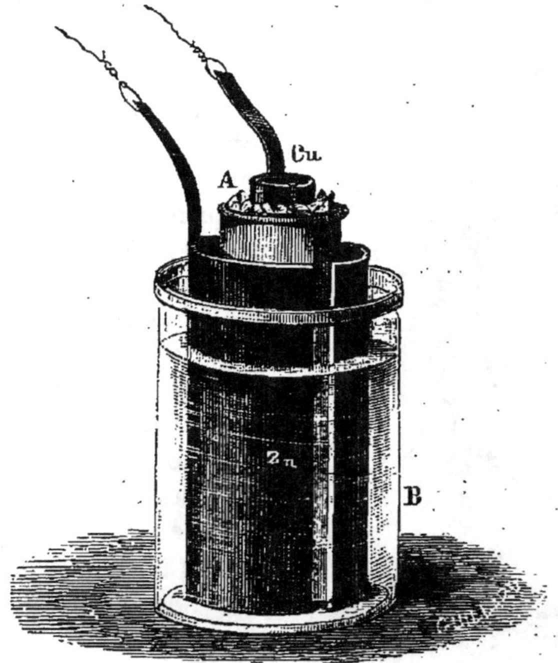

FIG. 311. — Pile de Daniell.

complète au moyen des piles à deux liquides. L'élément
de Becquerel, plus généralement connu sous le nom de

Daniell, se compose d'un vase de verre B contenant de l'acide sulfurique étendu, dans lequel plonge un cylindre de zinc amalgamé au centre duquel est un vase poreux A contenant une solution de sulfate de cuivre et un cylindre de cuivre; les deux cylindres métalliques sont prolongés par des tiges auxquelles on attache des rhéophores : le zinc est le pôle négatif, et le cuivre le pôle positif. La théorie est simple : le zinc, en se dissolvant dans l'acide sulfurique, donne du sulfate de zinc et de l'hydrogène qui traverse le vase poreux et va réduire le sulfate de cuivre en se substituant au métal. On voit donc qu'il n'y a pas dégagement de gaz, que le cuivre plonge dans une dissolution de sel cuivrique, que par conséquent tout phénomène de polarisation doit disparaître; il faut seulement avoir la précaution de disposer dans une corbeille des cristaux de sulfate de cuivre qui se dissolvent dans la solution à mesure qu'elle s'appauvrit par suite de la décomposition en acide sulfurique, l'hydrogène se substituant au cuivre.

Pile de Grove ou à acide azotique. — Grove a construit un élément permettant d'obtenir des courants d'intensité plus considérable. La disposition est la même que la pile de Daniell, et le zinc plonge dans de l'acide sulfurique étendu ; mais dans le vase poreux le sulfate de cuivre est remplacé par de l'acide azotique, et le cuivre par du platine; le zinc et le platine sont terminés par des lames de cuivre auxquelles on fixe les rhéophores; le pôle négatif est au zinc, et le positif au platine; il n'y a pas encore ici de dégagement de gaz, l'hydrogène réduisant l'acide azotique pour le transformer en acide azoteux, bioxyde d'azote et acide hypoazotique.

Modification Bunzen. — Les inconvénients de la pile de Grove sont le prix élevé du platine et le dégagement de vapeurs rutilantes; Bunsen a remédié au premier, en remplaçant le platine au pôle positif par un morceau de charbon de cornue surmonté d'une pince en cuivre; c'est généralement l'élément Bunsen qu'on emploie, à cause de l'intensité de ses courants.

Pile de Marié-Davy (fig. 312). — Elle convient très bien en télégraphie, où l'on n'a pas besoin de courants bien intenses; dès que les courants cessent d'être médiocres, sa dépolarisation devient très imparfaite; elle se recommande également par son bon marché, les résidus étant utilisables. Elle se compose, comme les précédentes, de zinc amalgamé plongé dans de l'acide sulfurique étendu, mais le pôle positif est constitué par un morceau de charbon de cornue plongeant dans une solution de sulfate mercurique contenue dans le vase poreux. La réaction est simple; l'hydrogène va réduire le sulfate mercurique, et prendre la place du mercure qui reste comme résidu.

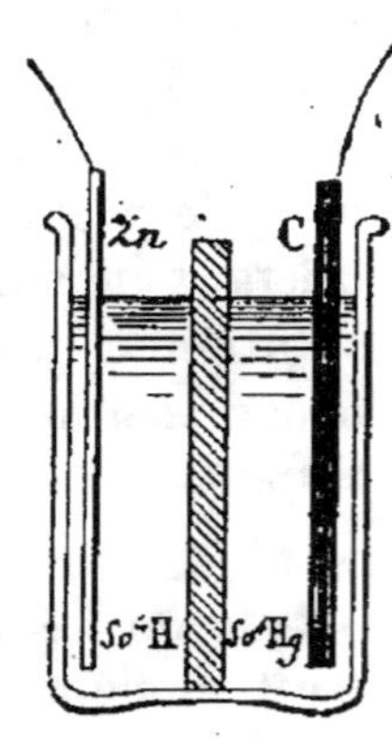

FIG. 312.

Pile de Leclanché (fig. 313). — C'est la pile dont on se sert généralement pour les sonneries électriques, un des seuls usages auxquels elle soit bonne, à cause de sa rapide polarisation. Le pôle négatif est constitué par une lame de zinc, le pôle positif par un cylindre formé de charbon et de bioxyde de manganèse; le liquide est une solution saturée de sel ammoniac. La réaction chimique à laquelle est due la production du courant est la suivante :

$$AzH^4Cl + 2MnO^2 + Zn = Mn^2O^3 + AzH^3 + HO + ZnCl$$

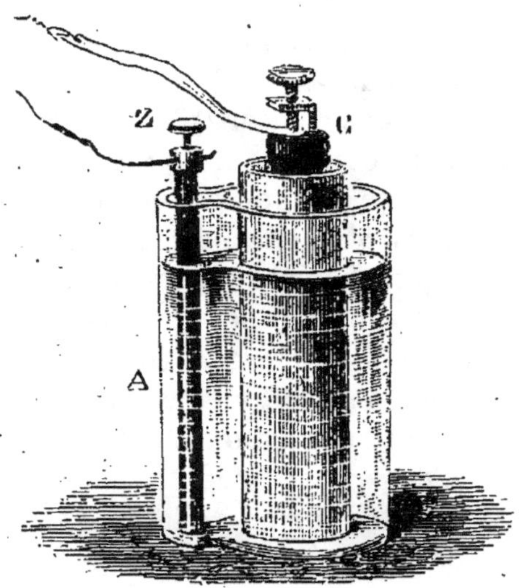

FIG. 313. — Pile de Leclanché.

Endosmose électrique. — Expériences de Porret, de Wiedmann, de Graham. — On donne le nom d'endosmose électrique au transport de liquide qui a lieu à travers le vase poreux, sous l'influence du courant; entraînées par celui-ci, les molécules liquides traversent la cloison et se portent vers l'électrode négative, et il résulte des expériences de Wiedmann que la quantité du liquide qui passe en un temps donné est proportionnelle à l'intensité du courant. Quand il n'y a pas de vase poreux interposé dans le liquide, on n'observe aucun changement de niveau, à cause des lois de l'hydrostatique; cependant si le liquide est placé dans un tube en U, et que le courant soit assez intense, on verra, comme l'a trouvé

M. Quincke, une élévation du niveau dans l'une des branches, dans le sens du courant et proportionnelle à celui-ci.

Action de l'électricité sur les gaz. — Production de l'ozone, ses propriétés. — Nous n'aurions qu'à répéter ici ce que nous avons déjà dit à la fin de l'électricité statique, et cela se conçoit, si l'on se rappelle l'identité réelle de l'électricité dynamique et de l'électricité statique. Un des effets les plus curieux est la *condensation* que subit l'oxygène pour se transformer en un corps allotropique où ses propriétés sont exaltées; ainsi l'oxygène n'oxyde pas à froid le mercure et l'argent, l'ozone les oxyde; l'oxygène n'oxyde pas le potassium, de l'iodure de potassium; cette oxydation a lieu avec l'ozone; il se dégage de l'iode qui bleuira le papier amidonné, en même temps qu'il se forme de la potasse qui bleuit le tournesol; l'ozone enfin a une action particulière et on lui attribue une influence sur la destruction des germes contenus dans l'air.

CHAPITRE LIV

Diverses sources d'électricité. — Actions chimiques. — Origine de la force électromotrice des couples hydro-électriques. — Théorie chimique de la pile. — Comment s'échelonnent les tensions par l'association des couples. — Piles à courant variable. — Piles à courant constant. — Propriétés du zinc amalgamé. — Courants thermo-électriques. — Lois des courants électriques. — Définition de l'intensité d'un courant. — Force électromotrice. — Résistances. — Lois de Ohm. — Intensité du courant dans un circuit homogène ; dans un circuit hétérogène. — Courants dérivés ; intensité de ces courants. — Résistance d'un circuit. — Conductibilité. — Influence de la longueur du circuit ; de la section. — Mesure de la conductibilité dans les solides ; dans les liquides. — Mesure de la force électromotrice ; méthode d'opposition. — Conditions dont dépend la force électromotrice des piles hydro-électriques. — Association des couples. — Généralités sur les relations de l'électricité avec les affinités chimiques : théories électro-chimiques.

Diverses sources d'électricité. — Actions chimiques. — Origine de la force électromotrice des couples hydro-électriques. — Théorie chimique de la pile. — Comment s'échelonnent les tensions par l'association des couples. — Les moyens de se procurer l'électricité dynamique peuvent se ramener à trois ; des *actions chimiques* ou réactions se passent entre des métaux et des solutions salines ou acides, des *actions d'induction*, et des actions dues à des *différences de températures*. Les pre mières sont les seules que nous ayons vues jusqu'ici, et les piles qui les fournissent s'appellent *hydro-électriques* pour indiquer l'influence du liquide. C'est en effet, à l'action chimique de ce liquide sur le métal qui y plonge qu'on attribue l'origine de la *force électromotrice;* nous avons commencé cette étude par l'exposé des différentes théories proposées à ce sujet. Quoiqu'il en soit, on réunit plusieurs éléments entre eux pour multiplier l'effort des couples. Voyóns comment s'échelonnent ces tensions dans les couples, soit V la différence de potentiel qui existe entre un cuivre et un zinc, soit V' la différence de potentiel qui existe entre le zinc et l'eau acidulée, soit V" la différence de potentiel qui existe entre le cuivre et l'eau acidulée.

Supposons une chaîne formée d'éléments cuivre, zinc et acide sulfurique dont le premier cuivre à droite communique avec le sol, le cuivre sera donc au potentiel zéro; le zinc qui lui est uni sera au potentiel V, l'acide sulfurique qui baigne le zinc au potentiel $V + V'$; le second cuivre au potentiel $V + V' + V''$, le second zinc au potentiel $V + V' + V'' + V$, et le $N^{ième}$ zinc au potentiel $V' + V'' + n V$, puisque la pile doit toujours avoir un potentiel supérieur de V au cuivre avec lequel il est en contact. Il s'ensuit que la différence entre les deux pôles aux extrémités sera n V. Si, au lieu de communiquer au sol, la pile était isolée, la différence du potentiel serait encore N V, mais comme la quantité d'électricité positive que renferme la pile est égale alors à celle de la négative, l'une des extrémités sera à un potentiel $+ \dfrac{n}{2}$ V et l'autre à $- \dfrac{n}{2}$ V dont la différence est bien n V.

Piles à courant variable. — Piles à courant constant. — Propriétés du zinc amalgamé. — Nous avons vu que les piles à un seul liquide cessaient bientôt de fonctionner par suite de la polarisation de leurs électrodes et de la diminution de conductibilité du liquide. C'est ce qui leur a valu le nom de piles à courant variable. Les piles à courant constant sont au contraire celles à deux liquides, où l'on évite le dégagement de gaz, et où l'électrode plonge dans un sel de même métal.

Si l'on verse de l'acide sulfurique sur du *zinc pur*, il n'y a aucune action chimique ou électrique; si le zinc est impur, il se dégage de l'hydrogène *à sa surface* sans production d'électricité. Au point de vue électrique, ce zinc a donc été usé en pure perte; mais plaçons une lame de cuivre avec le zinc dans l'acide sulfurique et fermons le circuit, il y aura cette fois production d'un courant et dégagement de gaz, mais à la *surface du cuivre*. L'explication de Grotthus, que nous avons déjà donnée en électrolyse, rend très bien compte de ce fait; les molécules d'acide sulfurique se polarisent, c'est-à-dire s'orientent de façon que le groupe SO^4 se combine au zinc, et que l'hydrogène passe de molécule à molécule pour se dégager sur le cuivre. Si le zinc du commerce est attaqué par l'acide sulfurique, c'est qu'il est impur, qu'il contient d'autres métaux, formant avec lui des éléments de pile et sur lesquels se dégage l'hydrogène.

Si l'on forme un couple cuivre et zinc, que le circuit soit fermé ou ouvert, c'est-à-dire que la pile fonctionne ou non, le zinc sera dissous, et cela sans profit quand on ne produit pas de courant; le zinc amalgamé, c'est-à-dire préalablement plongé dans du mercure, *ne se dissout que lorsque le circuit est fermé et n'est pas attaqué quand il est ouvert;* on voit combien est précieux son emploi, puisqu'il ne s'use qu'autant qu'il produit de l'électricité.

Courants thermo-électriques. — La chaleur peut devenir dans certaines conditions une source d'électricité. Si l'on chauffe un fil de platine bien homogène dont les extrémités sont réunies à un galvanomètre, on ne constate aucun courant, mais si l'on fait un nœud en un certain point, la chaleur ne se propage plus uniformément, et il y a production d'un courant.

Seebeck découvrit, en 1823, qu'en formant un cadre B B' C C' d'une lame de cuivre C C' soudée au bismuth qui constituait les trois autres côtés, et plaçant le cadre

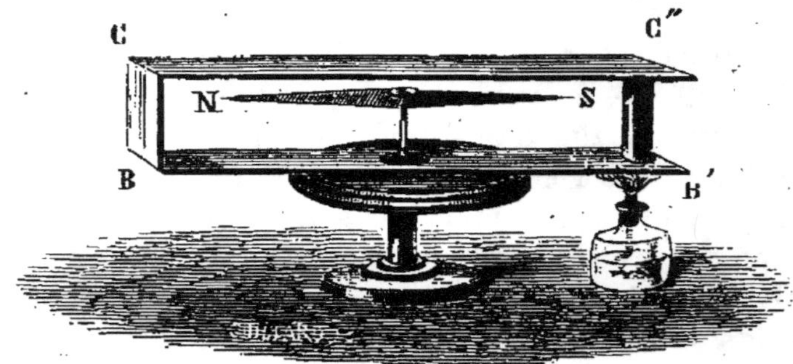

FIG. 314.

au centre duquel était une aiguille aimantée, dans le plan du méridien magnétique, cette aiguille se mettait en croix avec le cadre dès que l'on chauffait une des soudures B' par exemple, et accusait l'existence d'un courant *allant à travers la soudure chauffée du bismuth au cuivre* ou à l'antimoine si l'on substituait l'antimoine au cuivre. On dit alors que le bismuth est positif par rapport au cuivre ou à l'antimoine. Voici une liste des métaux dans laquelle chaque métal est positif par rapport à ceux qui le suivent, négatif par rapport à ceux qui le précèdent.

1º Bismuth.	5º Plomb.	9º Zinc.
2º Platine.	6º Laiton.	10º Fer.
3º Argent.	7º Cuivre.	11º Arsenic.
4º Étain.	8º Or.	12º Antimoine.

Les figures ci-jointes (314 et 315) montrent comment on peut former un élément thermo-électrique ; un morceau de bismuth B B' auquel sont soudés les fils de cuivre B C et B' C' ; la soudure B' sera maintenue à 100° dans un vase d'eau bouillante ; la soudure B à 0° dans de la glace fondante. En réunissant plusieurs éléments, on formera une pile. Nous avons eu déjà, en traitant la chaleur rayon-

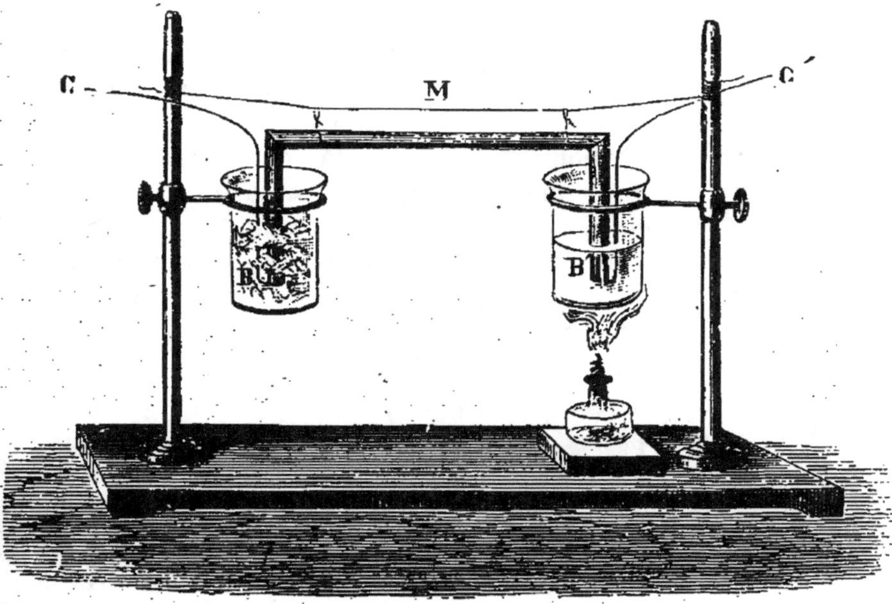

FIG. 315.

nante, l'occasion de décrire la pile de Nobili, qui est une application de ces principes.

La différence de température des soudures produit donc une force électromotrice, et celle-ci *est proportionnelle à cette différence* tant que cette dernière n'est pas trop grande ; si la différence croit, la force électromotrice décroît, s'annule et change de signe. Ainsi dans un couple zinc-argent, l'intensité maxima du courant a lieu pour une différence de 120°; si la différence atteint 225°, le courant s'annule, puis change de sens; on appelle température du *point neutre*, la différence de température pour laquelle le courant s'annule.

Si l'on fait passer un courant à travers une ou plusieurs soudures, il y a un phénomène thermique dû au sens du courant et qui porte le nom *d'effet Peltier : si la soudure donne quand on la chauffe un courant d'un certain sens, elle se refroidira si l'on fait passer un courant du même sens.*

Le même phénomène se reproduit en remplaçant la oudure par une lame métallique; c'est ce qui constitue *l'effet Thomson*. Si l'on prend en effet une barre métallique et qu'on en chauffe un point pendant qu'on la fait traverser par un courant, on constate que la partie antérieure au point chauffé se refroidit tandis que la partie suivante s'échauffe, comme *s'il y avait un transport de chaleur dans le sens du courant*. Ces effets ont été très bien étudiés par M. Leroux et je dois ajouter que des recherches personnelles ne m'ont pas permis de constater l'effet Thomson dans le mercure; ce métal étant liquide et parfaitement homogène, il n'y a rien de surprenant qu'il se conduise autrement que les métaux dont la structure intérieure ne saurait être également homogène.

On construit industriellement des piles thermo-électriques dit piles Clamon qui se recommandent par leur économie et leur maniement facile; elles reposent sur l'emploi des sulfures métalliques qui sont généralement plus négatifs que les métaux correspondants; elles se composent de sulfure de plomb coulé dans un moule au fond duquel a été disposée préalablement une lame de tôle de fer, ce qui donne des soudures parfaites; la pile est disposée en couronne de façon que les soudures paires forment un cercle intérieur au centre duquel est une lampe à gaz qui peut les porter à une haute température, tandis que les soudures impaires sont extérieures et sensiblement à la température de l'air.

Lois des courants électriques. — Définition de l'intensité d'un courant. — Force électromotrice. — Résistances. — Lois de Ohm. — Il est facile de constater qu'un même élément pourra, suivant la nature du reste du circuit, donner lieu à des effets différents. Ohm étudia, en 1827, les phénomènes qui influent sur l'intensité des courants ; il ne fit qu'une étude théorique où il assimilait la propagation de l'électricité à celle de la chaleur, mais ses conclusions furent confirmées plus tard par Pouillet, qui en fit une étude expérimentale. Pouillet opéra d'abord avec des piles *thermo-électriques* dont la résistance est négligeable ; en opérant avec des piles identiques et faisant varier les fils du circuit, il établit les lois suivantes qui portent généralement le nom de lois de Ohm et cessent d'être vraies pour les piles hydro-électriques et toutes celles dont la résistance n'est pas négligeable :

1° *L'intensité du courant est proportionnelle à la section du fil ;*

2° *Elle est en raison inverse de la longueur du fil ;*

3° *Elle est proportionnelle à un coefficient dépendant de la nature du fil et qu'on appelle coefficient de conductibilité.*

Ces lois peuvent se résumer dans la formule

$$I = A \frac{CS}{l}$$

dans laquelle A est une constante propre à la pile et dont nous verrons dans un instant la signification.

Si nous supposons un fil de conductibilité $= 1$, de section = 1 que nous appellerons *fil normal*, on pourra toujours en prendre une certaine longueur r qui produira le même effet qu'une longueur l d'un autre fil de section = s et de conductibilité = c; on a donné à r le nom de *longueur réduite*, et on a d'après ce qui précède

$$\frac{1}{r} = \frac{CS}{l}$$

d'où

$$I = \frac{A}{r}$$

La longueur réduite r n'est donc autre chose que la *résistance* du fil qu'elle mesure; et quand $r = 1$ on a :

$$I = A$$

La constante A est la *force électro-motrice* de l'élément; comme nous l'avons déjà dit, c'est la différence de potentiel qui existe entre les deux pôles et qu'on peut déterminer à l'électromètre. On peut donc définir l'intensité du courant : *le quotient de la force électro-motrice par la résistance de la pile et du circuit :*

$$I = \frac{A}{R + r}$$

formule dans laquelle R est la résistance intérieure de la pile, résistance qui, dans le cas précédent, était nulle, ce qui nous a permis d'avoir

$$I = \frac{A}{r}$$

Intensité du courant dans un circuit homogène, dans un circuit hétérogène. — Prenons le cas le plus général, c'est-à-dire celui où la résistance de la pile n'est pas négligeable, il peut se faire que le circuit soit homogène, à savoir formé d'un fil ayant partout la même section et la même conductibilité; l'intensité du courant sera alors uniforme dans les différents points du circuit et pourra se représenter par la longueur réduite r d'un fil normal. Mais il peut arriver aussi que le circuit soit hétérogène, c'est-à-dire formé de la réunion de fils de natures diverses, ayant des sections et des longueurs différentes; mais on pourra toujours remplacer chacune de ces parties par une *longueur réduite équivalente* qui sera r, r', r'', etc., de sorte qu'en somme on aura pour valeur de l'intensité :

dans le 1er cas

$$I = \frac{A}{R + r}$$

dans le 2e cas

$$I = \frac{A}{R + r + r' + r''}$$

Courants dérivés. — Intensité de ces courants. — Supposons une pile ordinaire de force électromotrice A dont les deux pôles sont réunis par un circuit dont la

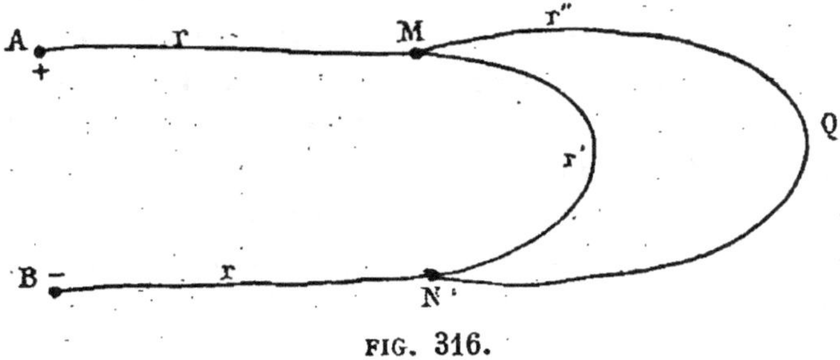

FIG. 316.

résistance est r pour les parties A M et B N et r' pour la partie M N; nous pourrons réunir les points M et N par un second fil M N Q dont la résistance est supposée $= r''$; c'est ce qui constitue un *courant dérivé*; en effet, le courant primitif venant de A se bifurquera en M, passera partie par M N, partie par M Q N, et ces deux courants dérivés se réuniront de nouveau en N pour revenir en B;

connaissant les longueurs réduites, il est facile d'établir la valeur des intensités; celle-ci est soumise aux deux lois suivantes :

1° La somme des intensités des courants de dérivation est égale à l'intensité du courant primitif;

2° Dans chaque partie de dérivation l'intensité est en raison inverse de la résistance.

Ce qui peut se mettre sous la forme suivante :

Soit I l'intensité du courant primitif dont la longueur réduite est r,

 I' l'intensité du courant dérivé dont la longueur réduite est r',

 I" l'intensité du courant dérivé dont la longueur réduite est r'',

on a 1°
$$I = I' + I''$$

2°
$$\frac{I'}{I''} = \frac{r''}{r'}$$

Résistances d'un circuit. — Conductibilité. — Influence de la longueur du circuit; influence de la section. — Mesure de la conductibilité dans les solides, dans les liquides. — Les différentes parties du circuit offrent au courant une résistance qui peut être plus ou moins grande; quant à celle qui provient des fils, on peut toujours la représenter par une quantité r telle que l'on ait :

$$r = \frac{l}{CS}$$

dépendante par conséquent de la longueur, de la nature et de la section des fils; or, la longueur et la section pouvant se mesurer directement, il fallait un moyen de mesurer la conductibilité et une unité à laquelle la rapporter : le corps qu'on a pris comme unité est le mercure proposé par Pouillet et qui est toujours identique à lui-même à cause de son état liquide.

Pour effectuer cette mesure dans les solides ou les liquides on se sert d'instruments appelés *rhéostats;* celui de Wheastone employé pour les solides se compose de deux cylindres, l'un de cuivre, l'autre de bois, pouvant tourner dans le même sens au moyen d'une manivelle, et entourés d'un même fil libre sur le cylindre C' en cuivre, et maintenu dans les creux d'une vis sur le cylindre de bois,

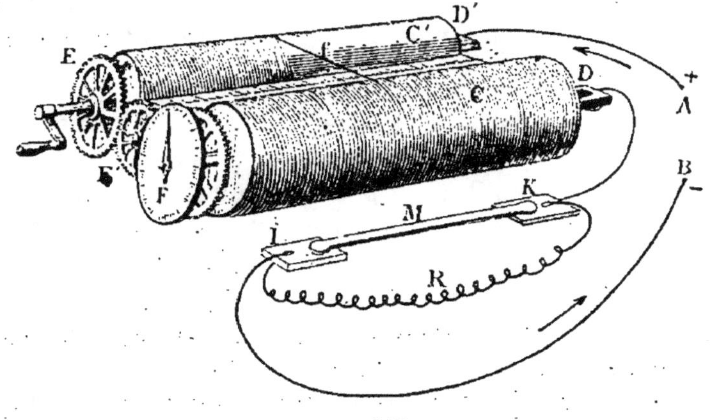

FIG. 317.

de manière à empêcher le contact des spires. Le courant partant de A traversera sans résistance le cylindre de laiton, et, sur le cylindre de bois, le fil f qui lui offrira une certaine résistance, puis passera par D. K, le bras métallique M, et arrivera en B; supposons que ce courant traversant un galvanomètre ait produit une déviation $= \alpha$. Remplaçons maintenant la barre M, qui n'offrait aucune résistance, par le fil dont nous voulons mesurer la conductibilité; celui-ci étant résistant, la déviation du galvanomètre sera diminuée, mais on pourra la rétablir en supprimant du fil résistant du rhéostat, c'est-à-dire en faisant tourner les deux cylindres de manière à enrouler du fil du cylindre en bois C sur celui de laiton, jusqu'à ce que la déviation du galvanomètre soit de nouveau $= \alpha$. Soit n le nombre de tours, r le rayon des cylindres, $2 \pi r n$ sera la longueur de fil qu'on aura supprimée pour rétablir la déviation primitive, c'est-à-dire que sa résistance mesurera celle du fil interposé (fig. 317).

Mesure de la force électromotrice. — Méthode d'opposition. — Il ne nous reste plus qu'à mesurer la force électromotrice pour résoudre complètement l'équation :

$$I = \frac{A}{R}$$

Nous savons qu'il n'y a pour cela qu'à déterminer avec les électromètres la différence potentiel des pôles. On doit à M. le professeur J. Régnault une méthode simple et élégante de mesurer cette force électromotrice : elle consiste à *opposer deux piles par leurs pôles de même nom;* soient n et n' les nombres des couples de force électromotrice A et A', l'intensité du courant qui traversera le circuit ainsi disposé sera la différence de l'intensité de chaque pile et on aura :

$$I = \frac{n A - n'A'}{R + R'}$$

Or, en faisant varier le nombre d'un des éléments, on pourra toujours arriver à annuler l'intensité I et on aura alors :

$$n A = n'A'$$

formule qui permettra de calculer A' si l'on connaît A, n et n'.

Conditions dont dépend la force électromotrice des piles hydro-électriques. — Association des couples. — Sans nous appesantir sur ce sujet, nous dirons que la force électromotrice dépend surtout des corps mis en contact, de leur action chimique et de la quantité de chaleur dégagée par celle-ci. On sait que dans les électromoteurs il y a une série de contacts différents; les actions électromotrices qui se développent à chacun d'eux diffèrent en général par leurs intensités et le sens dans lequel elles s'exercent; l'effet total, c'est-à-dire la force électromotrice de l'élément, est la somme algébrique de ces actions.

L'association des couples a une certaine importance et doit être variée suivant la résistance extérieure. Lorsque celle-ci est très grande, on associe les couples en *série* ou en *tension*, c'est-à-dire qu'on les réunit par leurs pôles de nom contraire; lorsque c'est, au contraire, la résistance intérieure qui est très grande, on les associe en *surface* ou en *quantité*, c'est-à-dire qu'on réunit ensemble tous les pôles de même nom, de manière à former un seul élément à grande surface; dans les cas intermédiaires on groupe les couples en un certain nombre de séries, et l'on réunit les séries en surface.

Généralités sur les relations de l'électricité avec les affinités chimiques. — Théories électro-chimiques. — L'électricité étant une des manifestations de l'énergie, doit se retrouver à l'état latent dans les composés chimiques; l'électrolyse en effet montre que les métaux se portent au pôle négatif et les acides au pôle positif; de même l'hydrogène se rend au premier et l'oxygène au second, aussi considère-t-on l'hydrogène comme un corps électro-positif et l'oxygène comme un corps électro-négatif. Le chlore et lui sont les plus électro-négatifs. On a remarqué que les affinités des corps les uns pour les autres sont d'autant plus marquées que l'un est plus électro-positif et l'autre plus électro-négatif; un même corps peut être tantôt électro-positif, tantôt électro-négatif : ainsi le soufre dans les sulfures et dans les chlorures de soufre; de plus les corps plus électro-négatifs déplacent ceux qui le sont moins dans leurs combinaisons, *suivant le genre de celles-ci;* c'est ainsi que le chlore déplace le brome et l'iode dans les composés hydrogénés, qu'il est au contraire déplacé par eux dans les composés oxygénés. Les propriétés des corps changent une fois que ceux-ci sont entrés en combinaison : ainsi le cuivre déplace l'agent de ses combinaisons salines, tandis que l'oxyde d'argent déplacera l'oxyde de cuivre dans les mêmes conditions. Quoique rudimentaires, ces aperçus donnent une idée des rapports existant entre les affinités chimiques et les propriétés électriques; des développements seraient hors du cadre que nous nous sommes imposé.

CHAPITRE LXV

Induction électro-électrique. — Courant inducteur. — Courant
induit. — Instantanéité caractéristique des courants induits.
— Courants induits de divers ordres. — Direction du courant
induit par rapport au courant inducteur. — Induction
magnéto-électrique. — Action des aimants permanents. —
Action des aimants temporaires. — Magnétisme rémanent.
— Échelonnement de la force électromotrice dans les
spirales d'un courant induit. — Induction des spirales les
unes sur les autres. — Extra-courant. — Machines et appareils d'induction. — Machine de Pixii. — Machine de
Saxton. — Machine de Clarke. — Bobine de Ruhmkorff.
— Machine de Gramme. — Appareils électro-médicaux. —
Notions d'électro-physiologie. — Unités électriques.

**Induction électro-électrique. — Courant inducteur.
— Courant induit. — Instantanéité caractéristique des
courants induits. — Courants induits de divers ordres.
— Direction du courant induit par rapport au courant
inducteur.** — C'est à Faraday (1838) qu'on doit la découverte des phénomènes d'induction : ceux-ci peuvent
être dus à une cause électro-électrique ou électro-magnétique ; occupons-nous d'abord des premiers. Soit un plateau A sur lequel est enroulé le fil conducteur venu de la
pile V, et, vis-à-vis, une spirale métallique B terminée au
galvanomètre B (fig. 318). Tant que, le courant traversant
le fil A, le plateau reste en repos, le galvanomètre n'accuse
aucun courant dans le fil B ; mais si le premier fil se dé-

place, il y aura production d'un courant dans le second ; le premier courant s'appelle *inducteur*, le second *induit*, et il importe de bien remarquer que ce dèrnier est instantané ; il *commence en même temps que le déplacement de l'inducteur, se continue tant que celui-ci se déplace et*

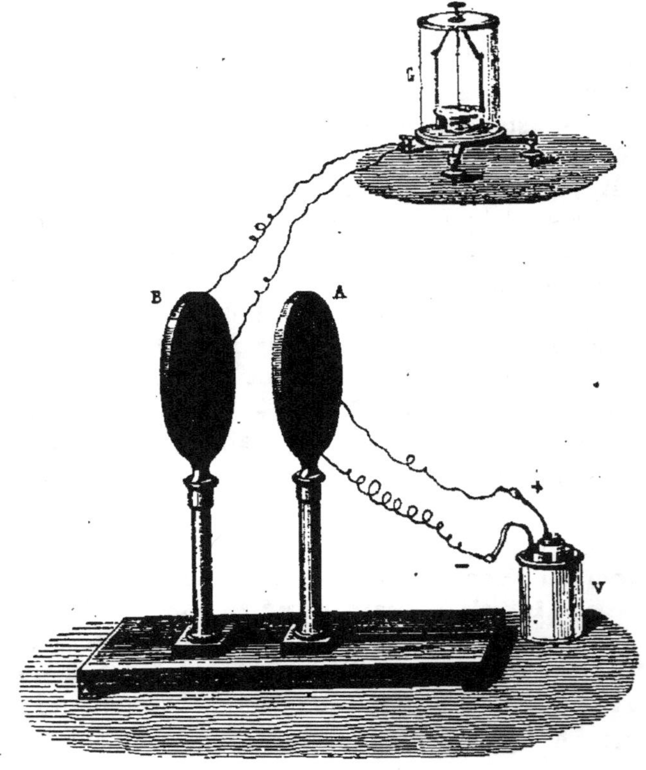

FIG. 318.

cesse en même temps que le déplacement de ce fil inducteur ; on voit donc bien par là qu'il prend en réalité sa source dans le travail dépensé pour mouvoir l'inducteur. Quel est maintenant le sens du courant induit par rapport au courant inducteur ? Il est donné par la loi de Lenz qui

45.

dit *que tout déplacement d'un circuit fermé traversé par un courant développe un courant induit de sens tel que celui-ci s'oppose à la continuation du mouvement.*

L'expérience montrant que les changements d'intensité produiront les mêmes effets que les déplacements, on peut donner à la loi de Lenz la forme suivante plus facile à saisir :

1° *Tout courant inducteur qui s'approche, s'établit ou augmente d'intensité, développe pendant ce temps un courant de sens contraire ;*

2° *Tout courant inducteur qui s'éloigne, cesse ou diminue*

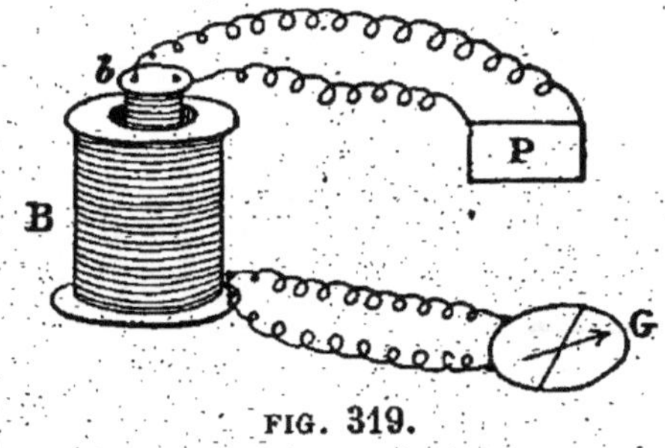

FIG. 319.

d'intensité, développe pendant ce temps un courant induit de même sens.

On vérifie facilement ces lois avec deux bobines, l'une *b* inductrice communiquant avec la pile P, l'autre B avec un galvanomètre ; on pourra faire varier leur position respective, ou, plaçant la première dans la seconde, rompre et rétablir alternativement le courant de P (fig. 319).

Il y a à considérer dans un courant induit trois périodes : 1° celle d'établissement pendant laquelle l'intensité s'accroît ; 2° l'état permanent ; 3° la rupture accompagnée d'une brusque augmentation d'intensité due à l'effet de l'extra-courant ; en sorte que le courant induit, outre les déplacements qu'on pourrait du reste lui communiquer, passe alternativement par des valeurs différentes et peut

par conséquent agir comme inducteur sur un troisième
fil qui pourra lui-même agir de même sur un quatrième

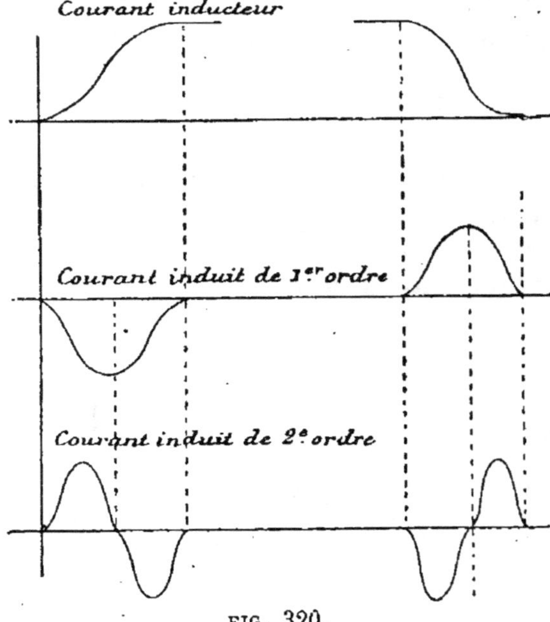

FIG. 320.

et ainsi de suite, de façon à former des courants de différents ordres dont le sens est donné par la figure 320.

**Induction magnéto-électrique. — Action des aimants
permanents. — Action des aimants temporaires. —
Magnétisme rémanent.** — L'identité que nous avons
établie entre les courants et les aimants nous permet de
prévoir la production de courants induits sous l'influence
des aimants, des solénoïdes et de la terre. En effet,
toutes les fois qu'un circuit fermé se trouvera dans le
voisinage d'un aimant, les variations de champ magnétique dues aux variations d'intensité ou aux déplacements
de cet aimant produiront un courant induit et l'intensité

de l'effet dépendra de l'énergie de la cause. Comme dans le cas précédent nous retrouverons cette instantanéité caractéristique de l'induction et une existence de l'induit absolument subordonnée et concomitante aux changements de l'inducteur.

Pour le prouver, prenons une bobine creuse entourée d'un fil traversant un galvanomètre et au centre de laquelle se trouve un barreau de fer doux, en approchant

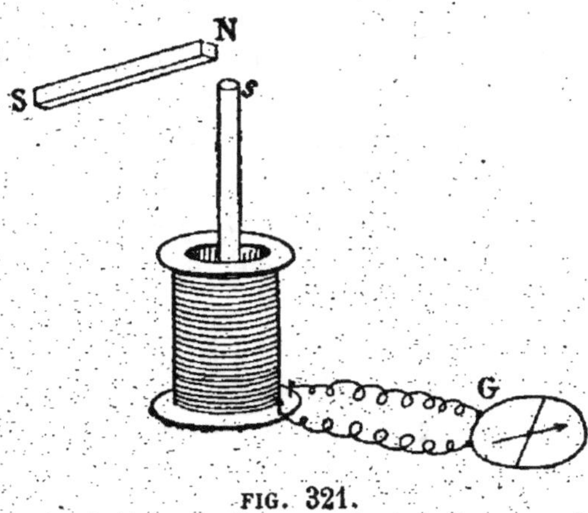

FIG. 321.

un aimant S N ou en l'éloignant de celui-ci on produira des variations du champ magnétique qui seront accompagnées de courants induits accusés par le galvanomètre, et si l'on considère les sens des déviations de l'aiguille, on verra qu'ils sont inverses quand on approche l'aimant et directs quand on l'éloigne (fig. 321).

C'est pourquoi les appareils d'induction utilisent ces deux sources de production et comprennent comme inducteur une bobine dans laquelle circule le courant de la pile P et ayant pour axe un barreau de fer doux, qui par son aimantation et sa désaimantation dues aux établissements et aux ruptures du courant produira des courants induits s'ajoutant à ceux produits par ses variations d'intensité.

Tels seront les faits, que les aimants soient temporaires ou permanents, mais ils sont encore les mêmes avec le *magnétisme rémanent* sur lequel est fondée la construction des machines dynamo-magnétiques de Siemens et Wheastone. Le principe en est le suivant : Ces courants induits ne cessent pas aussitôt qu'on a supprimé le courant qui forme l'électro-aimant; en les faisant alors passer à travers cet électro-aimant, le fer doux s'aimante de nouveau et il se produit de nouveaux courants induits augmentant jusqu'à un certain maximum; mais en même temps la force nécessaire pour faire tourner la machine devient plus grande : le travail mécanique est donc transformé directement en magnétisme et électricité dynamique.

Echelonnement de la force électromotrice dans les spirales d'un courant induit. — Induction des spirales les unes par les autres. — Les effets d'induction ne se produisent pas seulement sur deux circuits indépendants, mais encore dans les différentes parties d'un même fil par action des spirales les unes sur les autres. Considérons le fil A B C D E (fig. 322) et supposons qu'un courant le traverse au moment où agira sur lui un circuit inducteur qui se fermera; quelle que soit la rapidité des propagations du courant induit dans le fil, les premières spirales ABCD, par exemple seront électrisées avant les autres et agiront sur celles-ci comme inductrices de manière à y produire

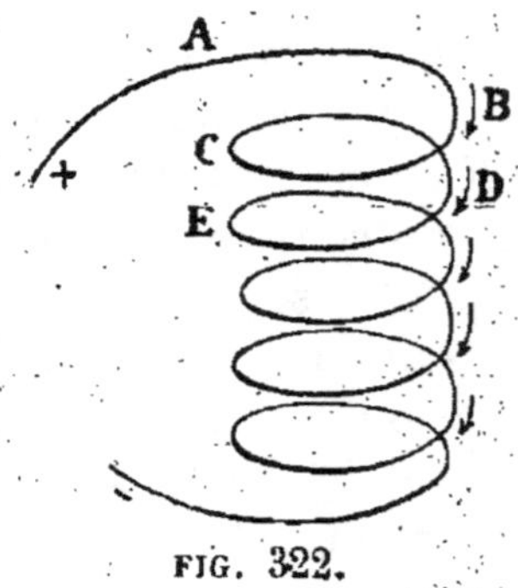

FIG. 322.

un *courant de sens inverse* qui affaiblira pendant un moment le courant induit; puis l'état permanent s'établira. Que le circuit inducteur vienne maintenant à être rompu, le courant induit traversant les spirales ne se propagera pas instantanément à travers celle-ci et y produira un effet inverse du précédent, c'est-à-dire un deuxième courant induit de même sens que le premier et s'ajoutant à lui. On voit donc que, par suite de l'induction des spirales les unes sur les autres dans le fil induit, celui-ci est parcouru en outre par un second courant au moment de la fermeture et de la rupture; ces courants secondaires s'appellent *extra-courants* et l'extra-courant de fermeture étant de sens inverse du courant induit en diminue l'intensité, tandis que l'extra-courant de rupture l'augmente, étant dirigé dans le même sens. Quant à la quantité d'électricité mise en jeu dans les deux cas, elle est la même, mais comme elle n'est pas dépensée dans le même temps les tensions des courants sont différentes : celle des courants directs est toujours plus forte que celle des courants inverses. Disons enfin pour terminer que la force électromotrice d'induction est proportionnelle à l'intensité du courant inducteur et *au carré de la résistance* du fil induit; d'où ce principe qui doit toujours guider dans la construction des appareils d'induction : *donner au fil inducteur une forte section et une courte longueur, au fil induit au contraire une grande longueur et une faible section.*

Machines et appareils d'induction. — Machines de Pixii. — Machine de Saxton. — Machine de Clarke. — Ces appareils qui ont le mérite d'avoir été les premiers jouissent également du privilège de n'être plus en usage; ils n'ont plus qu'une valeur historique, aussi nous contenterons-nous d'en donner une description schématique. Le principe sur lequel ils reposent est le suivant : quand

un aimant s'approche d'un circuit il y produit un courant
d'un certain sens ; quand il s'en éloigne il produit un
courant de sens opposé. Dans
l'appareil de Pixii un aimant
en fer à cheval vertical tourne
autour de son axe (fig. 323)
au-dessous de deux bobines sur
lesquelles est enroulé un fil
dont les extrémités vont se
terminer à la partie où l'on
veut utiliser le courant. Dans
la machine de Saxton l'aimant
est horizontal ; dans la machine
de Clarke l'aimant est fixe et

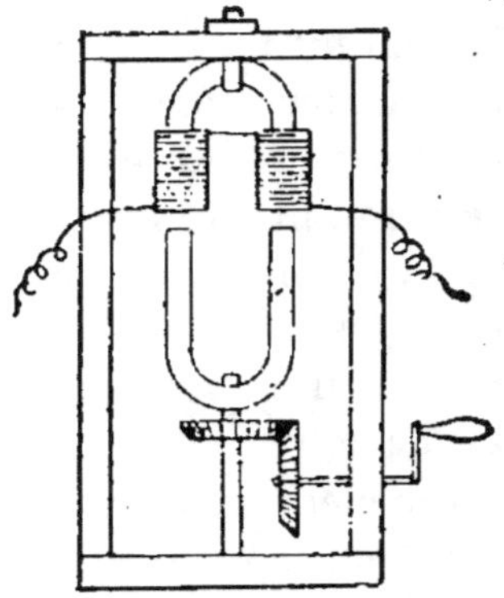

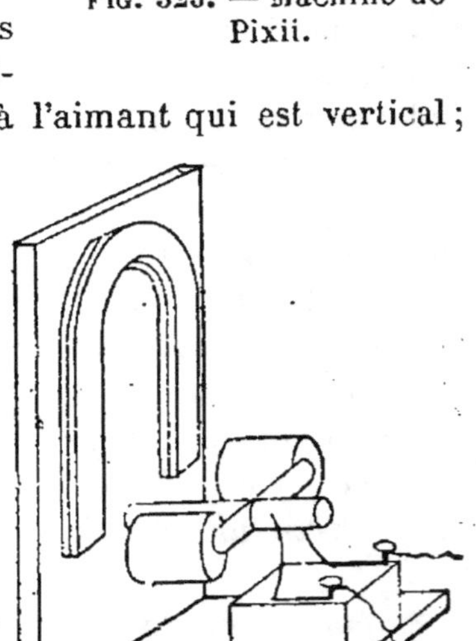

FIG. 323. — Machine de
Pixii.

c'est le système des bobines
qui tourne ; celles-ci sont hori-
zontales et perpendiculaires à l'aimant qui est vertical ;
grâce à cette disposition on
peut employer des aimants
d'un poids et par consé-
quent d'une force considérable (fig. 324). Mais il faut
bien remarquer qu'on ob-
tient ainsi des courants
alternatifs, c'est-à-dire dont
le sens varie à chaque rotation, puisque l'aimant et la
bobine se rapprochent pendant une moitié de la rotation et s'éloignent pendant
l'autre ; il faut donc munir
les appareils d'un *commuta-*
teur qui permette de les

FIG. 324. — Machine de
Clarke.

redresser, c'est-à-dire qui donne des courants de même sens.

Lorsqu'on veut avoir des courants alternatifs on emploie un cylindre d'ivoire muni de deux viroles en cuivre à chacune desquelles arrive une extrémité du fil des bobines (fig. 325) ; ce cylindre tourne autour de son axe et les viroles

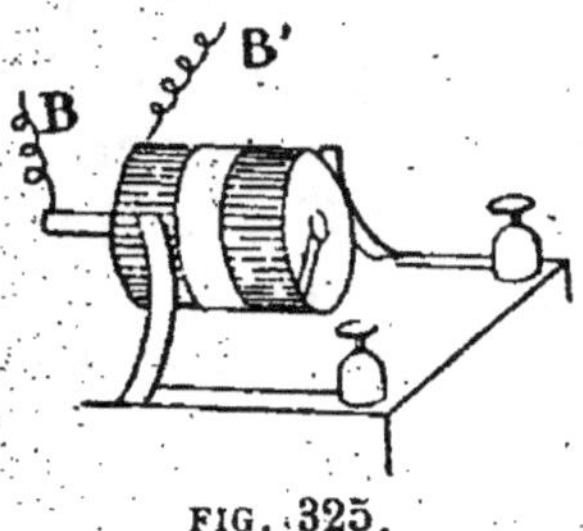

FIG. 325.

frottent contre deux ressorts de cuivre qui communiquent par le moyen de deux bornes aux extrémités du circuit extérieur qui reçoit ainsi des courants alternatifs, c'est-à-dire changeant de sens à chaque demi-révolution, tels qu'ils se produisent dans la bobine.

Si l'on veut au contraire redresser les courants, on fait usage du même cylindre d'ivoire tournant autour de son axe avec les bobines, mais on remplace les deux viroles par deux demi-viroles reliées chacune à une des extrémi-

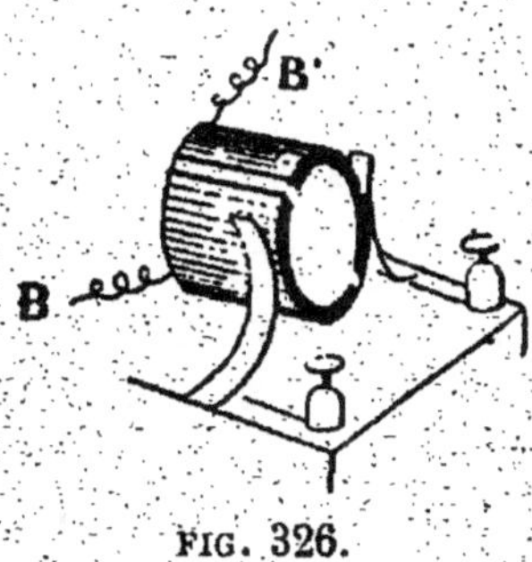

FIG. 326.

tés du fil. Ces frottoirs, comme dans le cas précédent, sont réunis à deux bornes d'où part le circuit extérieur qu'on veut faire traverser par le courant. Il est facile de voir par cette disposition que les demi-viroles sont alternativement des pôles positifs et négatifs ; mais par suite de la rotation elles sont aussi en contact avec les frottoirs dont l'un reste ainsi toujours positif et l'autre toujours négatif (fig. 326).

Bobine de Ruhmkorff. — Théoriquement, cet appareil se compose de deux bobines concentriques, l'une inductrice, l'autre induite ; sur l'intérieure E ou *inductrice* est enroulé un fil gros et court relié aux deux pôles d'une pile (fig. 327) ; l'axe de cette bobine est formé par la réunion de plusieurs faisceaux de fils de fer doux I I ; la bobine *induite* est extérieure, elle est entourée d'un fil fin et long dont les extrémités sont aux bornes K et K'. Le courant de la pile excitatrice arrive par A, traverse la borne B, le marteau de fer doux C maintenu par un ressort sur l'enclume D, cette enclume, le fil de la bobine inductrice, et retourne à la pile par la partie F G H. A l'instant où ce courant s'est établi, le fil induit a été traversé par un courant inverse, et comme le fer doux I I' s'est aimanté,

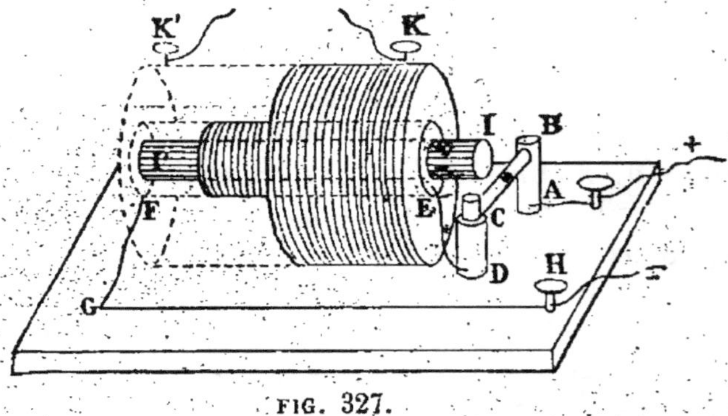

FIG. 327.

il a soulevé le marteau C B qui a quitté l'enclume D ; le circuit s'est donc trouvé rompu, et le courant inducteur a cessé ; le fil induit a donc été traversé à ce moment par un courant direct et le fer doux I I' ayant perdu son aimantation, le marteau C B est retombé sur l'enclume et le courant inducteur s'est rétabli, pour se rompre de même ensuite, etc., en sorte que, grâce à ces ruptures et fermetures automatiques, la bobine extérieure est parcourue par une série de courants alternatifs qu'on recueille en K K'. Toutefois on remarque entre le marteau et l'enclume la production d'étincelles assez longues dues à un extra-courant et qui ont le double inconvénient d'altérer l'appareil et de diminuer l'intensité de ses effets. Fizeau a proposé, pour éviter cet extra-courant, de munir cette partie d'un condensateur formé d'une feuille de taffetas séparant deux feuilles d'étain ; grâce à ce condensateur dans lequel se répand la quantité d'électricité correspondante à l'extra-courant, l'étincelle devient insignifiante entre le marteau et l'enclume dont la différence de poten-

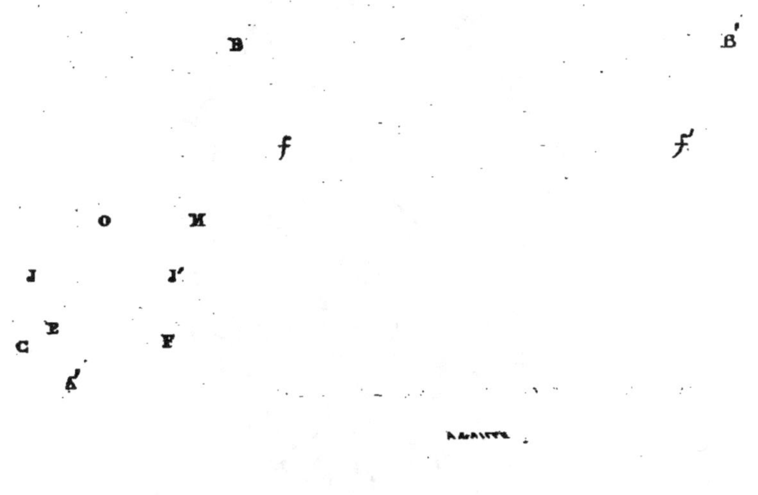

FIG. 328. — Bobine Ruhmkorff.

tiel est considérablement diminuée. Cependant, l'interrupteur de Foucault donne de bien meilleurs résultats. Il consiste à remplacer l'enclume C par un vase I contenant du mercure et de l'eau alcoolisée ; le marteau M fait partie d'un levier M O I et, lorsqu'il est attiré par le fer doux de la bobine, la pointe qui en I plongeait dans le mercure est soulevée ; le courant inducteur est interrompu, comme dans le cas précédent, mais là décharge du condensateur où se condense l'extra-courant s'opère à l'abri de l'air (fig. 328).

Machine de Gramme (fig. 329). — La machine de Gramme se compose d'un aimant vertical fixe entre les pôles

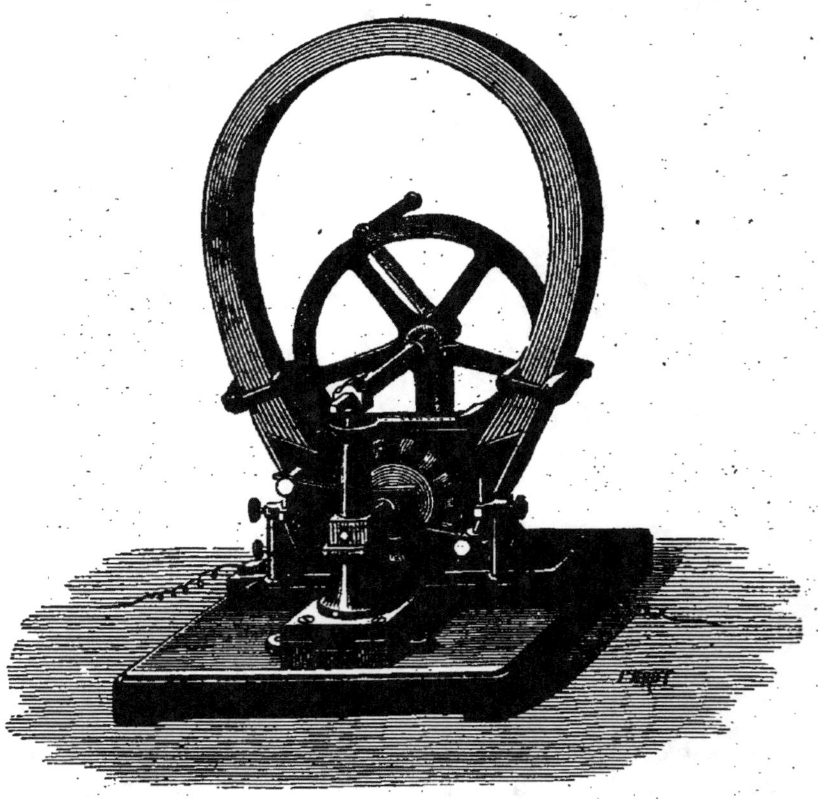

FIG. 329.

duquel tourne un anneau de fer doux sur lequel est enroulé un solénoïde formé par la réunion de plusieurs bobines reliées les unes aux autres par les extrémités de leur fil qui sont également réunies à des lames métalliques correspondantes que porte le *collecteur* (fig. 330). Ce collecteur n'est autre chose qu'un cylindre de substance isolante,

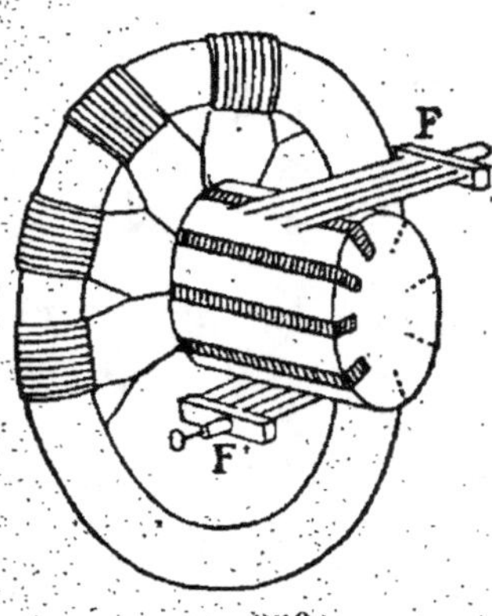

FIG. 330.

portant un certain nombre de lames métalliques collectrices; il est situé dans l'axe de l'anneau, tourne avec lui et frotte dans sa rotation contre les balais en fils métalliques F et F'. Ces balais, situés à peu près sur une ligne perpendiculaire aux pôles de l'aimant, ont une différence de potentiel assez considérable et, par suite, si on les réunit par un fil conducteur, celui-ci sera traversé par un courant. Nous ne donnerons qu'une simple idée de la théorie de cette machine. Soit un aimant ou un solénoïde A B et une bobine se mouvant sur lui de A en B (fig. 331); tant que la bobine n'aura pas atteint le milieu M, le nombre de spires dont elle s'approchera sera plus considérable que celui dont elle s'éloignera, mais cette différence tendra à diminuer pour devenir nulle en M et changer de signe dans la seconde partie du mouvement; le point M où se fait le changement n'est autre chose que

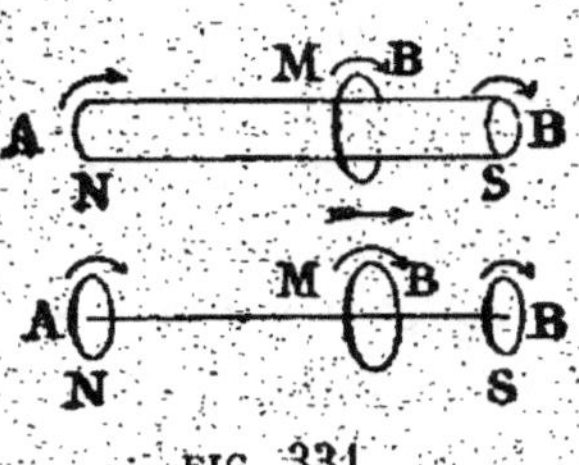

FIG. 331.

le milieu de la ligne neutre et si l'aimant A B, au lieu d'être rectiligne, avait une forme annulaire et ses pôles en N et S, les changements de signe se feraient en M et M', c'est-à-dire sur une ligne perpendiculaire à N S. En réalité, dans la machine de Gramme, le fil des bobines est enroulé sur un anneau de fer doux et celui-ci tourne entre les pôles d'un aimant fixe (fig. 332). (V. Gariel.

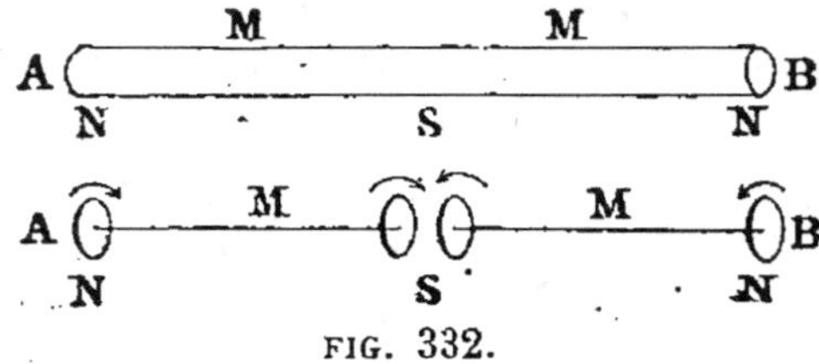

FIG. 332.

Électricité, à qui nous avons emprunté les figures ci-contre.)

Appareils électro-médicaux. — Ils ont subi depuis quelques années les plus grands perfectionnements, et ceux que l'on employait jadis sont tombés aujourd'hui dans l'oubli. Aux appareils de Masson, Duchesne, Legendre, ont succédé ceux de Gaiffe, Chardin, Trouvé. Les piles médicales à *courant continu* sont formées d'éléments groupés en *série* ou *tension* (environ 40 éléments représentant une force électromotrice d'une cinquantaine de volts), et munies en outre d'un *collecteur* permettant de faire varier l'intensité d'une manière continue sans amener dans le corps de *chocs voltaïques*, chose dont il est facile de se rendre compte d'après ce qui a été dit au sujet de l'induction. Les collecteurs dont Gaiffe a donné plusieurs modèles sont formés par un curseur ou une manette qui, se déplaçant sur un dispositif convenable, ajoute ou supprime insensiblement un certain nombre d'éléments. Si l'on veut au contraire avoir des *courants interrompus*, on se sert de commutateurs ou d'interrupteurs automatiques. Si l'on veut employer des appareils d'induction, il faut préférer les induits volta-faradiques, possédant deux bobines, l'une de tension ou à fil fin, pour agir sur la sensibilité, l'autre de quantité ou à fil gros, qui agira sur la contractilité. Disons enfin qu'on nomme courants *ascendants* ceux qui se dirigent de la périphérie au centre, *descendants* ceux qui vont en sens inverse. Dans le premier cas, on placera donc le pôle positif plus bas que le négatif; dans le deuxième, au contraire, le négatif plus bas que le positif.

Notions d'électro-physiologie. — Elles seront des plus sommaires d'une part, parce qu'elles sont exposées dans les ouvrages spéciaux, d'autre part parce qu'elles sont encore dans le domaine de l'hypothèse et nécessitent des connaissances spéciales d'histologie et de physiologie, Nous ne saurions cependant passer sous silence les travaux de Dubois-Reymond et de M. d'Arsonval. A l'état de repos, les muscles et les nerfs sont parcourus par des courants produisant une certaine déviation au galvanomètre et qu'on nomme *courants naturels du muscle et du nerf en repos :* ils ont une direction telle que la section longitudinale du nerf et du muscle est positive par rapport à la transversale, qui est négative; ce que Dubois-Reymond explique par l'existence d'une infinité d'*éléments péripolaires* composant la fibre nerveuse ou musculaire, éléments électro-moteurs ayant une zone équatoriale positive et tournée vers la section longitudinale, deux zones polaires négatives tournées vers la transversale. Lorsque le muscle ou le nerf est en activité fonctionnelle, la déviation galvanométrique *diminue,* c'est ce qui constitue l'*oscillation négative* caractéristique du muscle ou du nerf en fonction. Lorsqu'un nerf est parcouru dans une certaine partie par le courant d'une chaîne constante appelé *excitateur,* il se trouve dans un état particulier qu'on appelle *électrotonus* et la modification produite par ce courant excitateur s'appelle *adjonction électrotonique;* elle s'ajoute algébriquement au courant primaire ou naturel du nerf; Dubois-Reymond

explique cet effet par un arrangement nouveau des
éléments péripolaires qui deviennent dipolaires. Bien plus
simple est la théorie de M. d'Arsonval fondée sur les
phénomènes électro-capillaires si bien étudiés par
M. Lippmann. Celui-ci a montré que
lorsqu'un entonnoir contenant du
mercure et terminé par une pointe
capillaire est placé sur un vase V
contenant du mercure et de l'eau
acidulée (fig. 333), l'écoulement du
mercure de l'entonnoir modifiant
continuellement la surface de celui
du vase produira un courant facile
à déceler au galvanomètre et tel que
la surface modifiée devient *positive :*

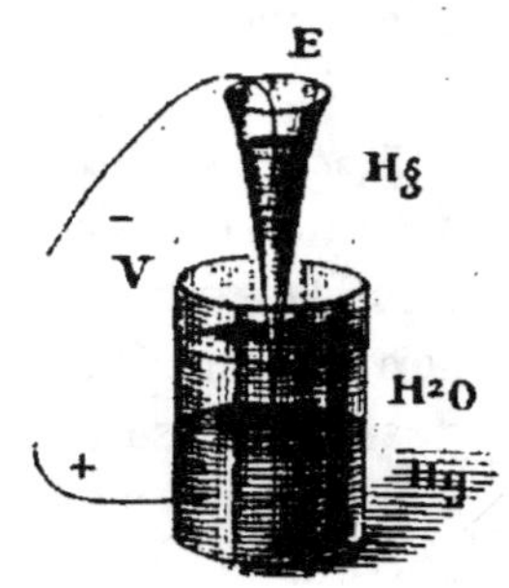

FIG. 333.

ces changements de surface ne se retrouvent-ils pas dans
le muscle et ne peuvent-ils produire les mêmes effets? Du
reste, prenons deux muscles à l'état de repos M et M'

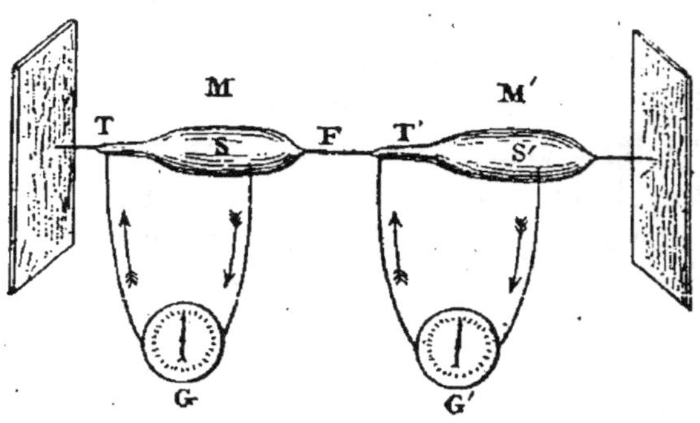

FIG. 334.

réunis en FT' par un fil de soie et ayant leurs extrémités
fixées; les tendons sont en T pour l'un, T' pour l'autre
et deux galvanomètres G et G' montrent l'existence de
courants naturels dans le sens indiqué par les flèches

d'après la loi que nous avons précédemment énoncée; qu'on fasse maintenant, au moyen d'une pince galvanique, contracter l'un de ces muscles, sa surface diminuera; en même temps, le second muscle se trouvera allongé et sa surface augmentée; or, le premier éprouvera une *variation négative*; le second, au contraire, une *variation positive*. On pourra expliquer d'une manière analogue les décharges produites par les poissons électriques : silures, torpilles, gymnotes, etc., etc.

Unités électriques. — Nous ne saurions terminer ce sujet sans donner la définition des différentes unités électriques telles qu'elles furent établies par le congrès de 1881. Disons auparavant deux mots des *unités absolues* ou mécaniques : de temps, longueur, force et masse ou quantité de matière; pour le temps, on prend la *seconde*, pour la longueur, le *centimètre*; pour la force, le *gramme* normal ou poids d'un centimètre cube d'eau distillée, à 4° et dans le vide; il change avec la latitude. L'accélération étant à Paris 9,80533, l'unité de masse sera $\dfrac{1}{9,80533}$.

Les Anglais emploient comme unité de force la *dyne* capable de donner à *l'unité de masse* (centimètre cube d'eau) une *accélération de* $0^m,01$ en 1 *seconde;* c'est le système *centimètre, gramme, seconde* ou C. G. S. Le travail correspondant à une dyne est l'*erg*.

Pour les unités électriques, les grandeurs à mesurer sont de plusieurs espèces : *force électromotrice, résistance, quantité d'électricité* ou *intensité du courant, capacité électrique, énergie électrique* ou *travail électrique.*

L'unité de force électromotrice est le *volt* qui correspond à peu près à un daniell et qui est tel *qu'il produit un courant d'intensité = 1 quand la résistance totale = 1.*

L'unité de résistance est l'*Ohm,* correspondant à peu

près à une colonne de mercure de 1^{mm} carré de section et de $1^m,0493$ de longueur.

L'unité d'intensité est *l'ampère;* c'est celle du courant dont la force électromotrice et la résistance sont égales à l'unité. Pour les piles médicales, on divise l'ampère en 1,000 parties égales, ce qui donne une graduation en *milliampères.*

L'unité de quantité d'electricité est le *coulomb,* ou quantité transportée par un ampère en 1 seconde.

L'unité de capacité électrique est le *farad,* c'est-à-dire celle d'un condensateur qu'un coulomb charge à une différence de potentiel égale à 1 volt.

TABLE ALPHABÉTIQUE DES MATIÈRES

A

B

C

E

F

G

H

I

K

L

M

T

U

V

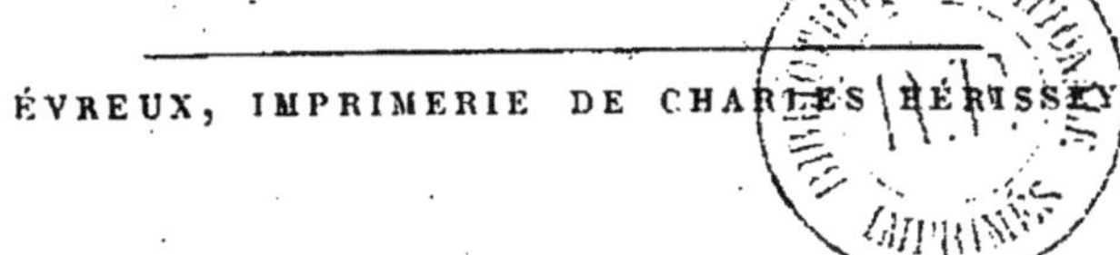

ÉVREUX, IMPRIMERIE DE CHARLES HÉRISSEY

www.ingramcontent.com/pod-product-compliance
Lightning Source LLC
LaVergne TN
LVHW020122030726
842520LV00001B/17